全国中医药行业高等教育"十三五"规划教材

全国高等中医药院校规划教材（第十版）

难经理论与实践

（供中医学、中西医临床医学、针灸推拿学等专业研究生用）

主 审
张登本（陕西中医药大学）

主 编
孙理军（陕西中医药大学）　　　　　　马铁明（辽宁中医药大学）

副主编
王玉兴（天津中医药大学）　　　　　　钱会南（北京中医药大学）
高希言（河南中医药大学）　　　　　　蒋　筱（广西中医药大学）

编 委（按姓氏笔画排序）
马作峰（湖北中医药大学）　　　　　　王洪峰（长春中医药大学）
李　花（湖南中医药大学）　　　　　　李　霞（第二军医大学）
李翠娟（陕西中医药大学）　　　　　　何秀丽（黑龙江中医药大学）
邹纯朴（上海中医药大学）　　　　　　陈士玉（辽宁中医药大学）
陈文慧（云南中医学院）　　　　　　　周　宜（成都中医药大学）
贾红玲（山东中医药大学）　　　　　　郭文娟（山西中医药大学）

学术秘书
李翠娟（陕西中医药大学）

中国中医药出版社
·北 京·

图书在版编目（CIP）数据

难经理论与实践 / 孙理军，马铁明主编 . —北京：中国中医药出版社，2018.1（2021.12 重印）

全国中医药行业高等教育"十三五"规划教材

ISBN 978 - 7 - 5132 - 3959 - 2

Ⅰ . ①难… Ⅱ . ①孙… ②马… Ⅲ . ①《难经》—高等学校—教材
Ⅳ . ① R221.9

中国版本图书馆 CIP 数据核字（2017）第 006388 号

中国中医药出版社出版
北京经济技术开发区科创十三街 31 号院二区 8 号楼
邮政编码 100176
传真 010 64405721
廊坊市晶艺印务有限公司印刷
各地新华书店经销

开本 850×1168 1/16 印张 19 字数 474 千字
2018 年 1 月第 1 版 2021 年 12 月第 2 次印刷
书号 ISBN 978 - 7 - 5132- 3959- 2

定价 53.00 元
网址 www.cptcm.com

服务热线 010 64405510
购书热线 010 64065415 010 64065413
微信服务号 zgzyycbs

书店网址 csln.net/qksd/
官方微博 http：//e.weibo.com/cptcm

淘宝天猫网址 http：//zgzyycbs.tmall.com

全国中医药行业高等教育"十三五"规划教材

全国高等中医药院校规划教材（第十版）

专家指导委员会

名誉主任委员

王国强（国家卫生计生委副主任　国家中医药管理局局长）

主 任 委 员

王志勇（国家中医药管理局副局长）

副主任委员

王永炎（中国中医科学院名誉院长　中国工程院院士）

张伯礼（教育部高等学校中医学类专业教学指导委员会主任委员
　　　　天津中医药大学校长）

卢国慧（国家中医药管理局人事教育司司长）

委　　　　员（以姓氏笔画为序）

王省良（广州中医药大学校长）

王振宇（国家中医药管理局中医师资格认证中心主任）

方剑乔（浙江中医药大学校长）

左铮云（江西中医药大学校长）

石　岩（辽宁中医药大学校长）

石学敏（天津中医药大学教授　中国工程院院士）

卢国慧（全国中医药高等教育学会理事长）

匡海学（教育部高等学校中药学类专业教学指导委员会主任委员
　　　　黑龙江中医药大学教授）

吕文亮（湖北中医药大学校长）

刘　星（山西中医药大学校长）

刘兴德（贵州中医药大学校长）

刘振民（全国中医药高等教育学会顾问　北京中医药大学教授）

安冬青（新疆医科大学副校长）

许二平（河南中医药大学校长）

孙忠人（黑龙江中医药大学校长）

孙振霖（陕西中医药大学校长）

严世芸（上海中医药大学教授）

李灿东（福建中医药大学校长）

李金田（甘肃中医药大学校长）

余曙光（成都中医药大学校长）

宋柏林（长春中医药大学校长）

张欣霞（国家中医药管理局人事教育司师承继教处处长）

陈可冀（中国中医科学院研究员　中国科学院院士　国医大师）

范吉平（中国中医药出版社社长）

周仲瑛（南京中医药大学教授　国医大师）

周景玉（国家中医药管理局人事教育司综合协调处处长）

胡　刚（南京中医药大学校长）

徐安龙（北京中医药大学校长）

徐建光（上海中医药大学校长）

高树中（山东中医药大学校长）

高维娟（河北中医学院院长）

唐　农（广西中医药大学校长）

彭代银（安徽中医药大学校长）

路志正（中国中医科学院研究员　国医大师）

熊　磊（云南中医药大学校长）

戴爱国（湖南中医药大学校长）

秘 书 长

卢国慧（国家中医药管理局人事教育司司长）

范吉平（中国中医药出版社社长）

办公室主任

周景玉（国家中医药管理局人事教育司综合协调处处长）

李秀明（中国中医药出版社副社长）

李占永（中国中医药出版社副总编辑）

全国中医药行业高等教育"十三五"规划教材

编审专家组

前 言

为落实《国家中长期教育改革和发展规划纲要（2010-2020 年）》《关于医教协同深化临床医学人才培养改革的意见》，适应新形势下我国中医药行业高等教育教学改革和中医药人才培养的需要，国家中医药管理局教材建设工作委员会办公室（以下简称"教材办"）、中国中医药出版社在国家中医药管理局领导下，在全国中医药行业高等教育规划教材专家指导委员会指导下，总结全国中医药行业历版教材特别是新世纪以来全国高等中医药院校规划教材建设的经验，制定了"'十三五'中医药教材改革工作方案"和"'十三五'中医药行业本科规划教材建设工作总体方案"，全面组织和规划了全国中医药行业高等教育"十三五"规划教材。鉴于由全国中医药行业主管部门主持编写的全国高等中医药院校规划教材目前已出版九版，为体现其系统性和传承性，本套教材在中国中医药教育史上称为第十版。

本套教材规划过程中，教材办认真听取了教育部中医学、中药学等专业教学指导委员会相关专家的意见，结合中医药教育教学一线教师的反馈意见，加强顶层设计和组织管理，在新世纪以来三版优秀教材的基础上，进一步明确了"正本清源，突出中医药特色，弘扬中医药优势，优化知识结构，做好基础课程和专业核心课程衔接"的建设目标，旨在适应新时期中医药教育事业发展和教学手段变革的需要，彰显现代中医药教育理念，在继承中创新，在发展中提高，打造符合中医药教育教学规律的经典教材。

本套教材建设过程中，教材办还聘请中医学、中药学、针灸推拿学三个专业德高望重的专家组成编审专家组，请他们参与主编确定，列席编写会议和定稿会议，对编写过程中遇到的问题提出指导性意见，参加教材间内容统筹、审读稿件等。

本套教材具有以下特点：

1. 加强顶层设计，强化中医经典地位

针对中医药人才成长的规律，正本清源，突出中医思维方式，体现中医药学科的人文特色和"读经典，做临床"的实践特点，突出中医理论在中医药教育教学和实践工作中的核心地位，与执业中医（药）师资格考试、中医住院医师规范化培训等工作对接，更具有针对性和实践性。

2. 精选编写队伍，汇集权威专家智慧

主编遴选严格按照程序进行，经过院校推荐、国家中医药管理局教材建设专家指导委员会专家评审、编审专家组认可后确定，确保公开、公平、公正。编委优先吸纳教学名师、学科带头人和一线优秀教师，集中了全国范围内各高等中医药院校的权威专家，确保了编写队伍的水平，体现了中医药行业规划教材的整体优势。

3. 突出精品意识，完善学科知识体系

结合教学实践环节的反馈意见，精心组织编写队伍进行编写大纲和样稿的讨论，要求每门教材立足专业需求，在保持内容稳定性、先进性、适用性的基础上，根据其在整个中医知识体系中的地位、学生知识结构和课程开设时间，突出本学科的教学重点，努力处理好继承与创新、理论与实践、基础与临床的关系。

4. 尝试形式创新，注重实践技能培养

为提升对学生实践技能的培养，配合高等中医药院校数字化教学的发展，更好地服务于中医药教学改革，本套教材在传承历版教材基本知识、基本理论、基本技能主体框架的基础上，将数字化作为重点建设目标，在中医药行业教育云平台的总体构架下，借助网络信息技术，为广大师生提供了丰富的教学资源和广阔的互动空间。

本套教材的建设，得到国家中医药管理局领导的指导与大力支持，凝聚了全国中医药行业高等教育工作者的集体智慧，体现了全国中医药行业齐心协力、求真务实的工作作风，代表了全国中医药行业为"十三五"期间中医药事业发展和人才培养所做的共同努力，谨向有关单位和个人致以衷心的感谢！希望本套教材的出版，能够对全国中医药行业高等教育教学的发展和中医药人才的培养产生积极的推动作用。

需要说明的是，尽管所有组织者与编写者竭尽心智，精益求精，本套教材仍有一定的提升空间，敬请各高等中医药院校广大师生提出宝贵意见和建议，以便今后修订和提高。

国家中医药管理局教材建设工作委员会办公室

中国中医药出版社

2016 年 6 月

编写说明

　　《难经理论与实践》是全国中医药行业高等教育"十三五"规划教材之一，由国家中医药管理局教材办公室、全国高等中医药教材建设研究会统一组织编写，供高等中医药院校中医学、中西医临床医学、针灸推拿学等专业研究生用。

　　《黄帝八十一难经》（以下简称《难经》），是继《黄帝内经》（以下简称《内经》）之后的又一部重要典籍，是奠定中医理论体系的标志性著作之一。其与《内经》《神农本草经》《伤寒杂病论》并称为中医的四大经典。全书以阐明《内经》及先秦医籍的要言大义为主旨，以答疑释难的方式探讨了 81 个重要的医学问题，内容涉及脉学、经络学、藏象、疾病、腧穴、针刺等多个方面，尤其对脉学知识有较详悉而精当的论述和创见，在元气、命门、三焦、奇经、腧穴、针刺补泻等方面有诸多创造性发挥，对中医学理论体系的形成与发展产生了深远的影响。时至今日，《难经》对中医学术研究发展及临床应用仍然具有重要的理论指导意义和临床实用价值。

　　自唐代以来，《难经》一直是学习和研究中医学的必读之书。1956 年我国开办高等中医院校之后，《难经》曾是经典课教学内容的一部分。1978 年中医研究生教育开创初始，就将《难经》作为中医基础理论的学位课和其他专业的选修课。然而，虽然经过三十多年的中医药研究生教育实践，各中医药院校积累了较为丰富的教学经验，但相当一部分学者有重《内经》而轻《难经》的认知倾向，因而有关《难经》教育教学可资借鉴的资料不多。本教材的编写，在汲取历代《难经》研究成果的基础上，吸纳了其他院校本科生、研究生《难经》教材建设经验及其研究成果，根据 21 世纪对高等中医药人才知识、能力、素质的要求，在编写内容和思路上具有显著不同于以往教材和研究成果的特征。

　　一是原文分类，释难解疑。本教材将《难经》的内容按学术分类进行重点阐释与研究，重点阐发其原创理论与特有的诊治方法，以及《难经》研究的重点、难点和疑点，探索原著幽微，厘清文化根源和学术源流，以强化中医思维，提升中医理论水平。二是凝练成果，古为今用。本教材立足古为今用的原则，系统总结和凝练古今医家有关《难经》的研究成果，体现传以深刻理解《难经》要旨，拓展学术视野和创新思路。三是联系临床，彰显实用。在每章专题内容之后精选与本章内容相关的古今医案，彰显《难经》理论的临床指导意义和应用价值，旨在更好地理解原文经旨，启迪中医临床智慧，拓展临床辨治思路，服务于临床实践。四是简明疏注，有利自学。鉴于高等中医药院校目前没有《难经》本科规划教材，学生对原文较为生疏，故将"八十一难"原文依序列出，并做简要注释，以资参考。

　　本教材内容分为上篇、中篇、下篇。上篇主要概述《难经》的成书与流传、主要内容、学术贡献，历代研究和代表性注家与注本，学习《难经》的意义及其方法等。中篇为教材的主要内容，分别从脉学、藏象、经络、疾病、腧穴、刺法等方面，探索其理论内容及临床应用，重点阐发其原创理论和学术价值。下篇为《难经》原文和简要注释。所录原文，据《王翰林集注黄帝八十一难经》（简称《难经集注》）日本庆安五年壬辰（1652）武村市兵卫刻本（简称庆安本），并参考了凌耀星《难经校注》（人民卫生出版社，1991年2月出版）。

教材上篇第一至三章由孙理军、周宜、何秀丽编写，中篇第四章由蒋筱、李翠娟、郭文娟、陈文慧编写，第五章由钱会南、李霞、马作峰编写，第六章由马铁明、陈士玉编写，第七章由王玉兴、李花、邹纯朴编写，第八章由贾红玲、高希言编写，第九章由高希言、王洪峰编写。下篇原文简注由承担中篇各章相关内容的专家完成。本教材在编写过程中，陕西中医药大学张登本教授审阅了全稿，提出许多宝贵的修改意见；同时还得到了天津中医药大学王玉兴教授的大力协助；陕西中医药大学李翠娟教授做了大量编务工作。在此一并表示诚挚的感谢。

教材建设是高等中医药院校教学的基础性工作，也是一项艰巨的任务。虽然全体编写人员本着对高等中医药教育事业高度负责的精神，通力合作，精心编撰，力求正确处理古代与现代、继承与创新、理论与实践、经典与各学科的关系，突出教材的思想性、科学性、先进性、启发性、公认性、适用性，以及继承性、探索性、创新性，并为此付出了艰辛的劳动，但不尽人意之处在所难免，敬祈各院校师生在使用过程中，提出宝贵意见，以便再版时修订和提高。

《难经理论与实践》编委会

2017年9月

目　录

上篇 《难经》概论

《黄帝八十一难经》（以下简称《难经》），是继《黄帝内经》（以下简称《内经》）之后的又一部中医经典著作，是中医理论体系形成的标志性著作之一。全书以阐明《内经》及先秦医籍的要言大义为主旨，以问答释难的方式探讨了81个重要的医学问题，内容涉及脉学、经络、藏象、疾病、腧穴、针刺等多个方面，尤其对脉学有较详悉而精当的论述和创见，在元气、命门、三焦、奇经、腧穴、针刺补泻等方面均有创造性发挥，对中医学理论体系的形成与发展发挥了承前启后的重要作用，产生了深远而重要的影响，因而与《内经》《神农本草经》《伤寒杂病论》并称为中医四大经典著作，被历代医家尊为"医经"。

第一章 《难经》的成书与流传

《难经》是与《内经》齐名的汉以前中医重要文献之一，是古代众多医家经验的结晶，历代医家和学者对其成书年代及作者均有考论，但迄今仍无定论。其书名最早见载于张仲景的《伤寒杂病论·自序》，其后的医家从不同的角度对《难经》进行了整理与研究。

第一节 《难经》的成书

一、《难经》书名由来与含义

《难经》全称《黄帝八十一难经》，计三卷，是一部以问难方式探讨医学理论的专著，写作体例为自问、自答，答时用"然"。

书名冠以"黄帝"，与《内经》一样，既有尊崇、托名之意，又表达了其传承源于"黄帝时代"的医药文化。黄帝，又称皇帝，是从远古太阳神崇拜演变而为人间帝王，是太阳创世主的历史化和人化。《史记·五帝本纪》将黄帝作为第一位民族统一的帝王，认为他建立了艰苦卓绝的丰功伟绩，其后在有关黄帝的传记中，又胪列了许许多多创造发明的业绩，使黄帝成为中华民族最早融合、繁衍与文化首创的象征。《难经》冠以黄帝之名，主要是取黄帝为中华民族文化首创的象征之义，以示其学术渊源之深远。正如《淮南子·修务训》说"世俗之人多尊古而贱今，故为道者，必托之于神农、黄帝而后能入说。"《难经》书名冠以"黄帝"，也是汉代的时尚。《难经》大约成书于两汉时期，汉初是"黄老之学"鼎盛发展的时代，一批以

"黄帝"为名的文献应运而生，如道家有《黄帝说》《黄帝四经》，历谱家有《黄帝五家历》，阴阳五行家有《黄帝阴阳》，天文家有《黄帝杂子气》，医家有《内经》，不胜枚举。因此，称黄帝不仅是托名，而且彰显其学术思想是黄帝时代所创立文化的留存或遗存。

"八十一"者，是就其内容而言，书中就医学问题，厘为 81 节论之，2/3 见于《内经》，1/3 不见于《内经》。

"经"之本义，《说文》云："经，织也。"指布帛的织线，引申为常道。陆德明《经典释文》释经为"常也，法也，径也"，即"规范"。古书称"经"者，有《诗经》《书经》《易经》《道德经》等，医书有《内经》《神农本草经》《中藏经》等，皆为示人以规范的重要典籍，诚如《文史通义·经解》中说："至于术数诸家，均出圣门制作……而习是术者奉为依归，则亦不得不尊以为经言者也。"《难经》称"经"，无疑是强调该书为医学之规范，是习医之人探求医学奥理之门径，凡业医者必须学习和遵循。

书名曰"难"的诠释，有以下几种不同意见：其一，诘问、责难，读 nàn。引申为探求、探讨，即对《内经》及上古医论中论而未详、未明之理进行探求，故有人直释为"问难《黄帝内经》之义"。难，是问难之义，"难"为"问"的互词，故"八十一难"即"八十一问"。晋代皇甫谧在《帝王世纪》中说："黄帝命雷公、岐伯论经脉，旁通问难八十一，为《难经》。"日本人丹波元胤《难经疏证·难经解题》曰："难，是问难之义。"而且他还据隋代萧吉的《五行大义》及唐代李善的《文选·七发》，都引用《难经》的文字，以证"难"为"问"的互词，故"八十一难"即"八十一问"。其二，论说、论述，读 nàn。《吕氏春秋·乐成》曰："令将军视之，书尽难攻中山之事也。"高诱注："难，说。"又《史记·五帝本纪》曰："死生之说，存亡之难。"司马贞《史记索隐》曰："难，犹说也。凡事是非未尽，假以往来之间，则曰难。"认为本书是解释、论述《内经》及其他古医籍中疑难问题，故名。金代纪天锡《难经集注表》说："秦越人将《黄帝素问》疑难之义八十一篇，重而明之，故曰《八十一难经》。"日本人名古屋玄医《难经疏注》认为"难"，"或为问难《黄帝内经》，或为难易之难者，俱未稳"。因而认为是论说之义。其三，困难、困惑、不容易，读 nán，即难易之难。《玉篇·寒韵》曰："难，不易之称。"《广韵·寒韵》曰："难，艰也，不易称也。"唐代杨玄操《难经集注》曰："名为《八十一难》，以其理趣深远，非卒易了，故也。"宋代黎泰辰《难经汇考》曰："世传《八十一难经》，谓之难者，得非以人之五脏六腑隐于内，为邪所干，不可测知，唯以脉理究其仿佛邪，若有重十二菽者，又有按车盖而若循鸡羽者，复考内外之病以参校之，不其难乎！"以上三说各有道理，亦各有据，三义兼而有之更胜。

二、《难经》成书年代与作者

(一)《难经》成书年代与作者诸说

关于《难经》的成书年代及作者，千百年来医家、学者争论不已，分歧较大。古今《难经》成书说很多，归纳起来主要有 4 种：①上古时书；②成书于战国时代；③成书于西汉；④成书于东汉。

1. 成书于上古，为黄帝所作　主张《难经》为上古时书者，始于魏晋时期的皇甫谧。皇甫谧既是著名的医学家，也是史学家，他在其所撰的《帝王世纪》中说："黄帝有熊氏，命雷公、岐伯论经脉，旁通问难八十一，为《难经》。"将《难经》成书推之于上古，为黄帝时代所作。梁·阮孝绪《七录》有《黄帝众难经》之目，亦载《黄帝八十一难经》。隋以前多将《难经》附于黄帝名下，言"黄帝"只是尊崇、托名而已，故此说影响较小。

2. 成书于战国，秦越人撰 《难经》成书于战国一说始自唐代，唐代杨玄操《难经集注·序》云："《黄帝八十一难经》者，斯乃渤海秦越人之所作者也。"《旧唐书·经籍志》亦有"《黄帝八十一难经》二卷，秦越人撰"的记载。《新唐书·艺文志》径称"秦越人《黄帝八十一难经》二卷"。此论主要依据为《史记·扁鹊仓公列传》所说"至今天下言脉者，扁鹊也"。但书中并未记载秦越人撰写《难经》的史实，且《脉经》中所载《难经》之文，并未标明为扁鹊所言，而所引扁鹊之文，并不见于今本《难经》。唐后许多医家赞成此论，如《难经正义》作者叶霖云："世传之《难经》者，杨玄操《序》言渤海秦越人所作……其为汉以前书无疑，是即史迁《仓公传》所谓扁鹊之脉书也。"认为扁鹊即战国时秦越人。但现代多数学者对战国成书说持怀疑或否定态度。

3. 成书于西汉，仓公之书 持《难经》成书于西汉者，既有古代学者，也有近现代学者。主要依据《内经》《难经》的学术源流继承关系和学术特点，或以《难经》为仓公淳于意的门徒弟子所著，如《中国医籍考·卷一·医经（一）》载明代文史家赵时春《赵浚谷文集》曰："传记言《黄帝内经》乃黄帝书，《难经》乃越人书。《难经》非越人书，真仓公书耳。以为仓公之书，故必寄之于越人；越人之书，故必寄之于黄帝。"现代学者何爱华认为《难经》"其独专取两手寸口动脉，分为寸、关、尺三部，以候五脏六腑之病变为其主流，这是我们探求《难经》著作时代之首要标志"。并以仓公诊籍26例病案中有20例诊脉独取寸口为据，断言"《难经》不是战国时代"，"而是西汉时代的著作"，"当为淳于意一派医家的著作"。但仓公淳于意诊籍中的脉法与《难经》脉法水平相比要粗浅得多，从仓公诊籍中的记载可知其寸口脉诊时已开始分部察五脏气、诊五脏病，则知淳于意师徒或许是《难经》脉法成熟过程中的推进者，或许《难经》成书有他们的参与。《中国医学史》教材指出"《难经》是继《内经》之后的又一部中医古典著作，其成书年代可以确定在东汉以前，大约编撰于西汉时代"。现代学者迟华基根据《难经》《伤寒杂病论》《脉经》的学术继承关系，认为"《难经》的成书，当不晚于西汉，是东汉以前医学家辑录秦越人佚文而成"。《难经》成书于西汉说，从书的内容、学术思想进行论证，显然较前两种说法进了一步，后世宗此说者众。

4. 成书于东汉，东汉名师所作 认为《难经》成书于东汉者，首推日本学者丹波元胤。他在《难经疏证·难经解题》中认定《难经》是出自东汉名师之手，指出"详玩其文，语气较弱，全类东京，而所记亦多与东京诸书相出入者"。他认为《难经》语气较《素问》《灵枢》薄弱，符合于东汉时代的语言特点，并举元气、金木浮沉、泻南补北等说，以及诊脉之法亦异于仓公的诊籍，而仲景、叔和据而用之的情况，推测"其决非出西京人手"，而是东汉时期的作品。现代学者李今庸亦认为《难经》成书的时间，大约在东汉，并进一步确定"《难经》成书年代下限很大可能就在公元106年，即东汉殇帝延平元年"。贾得道在《中国医学史略·难经》中也说："近人考定本书为东汉人所作是可信的。"因《难经》中有不少内容见之于汉代诸书，故成书于东汉的《难经》援引了西汉的有关著作内容；魏晋时代的医书，诸如《脉经》《帝王世纪》《针灸甲乙经》等，均有关于《难经》的记载；率先注解《难经》者是三国时代孙吴的太医吕广。后世多数学者赞同此说。

5. 其他　还有学者认为《难经》成书于六朝、唐后等。首倡六朝说者系清代姚际恒《古今伪书考》，该书认为《难经》一书《史记》《汉书·艺文志》未载，而直到《隋书·经籍志》始有著录；最早注释者吕广并非汉末三国吴人而是隋代吴地人，近代学者恽铁樵、廖平、范行准等也从此说。万方认为，吕博望所注《众难经》和皇甫谧《帝王世纪》所提到的《难经》，均非现行本《难经》，并在进行了深入探讨后说："《难经》出于六朝后期说，基本是符合史实的。"唐后说见于黄云眉《古今伪书考补正》，其从《难经》与《脉经》《甲乙经》的关系推论《难经》为唐后著作。六朝说和唐后所述依据多为推论，而汉末张仲景《伤寒杂病论·自序》撰用"八十一难"则为难以回避的事实，书中以独取寸口为基本脉法指导辨证治疗更是无可否认的证据。因此，这两种观点难以成立，响应者甚少。

（二）《难经》成书年代考订

在《难经》成书问题上为什么会有这么大的分歧？《难经》究竟成书于何时？该如何确定《难经》的成书年代呢？中国古代文献，特别是经典著作本身写作与成编历程复杂，一些内容往往在原创者写成之后，又有门徒、后人的补充或注释混杂其中；加之传承过程曲折，多人传抄，而致文字移易、脱简阙蚀及传抄错误等诸多变故出现，最后由汇编者收集、整理、入编。汇编成书之后，才予以一个统一的新书名流传于世。因此，在研究中常将古代文献的成书年代分为文献的创作年代和汇编成册年代两个问题看待，《内经》即是如此。关于《难经》的文献记载，以及《难经》的学术内容与文字表述、文义医理等，皆存在一定的差异，《难经》的成书也可分为文献的创作年代和成编年代进行考订。

1. 创作时代考订　就文献的创作时代而言，《难经》所反映的学术思想特点、诊疗技术水平、文字用语等，均有较明显的时代特征。

从《难经》的学术思想特点来看，其重要的学术特征之一是以"命门－元气－三焦"为轴心的整体生命观，《难经》在藏象方面最有原创性的学术成就是创说元气，发明命门，开拓三焦理论。"元气"一词最早见于道家著作《鹖冠子》，其约成于战国晚期或西汉早期。《鹖冠子·泰录》云："天地成于元气，万物乘于天地。"有关元气的论述则始见于西汉董仲舒的《春秋繁露》，如《春秋繁露·王道》云："元者，始也，言本正也；道，王道也；王者，人之始也。王正，则元气和顺，风雨时，景星见，黄龙下；土不正，则上变天，贼气并见。"至东汉时期，元气之说遍及学术著作中，如王充的《论衡》。《难经》为医学著作中首论元气者，《十四难》云："脉有根本，人有元气。"虽全书仅此一次提及，但其同义词"原气"出现多次。《春秋繁露·重政》云："元犹原也。"由此可知，"原气"为"元气"的同义词。《难经》将哲学概念的元气引入医学领域，赋予了其医学内涵，并阐述了元气的来源生成、生理功能、活动方式和诊察方法，使其成为中医学理论的重要内容。后世从中又分出元阴元阳统一身之阴阳的理论，盖导源于此。"命门"一词虽首见于《内经》，但其所说的命门指目，后人以此指目旁睛明穴，为太阳经气所注。《难经》则在《内经》基础上对命门义理做了根本转化与演化，提出"腑有五脏有六"，将命门作为独重之脏，称其为"诸神精之所舍，原气之所系也。男子以藏精，女子以系胞"，"其气与肾通"。自《难经》命门说问世之后，虽然历代医家就其名称、形态、部位与功能特点争议较大，但诸家对《难经》所述命门的生理功能及其与肾的密切关系认识一致。"三焦"虽见载于《内经》，但《内经》是从后天水谷立论，言三焦是水谷精气津液出入的通道，而《难经》则以气立论，言三焦的作用是敷布先天元气，明确提出三焦为"原气之别使""主持诸气",赋予三焦概念新的内涵。《难经》认为元气、命门、三焦,相互贯通。命门者,元气系之,元气乃人生之根本,系于命门,由三焦布达于全身,构建了独特的以元气为核心的生命调节理论,用于分析一些危急病症的病机,指导疾病诊断、治疗,以及养生防病。以"命门-元气-三焦"为轴心的整体生命观,发《内经》之未发,故《难经》成书的时间,自然晚于《内经》,即不会早于西汉。

《难经》另一个学术思想特征是广泛深入地运用了阴阳五行学说。阴阳五行学说肇始于商周,至春秋战国时期趋于成熟,秦汉时期成为占统治地位的世界观和方法论。以汉代著名思想家刘安的《淮南子》和董仲舒的《春秋繁露》等为代表,运用阴阳五行作为"天人相应"的说理工具,勾画了一个天地万物以四时阴阳五行为纲,生克制化不息的宇宙模式,用以说明宇宙中包括人在内万事万物及其相互关系。《淮南子·原道训》云:"德优天地而和阴阳,节四时而调五行。"董仲舒《春秋繁露·五行相生》云:"天地之气,合而为一,分为阴阳,判为四时,列为五行……五行者,五官也,比相生而间相胜也。"在这种社会背景下形成的学术著作也必然会烙上时代的印迹,《内经》《难经》的学术内容有明显的阴阳五行化倾向。《内经》较多地运用阴阳阐述生理、病理,五行则多用于分类,如外邪六淫(五气)伤五脏、内伤五脏化五邪等,更复杂的运用则相对较少。而《难经》则较多地运用阴阳学说阐述脉学理论和脉诊方法,运用五行之理分析人体的生理、病理,指导疾病诊治。例如,《四难》《五难》《六难》以阴阳论脉象、脉位、脉法;《三十三难》以阴阳互根、五行交会论肝肺浮沉;《六十四难》以阴阳刚柔、五行生克论五输穴属性;《六十九难》《七十五难》《七十九难》等运用五行生克理论提出了补母泻子、泻南补北等多种补泻法则等。可见,《难经》在运用阴阳五行学说方面,较之《内经》更全面、深刻,但同时也存在着阴阳五行化的倾向,如《十九难》中男生于寅、女生于申,《四十一难》中肝属于少阳,处于太阴、太阳之间,既可从阳、又可从阴,犹如两心,故有两叶等。《难经》中所采用的正是汉代流行的阴阳五行学说,一些内容甚至语句与刘安、董仲舒等人的著作类似。这些汉代崇尚阴阳五行学说的政治社会背景痕迹,也佐证了《难经》成书的时间,不会早于西汉。

就《难经》的诊疗技术而言,最具特色和代表性的即为寸口诊脉法,《难经》用四分之一的篇幅,论述脉学的基本理论、基本技能及其实践意义,足见其对诊疗技术的重视。寸口诊脉作为中医独特的诊病方法,其学术源流悠远。《史记·扁鹊仓公列传》中说:"至今天下言脉者,由扁鹊也。"说明扁鹊从事医事活动时期,当是脉学的起源时期,但未载其著有《难经》,《史记》中有关扁鹊的资料比较简单,故无从深入了解其诊脉方法。仓公淳于意从其师公乘阳庆传承的"禁方"中有"黄帝扁鹊之脉书",仓公所拥有及传予学生的脉学著作有《脉法》(《诊脉法》)、《经脉》等,但无《难经》之名。从仓公二十六个"诊籍"分析,可知寸口脉诊法已经是仓公诊病的重要方法,但与《难经》相比,却粗浅幼嫩得多。《内经》虽阐明了寸口诊脉的诊病原理,提出了脉诊的基本原则和要求,以"缓急、大小、滑涩"六脉为纲归纳脉象主病,初步构建了寸口诊脉的基本思路,但未分寸、关、尺三部,浮、中、沉九候及配套理论与方法。《难经》继承和发挥了《内经》的诊脉理论,对寸口诊脉方法做出了创造性发挥和发展。明确界定了寸、关、尺三部的划分和三部脉位之长短,以及与脏腑经脉的配属,创寸、关、尺三部的浮、中、沉三候切脉指力轻重的具体量化及切脉候诊方法等,使寸口诊脉法应用模式得以确立并沿用至今。从寸口脉诊的学术源流和发展过程来看,《难经》的成书时间

NOTE

当在西汉中晚期或东汉。

《难经》中的文字用语、辟讳，也可作为成书年代的佐证。其一，一些文字用语显示部分内容写作较早。例如，《五难》所用的"菽"字，先秦时指"豆"，如《诗经》《公羊传》《谷梁传》《吕氏春秋》《荀子》《管子》等常用。而"豆"在先秦时指食器、量器和重量单位。"豆"作为五谷之一，是在西汉以后。《难经》用"菽"而不用"豆"，说明某些部分可能写作在西汉以前。其二，一些文字用语显示部分内容写在西汉中晚期或东汉。《中国医籍考》丹波元胤引其先子曰："《八十一难经》较之于《素问》《灵枢》，其语气较弱，似出于东都以后之人，而其所记又有与当时之语相类者。若'元气'之称，始见于董仲舒《春秋繁露》、扬雄《解嘲》，而至后汉，比比称之；'男生于寅，女子生于申'，《说文》'包'字注、高诱《淮南子》注、《离骚章句》，俱载其说；'木所以沉，金所以浮'，出于《白虎通》；'金生于巳，水生于申'，'泻南方火，补北方水'之类，并是五行纬说家之言，而《素》《灵》中未有道及者，特见于此书。"《白虎通》其成书已被定为东汉章帝建初四年（公元79年）之作，是皇帝亲自主持在白虎观召开的一次全国性的儒家经典学术讨论会的资料汇编，班固以史官身份出席会议并兼记录，会后奉命将讨论结果撰集成书。其三，一些辟讳用字显示部分内容为西汉中晚期或东汉写成。例如，《十五难》云："春脉弦……益实而滑，如循长竿曰病""夏脉钩……来而益数，如鸡举足者曰病。"对照《素问·平人气象论》意思相同，但《素问》作"盈实而滑，如循长竿曰病""实而盈数，如鸡举足者曰病"。两个"盈"字，《难经》均作"益"，学者普遍认为是避汉惠帝刘盈之讳，汉惠帝刘盈公元前194年至前188年在位，是西汉第二位皇帝。又如，《十六难》云："其病四肢满，闭癃，溲便难，转筋。"闭癃之"癃"《金匮要略》均用'淋'不用'癃'。"隆"，是汉殇帝刘隆之讳，汉殇帝刘隆于公元106在位1年，为东汉第五位皇帝，《难经》用'癃'而未避其讳，可能已经成书。再如，《难经集注》辑有吕广注，多数学者认为吕广为汉末三国吴之太医令，与张仲景或为同时代人。唐人在《玉匮针经》序中云："吕博，吴赤乌二年为太医令，撰《玉匮针经》及注《八十一难》，大行于世。"此吕博与《隋志·经籍志》引梁阮孝绪《七录》"《黄帝众难经》一卷，吕博望注，亡"之吕博望系同一人，即吕广。因避隋炀帝之讳而改"广"为"博"。以上例举说明，《难经》在东汉末年已成书并流行于世。

此外，从《难经》的学术内容分析，其理论观点有先后演进甚至不相连属的痕迹，如从十一经脉到十二经脉的演变、手心主及其经脉的定位、诊脉切按指力三种模式等，也说明《难经》成书年代的差异。

2. 成编年代考订　关于《难经》一书汇编成册的时代，可以从史书记载做出大致的推断。先秦文献中未见《难经》之名，西汉官私文献《淮南子》《春秋繁露》《史记》《汉书》等，亦无《难经》的记载。《难经》书名最早见于东汉张仲景的《伤寒杂病论·自序》，言"撰用《素问》《九卷》《八十一难》……"明确说明《伤寒杂病论》撰写过程中参考了《难经》。《伤寒杂病论》不但留下了大量《难经》的痕迹，还继承和发挥了《难经》中的许多内容，书中有大量证据证明仲景诊脉全然本于《难经》，如寸口诊脉法的寸、关、尺三部划分和脏腑经脉配属，以及浮、中、沉定九候等皆创于《难经》，在《伤寒论》的第12、15、244、363条等，《金匮要略》的第一、五、十二、十四、十五、十六等章中皆有条文可证；《伤寒杂病论》以关脉之前后分阴阳、分尺寸均秉承于《三难》，在《伤寒论》第4、7、12条等和《金匮要略》第一、五章中可见；又如，《难经》将伤寒分为广义和狭义，并对外感病分类脉象做了详细描述，其所述伤寒、中风脉象为《伤寒论》所用，并作为麻黄汤、桂枝汤的基本脉象，在其辨证论治中做了充分的发挥；再如，《金匮要略》关于上工、中工、下工的划分及治未病理论与《五十六难》一脉相承。关于内、外证理论，《金匮要略》第一、十二章关于脏腑疾病的预后、积聚病的鉴别诊断等内容，与《五十二难》《五十四难》《五十五难》观点一致，但未见于《内经》。《伤寒杂病论》成书在公元200～210年之间，据此，《难经》的成书年代当不晚于东汉末年，这个时间当是《难经》汇编成册的下限。

《难经》汇编成册的上限，可以《七略》《汉书·艺文志》为据加以分析。《七略》是西汉末刘向、刘歆父子等奉诏校书时撰写的我国第一部图书分类目录，其中校方技类书籍的是朝廷侍医李柱国。史载李柱国校刊医书的时间是在西汉成帝河平三年（前26年）。就是说，西汉末汉成帝年间，《难经》尚未问世，李柱国自然没有校刊整理，刘歆也就没有著录于《七略》之中。东汉班固的《汉书·艺文志》是我国现存最早的图书目录，是班固据《七略》"删其要，以备篇籍"而成。其中《方技略》著录与医药卫生相关的书籍，记载了《内经》等医经、医方、房中、神仙四类著作共三十六部，未提《难经》之名。这说明《难经》的成书肯定在《汉书·艺文志》成书（约80年）之后。由此推论，《难经》的成编时间当在《汉书·艺文志》之后、《伤寒杂病论》之前的120多年间。

综上所述，《难经》材料来源久远，自非一时一人之作。就其内容而言，显然与《内经》一脉相承，多是针对《内经》而论，因此，虽然有些内容较为古老，或可追溯到战国，但《难经》主要学术内容的形成较《内经》学术内容形成晚，当在两汉时期，或者说《难经》在成编时撷取了与《内经》成编时所汇聚的相同的古医著。就其书名的出现，亦即汇编成书的时间大约在《汉书·艺文志》之后、《伤寒杂病论》之前的东汉中后期。

关于《难经》作者，如前所述有黄帝说、扁鹊秦越人说、淳于意师徒说、东汉名师说等。既然《难经》的著作时代跨越春秋战国至汉代，那么《难经》的作者自然非一时一人，而是众多医家经验的结晶。民国医家张寿颐《难经汇注笺正》也说："八十一难本文，盖出于战国秦汉之间，各道其道，必非一时一人之手笔。"烟建华认为："就文献记载，文义医理而论，此书当非一人所为，很可能是古代医家私授门徒释难解惑的记录，辗转相传，又不断整理补充而成的。"

第二节 《难经》的流传

一、《难经》流传概况

《难经》自汇编成册后，随着时代的变迁、政局的动荡及保存技术条件的限制等诸多原因，历经辗转传抄，散佚、补充、重编、校勘以及注释等，早已失去其本来面目。

最早记载《难经》的是张仲景的《伤寒杂病论》，"乃勤求古训，博采众方，撰用《素问》《九卷》《八十一难》《阴阳大论》《胎胪药录》，并平脉辨证"（《伤寒杂病论·序》），首先提及《难经》之名，说明《难经》在当时与《素问》《九卷》《阴阳大论》《胎胪药录》等一并传世。汉末三国时期吴太医令吕广最早对《难经》进行了注释，惜已佚失，部分内容保存在后世《难经集注》中。魏晋时代的医书，诸如王叔和的《脉经》及皇甫谧的《帝王世纪》《针灸甲乙经》等，均有关于《难经》的记载。王叔和的《脉经》最早引用了《难经》的原文，书中虽未言及《难经》之名，但其所载《难经》内容，全是直接引用而不标明出处，文字多与《难经》相同，如"辨尺寸阴阳荣卫度数第四"与《一难》《二难》《三难》全文同，"持脉轻重法第六"与《五难》全文同，"辨脉阴阳大法第九"前半部分与《四难》全文同。可见，我国第一部脉学专著《脉经》直接继承了《难经》的脉学内容。此后有数百年左右文献中未见记载《难经》书名，直至唐初《隋书·经籍志》官方文献资料第一次记载了《难经》一书，其列目有"《黄帝八十一难》二卷；梁有《黄帝众难经》一卷，吕博望注，亡"。医家杨玄操为《难经》作注，杨氏以吕广所注的《难经》为依据对该书重新予以疏注，凡吕氏未解者，予以注释，吕氏注不尽者，也予详释，并附以音义，以彰其旨，经过十年的钻研，撰成《黄帝八十一难经注》5卷，惜后佚，其内容可于《难经集注》中窥知。之后《旧唐书·经籍志》《新唐书·艺文志》均记载了此书，自此之后历代均有记载。

现存最早的《难经》注本，是《王翰林黄帝八十一难经集注》，简称《难经集注》，五卷十三篇八十一首。该书为明代医学家王九思等辑录三国时代吴太医令吕广、唐代杨玄操、宋代丁德用、虞庶、杨康侯等有关《难经》注文汇编而成，保留了北宋以前的五家注、三家校和一家音释，其中吕注是已知《难经》的最早注文，丁注中载有最早的古本《难经》遗文。书中多处引用了《内经》等经典医籍及其他经史书籍之文，对于后人整理研究《难经》，了解《难经》早期注本情况及相关古医籍的研究等均有重要参考价值。《难经集注》所集吕广等五家注释，不但注释时间较早，而且其五家单行注本均已散佚无存，五家之注皆别无传本，全赖此集得以部分保存而传后世，使今日得以见到宋代以前医家对《难经》的注释，极为难得，流传较广。

二、《难经》的版本

《难经》成编以后，虽然经过历代医家的辗转传抄、散佚整复、编辑注释，内容也有一些增删移易，古今文字可能有所不同，但基本保留了《难经》原貌。杨玄操《黄帝八十一难经·序》云："此教所兴，多历年代，非唯文字舛错，抑亦事绪参差，后人传览，良难领会。"因此，他就做了整理改动，另行"条贯编次，使事例相从，凡为一十三篇，仍旧八十一首"。杨氏这种对《难经》编注的做法和王冰次注《素问》迁移篇次的做法相同，但他删改了哪些文句没有说明。由此可见，现存的《难经》已不是《难经》的原貌，但大致是不会错的。因此，清代孙鼎宜也说："今文之注，始吴广而渐盛，而古文则传云出自王叔和。"民国张寿颐《难经汇注笺正·自序》亦说："是真医经中的最早古者。"

《难经集注》成书于北宋末南宋初，约南宋至元明间传入日本。明朝中期以后，国内失传。该书现存版本较多，主要有日本江户时期庆安五年壬辰（1652）武村市兵卫刊刻本（简称庆安本），日本宽政十五年（1803）林衡辑《佚存丛书》（简称佚存本），日本文化元年甲子（1804）濯缨堂重刻本（简称濯缨本），清咸丰二年（1852）钱熙祚据《佚存丛书》本校勘并做夹注的《守山阁丛书》（简称守山阁本）。守山阁本、佚存本成为后来人们续刻的蓝本，如佚存本有清光绪八年（1882）上海黄氏重刻本，1919年商务印书馆据上海涵芬楼影印的《四部丛刊》本，1922 中华书局排印的《四部备要》本，1956 年人民卫生出版社影印本；守山阁本有 1955 年商务印书馆和 1963 年人民卫生出版社排印本等。

第三节 《难经》与《内经》

《难经》与《内经》两部古典医籍，均为中医理论体系形成的标志性著作，关于《难经》与《内经》的关系，多数学者认为《难经》本《素问》《灵枢》以为问答，阐发《内经》微旨，为《内经》释难解惑，补《内经》之所未发。杨玄操明确指出《难经》伸演《内经》之道，认为"黄帝有《内经》二秩，秩各九卷，而其义幽颐，殆难穷览，越人乃采摘英华，抄撮精要，二部经内凡八十一章，勒成卷轴，伸演其道，探微索隐，垂示后昆，名为《八十一难》，以其理趣深远，非卒易了故也"（《难经集注·序》）。

一、阐发《内经》要旨，发展《内经》理论

遍览《难经》一书，不但许多内容与《内经》一脉相承，而且书中自《七难》起，直述"经言"者达 35 处，其中大部分可以在《内经》中找到出处。例如，《十一难》之"经言脉不满五十动而一止，一脏无气"，文见《灵枢·根结》；《十二难》之"经言五脏脉已绝于内，用针反实其外；五脏脉已绝于外，用针者反实其内"，文见《灵枢·九针十二原》。其与《内经》的关系显而易见。概括《难经》与《内经》的关系，除了传承关系，还在许多方面表现为创新、发展。传承和发展《内经》学术思想，这是《难经》的主要学术成就之一，元代滑寿《难经本义·自序》就认为《难经》"盖本黄帝《素问》《灵枢》之旨，设为问答，以释疑义，其间荣卫度数，尺寸部位，阴阳王相、脏腑内外，脉法病能与夫经络流注、针刺腧穴，莫不该备，约其词，博其义，所以扩前圣而启后贤，为生民虑者，至深切也"。清代徐大椿《难经经释·叙》强调《难经》"以《灵》《素》之微言奥旨，引端未发者，设为问答之语，俾畅厥义也……悉本《内经》之语，而敷畅其义，圣学之传，唯此为得其宗"。《难经》对《内经》学术思想的传承和发展可从以下多个方面体现出来。

1. 传承和发展《内经》阴阳五行理论 《内经》运用阴阳五行学说指导医学思维和诊疗实践，构建了中医学的理论体系。《难经》承而继之，更全面、深刻地运用阴阳五行学说，探索和认识人体的生命活动及其疾病的规律，指导疾病防治，巩固了《内经》建立的医学理论体系。例如，《难经》以脉位尺寸和脉象动静分阴阳，脏腑经脉五行相生定脉位，以五行生克概括脏腑系统功能，分析病因病机和五脏病症、病传，确立补母泻子、泻南补北等补泻法则等。

2. 传承和发展《内经》整体观思想 整体观是《内经》理论体系的重要特征，也是《难经》学术思想的基石。《难经》继承《内经》以五脏为核心的生命整体观思想，在《三十二难》至《三十七难》中对五脏所主之五声、五色、五臭、五味、七窍、七神，以及脏腑表里关系等进行了系统整理归纳，包含了五脏生理病理特点、症状特征及五脏病变诊断、防治原则和方法等学术内容，成为中医学以五脏为中心的藏象学说重要的组成部分。《难经》继承《内经》天人相应的整体观思想，在《七难》《十五难》论述了六气旺脉、四时旺脉，在《五十六

难》《七十五难》论述了季节与发病的关系。在继承《内经》整体观思想的基础上，《难经》构建了以"命门 – 元气 – 三焦"为轴心的整体生命观。

3. 传承和发展《内经》藏象理论　在《内经》已取得的研究成就基础上，《难经》进行了新的补充和发展。《三十难》至《四十七难》介绍人体脏腑解剖知识、生理功能及其与组织、器官之间的关系，以及营卫气血等。《难经》在藏象方面最有原创性的学术成就为在《内经》六腑解剖的基础上，对五脏、六腑的形态进行了较精细的解剖观察和记录，包括各自的长度、内径、外形特征、容积、重量及肝与肺的比重和分叶等，提出了"七冲门"的概念，创说元气，发明命门，开拓三焦理论，为藏象学说的发展做出了贡献。

4. 传承和发展《内经》经络理论　《内经》奠定了系统的经络学理论，《难经》对此做了简明扼要的整理和新的补充与阐发。《二十二难》到《二十九难》关于经脉的长度和流注，以及十五别络的数目与名称与《内经》基本一致；对于《内经》所言的"是动""所生病"，《难经》提出了"气血先后病"说；在《内经》八脉理论的基础上，率先提出"奇经"之名，创立"奇经八脉"之名，并深刻阐述了奇经概念、循行和功能，丰富和发展了《内经》奇经八脉的理论。

5. 发展和完善《内经》脉法　《难经》不仅在《内经》所述寸口诊脉原理的基础上对脉学理论做了进一步发挥，更突出的是其创造性地提出"寸口者，脉之大会，手太阴之动脉"的论点，将寸口部位分成寸、关、尺三部，每部各分浮、中、沉三候，称之为三部九候，并将三部配属相应脏腑、经脉以诊病。经过《难经》的这一创造性发展，独取寸口诊脉法才得以完善、确立，并为后世所传，从而使这一古老而实用的诊病技术自此步入临床实用阶段。

6. 传承和发展《内经》针刺腧穴理论　腧穴方面，《难经》主要论述了五输穴、原穴、募穴和背俞穴。五输穴，创自《内经》，《难经》的《六十三难》《六十四难》《六十五难》及《六十八难》对其做了较为系统的论述，使之得到了补充和完善，尤其是其对阴经阳经五输穴五行属性的概括为后人所称道。原穴，《内经》虽已论及原穴的名称，但对其命名意义未做深入分析，《难经》的《六十六难》将原穴命名的含义提到元气的学术高度，对于理解原穴的穴性、功能、主治有重要价值。八会穴，《内经》没有记载，系《四十五难》首次提出。俞穴、募穴虽首见于《内经》，但其只论述了三个脏背俞穴的名称和位置，《六十七难》对其名称、位置，以及意义做了补充阐发。针刺方面，《内经》有丰富的论述，《难经》在其基础上，在针刺方法和技术上有所创新，在具体应用上，除了针刺手法上的补泻法外，又结合五行相生规律，创立了补母泻子的配穴原则，首创了"泻南补北"法，阐发了四时异治针法，强调针刺时的双手配合，使《内经》所提出的"虚则补之，实则泻之"的针刺原则，因时取穴、因时施针的针刺方法等，在《难经》中得到充实和发挥。

7. 传承和发展《内经》疾病理论　在病因方面，《内经》关于病因的阴阳分类和三部分类法，奠定了中医学病因理论的基础。《难经》承《内经》有关论述之要，进行了更加简明的阐释，认为引起疾病发生的原因不外乎风、寒、暑、湿之外因，忧愁思虑、恚怒、喜怒等情志所伤之内因，以及饮食不节、劳倦太过等原因，结合五行学说将其分为"正经自病"和"五邪所伤"两类，并以虚邪、实邪、贼邪、正邪、微邪为名，形成了自成体系的病因学说。在病机方面，《内经》对病机的阐述多运用阴阳之理和脏腑理论，而《难经》则承《内经》强调病机之辨，以脏腑为核心对疾病进行定位、定性和预测其预后，同时，运用五行之理分析病机，认为五脏疾病之间传变不外乎生克乘侮的关系。例如，《十难》中以心为例论述的以脉象测病传的理论，《五十难》所言之五邪传变，《五十三难》所言"七传"（即《素问·玉机真脏论》所论之"顺传"），均继承和发展了《内经》病传理论。在疾病的诊断方面，《内经》虽强调要诸诊合参，决死生之分，但没有明确提出望、闻、问、切四诊，《六十一难》概括《内经》要旨，明确规定了四诊内涵。《素问·通评虚实论》指出"邪气盛则实，精气夺则虚"，《四十八难》则从脉之虚实、病之虚实、诊之虚实三个方面辨别疾病的虚实。在病症方面，《难经》接过《素问·热论》伤寒的话题，明确地将伤寒分为广义与狭义两个方面，《五十八难》指出"伤寒有五，有中风，有伤寒，有湿温，有热病，有温病"，并对它们的脉象做了鉴别，阐释了《内经》汗下治疗的原则，提出邪在表、在里应用汗法、下法的明确标准。此外，对《内经》所论之积聚、泄泻、癫狂、头痛、心痛等病的病因病机和鉴别等均做了补充和发展。

二、创新中医学术，与《内经》竞相生辉

《难经》中所称的"经言"，有些在《素问》和《灵枢》中既不能寻其文，亦无法觅其义，如《二十难》之"经言脉有伏匿"及《四十五难》之"经言八会者"等。有些虽可在《内经》找到出处，但其内容却相差较大，如，《二十二难》十二经之"是动""所生病"，文在《灵枢·经脉》，《内经》是将每一经的病候分为"是动"病和"所生病"两组，但未明确"是动"病和"所生病"的内涵。《难经》则认为"经言是动者，气也；所生病者，血也。邪在气，气为是动；邪在血，血为所生病。气主呴之，血主濡之。气留而不行者，为气先病也；血壅而不濡者，为血后病也。故先为是动，后所生病也"。由此引发了历代学者的争议。

《难经》较之《内经》，虽然其主要学术内容的形成较《内经》学术内容形成晚，许多内容与《内经》一脉相承，但两者的形成均经历了一个较长的过程，材料来源久远，创作和成编年代有重叠，《难经》在成编时就可能撷取了与《内经》成编时所汇聚的相同的古医著。因此，所谓"经言"，不一定均出自《素问》和《灵枢》，《内经》引用了《上经》《下经》等二十多种早已亡佚的古代医学文献，也惯用"经言"，如《离合真邪论》《调经论》《解精微论》等，那么《难经》所称"经言"就也有可能引自这些亡佚的古代经书。因此，《难经》所说的"经言"，既有本之《素问》《灵枢》者，也有显然与二者相异者，还有补二者之未备者。《难经》的许多内容意在阐发《内经》微旨，并能敷畅发明、创新学术，然而某些观点并不见于《内经》，有些在《内经》虽有其名，如命门说、三焦说、寸口脉法等，但《难经》之论与之大有不同，或别有师承，或所论有别，或作者独创，各述所据，各论其论，大可不必执同伐异，虽与《内经》关系密切，亦不必限于《内经》。正如清代医家徐大椿《难经经释·叙》所言："其间有殊法异义，其说不本于《内经》，而与《内经》相发明者，此则别有师承，又不得执《内经》而议其可否。"《医学源流论·难经论》言："是书之旨，盖欲推本经旨，发挥至道，剖析疑义，垂示后学，真读《内经》之津梁也。"亦言："其中有自出机杼，发挥妙道，未尝见于《内经》，而实能显《内经》之奥义，补《内经》之所未发，此盖别有师承，足与《内经》并垂千古。"

综上所述，《难经》学术价值之一是继承《内经》的学术思想，阐发《内经》要旨，巩固《内经》创建的医学理论体系，可视为《内经》之辅翼。学术价值之二是创新中医理论，发《内经》之未发。《难经》中诸如独取寸口脉法，命门、元气、三焦理论，奇经理论等学术原

创理论，犹如中医学参天大树上的颗颗明珠，散发着耀眼的光芒。不但补充《内经》之不足，发展《内经》理论，而且促进了整个中医理论体系的发展，在中医学发展过程中起到承前启后的重要作用，是中医理论体系的重要组成部分。因此，《难经》虽与《内经》关系密切，但却以其突出的学术贡献而著称于世，是一部可与《内经》媲美的中医学重要理论著作，与《内经》并称为中医经典。

第四节　《难经》的历代研究

《难经》是中医学的重要典籍，其学术思想及医学理论对后世中医学的发展产生了深远的影响。然而《难经》原本已亡佚，现流传于世的皆为诸家注本。历代研究《难经》的医家不在少数，据不完全统计，有书名可考的研究专著有 150 多种，见于诸刊的各类专论有 300 余篇。历代中外医家和学者对《难经》进行了广泛深入的研究，成果丰硕，下面从历代研究概况、研究方法、代表性注家与注本三个方面进行概述。

一、《难经》历代研究概况

《难经》作为中医学的重要奠基性典籍之一，其学术思想和学术内容对中医学的发展产生了深刻的影响，历代注释阐发者众多，历代海内外研究情况如下。

1. 唐代及唐以前　在汉代，张仲景在《伤寒杂病论·序》中最早记载了《难经》之名，称"撰用《素问》《九卷》《八十一难》《阴阳大论》《胎胪药录》，并平脉辨证，为《伤寒杂病论》，合十六卷"。《八十一难》即《黄帝八十一难经》，为《难经》的全称。

最早注释《难经》的医家是三国时期吴太医令吕广。《隋书·经籍志》中记载了吕博注《黄帝八十一难经》。吕博即吕广，因隋代避隋炀帝杨广之名讳，故记为吕博。后人将吕广注本称为《难经注解》，唐代尚存，现已亡佚。

唐代杨玄操的《黄帝八十一难经注》根据吕广注本存在的一些问题，在保留吕广旧注的基础上进行补充，"吕氏未解，今并注释，吕氏注不尽，因亦伸之，并别为音义，以彰厥旨"。杨玄操认为："此教所兴，多历年代。非唯文句舛错，抑亦事绪参差。后人传览，良难领会。"因此，将《难经》"条贯编次，使类例相从"，开分类研究《难经》之先河。

2. 两宋时期　两宋时期研究《难经》的医家与著作较多，尚有记载的有丁德用《补注难经》、虞庶《注难经》、杨康侯《注解难经》、侯自然《秦越人难经疏》、庞安时《难经解义》、宋廷臣《黄帝八十一难经注释》、王宗正《难经疏义》、高承德《难经疏》、亡名氏《刘氏难经解》、周与权《扁鹊八十一难经辨正条例》、谢复古《难经注》、冯玠《难经注》、亡名氏《难经十家补注》、王惟一《王翰林集注黄帝八十一难经》（《难经集注》）、李駉《难经句解》等。

上述十五家注本，现存有三家：一是王惟一的《王翰林集注黄帝八十一难经》，简称《难经集注》，简介见后"代表性注家与注本"。二是李駉的《难经句解》，该书成书于南宋咸淳五年（1269），初刊本《黄帝八十一难经纂图句解》已佚，现存最早者为元刊本，书名《新刊晞范句解八十一难经》。该书注文平平，无所启发，但宋代《难经》注本得以保存并流传至今者很少，故仍有一定的参考价值。三是王宗正的《难经疏义》，该书为绍兴地区现存最早的一部研究《难经》的著作，也是绍兴地区现存最早的一部研究医经的著作。

3. 金元时期 金元时期研究《难经》者共有七家：金代有纪天锡《集注难经》、张元素《药注难经》、王少卿《难经重玄》等，元代有袁坤厚《难经本旨》、谢缙孙《难经说》、陈瑞孙《难经辨疑》、滑寿《难经本义》等。

金元时期《难经》注本现仅存两部：一是滑寿的《难经本义》，撰注于元代末期至正二十一（1361），书中首列《难经汇考》，次列《阙误总类》，再次列"图说"，八十一难的原文以依次附注的形式编写。滑氏所著《难经本义》广征博引、择善而从，融合元代以前二十余家的论述，校勘释义，疏通文理，并对诸多问题提出独到见解，全书词义条达，文理通畅，是《难经》诸多注本中较有代表性的一本。二是纪天锡的《集注难经》，撰于金大定十五年（1175），集吕广、杨玄操、高承德、丁德用、王宗正五家之注而成，其著抒发己见，"又驳其义"（见《医籍考》），与王翰林《难经集注》内容不同。

4. 明代 明代有吕复《难经附说》、亡名氏《难经辨释》及《医要集览》（丛书）收《难经》（白文本一卷，无注文）、熊宗立《勿听子俗解八十一难经》、熊宗立《八十一难经经络解》、张世贤《图注八十一难经辨真》、王文洁《图注八十一难经评林捷径统宗》、聂尚桓《八十一难经图解》、马莳《难经正义》、姚浚《难经考误》、徐述《难经补注》、张景皋《难经直解》、黄渊《难经笺释》、王三重《难经广说》、吴文丙《图注八十一难经大全》、童养学《图注八十一难经定本》等。明代《难经》注本的特点是多以图注阐释经文，发挥奥义。

上述注本中较有代表的有两家：一是熊宗立《勿听子俗解八十一难经》（七卷），撰于明正统三年（1438）。本书卷首一卷，绘有图表二十八幅，用以解释《难经》经文。正文共六卷，逐条经文作注，注解深入浅出，对《难经》的字义、词义及主要内容做通俗解释。本书文字浅显易懂，适合初学《难经》者阅读。二是张世贤的《图注八十一难经》（八卷），又名《图注八十一难经辨真》，简称《图注难经》，撰注于明正德元年（1506），自清以来，复刻本多达数十种，是刊本最多，流传甚广的一种《难经》注本。虽前有丁德用、滑寿以图解难，但张氏所著《图注难经》更为详备。徐昂《图注八十一难经·序》中写道："折衷群书，修以己意，每节为之注，每难为之图，精微曲折，如指诸掌。然后八十一难答以发明，而八十一图始见详备。"

5. 清代 清代的《难经》注本有莫熺《难经直解》、徐大椿《难经经释》、沈德祖《越人难经真本说约》、郭大明《难经本义摘注》、丁锦《古本难经阐注》、黄元御《难经悬解》、熊庆笏《扁鹊脉书难经》、邹汉璜《难经解》、王廷俊《难经摘抄》、袁崇毅《难经晰解》、周学海《增辑难经本义》、龚逦疆《难经启蒙》、叶霖《难经正义》、丁福保《难经通论》、郁宦光《删补难经广说》、施麟《秦越人难经剪锦》、邬肇焜《难经求是》、戴震《注难经》、唐千顷《春秋本难经注疏》等。

其中，具有代表性的有三家：一是徐大椿的《难经经释》（两卷），撰注于清雍正五年（1727）。全书注释以《内经》理论为参考，引用《内经》来阐释《难经》经文，并有所发挥，较有参考价值。二是丁锦《古本难经阐注》（两卷），撰注于清乾隆元年（1736）。丁氏根据古本《难经》，参考多家注本并加以校订注释，校勘原文三十余条，书中附入个人独到见解，并对某些病症提出方治意见。三是叶霖的《难经正义》（六卷），撰注于清光绪二十一年（1895）。该书参考诸家学说，以《内经》原文发挥《难经》意旨，辨析精辟，且中西合璧，引用西学佐证该书脏腑部分，开中西结合研究《难经》的先河。

6. 民国时期　民国时期的《难经》注本有任锡庚《难经笔记》、武同文《懿庭医训难经》、方闻兴《难经讲义》、司树屏《难经编正》、张寿颐《难经汇注笺正》、陈颐寿《古本难经阐注校正》、吴考槃《难经集义》、孙鼎宜《难经章句》、邹慎《难经学》、蔡陆仙《内难概要》、吴保坤《难经集义》、吴琴侪《难经注论》、叶翰《难经经释》、王一仁《难经读本》、孙祖遂《难经讲义》、蔡陆仙《难经》、张骥《黄帝八十一难经正本》、张骥《难经丛考》、张骥《难经大全》、胡仲言《难经草本》、秦伯未《难经之研究》、黄竹斋《难经会通》、孟世忱《难经秘解讲义》、斯衡峰《难经讲义》、张俨若《难经讲义揭要》、陈月樵《难经讲义》、亡名氏《难经七十二条》、林晓苍《难经讲义录》、李耀辰《难经释要》等。

上述二十九家中较有代表性的有两家：一是张寿颐的《难经汇注笺正》，该书注文以滑寿《难经本义》及徐大椿《难经经释》为主要依据，汇集诸家注本精要，并结合自己的见解来阐释《难经》经文。但由于受到 20 世纪初期中西医汇通学派的影响，书中引用当时一些西医学说为证，不乏牵强之处，其见解未必完全正确。二是黄竹斋的《难经会通》，撰注于 1945 年。该书博采诸家之精要，附入己见，并加以融会贯通。黄氏以每一难经文整节完整注解的方式来诠释经文，是《难经》诸注本中不可多见者之一。黄氏又做《秦越人事迹考》和《难经注家考》附于卷末，对《难经》作者、源流、注家进行了考辨。

7. 中华人民共和国成立后　中华人民共和国成立后，对《难经》研究进一步深入。自 20 世纪 50 年代以来，研究《难经》的著作有二三十种，如南京中医学院的《难经校释》、郭霭春的《八十一难经集解》、何爱华的《难经解难校释》、张登本的《难经通解》、凌耀星的《难经校注》、烟建华的《难经讲义》、孙理军的《难经发挥》等，多对《难经》进行校勘经文、疏解经旨、译解白话经文、考证词义、整理系统理论及其临床应用，亦有探索创新，在前人基础上发掘新论，填补中医经典研究不足者，如《难经讲义》提出的"命元三焦系统"，《难经校注》概括的"肾（命门）–元气（原气）–三焦为轴心的整体生命观"，均可作为现代《难经》研究的代表性成果之一。

8. 海外研究概况　《难经》古时已流传海外，并有刻本传世。早在 1059 年，《难经》就传入朝鲜，《高丽史·卷八》载"文宗己亥二月甲戌，西安郡护副使者官员外郎异善贞，进新雕《难经》"。除《难经》原文本外，王惟一的《难经集注》、熊宗立的《勿听子俗解八十一难经》亦有刊行。德国慕尼黑大学的文树德在 1986 年出版了《难经》中德文对照本。在海外研究者中，日本的研究成果较为突出，据统计有十八家研究著述刊行，分别为玄由的《难经本义抄》、玄由的《难经本义捷径》、吉田家恂的《难经注疏》、寿德玄田的《难经捷径》、贞竹玄节的《难经本义摭遗》、森本昌敬斋玄闲的《难经本义大钞》、草刘三越的《难经正意》、名古屋玄医的《难经注疏》、古林正祯的《难经或问》、加藤宗博的《卢经衰腋》、广冈苏仙·富原的《难经铁鉴》、滕万卿的《难经古义》、菊田玄藏的《难经释义》、丹波元胤的《难经疏证》、山田业广的《难经本义疏》、管井仓常的《难经发挥》、出云广贞的《难经开委》、昌敬斋玄闲所辑《难经古注集成》等，其中草刘三越、名古屋玄医、加藤宗博、滕万卿、古林正祯、丹波元胤等人的著作影响较大。

二、《难经》研究方法

自三国时期吴太医令吕广注释《难经》起，历代研究《难经》者不胜枚举，其研究方法，主要为文献研究和临床应用研究。

（一）文献研究

《难经》的文献研究分为文献整理与专题发挥，主要特点如下。

1. 文献整理　《难经》文献整理大致有分类研究、校勘、注释、注解译释、校注译析等。

（1）分类研究：唐代杨玄操首开分类研究《难经》之先河，将《难经》重新编次，使其"类例相从"，把《难经》分为十三类，杨氏所批185条注语保留于《难经集注》中。杨玄操之后，元代吴澄又根据杨氏所述内容，将《难经》八十一难分为脉学、经络、脏腑、疾病、腧穴、针法六篇。《难经》原本亡佚，后世沿用此分类方法，故现行诸本均为六篇、八十一难。滑寿在《难经本义》中把《难经》分为七类，博采诸家之长，上承王叔和、李东垣等二十余家之说，并提出己见，对《难经》进行全面注释。现代学者在前贤分类的基础上，为便于学习，对其个别内容进行了相应调整，有张氏脉学、经络、脏腑、疾病、腧穴、针法六类分法，以及迟氏脉诊、经络腧穴、脏腑、疾病与诊断、针法五类分法。

（2）校勘：《难经》成书年代久远，历代版本众多，为保持其原貌，需将传抄、翻刻过程中出现的文字上的脱、衍、误、倒、错简等纠正过来，此即为校勘。两宋时期的《难经集注》由王惟一、王九思、王鼎象、石友谅等校正音释。滑寿所著《难经本义》共校勘错简衍文19条。民国时期张寿颐在《难经汇注笺正》中对滑寿《难经汇考》《阙误总类》两篇加以考证、审校。此外，当代较具有代表性的校勘有南京中医学院的《难经校释》、何爱华的《难经（校订）》、凌耀星的《难经校注》等。

（3）注释：即对书籍的语汇、内容等进行评议、解释。《难经》专业性强，语言文字的时代特征浓郁，通过注释，可以方便后世研究运用，故注释法为《难经》重要的研究方法之一。历代对《难经》的注释有随文注释、分类注释、图注等，或单人完成（简称单注），或多人注释（简称集注）。《难经》最早的注释本是三国时期吴太医吕广的《难经注解》，吕氏采取随文注释的方法，共计24难167条，现已亡佚。唐代杨玄操、元代吴澄和滑寿等人将《难经》分类并加以注释。王叔和《校正图注难经》、张世贤《图注八十一难经》及当代王树权的《图注八十一难经译》则采取图注的方法。单注《难经》的有吕广的《难经注解》（最早的《难经》单注本）、宋代丁德用《补注难经》五卷、虞庶《注难经》五卷、杨康候《注难经》（卷数不详），现均已亡佚。此外，元代袁坤厚《难经本旨》、谢缙孙《难经说》、滑寿《难经本义》等，明代熊宗立《勿听子俗解八十一难经》，清代莫熺《难经直解》、徐大椿《难经经释》、丁锦《古本难经阐注》、叶霖《难经正义》等也都是单注。民国时期，单注《难经》的学者有孙鼎宜《难经章句》等。集注《难经》的有王惟一的《王翰林黄帝八十一难经集注》（即《难经集注》），这是目前已知最早的《难经》集注本，保存了北宋以前吕广、杨玄操、丁德用、虞庶、杨康候五家的注释及王惟一、王九思、王鼎象三家校注和石友谅的音释。金代纪天锡《集注难经》、现代郭霭春《难经集解》等均为集注。

（4）注解译释：即对《难经》原文进行注释与翻译。代表性著作有南京中医学院的《难经译释》、陈璧琉的《难经白话解》、王洪图和烟建华的《难经（白话本）》、烟建华的

《难经讲义》、凌耀星的《难经语评》、何爱华的《难经解难校译》、郭振球的《简明难经注疏》等。

（5）校注译析：是陕西中医药大学在古典医籍研究中开创的研究方法，其特点是把校勘、注释、译文、析义相结合，并进行适当的理论发挥，如张登本的《难经通解》、孙理军的《难经发挥》等。

2. 专题发挥 专题发挥是中华人民共和国成立六十多年来研究《难经》的一大特征，现代学者们在前人研究方法的基础上，更注重《难经》的综合应用研究，将《难经》研究推向了新的高度。研究包括《难经》的成书年代与作者、学术渊源、学术思想、学术内容、学术成就等方面。

《难经》的作者为何人是一个古老的话题，从20世纪80年代至90年代初的十余年间，有近二十篇论文专门就秦越人与扁鹊、秦越人的里籍、生卒年代、生平事迹及与《难经》关系等进行深入研究，虽然未能就上述问题完全达成共识，但认为《难经》的作者是秦越人的结论仍为主流。对于《难经》的成编年代，学术界有上古说、战国说、西汉说、两汉说、东汉说、六朝说、唐代说等，涉及这一专题的论文亦有二十多篇，其中以李今庸、范行准、李聪伯、何爱华、廖育群、张瑞麟等人的研究较有代表性。上述诸说中以成编西汉说为多数学者认可。

《难经》的学术思想，是指贯穿于《难经》全书，并对全书内容具有指导作用的纲领性理论。研究者认为，《难经》的学术思想与《内经》不同，独树一帜，自成体系。有人从五行长生说、整体生命观、人与自然相应观、辨证论治观四方面进行探讨。有人归纳为独取寸口，脉证相参的辨证整体观；以命门－元气－三焦为轴心的整体生命观，以五行生克规律为指导的整体防治观；天人相应的内外统一整体观四点加以研究。也有简要归纳为整体生命观和整体防治观者。

关于《难经》中的解剖学研究，较有成就的为湖南张瑞麟、陕西李映芬和朱长庚。而《难经》中具有发明和创建的元气、命门、三焦理论，是藏象理论的重要内容，学者们对其医学概念、学术内涵、学术贡献，以及现代科学基础等进行了深入探讨，提出了许多新的学术观点。

关于《难经》脉学的专题研究，首推西晋王叔和的《脉经》。《脉经》全面继承和发扬了《难经》的脉学成就，后世医家不断丰富，如滑寿《诊家枢要》、明代张景岳《景岳全书·脉神章》、明代李时珍《濒湖脉学》、清代李延昰《脉诀汇辨》等，使脉学得以不断发展。当代《难经》脉学研究，当以张瑞麟的最为深刻而系统，其从"脉学的基本理论""基本知识""脉象辨别方法""脉证合参原则"四项十一款详细论之。

对《难经》腧穴理论的专题研究主要有原穴理论的阐发、实验和临床应用研究，五输穴理论的研究，俞募配穴法治病机理研究，八会穴理论及其临床应用研究等。对《难经》刺法理论研究一直是中医学研究的热点问题，学者们从理论、文献、实验、临床多个层面进行探讨。有的学者将《难经》刺法归纳为双手针刺法、刺荣刺卫法、四时异刺法、针刺补泻法；有的学者归纳为迎随补泻法、营卫补泻法、推内动伸补泻法、刺井泻荣法、补母泻子法；还有一部分学者归纳为四时针刺法、双手行针法、迎随补泻法、营卫补泻法、母子补泻法。

（二）临床应用研究

不少医家将《难经》理论运用于临床当中，用自身的临床体会对《难经》的学术思想进行深刻研究，取得了一定成果。例如，有医家以《难经》元气理论为依据，指导慢性肾小球肾炎、慢性肾功能衰竭、肾性贫血等病症的辨证与治疗，取得较为理想的疗效。又有一些医家对《十四难》"五损"病、《五十六难》五脏积病进行深入的临床探索，并以验案佐证，推动了《难经》学术思想的临床运用。关于"五损"治疗的临床研究，有人对《十四难》"损其肺者，益其气；损其心者，调其营卫；损其脾者，调其饮食，适其寒温；损其肝者，缓其中；损其肾者，益其精"的机理进行深入研究，认为"五损"的治疗是在整体思想指导下，以功能调节为着眼点，根据机体的生理功能及调节机制，因势利导，对病损脏腑以综合调整，对临床遣方用药具有重要的指导意义。涉及用自己的临床体会，历数验案以证之的学术论文有十余篇，其中以刘继生、周天寒、刘玉芹、姜灿文、许善等人的研究较有代表性。

此外，医家对《难经》理论进行了实验研究，主要集中在脉象的现代化、客观化、脉图描记等方面，以及腧穴相关理论的实验研究，如原穴理论、络穴理论、背俞穴理论、五输穴理论等的实验研究。

三、代表性注家与注本

《难经》原本早已亡佚，现流传于世的，皆为诸家注本，下面列出一些较有代表性的注家及注本，供参考学习。

1.《难经集注》 原书名为《王翰林集注八十一难经》，共五卷，题王九思、王鼎象、石友谅、王惟一。王鼎象、石友谅无可考证；王惟一又名王惟德，江苏吴县人，曾任北宋太医局翰林医官；王九思为明代人，以上数人中最晚出，一般称该书为王九思辑。该书初刊本已佚，《四库全书》也未见收录，现存版本是经流传到日本而得以保存下来。根据丹波元胤《医籍考》转引，大约在南宋时期，由建安李元立汇刻成书的《难经十家补注》是《难经集注》的前身。

该注本是现存最早的《难经》注本，保存了吕广、杨玄操、丁德用、虞庶、杨康侯五家的注释，并由王九思校正，王鼎象再校正，王惟一重校正，以及石友谅音释。其中，杨康侯考证未详，注中称康侯而辩驳丁德用之说有两条，其余均与杨玄操注相混，难以分辨。该注本依照杨玄操"条贯编次，使类例相从"的原则，按脉诊、经络、脏腑、疾病、腧穴、针法次序分为十三篇。书中吕注为已知《难经》的最早注文，丁注载录了最早的古本《难经》遗文。此外，该书还多处引用《内经》等经典医籍及其他经史书籍的文字，对于隐晦难懂的经文，还另列图表加以阐释，帮助理解。因此，该书虽分类繁琐，注文也不尽完善，但是汇集宋之前《难经》的研究成果，对于整理、研究《难经》早期注本及古医籍校勘等有重要价值，是学习《难经》的重要参考书。

2.《难经本义》 滑寿著，共两卷。滑寿，字伯仁，号樱生，河南许昌人，先后师从于王居中和高洞阳，博通经史，尤精于医，对《内经》《难经》《伤寒论》研究造诣精深。

滑氏鉴于《难经》流传版本文字缺漏，编次错乱，而历代注本皆有不足之处，遂参考元代以前《难经》注本及有关医籍诠释《难经》，对其中部分内容进行考订。该书首列《难经汇考》，对《难经》的作者、名义及源流等问题进行了讨论；次列《阙误总类》，校勘错简衍文

NOTE

十九条，以理校为多，提出疑问及意见，但不加改动；再次列《图说》1 篇，制图 13 幅，以图文形式对其中较复杂的理论进行阐明。正文 2 卷，先列原文，次置注释，注中考证原文在《内经》的出处，融合张仲景、王叔和，以及唐、宋、金、元二十余家的论述，并结合个人见解加以发挥。全书博采诸家精要，择善而从，疏证本义，考证详审，说理条达，发挥颇多，并参以己意，所注经文，自成体系，对《难经》进行了全面注释，成为注释《难经》的经典之作。在《难经》诸多注本中影响较大，流传甚广，刊本众多，《全国中医图书联合目录》共收载 22 种。

3. 《图注八十一难经》　明代张世贤著，共八卷。张世贤，字天成，号静斋，宁波人，世医出身，明正德年间以医术闻名，尤擅长针灸。张氏对《难经》81 篇全部加以图释，称为《图注八十一难经》，简称《图注难经》。

以图解《难经》者，前已有之，丁德用之始，滑氏紧随其后，张氏《图注难经》注文亦有颇见功底之处，所附之图不乏精辟者，如所绘的"肝有两叶图"（《四十一难》）和"人身之背面脏腑形状图"（《四十二难》），图所标注心、肝、脾、肺、肾、胃、小肠、大肠的解剖部位，都达到了相当高的水平，几乎与解剖图谱完全一致，比魏扎里《人体的构造》出版要早半个世纪。此书多与王叔和《图注脉诀》合刊，是后世刊本最多、流传最广的注本，也是明代《难经》注本中最有成就者。

4. 《难经经释》　清代徐大椿著，共二卷。徐大椿，原名大业，字灵胎，晚号洄溪老人，江苏吴江人，平生著有《神农本草经百种录》《医学源流论》等，并曾对《外科正宗》《临证指南》加以评定。

徐氏知识渊博，医学功底深厚，对《内经》经旨理解透彻娴熟，认为《难经》不能称为经典著作，而是传《内经》之学者，内容必不可违于《内经》。历代注家，不能从源及流，纵然有对此大存可疑者，也多曲为解释，故徐氏采用"以经解经"的方法，"悉本《黄帝内经》之语而数畅其义"，其注《难经》以《内经》理论为本，对照《内经》《难经》有关内容，阐发义理及其学术渊源。凡其内容有不本于《内经》，而与《内经》相发明者，也承认其别有师承，而摘《内经》之言以证之。该书引用《内经》来阐释《难经》经文，阐发真义，说理条畅，并有所发挥。注释简明扼要，注文前后相参，观点独特，特别是不杂引诸注，而独抒己见，更难能可贵，有助于读者对经文的整体认识，对于学习《难经》有较高的参考价值。

然智者千虑，也难免有失于偏颇之处，由于徐氏认为《难经》续传于《内经》，把"《难经》之必不可违乎《内经》"的信条绝对化，因而对于"有不合《内经》之旨者，援引经文以驳正之"，造成失当之举，如援引《内经》论述，驳《难经》左肾右命门、三焦无形之说，便是如此，显得过分机械教条。

5. 《难经疏证》　日本丹波元胤著，共二卷。丹波元胤，日本东都人，为汉方医学名家之一，著有《中国医籍考》一书，其中对《难经》的作者、注本、注者做过考证。《难经疏证》撰注于 1819 年，系作者采集《难经》历代诸注，参考多种医学古籍注释而成，丹波氏针对历代学者注释《难经》，各抒己见，众说纷纭，常使读者无所适从的情况，以自己高深的汉学造诣和广博精湛的医理，对《难经》一书的诸家注解，去粗取精，删繁就简，最后附加按语，遇有不足或存有异议时，提出自己的见解，训疑释义，颇有见地，故名之为《难经疏证》。

该书首列"难经解题"一篇，录入其父丹波元简之说，并征引各家学说结合个人见解补其义理，还对《难经》名义、沿革及分篇、注家进行讨论；其后即原文疏证，参考《难经集注》《难经本义》《难经经释》等书，按吴澄法将八十一难分六篇注释，书中所选注家有吕广、杨玄操、虞庶、滑寿、丁德用、王惟一、徐大椿、纪天锡等。所写按语补足了注文之不足，并在一定程度上考订了《难经》原文。作者采用汉学家训诂法疏证经文，在字、义、理各方面，提出了相当宝贵的佐证，如《八难》肾间动气之辨，《十四难》元气考证等，甚为精彩，足以启发后学，对于学习和深入研究《难经》有较大的参考价值。

6.《古本难经阐注》 清代丁锦注，共二卷。丁锦，字履中，号适庐老人，江苏云间（今上海市松江县）人，生平事迹未详。

该书撰于清乾隆元年（1736），刊于清乾隆二年（1738）。丁氏认为《难经》"古之《三难》误列《十八难》，古之《十二难》误列《七十五难》，共误三十余条。而式亦不类于坊本，其问词升一字，经也；其对词降一字，引经以释经也。以今本对校，心目之间，恍若有见。由是而推其论脉、论病、论治，莫不曲畅旁通。此诚济世之津梁，医林之至宝"（《古本难经阐注·自序》）。乃以今本对勘之，凡互异之三十余条悉依古本厘正；又参考滑寿等十七家之说，加以注释评述，以冀本义复显，并对某些病症提出方治意见。该书注语简明扼要，文辞流畅，通俗易懂，简捷明了，对于初学者尤为便利。

7.《难经正义》 清代叶霖撰，共六卷。叶霖，字子雨，江苏扬州人，著有《脉说》《难经正义》《伏气解》等书，并参订《脉诀乳海》《伤暑全书》等书。

该书注于清光绪二十一年（1895），其时西医学已流入中国，故所诠释脏腑部分，杂采西说引证，开创中西医结合研究《难经》之先河。该书以《内经》释《难经》，并"谨考经文，寻其意旨，旁采群籍，资为佐证，质以诸贤之笺释，以正其义"（《难经正义·自序》），探赜索隐，辨论精切，考证详审，分析全面，说理透彻，发前人所未发，明前人所未明，是研究和学习《难经》不可多得的善本之一。

8.《难经汇注笺正》 民国张寿颐著，共三卷。张寿颐，字山雷，江苏嘉定县人，近代医学家，因开办中医学校，缺《难经》教材，遂编著此书。

该书撰注于1923年，分上、中、下三卷，原文之下列"汇注"，汇集各家言论；次列"考异"，勘误校订，考证异同；再次列"笺正"，抒发己见，阐发真义。该书注文以滑寿《难经本义》及徐大椿《难经经释》为主，汇集各家注释之精要，并结合自己的见解而进行疏证，间或引现代医学加以印证，颇能阐发真义。张氏遇经文不可通者，决不穿凿附会，而能直抒己见，所持理论与本经歧异，必欲确合生理病理为正鹄，以求临证时有功效，故论中多有新义。但是，由于作者生活的年代正值20世纪初期，当时中西医汇通学派极有影响，因此，张氏书中也不乏"非其所不当非"之处。其以西医的解剖学、生理学方面的知识，来否定中医的藏象学说、经络理论，在今日看来，十分简单、机械，显然为其不足之处。

9.《难经会通》 民国黄维翰著，全书不分卷。黄维翰，字竹斋，陕西长安人。该书撰于1945年，石印于1948年。

该书对每难的经文，整节进行完整注解，流畅诠释，博采众家之长而融会贯通，故名《难经会通》。本书博采诸家之精要，附入己见，文辞质朴，见解独特，言语精炼。注文流畅条达，易于阅读。黄氏对《难经》作者及注家考证颇详，在进行"秦越人事迹考据"时，引征的书证达42种之多，考据扁鹊墓在陕西就有城固、临潼两处。"难经注家考"对吕广以后的48家

NOTE

予以考辨，其中最详者有十余家。该书是研究《难经》的诸注本中不可多得的一本《难经》参考书。

10.《难经校注》   该书是上海中医药大学凌耀星教授奉国家中医药管理局之命主编的校注本。校勘底本为《王翰林集注黄帝八十一难经》庆安五年日本武村市兵卫本，主校本、参校本、旁校本等共 14 种。全书不分卷，按《难经》原文八十一难次序编排，首列目录，以备检索。每难内容均按照"提要""原文""校注""按语"的顺序，对《难经》的每一难钩玄旨要、校勘讹误、训释词义，并联系临床实际，论述医理，探隐发微，解析疑难。末附"校注后记"及"附录"部分。

此书的校注后记，探讨了《难经》的成书年代与作者，钩玄《难经》一书的主要内容，论述其学术思想及主要成就，缕述其历代注本的版本源流及流传情况，简述本书的整理研究经过。附录部分，一为序文，除《难经集注》杨玄操序按底本体例列于本书书首外，选录《难经》各家注释本序文三篇；二为历代《难经》书目，收载历代以来《难经》注本 136 种。存亡兼收，包括日本医家所注汉文本。

该书博采群籍，考证颇详，校勘严谨，注文精炼，按语简明扼要，通俗易懂，代表了当代《难经》研究的水平，具有较高的学术价值。

第二章 《难经》理论及其学术贡献

《难经》与《内经》《神农本草经》《伤寒杂病论》并称为中医的四大经典著作，是学习和研究中医学的必读之书。全书所述内容以中医基础理论和脉法为主，同时还论述了一些病症、十二经脉的特定穴，以及针刺方法等。内容简要，辨析精微，在元气、命门、三焦、奇经、腧穴理论，以及脉法、针刺补泻等方面，均有创造性发挥，对中医基础理论和诊断学、针灸学等学科的形成和发展做出了重要贡献。

第一节 《难经》的内容和分类

《难经》理论的内容主要是在阐释人体生命规律的基础上，论述了疾病的病因病机和诊察方法，并示范性地分析了一些常见疾病，然后针对疾病的治疗，讨论十二经脉常用的特定穴、针刺治疗手法和补泻原则与方法、临床运用等。这些内容散在于《八十一难》原文中，缺乏系统性，加之原本已亡，无从考证，错简衍文，鲁鱼之误，在所难免，据杨玄操《黄帝八十一难经注》序文所载，《难经》的吕注本流传至唐代，已经是"文句舛错、事绪参差"，阅读、研习十分困难，对《难经》进行分类以表达其内容的系统性，是非常必要的。因此，杨氏对《难经》重新编次，"类例相从"，成为分类研究《难经》的第一人，其后，对《难经》内容的分类成为研究《难经》的重要内容。

一、《难经》的基本内容

《难经》全书共八十一难，其基本内容主要包括脉学、藏象、经络、疾病、腧穴、刺法六个方面。

1. 脉学 脉学是中医学的主要内容，《难经》在继承《内经》"寸口独为五脏主"基础上又有创新，使其自此进入可供临床具体操作的实用阶段。因此，《难经》中所论的"寸口诊脉法"才成为真正意义上的切脉法的先导。《难经》用了将近1/4的篇幅，从《一难》至《二十一难》分别论述了脉学的基本理论、脉诊基本知识和正常脉、反常脉等有关中医脉学方面的内容。

其一，脉学的基本理论，提出独取寸口切脉诊病的原理，说明寸口是"脉之大会"，是十二经经气、脏腑之气汇聚之处；并以阴阳理论为指导，对脉学理论进行研究，探讨经络脏腑在寸口三部中的配合关系，尺寸脉的阴阳属性、脉象的阴阳分类，以及"脉贵有根"的理论，说明"脉有胃气""人有元气"在人体生命过程中的重要性。

其二，脉诊的基本知识，提出诊脉独取寸口，规定诊寸口脉的布指方法，细分诊脉部位的寸、关、尺三部脉位的长短，切脉指力的轻重等，明确寸口脉三部的浮、中、沉三候。根据五行相生理论及五行本身特点，规定两手寸口的六部脉与五脏六腑、十二经脉的配属关系，以及切脉候病证阴阳、判断经络脏腑之气的方法，诊尺脉测候元气的方法和意义等具体操作的量化指标，使寸口诊脉这一古老的察病方法步入临床实用阶段。

其三，关于常脉与病脉，《难经》论述了正常脉象是以胃气为本，脉象随四时气候变化呈四时旺脉和六气旺脉，并以此来辨析反常脉象。反常脉象，有辨别脏腑疾病的十变脉、歇止脉和损至脉，有辨别寒热证的迟脉与数脉，有辨别虚实证的损小脉与实大脉，有辨别阴阳相乘的覆溢脉和伏匿脉。并指出在诊断疾病时，从整体角度出发，以脉证相应、色脉尺肤相应理论为基础，根据脉证的逆从，判断疾病的吉凶，说明诊病脉证合参、全面诊察疾病的重要性。

2. 经络　经络学说，是中医学理论体系的重要组成部分，《内经》奠定了系统的经络学理论，《难经》在此基础上做了简明扼要的整理，并进行了新的补充与阐发。《二十二难》至《二十九难》从十二经脉、十五别络和奇经八脉三个方面进行了理论阐述和发挥。

十二经脉是经络系统的主干，《难经》对《灵枢·经脉》篇十二经脉的"是动"和"所生病"的含义提出独到见解，指出"是动者，气也；所生病者，血也"；规定了十二经脉之数，提出手厥阴心包经是手少阴心经的"别脉"，故脏腑十一、经脉十二的观点；论述了十二经脉的长度和流注次序；着重讨论了十二经脉"气绝"的临床症状及预后。

别络是经脉较大的分支，也称之为大络。《难经》指出十五别络与十二经脉的关系，说明别络在经脉流注中担负着联络、沟通的作用；关于十五别络之数《难经》与《内经》所计稍有不同，在十二正经和脾经多一条的认识上基本一致，不同之处在于《内经》认为任脉和督脉各有一条别络，而《难经》认为另外的两条别络，分别是阳跷、阴跷脉各有一条，总计15条络脉之数一致。

《内经》中并无"奇经""正经"和"奇经八脉"之说，其相关内容散见于各篇，《难经》首次提出"奇经""正经""奇经八脉"之名，明确了经络之"奇经"和"正经"的分类，并且系统整理论述各条奇经的名称、数目、循行部位及其与十二正经的区别和联系，解释奇经的发病证候等。特别是对奇经的生理功能方面的论述，发《灵》《素》所未发，丰富和发展了《内经》有关奇经八脉的理论。后世有关奇经的理论研究，多源于此。

3. 藏象　藏象学说是中医基础理论的核心内容，通过对人体外在的观察，研究内在脏腑、气血津液的生理功能和病理变化。在《内经》已取得藏象学说理论研究成就的基础上，《难经》从《三十难》至《四十七难》主要介绍人体脏腑的解剖形态、生理功能，以及脏腑之间的表里配合关系、脏腑与组织器官之间的关系等，对藏象学说的内容进行了新的补充与发展。

关于内脏解剖，《难经》详细记载了五脏六腑的形态，分别介绍了其中一些脏腑的周长、直径、长度、阔度及重量、容量，指出肝与肺的比重和分叶，并对肾、肝、肺进行局部形态观察和记录，对于消化道的七个关键部位，根据其功能特征分别予以命名，称之为"七冲门"，并对各自的解剖特征做出相应描述，"七冲门"的名称是《难经》首次提出。如果将当时的解剖理论与现代解剖学进行比较，不难发现当时的解剖知识已具有相当的水准。

关于脏腑的生理功能及其内外联系，《难经》简要记述各脏腑功能及其与五声、五色、五臭、五味、五液、七神的对应关系，概括介绍营卫气血的生成、循行和功能，其中重点论述了三焦的内容，明确指出三焦的部位划分、功能和主治腧穴，首次提出"三焦有名而无形"的论点，从此引发了三焦的"形名"之争，成为中医学长期争论的课题。在《内经》基础上重新认识"命门"的概念，提出与《内经》不同的观点，提出肾有两脏的原因，强调命门在生命活动中的重要作用，为后世"命门学说"的形成和发展奠定了坚实的理论基础，成为中医学基本理论的重要组成部分。《难经》首创"元气说"，阐述了元气的来源、运行、作用，说明元气是生命之源，是十二经脉之根、五脏六腑之本，有抵御邪气的作用，是生命活动的原动力。元气，又称之为"生气""肾间动气"，后世也将其称之为原气，产生于肾，与生命活动休戚相关，通过三焦输布于全身各处。此外，对八会穴与脏腑、筋脉、气血、骨髓在生理上的特殊关系，对五脏与七窍的关系等，也分别作了扼要介绍。

4. 疾病　中医学对疾病的认识主要是研究疾病发生的原因，疾病发生、发展变化的内在机理，以及疾病的临床表现特征。《难经》中有关对疾病的论述，从《四十八难》到《六十一难》，主要包括病因、病机、病传规律和对疾病的诊断等内容，并选论若干病症示范其应用。

《难经》在病因的认识方面，提出风、寒、暑、湿、温、热外感六淫之邪和忧愁、思虑、恚怒等情志，以及饮食、劳倦等致病因素，将病因分为"正经自病"和"五邪所伤"两类，指出伤五脏的常见病因。运用五行学说分析病因的性质和致病特点不同，所伤内脏的病症表现有所区别，提出邪气有虚邪、实邪、正邪、微邪、贼邪之分，并确定了各自病邪的特性，分析了五脏间的病传规律，并以此作为临床分析病因的理论基础。《难经》论病机主要以脏腑为中心，以五行为纲，以病位浅深等阐释病机，运用五行生克理论来揭示脏腑之间的相互影响及疾病的传变规律，脉络清晰、简明扼要，具有重要的临床实用价值。

对疾病的诊察，《难经》系统提出望、闻、问、切四诊的概念及其具体运用原则，强调诸诊合参、脉证合参。对疾病的诊察以虚实为纲，从脉之虚实、病之虚实、诊之虚实三个方面，对脉象、发病缓急、病传过程、局部症状反应诸方面进行诊察，辨别疾病的虚实。运用五行生克理论说明疾病传变规律和预后的顺逆。

对病症的认识，《难经》列举伤寒、头痛、心痛、泄泻、积聚、癫狂等常见病，作为临床辨证的范例，特别是外感病的分类，提出"伤寒有五"，对广义伤寒和狭义伤寒进行区分，影响深远。

5. 腧穴　腧穴是人体脏腑经络之气输注的部位。《难经》从《六十二难》至《六十八难》，讨论了腧穴中的六组常用的特定穴，即五输穴、原穴、募穴、背俞穴、八会穴和十五络穴。

五输穴的表述虽然源于《内经》，但《难经》对此做了更为系统而深刻的论述。主要论述五输穴命名含义、主治病症、阴阳经五输穴的不同五行属性及其阴阳相配的道理，使《内经》中所创立的五输穴理论得到了补充和完善，更有利于临床应用。

关于原穴，《难经》系统详尽地阐发原穴理论，指出原穴在脏腑活动中具有特殊意义，提出"五脏六腑之有病者，皆取其原"的理论，具体分析了原穴与元气之间的关系，阐明五脏以原为俞，阳经之原、阴经之俞与三焦之间的关系，是中医学对命门、元气和三焦理论应用的肇始。

《难经》还论述了脏腑俞募穴的阴阳属性，意义与治疗作用，以及十五络穴的数目，八会穴的名称、部位和主治病症等。

NOTE

6. 刺法 《难经》从《六十九难》至《八十一难》论述了针刺治病的原则和方法，包括针刺补泻方法、针刺手法的临床运用，以及因时制宜的针刺治疗原则等。

关于针刺手法，《难经》介绍了针刺实施操作过程各个步骤的注意事项，分别指出进针与出针的手法，包括进针角度、深浅，以及在针刺过程中注意行针和留针待气等多种手法。首次提出"得气"的概念。说明在针刺时善用左手的作用，为后世针刺临床操作奠定了基础。并对针刺步骤，如取气、置气、候气等操作手法做了重点介绍。为使医者慎重使用针法，多处提到误用补泻的不良后果。并且以"治未病""治已病"作为判断医生技术水平高低的标准，强调临证必须掌握"治未病"的治疗原则。

《难经》根据"虚者补之，实者泻之，不实不虚，以经取之"的辨证补泻原则，讨论针刺补泻手法的运用，如迎随补泻法、刺井泻荥法、补母泻子法、迎随母子补泻法，以及刺营、刺卫深浅补泻等方法。

《难经》从人与四时相应的角度，强调在针刺治疗中要掌握因时制宜的原则，并介绍了四时刺法、四时五脏刺法，根据阴阳互根理论提出"致阴法""致阳法"的原理与操作方法。

二、《难经》内容的分类

杨玄操开创了对《难经》分类研究的先河，其在注释《难经》时对《难经》重新编次，采取"类例相从"的分类方法，将《难经》分为十三类。其后，元代吴澄也采取分类注释的方法，将《难经》分为六类。滑寿在撰写《难经本义》时，又将《难经》分为七类。现代医家多采用吴澄的六类分类法，也有主张分为五类者，现将历代对《难经》的分类情况介绍如下。

1. 杨氏十三节分类法 杨玄操根据"类例相从"的原则，按原文次序分为十三类，杨玄操在《难经集注·序》中说："今辄条贯编次，使类例相从，凡为十三篇，仍旧八十一难。"其次序如下。

（1）经脉诊候：《一难》至《二十四难》，计24难。

（2）经络大数：《二十五难》至《二十六难》，计2难。

（3）奇经八脉：《二十七难》至《二十九难》，计3难。

（4）营卫三焦：《三十难》至《三十一难》，计2难。

（5）脏腑配象：《三十二难》至《三十七难》，计6难。

（6）脏腑度数：《三十八难》至《四十七难》，计10难。

（7）虚实邪正：《四十八难》至《五十二难》，计5难。

（8）脏腑传病：《五十三难》至《五十四难》，计2难。

（9）脏腑积聚：《五十五难》至《五十六难》，计2难。

（10）五泄伤寒：《五十七难》至《六十难》，计4难。

（11）神圣工巧：《六十一难》，计1难。

（12）脏腑经腧：《六十二难》至《六十八难》，计7难。

（13）用针补泻：《六十九难》至《八十一难》，计13难。

2. 吴氏六节分类法 吴澄在《赠医士章伯明序》中说："昔之神医秦越人撰《八十一难》，后人分其八十一为十二篇，予尝慊其分篇之不当，厘而正之，共篇凡六。"其次序如下。

（1）论脉：《一难》至《二十二难》，计22难。

（2）论经络：《二十三难》至《二十九难》，计7难。

（3）论脏腑：《三十难》至《四十七难》，计18难。

（4）论病能：《四十八难》至《六十一难》，计14难。

（5）论穴道：《六十二难》至《六十八难》，计7难。

（6）论针法：《六十九难》至《八十一难》，计13难。

3. 滑氏七节分类法　滑寿撰《难经本义》时，没有看到吴氏的分篇，他对杨氏的分篇也认为不足以反映《难经》内容的系统性，因此，其在《难经本义》中提出了另一个分篇方案。

（1）《一难》至《二十一难》，计21难，皆言脉。

（2）《二十二难》至《二十九难》，计8难，论经络流注始终、长短度数、奇经之行及病之吉凶也。

（3）《三十难》至《四十三难》，计14难，言营卫三焦脏腑肠胃之详。

（4）《四十四难》至《四十五难》，计2难，言七冲门乃人身资生之用，八会为热病在内之气穴也。

（5）《四十六难》至《四十七难》，计2难，言老幼寤寐，以明气血之盛衰，言人面耐寒，以见阴阳之会。

（6）《四十八难》至《六十一难》，计14难，言诊候病能脏腑积聚、泄利、伤寒、杂病之别，而继之以望、闻、问、切，医之能事毕矣。

（7）《六十二难》至《八十一难》，计20难，言脏腑荥腧，用针补泻之法。

4. 张氏六章分类法　张瑞麟在继承前贤分类的基础上，除对第《二十二难》做了小调整外，其余全宗吴氏。其次序如下。

（1）脉学：《一难》至《二十一难》，计21难。

（2）经络学：《二十二难》至《二十九难》，计8难。

（3）藏象学：《三十难》至《四十七难》，计18难。

（4）疾病学：《四十八难》至《六十一难》，计14难。

（5）腧穴学：《六十二难》至《六十八难》，计7难。

（6）针法学：《六十九难》至《八十一难》，计13难。

5. 迟氏五类分法　迟华基从教学实际出发，为便于学生掌握，对个别内容做了调整，分为五类，其次序如下。

（1）脉诊：《一难》至《二十一难》，移入《五十八难》，计22难。

（2）经络腧穴：《二十二难》至《二十九难》及《六十二难》至《六十八难》，并移入《四十五难》，计16难。

（3）脏腑：《三十难》至《四十七难》（《四十五难》移出），计17难。

（4）疾病与诊断：《四十八难》至《六十一难》（《四十难》移出，并移入《七十七难》），计14难。

（5）针法：《六十九难》至《八十一难》（移出《七十七难》，并将《十二难》移入，再次利用），计13难。

以上五种分类方法，元代吴氏划分除第二十二难后移，即张氏六分法，比较恰当，故丹波元胤认为吴氏分节"甚为得当",而滑氏分篇"不及吴氏甄别之精"。所以,后世多从之。但是吴氏为一翰林学士,不是医学家,故误将《二十二难》划入脉诊。可见,自杨玄操以后,尤其是元代的吴澄、滑寿对原文进行分类整理以后,使原文的排序基本类属明晰,有助于对同一内容的相关原文进行系统而深入的理解。正如迟氏在其"前言"中所说"为使其系统化,体现知识的连贯性和循序渐进,在原有经文顺序、结构的基础上,进行了归类和顺序调整,甚至有些原文不惜割裂整体"进行归类。迟、张二人的分类研究各具特色,迟氏将原文进行按类分编,对各难的原文旨义详加注疏深析,指明各节的重点;张氏的分类研究更具系统性,按各类专题的内在体系,调整各节次第先后,使相关原文完全服从于学术体系,学术体系又是通过相关原文及其讲解得以体现。使学术体系的相关内容与原著经文浑然一体,各部分的学术内容交相辉映,折射出《难经》的全貌,之后的《难经》教材多用此六分法。

第二节　《难经》的学术贡献

《难经》被尊为中医学经典著作,《内》《难》并称,也是学习中医的必读之书。一般认为,《难经》是以阐明《内经》及先秦时代的医籍为要旨,在继承前贤医学成就的基础上,对中医学的发展也多有创见,巩固了《内经》创建的中医学理论体系。清代医家徐大椿在《医学源流论·难经论》中说:"是书之旨,盖欲推本经旨,发挥至道,剖析疑义,垂示后学,真读《内经》之津梁也。"又说:"内中有自出机杼,发挥妙道,未尝见于《内经》,而实能显《内经》之奥义,补《内经》之所未发。此盖别有师承,足与《内经》并垂千古。"《难经》全书贯穿了一些重要而独特的学术观点,特别是在脉学、命门学说、元气理论、三焦理论、奇经八脉、腧穴学、解剖学及针刺方法等方面颇有创新,推动了中医学理论的发展。

在脉学方面,首创独取寸口及寸关尺、浮中沉三部九候的切脉方法,发明了阴阳脉法、元气脉诊,突出脉证合参,为我国脉学的发展,拓宽了切脉诊法的道路。直到今日,寸口切脉法仍然是中医学诊病的重要手段之一,成为中医临床诊病的特色之一。《难经》"独取寸口脉诊法"问世之后,《内经》的"三部九候遍诊法"便失去实用价值,在实际应用中几乎被淘汰。在藏象方面,《难经》提出命门学说,首次将"元气"概念引入医学领域,首次提出三焦有名而无形,从此引发了对三焦"形名"之争。《难经》关于命门、元气、三焦的理论是相互贯通的,以元气为根本,命门为所系,三焦为别使,将元气输布于全身的生理病理理论模式,建立了"肾(命门)-元气-三焦"为轴心的整体生命观。在经络针灸发面,在《内经》十二经脉理论的基础上,首次补充奇经八脉的概念,以及对八会穴理论的提出,充实完善了经络学说,丰富了五输穴理论,创新针刺补泻手法。《难经》重视五行学说和天人相应的观点,对后世中医学发展有深远影响。所以说,《难经》独特的理论体系,贯穿于全书始终,体现在生理、病理、疾病的诊断和治疗等诸多方面。现就《难经》的学术贡献分述于下。

一、充实寸口脉法理论，建立寸口诊脉方法

在《内经》脉学成就的基础上，《难经》从《一难》至《二十一难》，论述了脉学的基本理论、基本技能及其实践意义，充实了寸口脉法理论，建立了寸口诊脉的方法。《内经》虽有"气口独为五脏主"的说法，但并非独取寸口诊脉。就诊脉部位而言，《内经》时期有三部九候的全身遍诊法、人迎寸口二部对比诊法、独取寸口诊脉法等，但实际上是以全身遍诊法为主。《难经》是真正意义上的寸口诊脉法的先驱，故欧阳玄《难经汇考》曰："切于手之寸口，其法自秦越人始，盖为医者之祖也。"

1. 阐述切脉独取寸口的原理　《难经》在开篇就提出十二经脉皆有动脉，寸口为脉之大要会、五脏六腑之所终始。寸口部位归属于手太阴肺经，能够反映肺手太阴经脉气血津液的盛衰，是手太阴肺脉气血盛衰变化最为敏感的部位。寸口是十二经脉气血会聚之处，是五脏六腑精气血津液循行的起始点和终结处，故通过诊察寸口脉象搏动的变化，可以测知五脏六腑气血的盛衰，进而分析脏腑功能的强弱、判断疾病的寒热虚实和预后吉凶。正如《难经集注》吕广所注："太阴者，肺之脉也。肺为诸脏上盖，主通阴阳。故十二经皆会手太阴寸口。所以决吉凶者，十二经有病，皆见寸口，知其何经之动，浮沉滑涩，春秋逆顺，知其死生也。"

2. 明确寸口脉寸关尺三部的划分　《内经》《难经》虽都有"三部九候"诊脉方法，但是《内经》切脉的三部，是指头、手、足三部，天、地、人三候而言，诊脉部位为九个部位，"三部九候"其实质是全身遍诊法。《难经》在此基础上提出创新，"三部"指寸、关、尺三部，"九候"指每部各有浮、中、沉三候，具体以关为界分尺寸，关前为寸，关后为尺；关前寸是从关至鱼际同身寸法为一寸长，关后尺是从关至尺泽同身寸法为一尺长，这是尺寸命名的最初含义。从这一尺一寸长中，分寸为尺，分尺为寸，即诊脉时从尺中取一寸，从寸中取九分，诊脉部位是一寸九分。并且确定寸关尺三部的阴阳属性和意义，关前寸属阳，关后尺属阴。寸、关、尺三部分别主人体的上、中、下各部位的疾病。《难经》对于寸关尺三部的明确划分，为寸口脉法的应用奠定了基础，并成为中医临床诊断疾病不可或缺的诊脉方法。

3. 确定寸关尺与脏腑经络的配属关系　《难经》将寸关尺三部与脏腑经脉的配属关系，以五行理论为指导，按照"皆五行子母更相生养"的顺序，左右循环。手太阴肺为华盖，居诸脏之上，其气行于右，故配右手寸部；手阳明大肠与其相表里，随肺配于右手寸部。足少阴肾属于下焦，五行属水，"水流下行而不能上"，金能生水，阴阳循环而生，故配于左手尺部；足太阳膀胱与其相表里，故随之配属左尺部。足厥阴肝属木，其气行于左，赖肾水滋生，故配于左手关部；少阳胆腑与其相表里，也随之配于左手关部。手少阴心属火，为君火，生于木，"火炎上行而不能下"，故配于左寸部；手太阳小肠与其相表里也配于左寸。手厥阴心包、手少阳三焦为相火，君上臣下，配于右尺。足太阴脾与足阳明胃属土，治中央，火生土，由相火代君火行令而生，故属于右关部。《难经》依据脏腑的五行属性，按照五行更替相生次序配置于寸、关、尺三部，创造性地提出将寸口脉与脏腑经络相配属，"脉有三部，部有四经"，作为诊断脏腑经脉疾病的依据。

NOTE

4. 浮中沉定九候，菽法权轻重　　《难经》明确指出切按脉搏时指力的轻重是具体的量化标准，"九候者，浮中沉也"（《十八难》），"浮、中、沉"是针对诊脉时医生运用切脉指力轻重的规定，并且提出以菽豆多少量化指力的大小。浮取，即轻指力切按脉搏，量化为"初持脉如三菽之重，与皮毛相得者，肺部也"；沉取，即重指力切按，量化为"按之至骨是肾部，与骨髓相得者"；在施行诊脉时，提出以"按"作沉取，"举"作浮取。通过体察不同层次的脉象，判断相应脏腑的功能状态，这就是后世"举、按、寻"脉诊方法的依据。中取，即后世之所谓"寻"，有找寻之义，《难经》中量化为"六菽，或九菽，或十二菽"。自《难经》始，切脉时运用指力的轻重才有章可循。

5. 突出阴阳理论在脉诊中的应用　　《难经》论脉的一大特点是以阴阳为纲，其最早将阴阳学说引入寸口脉法中来，以脉位尺寸分阴阳，脉位浮沉分阴阳，脉象特征分阴阳，四时更迭分阴阳，对后世脉法影响较大。

《难经》以脉位尺寸分阴阳，以关为界，上为阳，下为阴。关上为寸，属阳；关下为尺，属阴，如《二难》曰"从关至鱼际是寸口内，阳之所治也"。"从关至尺是尺内，阴之所治也"。寸部在关上属阳，尺部在关下属阴。以奇偶之数划分，奇数为阳，偶数为阴，寸部取九分，属阳；尺部取一寸（即十分），属阴。寸脉属阳者，反映"阳"的生理病理变化；尺脉属阴者，反映"阴"的生理病理变化。明确了寸部脉属性为阳，尺部脉属性为阴。

《难经》以脉位浮沉辨别阴阳，《四难》指出："呼出心与肺，吸入肾与肝。"人体呼气自内而出，由下达上，出于上焦阳分，心肺主之，故脉搏由内至外，浮者属阳，以候心肺；吸气自外而入，由上达下，纳于下焦阴分，肝肾主之，故脉搏由外至内，沉者属阴，以候肝肾。后世舍脉而专论呼吸，提出"肺主呼气，肾主纳气"的理论，丰富了中医学呼吸生理学内容。以脉象特征分阴阳，据此可概括其他脉象，即浮、沉、长、短、滑、涩等皆可分阴阳，《四难》云："浮者，阳也；滑者，阳也；长者，阳也；沉者，阴也；短者，阴也；涩者，阴也。"以四时更迭分阴阳，《七难》《十五难》根据四时阴阳的消长盛衰变化辨别脉之阴阳属性，春夏之脉象为阳，秋冬之脉象为阴。四时阴阳脉象特点为"春脉弦，夏脉钩，秋脉毛，冬脉石"。

将阴阳学说应用于脉的不同层次、所主五脏、脉象变化等多个方面，脉象阴阳的划分不但可以执简驭繁地把握脉象变化，而且能够诊察疾病的病性、病位，推测其预后吉凶。

总之，《难经》确定了"独取寸口"的诊脉方法，系统论述了寸口脉法的诊病原理、脏腑配属、阴阳属性，以及辨脉审证的原则和方法，简便易行而有效，沿用至今，使寸口诊脉成为中医诊病的突出特色和后世脉学研究的基本范式，是中医诊断学的伟大创举。

二、丰富内脏解剖，发挥命门，创说元气，拓展三焦理论

丰富内脏解剖，创说元气，发挥命门，开拓三焦理论，是《难经》在藏象方面最有原创性的学术成就，其发《内经》之未发，创建了中医先天生命系统理论，并用于辨析重大危急病症的病机，指导诊断、治疗与养生防病。

1. 丰富内脏解剖　　《内经》首先提出了"解剖"概念，并率先进行人体的大体解剖。《难经》对于解剖学记载，较之《内经》更为系统和精细，将中医的解剖学提高到一个新的水平，在世界医学史上占有一席之地。《难经》补充了五脏的解剖，记载了肝、心、脾、肺、肾的局部解剖资料，明确肝、肺是分叶性器官；首次记载胰脏"散膏半斤"，并把它归之于脾；

发现肾有左右两枚；对各脏的颜色、重量、体积、容积均有详细记录；《难经》指出肝与胆的解剖关系及胆的形态结构；明确膀胱是"盛溺"的器官及其容积大小；对肝、肺进行比较和浮力观察；对七冲门进行大体解剖并有详细记录。关于"七冲门"，在《内经》中无专论，实属《难经》之发明。"七冲门"是结合对其生理功能的认识而命名的，其中的名称，如会厌、贲门、幽门等，仍为现代解剖学所沿用。这说明《难经》时期古医家对消化道解剖、生理的认识是相当深刻的，与现代解剖基本上近似。

《难经》对内脏的解剖学观察和测量，以及对人体内脏解剖所做的补充和发展，丰富了《内经》对人体结构的认识，对后世解剖学的发展产生了较大影响，奠定了中医藏象学说的形态学基础。

2. 创立内脏命门说 内脏命门学说的创立是《难经》的又一学术贡献。"命门"一词首见于《内经》，是从诊断学的角度提出的，指人的双目。《灵枢·根结》说："命门者，目也。"因为人的双目是五脏六腑精气凝聚之处，《灵枢·大惑论》说："五脏六腑之精气，皆上注于目而为之睛。"临床实践中常从目光判断其"神之有无"和"病之预后吉凶"，犹如窥测其生命活动状况的窗口、门户。《难经》把命门与五脏放在同一层次，赋予了命门全新的藏象意义层面的内涵。《难经》认为"肾两者，非皆肾也，其左者为肾，右者为命门"《三十六难》，二者之气相通。命门，生命之门，是生命的关键。《三十六难》认为："命门者，诸精神之所舍，原气之所系也。男子以藏精，女子以系胞。"明确指出命门具有舍精、藏神、系元气的作用，与《三十四难》所论肾"肾藏精与志"的作用基本一致。所以说人体生命活动的重要物质精、气，神三者均与命门相关。自此创立了命门学说，后经王叔和、滑寿、赵献可、张景岳、孙一奎等人对《难经》所论"命门"理论的继承发扬，形成了系统的命门学说，成为一个独立的学术理论，丰富和发展了中医藏象学说的内容。

3. 首倡元气理论 元气，即原气，未见载于《内经》。《难经》最早将"元气"引入医学领域。有关元气生理功能的论述，主要体现在《八难》《十四难》《六十六难》。《难经》认为元气就是"肾间动气"，是禀受于父母的先天之精所化，维系于命门，是肾与命门紧密联系的中介，是关系生命存亡的本元之气，有则生，无则死。元气之在于人身，是激发脏腑活动的原动力，是生命充满活力的基础；元气是五脏六腑之本，十二经脉之根，是三焦气化活动的源泉，纳气归元，是呼吸功能的关键，又是人体抗御邪气的功能主宰，故称为"守邪之神"。

元气发于先天，又必须得到后天的不断补充；生于命门，借三焦布达周身，其气之强弱诊于尺部。《难经》认为，元气产生以后，在维系生命活动中，既要不断地消耗，又需不断地补充，这一生生化化的过程均依赖三焦的气化活动，并经三焦而输布于全身各组织器官，故称三焦为元气之"别使"。正如《三十一难》所说："三焦者，水谷之道路，气之所终始也。"《六十六难》也说："三焦者，原气之别使，主通行三气，经历于五脏六腑。"

《难经》提出了两种元气脉诊方法：其一，候诊于尺部，即把两手尺脉作为诊察脉之有根、无根的关键，脉之根本也就是性命之根本，有根之脉，虽病易愈，主吉；脉之无根，其病难疗，主凶。这即是《难经》以尺候肾、候元气、候命门的意义所在。例如，《十四难》之"上部有脉，下部无脉……死……所以然者，譬如树之有根"；"脉有根本，人有元气"。其二，诊于沉候。《五难》曰："按之至骨，举指来疾者，肾部也。"沉取所得的脉体气象即可诊查肾中元气，沉取有力者为有根之脉，说明其元气充足，故清代李延昰《脉诀汇辨》总结到"根

NOTE

脉"的判断有二：一为尺脉，二为沉候。后世也有"尺以候肾""沉取候肾"的说法，追溯其源，皆宗于此。这就是后世诊脉重尺部，"脉贵有根"的理论依据。

4. 拓展三焦理论　对于三焦的文献记载，始于《内经》，其将三焦作为六腑之一，但未论及其脏器形态与部位。《难经》创见性地提出三焦是没有独立的、特定的形态结构，与胆、胃、大肠、小肠、膀胱五者不同，但充分肯定三焦的功能。所以，《三十八难》明确指出三焦"有名而无形"，是"外府也"。对于三焦运行水液的生理功能和三焦通行元气说，则为《难经》所首创。如《三十一难》说："三焦者，水谷之道路，气之所终始也。"《三十八难》说："谓三焦也，有原气之别（使）焉，主持诸气。"即言三焦不但是人体气机和气化的场所，而且是引导元气输布于全身的通道。《难经》的"有名无形"三焦说，引发了两千多年的三焦形名之争，促进了三焦理论的发展，丰富了藏象理论的内容。

《难经》关于命门、元气、三焦的理论相互联系，命门者，是元气产生的场所，乃先天之本元；元气是先天本元之气，推动激发脏腑组织的功能，维持人体的基本生命活动；元气通过三焦布达于全身，发挥其生理效应，调控机体的内外平衡。总之，以"命门 - 元气 - 三焦"为轴心的整体生命观，发《内经》之所未发，是《难经》独树一帜的学术思想。

三、发展奇经、腧穴理论，创新针刺补泻方法

《难经》在经络、腧穴，以及针刺方法方面有较深入的研究，既有经络、经脉大数、奇经八脉，以及腧穴、刺法等理论问题的探讨与发挥，又有通过经脉对藏象病机和临床应用的阐述和创新，促进了经络、腧穴、刺法理论的发展。

1. 发展奇经八脉理论　《内经》虽然有冲、任、督、带、维、跷八脉的记载，但论之不详，也缺乏对八脉的全面论述，未能形成系统的理论。《难经》首提"奇经八脉"概念，系统论述了奇经八脉的起止循行与生理病理，完善了奇经八脉理论，使奇经八脉自成体系，这是对奇经理论的学术创新，对经络学说做出了重大贡献。在明确奇经八脉有别于十二正经的基础上，《难经》运用类比思维详细地论述了奇经八脉的主要功能及其与十二经脉的关系。以自然之沟渠和湖泽，类比人体之正经和奇经。认为此八脉犹如湖海，对十二经脉的气血有储蓄和调节作用，因而有别于十二正经，并首次以"奇经"名之，《二十八难》指出："奇经八脉者，既不拘于十二经……比于圣人图设沟渠，沟渠满溢，流于深湖……而人脉隆盛，入于八脉而不环周，故十二经亦不能拘之。其受邪气，蓄则肿热，砭射之也。"《难经》首次提出奇经之名，并对奇经生理功能进行论述，在中医学经络理论的学术发展史上具有原创性的贡献。李时珍在《奇经八脉考》中对此内容评价说"正经犹夫沟渠，奇经犹夫湖泽，正经之脉隆盛，则溢于奇经，故秦越人比之天雨降下，沟渠溢满，霶霈妄行，流于湖泽。此发《灵》《素》未发之秘者也。"

2. 发挥腧穴理论　《难经》主要论述了具有特殊作用的特定穴位，如五输穴、原穴、八会穴、俞募穴，对十五络穴也有专门论述。

（1）发挥五输穴理论：五输穴首见于《灵枢·本输》，但仅言五输穴的命名含义，《难经》在此基础上，根据阴阳刚柔相济、五行生克制化的原理，确定了五输穴的阴阳属性和五行属性，提出阴经井穴属木，阳经井穴属金，阐述了五输穴的运用原则，创立"补母泻子""泻南补北"等配穴方法，为临床运用五输配穴法治疗脏腑疾病奠定了理论基础，发展了五输穴理

论，对后世产生了极大影响。

（2）深化原穴理论：原穴是脏腑元气所留止之处。由于《内经》无"原气"之名，故只有具有原穴含义的"原"字，以及原穴的名称，但对于为何命名为"原穴"，《内经》并未交代，《难经》中则予以说明，这是《难经》的贡献。《六十六难》说："三焦所行之腧为原者，何也？然：脐下肾间动气者，人之生命也，十二经之根本也，故名曰原。三焦者，原气之别使也……五脏六腑之有病者，皆取其原也。"指出三焦所通行的元气经三焦的转输，通达全身，历经五脏六腑，汇聚于十二经的原穴。元气是生命的根本，是维持或激发、推动脏腑经脉活动的动力源泉。因此，针刺原穴就能通调三焦元气，调整脏腑经脉的功能活动。从而拓展了《灵枢·九针十二原》提出的"五脏有疾，当取十二原"的应用范围。

（3）首提八会穴：八会穴是指人体中脏、腑、气、血、筋、脉、骨、髓八者精气会聚的八个穴位，在《内经》中没有记载，系《难经》首次提出并加以命名。八会穴与其相对应的脏、腑、气、血、筋、脉、骨、髓间的关系密切，是治疗此八方面病症的首选常用穴。

（4）深析俞募穴的治疗机理：《内经》提出了背俞穴的名称、部位、主治功效，以及募穴的主治功效，并没有涉及取俞募的机理。《六十七难》概括地阐明了俞募穴的治病原理，提出："阴病行阳，阳病行阴，故令募在阴，俞在阳。"认为内脏、阴经有病时，病气常会出行于阳分的背俞穴，故针刺背俞穴，从阳引阴；体表或阳经有病时，病气常出行于阴分的募穴，故针刺募穴，从阴引阳。人是一个有机整体，阴经、阳经经脉之气相通，通过针刺引导经气以达到调节气血、平衡阴阳的目的。

3. 创新针刺补泻方法　对于针刺方法，《难经》在《灵枢·九针十二原》的基础上，一方面强调针刺时的双手配合，要求施针者在"当刺之时，必先以左手厌按所针荥俞之处，弹而努之，爪而下之，其气之来，如动脉之状，顺针而刺之"（《七十八难》）。强调施针时的左右手配合，也有利于针刺补泻手法的实施，从而获得最佳的治疗效果。同时创新针刺手法，提出"从卫取气，从荥置气"，"推而内之，动而伸之"，"随其逆顺，迎随而取之"的针刺补泻操作方法，并阐述其补泻的原理。创立了"虚者补其母，实者泻其子"，"泻南补北"，"刺井泻荥"的穴位配伍原则，以达到补虚泻实、调节阴阳的目的，对后世针灸学的发展产生了重要影响。《六十九难》所提出的"虚者补其母，实者泻其子"的母子补泻法，不但对后世针刺治疗方法产生了深远影响，而且将其拓展到临床处方用药，如临证中的滋水涵木法、培土生金法、益火补土法、金水相生法等均是在这一思想影响下发展而成的。《七十五难》所提出的"东方实，西方虚，泻南方，补北方"的"泻南补北"配穴原则，以泻心火、补肾水的方法治疗肝实肺虚证，为临床治疗运用五行学说做了示范，后世将其发展为"损有余，泻不足"，并由此拓展为五行相克理论指导下的"抑强扶弱"原则，如扶土抑木法、培土制水法、佐金平木法等，均是在这一思想启迪下衍生出的治疗方法。

总之，《难经》是继《内经》之后，又一部对中医学发展影响深远的奠基之作。其学术贡献除上述列举的几个方面之外，还有如病症学及病传规律等，均具有较高的学术价值，应当予以重视和研究。

NOTE

第三节　《难经》的学术思想特征

《难经》作为中医学四大经典著作之一，从生理、病理、诊断、治疗各方面系统阐发医学理论，具有独特的学术思想，自成体系，贯穿全书始终，尤其具有不同于《内经》的显著特征和标志。

一、以命门－元气－三焦为轴心的整体思维方法

整体观是中医学的基本学术思想和学术特点，是用普遍联系的观点看待一切事物的一种思维方式。《难经》的整体生命观，可以归纳为"命门－元气－三焦"为轴心的整体生命调节理论，同时也是《难经》独特的理论体系，这一理论突出了元气是人之根本，系于命门，三焦为别使，贯穿于生理、病理、诊断和治疗等各个方面，反映了人体内在统一性的整体思想，体现了《难经》对生命认识的基本观点。

元气是生命的根本，"元气"一词在医学典籍中首见于《难经》，《难经》一再强调，元气即原气，是关系生命存亡的本元之气，有则生，无则死。其生理作用，从名曰"动气"而论，是生命活动中激发、推动、生化的原动力，能推动人体的生长发育，激发各脏腑组织器官的活动，是生命的根本。元气是生命的天真本元之气，来源于先天，系于命门，藏于脐下两肾之间，故又称"肾间动气"，是生命的原动力所在。例如，《十四难》曰："人有原气，故知不死。"《六十六难》云："脐下肾间动气者，人之生命也……故名曰原。"都是旨在说明元气是关系生命存亡的本元之气，有则生，无则死，对于人体生命活动的重要性可见一斑。其次，元气是维持人体脏腑经络活动的原动力，是三焦气化活动的源泉，有抗御外邪的作用，故《八难》说："所谓生气之原者，谓十二经之根本也，谓肾间动气也。此五脏六腑之本，十二经脉之根，呼吸之门，三焦之原，一名守邪之神。"第三，元气是脉之根本，将人体的元气与树之根做比较，人有元气，犹树有根本，生命不会受到影响，故《十四难》说："枝叶虽枯槁，根本将自生，脉有根本，人有原气。"

命门为元气之所系，"命门"一词虽首见于《内经》，但《难经》所论则独辟蹊径，《三十九难》提出"腑有五脏有六"，其左为肾，右为命门，并且指出命门之气与肾相通。《难经》将命门作为独重之脏，《三十六难》指出："命门者，诸神精之所舍，原气之所系也。男子以藏精，女子以系胞。"《三十四难》也指出"肾藏精与志"，与《三十九难》所论命门作用观点一致。《难经》指出命门具有舍精、藏神、系元气的作用，人体生命活动的重要物质精、气、神三者均与命门相关，说明元气的多少有无与命门息息相关。这是命门义理概念上的一次根本性转变与演化。

三焦为元气之别使，元气根源于肾中所藏的先天之精，又依赖后天水谷精气的不断补充和营养，并经三焦而布达于全身以滋养五脏六腑。《三十八难》指出三焦"有原气之别焉，主持诸气"。三焦引导元气输布于全身，主宰全身的气机和气化，故元气从产生、补充、运行及发挥作用的全过程均不离乎三焦的气化作用，正如《三十一难》所说："三焦者，水谷之道路，气之所终始也。"《六十六难》又说："三焦者，原气之别使也，主通行三气，经历于五脏六

腑。"另一方面，元气能纳气归原，是呼吸功能的关键，它使三焦有所禀受，是三焦气化产生各种生命活动的源泉，又是人体抗御邪气的动力。正如《八难》所言："所谓生气之原者……呼吸之门，三焦之原。一名守邪之神。"

元气之所止，为十二经之原穴。元气在沿经脉运行过程中所留止之处是十二经原穴。元气系于命门与肾，经三焦而行于脏腑经络，布达于周身。其中原穴是元气运行过程中所留止之处，故《六十六难》说："五脏俞者，三焦之所行，气之所留止也……故所止辄为原，五脏六腑之有病者，皆取其原也。"元气盛衰，可反映于尺脉，《难经》认为，元气的盛衰变化可反映于两手尺脉，正如《十四难》所说："譬如人之有尺，树之有根，枝叶虽枯槁，根本将自生。脉有根本，人有元气，故知不死。"因此，后世乃至今日，仍将两手尺脉沉取作为判断脉之有根无根的关键。

可见《难经》中以"命门 - 元气 - 三焦为轴心"的生命调节理论，贯穿于生理、病理、诊断和治疗各方面，反映了《难经》对生命现象的基本认识，是《难经》独特的生理病理学理论体系。可以说，这一理论开命门学说的先河，在临床上具有重要的指导意义，对历代医家产生了深远影响。

二、以五行生克理论揭示生命规律的分析方法

《内经》较多运用阴阳理论解释生理病理，而运用五行理论多体现在对生理和病理现象的分类，如，外邪六淫（五气）伤五脏、内伤五脏化五邪等，更复杂的五行运用则比较局限。而《难经》则较多地运用五行理论分析人体的生理、病理，指导疾病的诊断、预防、治疗，判断疾病预后等。

在生理方面，《十九难》运用五行相生理论，解释了男女两性不同的胎生学。《四十难》说明鼻嗅觉功能的产生与心肺的关系，听觉功能的产生与肺肾的关系。《十八难》和《六十四难》阐明十二经脉与腧穴的五行属性规定及相互之间的生克关系。

《难经》运用五行学说分析病机，阐明疾病的发生和传变规律。疾病的发生，有本经本脏直接受邪而发病，也有他经他脏病邪传变而生成。如在《十难》《五十难》《五十三难》所论邪气的传变过程，既有按五行相生规律而传者，也有按五行相克规律而传。但不外乎母病传子、子病传母，或传其所胜或传其所不胜，或者非他脏所传而是直接受邪。《难经》分析病机，突出特点有两个方面。

一是充分运用五行之理，论述复杂的病理关系。如，《四十九难》首先论述了两种发病规律，一种为"正经自病"。所谓"自病"，不是他脏病变之邪传变而成，而是病邪直接伤害相关的五脏而病，亦即五脏本经自病的原发病。另一种为"五邪所伤"致病。所谓"五邪"是指风邪、寒邪、暑邪、湿邪及饮食劳倦。"五邪所伤"是指这五种邪气中的任何一种邪气，既可直接伤及相关的五脏而致病。例如，风伤肝、暑伤心、饮食劳倦伤脾、寒伤肺、湿伤肾，即为"正经自病"；传及其他四脏而引起另一类疾病，即为"五邪所伤"。这两种发病规律对指导后世临床具有重要的实践意义。

二是以五行生克理论把握五脏疾病传变及预后规律。疾病之间的传变形式多种多样，《难经》继承了《内经》五脏病传的精神，且有所发扬，特别是对五脏之间病传规律及其生死预后进行了阐发。五脏疾病之间传变不外乎生克乘侮的关系，如《五十难》认为五脏间的病传

规律有五：一曰"虚邪"，是指母病传子之邪；二曰"实邪"，是为子病传母之邪；三曰"贼邪"，指相乘而传之邪，即传其所胜之脏；四曰"微邪"，指相侮而传之邪，即传其所不胜之脏；五曰"正邪"，指正经自病之邪，即各自直接受病之邪，非他脏所传。其中"虚邪""实邪"是相生关系的传变，又称为"间脏"传。"贼邪""微邪"两种病传规律是相克关系的传变，即《五十三难》所谓"传其所胜也"，又称其为"七传"（亦有作"次传"）。《五十三难》以五行生克理论为依据，说明疾病的传变规律，并以此预测疾病的发展和预后，"七传者死，间脏者生"；"七传者，传其所胜也……间脏者，传其所生也"。七传是疾病依相克顺序的传变，即传其所克之脏，如心病传肺，肺传肝，肝传脾，脾传肾，肾传心等。心再次受邪，必然正气大虚，病情危重，预后不好。间脏是以相生为序，即传于所生之脏，即母病传子，如心病传脾，脾传肺，肺传肾，肾传肝，肝传心，这种传变方式病情比较轻浅，预后较好。

《难经》运用五行学说指导诊断，如《十八难》就是运用五行学说的理论，阐明寸关尺三部的经脉脏腑定位及候诊原理，并明确指出："此皆五行子母更相生养者也。"在《二十四难》中运用五行相胜理论，阐述经气绝亡及对死亡时日的判断，指出经脉气绝死于所不胜之日。

《难经》运用五行学说指导疾病的治疗，如《难经》对十二经脉、十二脏腑、各经脉的五输穴等进行五行属性的规定，这一规定是确立治疗方法及刺治选穴的依据。《七十五难》运用五行相生理论，阐述了肝实肺虚的病症发生及其治疗。《难经》的独到之处在于，不是直接采用泻肝补肺之法，而是根据"子能令母实，母能令子虚"的原理，采用"泻南方，补北方"，即泻火补水之法，达到泻肝实、补肺虚之目的。在《六十九难》《七十五难》《七十九难》中就运用五行相生相克理论提出补母泻子的补泻法则。《七十七难》提出肝病实脾，即扶土抑木法，同时体现了中医治未病的预防思想。《难经》虽然在运用阴阳五行学说方面，较之《内经》更全面、深刻，但同时也存在着阴阳五行化的神秘倾向，如《十六难》中男生于寅、女生于申，《四十一难》中肝属于少阳，犹如两心，故有两叶等，这是汉代崇尚阴阳五行学说这一社会学背景的遗痕。

三、以独取寸口把握生命规律的认知方法

《难经》用了1/4的篇幅，从第一难至二十一难主要论述脉学的基本理论、基本技能及其实践意义，凸显了以独取寸口为重点对生命规律的认识和把握。

独取寸口的切脉方法，虽然是在《内经》中首先提出的，但实乃为《难经》首创。首先，《难经》从十二经脉皆有动脉诊病的基础上，单独选择手太阴肺经的动脉——寸口，作为诊病切脉的部位。确定独取寸口切脉的理由，即《一难》所云："寸口者，脉之大会……五脏六腑之所终始"，以及《二难》"尺寸者，脉之大要会也"的论述。其次，《二难》首创了寸口的寸、关、尺三部定位，定位名称、定位方法，确定了寸、关、尺三部脉位之长短。第三，《五难》首创寸关尺三部浮、中、沉三候的切脉指力轻重的具体量化，以及切脉候诊方法。第四，《十八难》提出"脉有三部，部有四经"，根据五行的特性、五行相生理论，首次确定了十二经脉、五脏六腑及人体不同部位的疾病在寸关尺三部的候诊部位。由于切脉取寸口相对于《内经》时期的全身遍诊法简便易行，而且反应灵敏，故寸口三部九候切脉方法得到了推广运用。

　　《难经》在突出切脉诊法的基础上，从整体观出发，强调要诸诊合参，如在《十三难》中说："色之与脉当参相应。"又说："五脏各有声、色、臭、味，当与寸口尺内相应。"又在《十八难》中说："脉不应病，病不应脉，是为死病也。"在强调切脉重要性的基础上，要求医生在临床上还必须结合其他一些内证、外证；在辨证时，或从脉，或从症，综合诊察疾病，这就为后世提出脉证相参、脉证从舍的理论提供了依据。这些思想，集中体现于《十三难》《十六难》《十七难》及《十八难》。

　　《难经》与《内经》所载的遍诊十二经脉法、三部九候全身遍诊法、诊人迎气口法、独取寸口脉法四种脉法相比，遍诊十二经脉法应当是中医学最早记录的、以经络学说为基础的一种诊脉方法，由于这一方法在诊病时必须诊查全身二十四个脉动部位，对病人和医生来说均显得繁琐复杂，故在临证中逐渐被淘汰；三部九候全身遍诊法虽然较之遍诊十二经脉法有所简化，但仍比较繁杂且不切于实用，亦渐被更替淘汰；人迎气口诊法虽然比三部九候法更为简化，但由于人迎脉位于颈部喉结旁，病人在接受此处诊脉时没有安全感，故可能因病人有所抵触也未能在临床上持久推行运用；独取寸口脉法，是最后行世的一种诊脉法，该法是在人迎、气口诊脉法的基础上进一步简化而成，在《史记·扁鹊仓公列传》所载的诊籍中，仓公已经采用这一诊脉方法。通过诊察手太阴肺经的动脉（寸口脉），了解全身脏腑经络气血的病变，既充分体现了整体观念，又大大简化了诊脉程序，为医生所乐于采用。对病人来说，也十分简便安全而乐于接受，从而取代了前人使用的三种诊脉方法。独取寸口诊脉法为《难经》所继承发展而沿用至今。《难经》选择独取寸口的诊脉方法而舍弃其他方法，不但深刻地阐明了其诊病原理，而且明确界定了寸口部一寸九分的诊脉部位，划分为寸关尺三部并配属相应的经脉脏腑，同时还完善了切脉指力使用及其生理、病理分析方法。通过这一创造性的发挥，使《内经》独取寸口诊脉法得到发展，并臻于完善，提高了可操作性和诊病效果。

　　《难经》脉法的创立，在中医脉学发展史上具有划时代的意义。《难经》独取寸口脉法，不仅在《内经》的基础上对脉学理论进一步发挥，更突出的是其将寸口部位分成寸、关、尺三部，每部各分浮、中、沉三候，称之为三部九候，并将三部配属相应脏腑经脉以诊病。经过《难经》的这一创造性发展，独取寸口诊脉法才得以确立，进一步完善，为后世医家所继承并发扬光大。

第三章　《难经》的学习及其方法

在科学技术飞速发展，知识和技术更新换代速度越来越快的今天，为什么还要学习成书于东汉之前的《难经》？怎样学习《难经》？这是我们在学习《难经》之前必须首先解决的问题。

第一节　学习《难经》的意义

《难经》作为中医学重要的经典著作之一，蕴含着丰富的医学学术思想和临床经验，对中医学理论体系的形成和发展有深远而重要的影响，是中医理论体系不可或缺的组成部分。学习《难经》，具有以下几个方面的意义。

一、深刻理解中医理论，促进中医学术发展

中医学理论体系的基本概念、基本规律、基本原理、基本原则和方法，是 20 世纪中叶学者们在《内经》《难经》理论的基础上，结合后世医家的发展，梳理、规范而形成的。《难经》对中医理论的规范、传承、普及发挥了重要作用。《难经》和《内经》一样，都是学习和研究中医学的必读之书，但长期以来，却存在着重《内经》轻《难经》的情况，使得在中医学理论的规范化、标准化过程中，《难经》原有的一些观点、知识被遮蔽、淘汰或异化，以至于有学者认为中医学基础理论就是对《内经》医学理论的研究成果的总结，从而弱化了对《难经》的研读。加之《难经》本身非一时一人之作，而是众多医家经验的结晶，存在着不同的学术观点，后世医家基于不同的文化背景与医疗实践在研读《难经》时，又有不同的诠释，导致后学者对《难经》医学观点的理解不够深刻，甚至有些偏离《难经》经旨。

例如，《四难》所说"呼出心与肺，吸入肝与肾"，历代医家有两种不同的解释：其一，认为此处所论指五脏与呼吸运动的关系。《难经集注》云："吕曰：'心肺在膈上，脏中之阳，故呼其气出；肝肾在膈下，脏中之阴，故吸其气入'。"据此，《中医基础理论》等教材则直接将其作为"肾主纳气"功能的依据，长期以来主导着人们对此语的理解。其二，认为指诊脉时指力的轻重，即浮取、沉取的诊脉方法，如清代丁锦《古今难经阐注》云："此章言脉之阴阳，虽在于尺寸，然阴阳之气又在于浮沉，如心肺居上，阳也，呼出必由之；肾肝居下，阴也，吸入必归之……故诊脉之法，浮取心肺之阳，沉取肾肝之阴。"原南京中医学院编著的《难经译释》云："呼出与心和肺有关，吸入与肝和肾有关。"并指出本难所言阴阳是指浮沉为主，浮主心肺，沉主肝肾。郭霭春《八十一难经集解》引任锡庚之注也持此说："此节以呼吸为法，以候脉之阴阳，非脏之主体……以呼为阳，候心肺脏中之阳；以吸为阴，候肝肾脏中之

阴。"细细品味《四难》原文，是强调脉息与气息密切相关，脉气随呼吸气息的出入而上浮下沉。心肺居上属阳，主气之宣发呼出；肝肾居下属阴，主气之吸入下降。由于脉气随着由心肺主持的呼气过程而上浮，又随着由肝肾主持的吸气过程而下沉，故浮取可候心与肺，沉取可候肝与肾。且原文还结合心肺、肝肾的生理特点对相应的脉象进行区别，明确指出"心肺俱浮"；"浮大而散者，心也；浮短而涩者，肺也"；"肝肾俱沉"；"牢长者，肝也；按之濡，举指来实者，肾也"。显然，第二种解释符合《难经》本义，这也就是《中医基础理论》等教材为何未再将此句作为"肾主纳气"依据的理由。

又如，藏象理论体系的建构，有其发生演变的过程和规律，但现代中医理论重在阐述这一理论是什么，很少介绍其所以然的问题。藏象理论中关于内脏解剖的认识主要来源于《难经》。《难经》关于内脏形态结构的观察和测量，以及对"七冲门"的认识等，不但奠定了藏象理论的形态学基础，而且为世界医学的发展做出了重要贡献。但在藏象理论中重点阐述的是各脏的功能，要深入理解古代的解剖学内容和藏象学说的构建及特点，必须学习《难经》。藏象理论中的元气、命门、三焦，在《难经》中得到创建与发展，《难经》创说元气，发明命门，开拓三焦理论，丰富了藏象理论，但现代中医理论只是将元气、命门、三焦分别作为独立的问题在藏象理论中进行讨论，并没有将三者做系统联系和分析而纳入理论体系之中，只有通过《难经》的学习，才能深刻理解三者之间的有机联系，以及以《难经》"命门 - 元气 - 三焦"为轴心的整体生命观的精髓，并进一步指导医疗实践。

纵观中医学术发展的历史，历代名医贤者，大凡成为中医大家者，无一不娴熟《难经》等中医经典著作，并通过临床实践灵活运用而有新的建树和发明；或续先贤之绪余，创立新说；或发皇古义，融会新知，推动中医学术的发展。例如，寸口诊法作为中医独具特色的诊病方法，其学术固然发端于《内经》，但与《难经》的关系更为密切，受其影响更大，后世的诊脉方法和主流脉学理论，都直接引自《难经》。张仲景的《伤寒杂病论》开临床辨证论治之先河，其《辨脉法》《平脉法》二篇，是传承、发挥《难经》脉法的最早篇章。晋代王叔和以《难经》脉学为基础，结合《内经》《伤寒杂病论》的有关内容论脉学基本理论，著成中医学第一部脉学专著《脉经》，其所载《难经》内容，全是直接引用而不标明出处，与引自《内经》《伤寒杂病论》而注明出处者尚有不同，可见其在脉学源流上对《难经》学术的直接继承和发展。

又如，命门一词，《难经》赋予其内脏的含义，并将命门作为独重之脏，提出"左肾右命门"说（《三十六难》），认为命门为"诸神精之所舍，原气之所系也。男子以藏精，女子以系胞"（《三十六难》），"其气与肾通"（《三十九难》），后世医家在其基础上做了深入的探讨。宋代陈言《三因极一病证方论》、严用和《济生方》赞同《难经》左肾右命门之说；金元刘完素、张元素、朱震亨等提出和讨论命门相火问题；明代虞抟明确提出"两肾总号为命门"说，张景岳提出"命门为产门、精关"说，进一步阐述命门之功能，认为"命门为元气之根，为水火之宅。五脏之阴气，非此不能滋；五脏之阳气，非此不能发"（《景岳全书·传忠录》），为肾阴、肾阳理论的形成奠定了基础。赵献可则提出"命门在两肾之间"说，认为命门的功能，主要是真火的作用，主持人体一身之阳气。孙一奎提出"命门为肾间动气"说，认为这种动气是脏腑之根本，生命之源，并不限于火。诸家均认为命门为人身之本、与肾气相通而系相对独立之脏，从而形成了命门学说。

NOTE

当代学者亦常常从《难经》中汲取智慧，开启思路，以丰富中医学术内容。例如，凌耀星通过对《三十一难》"三焦者，水谷之道路，气之所终始也"，"《六十六难》三焦者，原气之别使也"，《二十五难》三焦"有名而无形"论等有关论述的深入研究，提出"三焦的两个系统"，即以肺脾肾为中心的三焦气化系统和以心肝肾为中心的三焦相火系统。以肺脾肾为中心的三焦气化系统参与水谷精气津液的生化、布敷、调节，以及废料的排泄等整个代谢功能，其病则为湿浊、痰饮、水肿；以心肝肾为中心的三焦相火系统体现了生命的能源根于命门，其病则为火热有余亢奋的阳性病变或阴虚血亏，多精神症状。烟建华从《难经》有关命门、元气、三焦论述的体悟中，提出"命元三焦系统"，认为《难经》揭示了以元气为核心的元气产生、输布、效应、诊察、调控人体规律，构建了以命门为中心，通过三焦输布元气，调控脏腑经络活动的生命本原系统，对认识人体生理、病理，指导临床诊断、治疗和养生保健，具有重要指导意义。

综上可见，通过《难经》的学习，不但可以深刻理解《难经》要旨，弥补现代中医理论的欠缺，丰富中医理论知识，而且有助于深刻理解中医理论的发生演变，不仅知其然，同时达到知其所以然的目的，由此提升中医理论的水平，促进学术创新，推动中医学术的发展。

二、强化中医思维方法，提高中医综合素养

思维是人类有别于其他动物最本质、也是最显著的特征，是决定人类生存状态和发展走向的关键之一。大到一个民族、一个国家，小到一个学科、一门技术乃至每一个人，其思维方式直接决定着其存在状态和发展。中医学的发生、存在乃至发展的内在规律，也正是由其自身固有的思维方式决定的，中医思维方法作为中医理论体系与临床活动的内在核心，对中医理论体系的建构、演变及中医临床诊疗活动都具有深刻的影响，也是中医学区别于西医学的内在原因。只有准确把握和运用在中医固有的思维方式指导下的具体思维方法，也才能正确掌握和熟练运用中医药理论和技术。中医理论建构与临床思维涉及的思维方法很多，诸如类比思维、整体思维、经验思维、取象思维、逻辑思维、辩证思维、直觉与灵感等，但这些思维方法在中医学科体系中没有独立的地位，而是大量的蕴含在中医经典之中，因此，人们常常将读经典与感悟、悟道相联系。

读经典不仅仅限于读《内经》，《难经》作为研究和学习中医学的必读之书，也蕴含着丰富的中医思维方法，通过《难经》的学习同样可以体悟中医思维方法，达到强化中医思维的目的。例如，现行中医学理论教材中对命门、元气、三焦的生理功能与病理变化都有比较系统的阐述，但医家是通过什么方法来认识的，往往语焉不详。《十四难》言元气的生理功能时说"譬如人之有尺，树之有根，枝叶虽枯槁，根本将自生，脉有根本，人有元气"，从方法论的角度做出了明确的说明，即中医学对人体元气的认识，是借用树根作为类比推理的。其一方面将尺脉喻为树之根本，为后世诊脉重尺部"脉贵有根"提供了理论依据。另一方面概括元气为"五脏六腑之本，十二经脉之根，呼吸之门，三焦之原"（《八难》），指出命门之气在肾间"其气与肾通"（《三十九难》）。"肾间动气"指命门元气，肾间动气为十二经之根本，为三焦之原（《八难》），三焦主持诸气（《三十八难》），为原气之别使，主通行三气，经历于五脏六腑（《六十六难》）。即在类比思维的基础上，又以整体思维的方法，揭示了以元气为核心的"命元三焦系统"，构建了以"命门－元气－三焦"为轴心的整体生命观。又如，《四十一难》

关于"肝藏象"的认识，是通过对树木的观察，类推及肝功能，《四十一难》曰："肝独有两叶，以何应也？然：肝者，东方木也，木者，春也。万物始生，其尚幼小，意无所亲，去太阴尚近，离太阳不远，犹有两心，故有两叶，亦应木叶也。"其以草木甲坼之初，萌生两叶等自然现象，比类肝有两叶，将肝分为左右两叶，作为与肝的功能具有同等地位的象来认识。春天由于木气主时而万物开始生发，强调肝左右分叶正是要强调肝气与春气相通，在此，肝气的运动才是肝功能活动的内在结构和机制，是"藏象"之"藏"，而肝的形态只不过是肝气运动中诸多表现形式中的一种，是"象"。再如，藏象学说认为，心肺在五脏中具有特殊地位，心为君主之官，肺为相傅之官，《三十二难》通过解剖观察，在了解了心肺居膈上的解剖位置之后，进而运用类比思维，以上位为尊，心主血、肺主气，营卫气血能荣养生身，来解读"心肺独在膈上"的问题，阐释了心肺在生命活动中的重要作用。

在《难经》和中医基础理论的学习中，学生常常为不能运用中医思维很快进入中医之门而感到困惑，很多中医学专业的学生在临证实践甚至毕业走上工作岗位后，常常为不能运用中医思维方法解决实践中所遇到的问题而苦恼。《难经》教给人们在中医创新、中医临床实践中遇到具体问题时，如何运用中医思维方式和方法进行思考，如何通过思考正确地理解、准确地把握中医理论的精髓，在正确的中医思维方法引导下找寻解决具体问题的办法和途径，从而促进中医药学科的发展，提高临床治疗效果。可见熟练地掌握和运用中医的思维方法，就有了在中医学科领域中登堂入室的金钥匙。而思维及思维科学本身就是一种文化，任何一种文化都不能脱离思维而存在，正是不同的思维方式和方法，造就了色彩斑斓的文化。中医药学科是我国优秀传统文化的结晶和重要组成部分，而植根于中国传统文化土壤的《难经》学术体系，是体现中国古代医药文化的奠基之作，既是古代医疗实践经验与哲学思想的有机结合，又蕴涵了丰富的古代天文、地理、历史、气象、农桑、算数，以及语言学、思维科学、人文精神等内容，其中所融合的众多学科知识均是以医药知识为载体予以表达的。尤其是与《难经》内容发生相近的两汉时期的文学、史学、哲学、思维科学的史料，更是与其有着密不可分的关系。因此，通过学习《难经》，无疑可以提高中医综合素养。

三、启迪中医临床智慧，拓展临床辨治思路

中医学是经验特色鲜明的医学科学，中医学理论体系的形成，主要来自于临床实践经验及日常生活经验的归纳总结。《难经》作为中医理论之渊薮，同时也是临床实践经验的结晶，规范、指导着历代医家的临床实践活动。21世纪的今天，《难经》所记载的疾病诊治技术和方法不但仍然具有实用价值，而且可以不断地启迪人们的临床智慧，拓展中医临床辨治思路，其许多内容在临床实践中仍具有广阔的应用前景。

例如，《难经》率先提出"奇经"之名，确立奇经概念，构建奇经系统结构，规范奇经八脉的生理功能，并对其起止、主要循行部位、病理病症及其相关治法做了扼要概括，建立了奇经理论体系，从而启迪后世医家对奇经研究和辨治的思路、途径和方法。后世医家不断深化对奇经理论的研究，探索奇经临床应用的原则和方法，发挥其要旨大义。如，裘沛然通过对《难经》有关奇经理论的深入研究，指出奇经"不是一种作用很简单的脉，而是十二经脉中的某些性质相近的几条经脉的联合组织系统"，奇经八脉作为这个联合组织系统的核心，"担任着联系、调整和主宰这个组织的经脉的功能"，因此，"奇经的疾病包括各该系统中的几条经脉

的合并疾患"。《难经》奇经理论所涉病候范围广泛，病症复杂，现代临床按奇经的基本生理特点与奇经所统率、联络的特定经络脏腑群的病症特点，以及奇经八脉统属多经多脏的特点进行辨治，总结出各个奇经的常见证候、治疗原则与方法、组方用药规律，以及针灸推拿治疗方法等。从而彰显运用《难经》奇经理论诊治临床病症，与常用的脏腑辨证、十二经辨证相比，具有显著的特色与优势。

又如，有学者在《难经》命门、元气、三焦有关论述的启发下，分析艾滋病的发生和变化机理，认为"命元"是人体抗御邪气功能的主宰，命元虚损则易于感染艾滋病疫毒，艾滋病毒作为温邪疫毒或湿热浊毒，流溢三焦，损耗命元，可导致全身慢性进行性虚损性病变，当艾滋病发展至终末期，命门元气由虚损到衰竭，各种病邪内陷，痰瘀结聚，阴阳寒热虚实错杂，变证丛生，使病情异常复杂而预后凶险。还有学者通过对《难经》"命门－元气－三焦系统"的研读体悟，开拓了一些危重疾病的辨证思路，在辨证求本的基础上，建立培补命门元气、疏利三焦邪滞的治疗大法，并结合先后天关系、虚实补泻、标本缓急等治疗学理论，确立"命元三焦系统"病症的救治要点。著名中医学家裘沛然运用培补命元与通泻三焦法治疗慢性肾炎等疾病，收到桴鼓之效；现代名医李可综合四逆汤、参附龙牡救逆汤，以及民国医家张锡纯来复汤重用山萸肉救脱经验，重用附子、山萸肉加麝香，组方破格救心汤，培补命元，抢救肺心病、风心病、冠心病及各型各类心衰濒危病人百余例，全部起死回生。刘玉芹等运用"命元三焦系统"理论分析一些疑难重病的病变机理，常据命元虚损和三焦功能情况将疾病分为命元阴虚、命元阳虚、命元阴阳两虚、命元衰竭、邪滞三焦等证候类型，用于慢性肾炎、肾功能衰竭、肾性贫血、难治性肾病等疾病的辨证求本、补泻救治，思路独特，临床症状与体征往往明显改善。《难经》理论指导着临床各科病症的诊治及养生保健活动，在《难经》理论启迪下，拓展临床辨治思路的事例不胜枚举，充分证明《难经》对现代中医临床实践具有重要指导作用。

总之，《难经》丰富的医学哲学思想和思维方法，以及医学理论和诊疗思路，对于深刻理解中医理论，促进中医学术发展，强化中医思维方法，提高中医综合素养，启迪中医临床智慧，拓展临床辨治思路，具有十分重要的意义。

第二节　学习《难经》的方法

《难经》文字虽较《内经》浅显易懂，但毕竟年代久远，古今文义悬隔，义理隐晦，且版本诸多，传抄刻漏，使原文更加难以理解，给今天的学习、研究带来了一定的困难。古人云："授人以鱼，只供一饭之需；教人以渔，则终身受用无穷。"因此，为了学好《难经》，特介绍以下可资借鉴的学习方法。

一、利用工具书籍，读懂原文大义

此法可简称为"说文解字法"。领会《难经》医学学术思想的前提条件是读懂《难经》原文，而要读懂原文，就必须具备一定的古代汉语知识，善于借用工具书，还应熟悉《难经》文字的特点，以及古代与《难经》有关的校勘、训诂学著作等。《难经》中一字多义、古今语义不同、一义多词现象很多。如"尺"字，《二难》"尺寸者，脉之大要会也"的"尺"字，与"寸"构成合成词，指寸口脉的寸、关、尺三部，非仅指尺脉和寸脉。"从关至尺是尺内，阴之所治也"，前一个"尺"字，指肘横纹的尺泽穴；后一个"尺"字，指尺脉。"分寸为尺，分尺为寸"，前一个"尺"字，指尺脉；后一个"尺"字，指一尺，即腕后高骨之关位至尺泽穴所在之肘横纹处为一尺。而《十三难》"五脏有五色，皆见于面，亦当与寸口、尺内相应"的"尺"字，指尺肤，即腕肘之间的皮肤，《十三难》下文"尺之皮肤"的"尺"字也是指此。又如"关"字，《二难》"从关至尺是尺内，阴之所治也"的"关"字，指界上门，即关隘，在掌后桡侧高骨下方，既是诊脉部位之一，也是寸脉与尺脉的分界；《三难》"脉有太过，有不及，有阴阳相乘，有覆有溢，有关有格"的"关"字，有关闭之义，与"格"指阴阳二气隔阻不通、互相排斥的病理状态反映于脉象方面的特点；"关之前者，阳之动也"，"关之后者，阴之动也"的"关"字，作关脉解。再如，《七十六难》"何谓补泻？当补之时，何所取气？当泻之时，何所置气？然：从卫取气；当泻之时，从荣置气"，其中的"置"字做释放、放散、弃置解，《广雅》云"置，舍也"，此有放散而泻之义。清代徐大椿《难经经释》注曰："言取何气以为补，而其所泻之气则置之何地也。"如果不借助工具书，辅之后世医家的诠释，很难理解其所表达的医学道理。

《难经》有一些修辞手法的使用，在学习时应加以关注。例如，《八十一难》云"《经》言无实实虚虚"，其中的"实实虚虚"既有词语的连用，又有使动用法。"虚虚"，指用泻法治疗虚证。前一"虚"字，用如动词，意为"使……虚"，即用泻的方法进行治疗；后一"虚"字为名词，即虚证。"实实"，指用补益的方法治疗实证，前一"实"字，用如动词，即用补益的方法治疗；后一"实"字为名词，即实证。每个时代的文字用语，均有其明显的时代特征，有其当时特殊的用意和含义，《难经》也不例外。例如，《五难》所用的"菽"字，作"豆"解，但不用"豆"，具有西汉以前的特征；"元气"一词，引入医学领域，当在西汉中晚期或东汉；《难经》中"盈"字用"益"避西汉惠帝刘盈之讳等。

总之，《难经》的语言现象较复杂，如果没有咬文嚼字，不用说文解字的方法，是难于读懂原文的，也就谈不上弄懂其医理。通过借助于工具书或训诂学著作，可帮助我们正确理解文理。常用的工具书如《说文解字》《辞源》《汉语大字典》《汉语大词典》《中医大辞典》《内经词典》等，比较好的与《难经》相关的校勘训诂，如宋代有王九思的《难经集注》，主要校正音释。滑寿《难经本义》，校勘《难经》中错简衍文 19 条，多为理校。当代南京中医学院《难经校释》，凌耀星的《难经校注》及吴考槃的《难经正义》点校本等，都有详细的训校，亦可参考。

二、借助古今诠释，理解医理要旨

此法简称为"参注析义法"，是在借助注家诠释，理解《难经》原文的基本含义之后，进一步分析原文的医学思想、医学观点及其临床指导意义的学习方法。

读通文理的目的，是为了掌握《难经》的医理，理解其学术思想，并用之以指导临床实践。而《难经》的注家及其注本，是古代医家研究《难经》的经验结晶，也是对《难经》学术思想的发展，在历代注家中不乏对《难经》研究有真知灼见者，这些可以作为后世学习研究《难经》的重要借鉴。例如，《七十八难》"补泻之法，非必呼吸出内针也。知为针者，信

NOTE

其左；不知为针者，信其右"中的两个"信"字，作"任用"解，《广韵·震韵》云："信，用也。"清代徐大椿《难经经释》注云："信其左，谓其法全在善用其左手，如下文所云是也。信其右，即上呼吸出内针也，持针以右手，故曰信其右。"又如，《七十难》"春夏各致一阴，秋冬各致一阳"之"致"字，参《难经集注》虞庶注："经言春夏养阳，言取一阴之气以养于阳，虑成孤阳……秋冬养阴，言至阴用事，无阳气以养其阴，故取一阳之气以养于阴，免成孤阴也。"徐大椿则明确注曰："致，取也，谓用针以取其气也。"再参阅滑寿《难经本义》之注"春夏气温，必致一阴者，春夏养阳之义也。初下针，即沉之，至肾肝之部，俟其得气，乃引针而提之以至于心肺之分，所谓致一阴也"。"秋冬气寒，必致一阳者，秋冬养阴之义也。初内针，浅而浮之当心肺之部，俟其得气，推针而内之，以达于肝肾之分，所谓致一阳也"。指出春夏针刺时要将深层的阴气向表浅层引导，秋冬针刺时先浅刺，得气后再将针深刺，将阳分之气引导至阴分。可见，在学习《难经》原文时，首先要借助前代医家的诠释，通过对同一问题不同注家观点的比较分析，弄通其医理。

学习《难经》的重要目的是通过对原文深入细致地剖析，掌握领会、发挥《难经》的医学思想、医学观点及其指导价值。研读《难经》时，要注意《难经》与《内经》的联系，以及《难经》各篇相关内容的联系，并将《难经》与中医学各学说流派的观点相联系，才能充分领会《难经》的医学思想。例如，元气、命门、三焦理论，以及寸口脉法、伤寒分类、五俞五行配属等均为《难经》对《内经》理论的发展，是《难经》的重要创见，后世医家又在其基础上进行发展与创新。又如，《难经》十分重视经脉的作用，除在《二十三难》至《二十九难》中集中论述经脉的起止循行、生理功能、病变所主病症等外，还在脉学、腧穴、针刺补泻等内容的阐述中有较多的涉猎，占到《难经》整个内容的一半以上，其很多重要的理论观点都是运用经脉理论来阐述的，如《一难》至《二十一难》以经脉为基础的脉学理论与方法，《二十难》《五十九难》以脉象论癫狂病的发生机理，《六十九难》至《八十一难》以经脉为依据的泻南补北法等针刺补泻方法等。再如，《七十五难》曰："东方实，西方虚，泻南方，补北方。"提出针刺治疗的泻南补北法，其与现代中医理论所说的泻南补北法不同，现代是根据五行相克规律确定的治疗方法，是泻心火补肾水以治疗心肾不交病症的方法，又称交通心肾法，适用于肾阴不足，心火偏旺，水火不济，心肾不交之证。而《难经》是运用"虚者补其母，实者泻其子"法则而制定的变通之法，适用于肝实肺虚证。其基本思路是：肝木实，理应泻其子心火；肺金虚，理当补其母脾土，但肝木正盛，肝木克土，虽每日补脾，终不能敌肝木正盛之势；虽土能生金，但金受火克，补脾仍显杯水车薪。所以不补土，不补金，而是泻南方补北方，泻南方乃泻肝之子以夺其肝气，使肝木无过，肺金不虚，使金生水，则肾水得补；补北方乃专补肾水，一则可制心火，二则可生肺金，抑心火，水足金旺，则金能平木。可见，《难经》的泻南补北法是多元思维方法运用于临床治疗之示范。

因此，在分析原文时，《难经》各篇相关内容予以对比分析，综合归纳，一方面有助于相互印证经义，诠释经旨；另一方面，由于同一问题，不同的篇章从不同的角度予以阐述，故有必要将不同篇章的相关内容加以综合归纳，以系统全面地认识《难经》理论体系。这样，才能深刻理解和把握《难经》的要旨大义，并有所体悟和发挥，使《难经》的学术思想得以发扬光大。

三、溯本探根求源，领会深刻内涵

中医理论体系的形成，是以长期的医疗实践与日常生活经验为基础，又有古代自然科学、社会科学的知识和方法的渗透，吸收了古代哲学、农业、天文、历法、地理、气象、物候、生物、数学、心理等众多学科的知识，其中，以哲学、天文、地理、气象、农业知识最为突出。可见，中医学是古代文明演化而汇集成的反映中华民族特质和风貌的民族文化，蕴涵着浓郁的中华民族传统文化气息，深刻地体现着中华民族的传统文明，是中华民族传统文化的重要组成部分。《难经》作为中医学的奠基之作，其学术体系必然映射出中国传统文化的光芒。学习《难经》，必须研究其学术思想的发生之源，形成之源，传统文化之本源，才能深刻地认识和把握其学术观点的深刻意涵。

如其中"数"的使用，既有表达数目、数量、序数等常规之义，如《五难》论切脉指力大小所用的数字三菽、六菽、九菽、十二菽，《四十二难》《四十三难》有关人体解剖长度、重量、容量所用的丈、尺、寸，斤、两、铢，斗、升、合等数字，以及一难、二难……八十一难表达的序数等；也有其特殊的传统文化内涵，如9、10、25、50、81、100、13500等数字的使用。这些"数"是"河图""洛书"数理的具体应用。"河图""洛书"是中国传统文化的重要源头，《周易·系辞上》云："河出图，洛出书，圣人则之。""河图""洛书"是史前先哲认知天文历法等自然法则时所建构的符号模型，其以子午（南北）卯酉（东西）为纵横坐标，用"数"表达了太阳周年视运动，以及由此发生的自然界阴阳之气消长变化和木、火、土、金、水五季气候周而复始的运行状态。在观测太阳活动的前提下，古人发明了十月太阳历、十二月太阳历、阴阳合历、北斗历法，同时也产生了十天干、十二地支、十二音律、二十八宿等知识，是中华民族"明天地之根、究万物之始"的文化源头。所以，孔子也曾经发出"河不出图，（洛不出书）吾已矣夫"（《论语·子罕》）的感叹。

"洛书"之数的布阵模型为戴九履一，左三右七，四二为肩，六八为足，五居中央。这是在太阳背景下建立的以时间、空间、序列、节律为基本要素的科学模型，其用白点（实心圈）表示太阳所能直接照耀之处，属"阳"；黑点（空心圈）表示太阳不能直接照耀之处，为"阴"。"洛书"有1、2……8、9个基数，1、3、5、7、9为阳数，2、4、6、8为阴数，阳数之和为25，阴数之和为20，阴阳数之和45（《灵枢·九宫八风》）。

"河图"之数的布阵模型即后来的五行生成数，北方（天一生水，地六成之）：即一个白点在内，六个黑点在外，表示玄武星象，为水；东方（天三生木，地八成之）：三个白点在内，八个黑点在外，表示青龙星象，为木；南方（地二生火，天七成之）：二个黑点在内，七个白点在外，表示朱雀星象，为火；西方（地四生金，天九成之）：四个黑点在内，九个白点在外，表示白虎星象，为金；中央（天五生土，地十成之）：五个白点在内，十个黑点在外，表示时空奇点，为土。"河图"之数有10，10即0，表达进位，是所有数的基数，自此就有了十进位制的运算规则。1、3、5、7、9为阳数；2、4、6、8、10为阴数。阳数之和25，阴数之和30，阴阳数之和55。

"河图""洛书"用数的"奇偶"表达阴阳之气的属性（此为"阳道奇，阴道偶"发生的文化背景），数值表示阴阳之气多少的量值，其排列顺序能客观地反映一年不同时段、不同方位阴阳之气的盛衰变化，突出天文历法之理。这在《难经》理论构建之中都有体现，如《难经》共81难，恰为"洛书"之基数9的倍数，即9×9。《二难》厘定寸关尺三部脉长一寸九分的位置作为诊脉部位，即关之前寸部九分和关之后尺部一寸，一寸九分，正是"洛书"之基数9和"河图"之基数10，古人以"河图""洛书"之数理演绎天地万物变化规律，故取意其能测知人体生理病理的变化规律。

又如，《一难》之"人一日一夜，凡一万三千五百息，脉行五十度，周于身，漏水下百刻，营卫行阳二十五度，行阴亦二十五度，为一周也，故五十度复会于手太阴"中的"水下百刻"之"百"数，恰为"河图""洛书"之数的总和；"五十度"之"五十"，一是"河图""洛书"之阳数的总和；二是洛书之总数（45）与河图之总数（55）之和的1/2（50对阴阳奇偶之数）；三是古人度量日月星辰时标记天周之时间、空间、序列、节律和周期的50个关节点（即二十八宿、十二地支、十天干）。因此，古人认为"五十"为"大衍之数"，即能演绎或表达天地万物变化的规律及其现象之"数"。这既是《易传·系辞上》用"大衍之数五十"进行占卜的背景，也是《内经》《难经》在论述生命活动相关内容时反复应用此"数"的原由，一昼夜"脉行五十度"及《十一难》的脉诊"五十动"法则也取义于此。"营卫行阳二十五度，行阴亦二十五度"之"25"，既是"大衍之数"的1/2，也是洛书之阳数及河图之阳数之和，古人的天地衍化与重阳思想均得以体现。"一万三千五百息"，指一昼夜呼吸的次数，其数也与"洛书"之数相合，《灵枢·五十营》指出人体经脉的总长度为"十六丈二尺"，162尺恰为洛书之基数的倍数，即9×9×2（双侧），一次呼吸"气行六寸"，气行一周为"二百七十息"（162÷0.6＝270），昼夜脉行50周，呼吸次数即为13500息（50×270＝13500）。

《难经》和《内经》都将一百、五十、二十五三个数放在一起表达人体营卫气血循行的节律和周期，而现代生理学认为成人在安静状态下，窦房结、房室节、心肌浦肯野纤维的自动节律每分钟分别是100、50、25，绝不能简单地用"巧合"予以解释，因为心脏的自动节律也是自然规律在人类生命活动中的体现。

可见，《难经》中的数字，除表达正常数目、数量、序号外，还有其特殊的用意，只有溯本求源，明白"河图""洛书"所表达的天文历法知识，从"河图""洛书"数理的源头予以理解，才能合理地解释《难经》中有关"数"所表达的意涵，进而明晓其医理。

四、理论联系实际，掌握临床应用

此法即"实践检验法"。《难经》所阐述的理论，源自于古代医家长期医疗实践经验的总结升华，既有博大精深的理论阐述，又有具体可行的临床实践操作方法，对临床实践既有重要的指导价值，又受临床实践的检验。因此，学习《难经》要真正掌握其精神实质和学术价值，必须结合临床实践。

对初学者而言，要真正结合临床学习还比较困难，由于缺乏临床实践，对疾病的临床诊治既无经验可谈，又无心得可言，加之《难经》医理深奥难解，即便有些临床经验，也难以与经典理论融会贯通，举一反三。因此，可以选择性地学习名家医案，学习名医们运用《难经》相关理论诊治疾病的成功经验，不但通过实践检验了《难经》理论的指导价值，不至于曲解经意，引起谬误，而且有助于深刻领会其精神实质，同时还能把枯燥的经文转化成活生生的临床实例，激发学习兴趣，提高学习效果。例如，清代医家李铎《医案偶存》载："治胡某，年逾三十，因失志动怒，五志阳越莫制，竟夜不寐，倏尔叫喊，妄语妄哭，渐至发狂，詈骂不避亲疏，诊脉大而实。《难经》曰：重阳者狂，重阴者癫。此真狂之实证也，议三化汤下之。再诊，进三化汤两剂，使得三四次下，狂减，佯睡，足见是阳明实证，拟黄连解毒汤加竹沥，兼进龙荟丸，铁落汤下。"本案患者因失志而渐发狂，其脉象大而实与"重阳者狂"合，故"实则泻之"，用三化汤下之症减，再以清热化痰、通腑降逆、重镇安神而取效。《十四难》"损其心者，调其营卫"的治疗法则，王洪图等在《黄帝医术临证切要》中载据此治疗疮证，指出："疮者，营血运行失调，壅滞逆乱，瘀而化热所致也。"所以，用黄连清心经火热，用胡黄连泻皮表火邪，用赤芍、丹皮凉血活血，以通调营血。药后红肿消退，数日而愈。许善等据此益气养血、调和荣卫治疗高血压、冠心病、脉律失常等心经病症，获显著疗效。如此理论与临床实践相贯通，不仅可加深对理论的理解，又可有效地指导临床实践。因此，学习《难经》时，要将理论紧密联系临床实践，在实践中深刻领会《难经》理论的精神实质。

综上，经典理论的学习方法是相互贯通的，对于《内经》的学习方法，《素问·著至教论》中指出："诵而未能解，解而未能别，别而未能明，明而未能彰，足以治群僚，不足治侯王。"杨上善概括为："习道有五，一诵，二解，三别，四明，五彰。"学习经典理论，首先，要熟读背诵；其次，要能理解经义；第三，对相似、相关的内容要能予以区分而不致混淆；第四，对所学的医学知识要达到明白无误，解除所有疑惑的程度；第五，要能够理论联系实际，正确运用于临床，并予以提高。只有以理论指导实践，通过实践检验，才能加深理解和记忆，掌握经典理论的精髓，从而不断发展提高。诵、解、别、明、彰五字所概括的经典著作学习方法，至精至真，对于《难经》的学习，同样为行之有效的方法。

NOTE

第四章　脉　学

望、闻、问、切是中医收集病情资料的基本方法，其中脉诊是切诊的重要组成部分，是中医诊法之一，是医生运用手指触摸切按患者动脉脉搏以探察脉象，了解病情的诊断方法。《难经》在前人脉学成就基础上，从《一难》至《二十一难》，用了全书1/4的篇幅，集中论述了脉法的理论依据、基本技巧及其临床意义，使这一独特的诊病方法进一步完善，流传至今。

第一节　《难经》脉法源流

脉诊作为我国原创的诊病方法，其产生年代久远，经过历代医家的不断丰富和发展，至《难经》就基本确立了沿用至今的脉诊模式和方法。后世医家以此为基础，运用发挥，完善推行，遂使脉诊成为世界医学中独特的诊病方法。因此，对《难经》脉法的源流进行探讨，既有助于了解脉诊学术发展脉络，又可加深对这一传统诊病方法的理解，发挥其在临床疾病诊断中的重要作用。

一、《难经》脉法探源

脉诊作为诊病方法之一，其学术源流悠远。《内经》总结并发展了其以前的脉学理论，多种脉法并存，虽未单列"独取寸口"脉法，但在十二经动脉诊法、三部九候诊法、人迎寸口诊法及尺寸诊法等脉法的论述中，对寸口脉法给予相当的重视，并提出了"气口独为五脏主"的寸口诊脉法理论依据。《难经》则延续并发展《内经》诊脉方法。因此，探讨《难经》脉学理论的源头，可以加深对这一诊脉方法的认识。

1. 扁鹊脉法　唐代杨玄操《难经集注·序》云："《黄帝八十一难经》者，斯乃渤海秦越人之所作者也。"此后《旧唐书·经籍志》《新唐书·艺文志》中均有相关记载，后世即有人认为"扁鹊脉法"即《难经》脉法，如叶霖《难经正义》云："世传之《难经》者，杨玄操《序》言渤海秦越人所作……其为汉以前书无疑，是即史迁《仓公传》所谓扁鹊之脉书也。"但相关史料并未记载秦越人撰写《难经》的史实，且《脉经》中所载《难经》之文，并未标明为扁鹊所言，而所引扁鹊之文，并不见于今本《难经》。因此，所谓《难经》为秦越人所作，疑系后人伪托。考究《难经》的学术内容，跨越春秋战国至汉代，所以其作者自然非一时一人，而是众多医家的经验结晶。因此，所言"扁鹊脉法"，即指这一时期流行的诊脉方法而言。

司马迁《史记·扁鹊仓公列传》中说："至今天下言脉者，由扁鹊也。"可见在扁鹊医事活动时期，脉学已见端倪，此时当是脉学的起源时期。例如，扁鹊为虢太子治疗"尸蹶症"时，"当闻其耳鸣而鼻张，循其两股以至于阴，当尚温也"，这是扁鹊通过切脉来了解到虢太子脉搏仍在跳动，只是由于"阳脉下遂，阴脉上争"而导致脉象紊乱不齐了。其中还有"越人之为方也，不待切脉、望色、听声、写形"的论述，说明此时脉诊是与望、闻、问诊并举运用的综合诊病方法，而且从扁鹊"以此视病，尽见五脏症结，特以诊脉为名耳"，以及望齐桓公而知其病之浅深死生，则可知扁鹊不仅精通脉法，还尤擅长于望诊。至于诊脉部位，其中虽未明确言及，但从诊赵简子病时有"血脉治也"之说，则知当时所采用的是切按经脉（血脉）的诊脉方法。

2. 马王堆汉墓医书脉法　1973 年底，长沙马王堆汉墓出土的医书中，《脉法》《阴阳脉死候》《阴阳十一脉灸经》均有论及脉诊的相关内容。马王堆汉墓的墓主人是西汉初年封于长沙的轪候利苍之子，下葬于汉文帝十二年（公元前 168 年）。《阴阳十一脉灸经》在记载每一经脉循行路线之后均有"是动则病"内容，讲述了每一经脉搏动异常所出现的病症，是切按十一经脉诊病的诊脉方法。《脉法》《阴阳脉死候》主要论述经脉病症治及三阴五死证候，书中诊脉的内容相对较少，而从《脉法》首句"以脉法明教下，脉亦听（听，即诊察）圣人之所贵也"，以及末尾"脉之玄，书而熟学之"，可以看出作者对诊脉的重视。但也有医家提出，其中的"脉法"是否为诊脉方法，圣人所贵者是否为诊脉，"脉之玄"是否指脉诊玄奥等，如果仅凭《脉法》中的这几句原文，将《脉法》认定为诊脉学著作，难以使人信服。《脉法》中既无诊脉方法，也无脉象主病内容。初步研究认为"以脉法明教下，脉亦听圣人之所贵也"中的"脉法"应该是指经脉学理论，即经脉学说。参阅《灵枢·经脉》篇中的经循路线、脉病主证、经病治疗及五阴死候等内容，初步认定二书不是脉象诊断学书籍，也不是独立成篇的著作，应与《阴阳十一脉灸经》是同一部书，即与今之《灵枢·经脉》成书有关的较早文献，只是前者成书较早，文理简略，而后者成书较晚，论述详尽而已。

3. 仓公脉法　仓公，姓淳于，名意，西汉临淄（今山东淄博）人，因曾担任齐国的太仓长，故别号仓公。其治学严谨，在脉学上亦有很深的造诣，是脉学承前启后之人。其脉案治验均有笔录，名之为《诊籍》，惜已不传，现仅能通过《史记·扁鹊仓公列传》中的相关记载，窥见其脉法之大略。诊籍医案中在论及脉诊时，虽大多简曰"切其脉"，但亦有多处医案提及"太阴脉口""切其太阴之口""右脉口""右口脉大而数""肝脉弦，出左口"等。所以，仓公简曰"切其脉"。仓公所遗病案，尽管数量有限，然而其中提到的脉象却非常丰富，如在齐中御府长信案中曰："在太阴脉口而希，是水气也。"在齐王太后案中谓"切其太阴之口"，可知"切其脉"实际上是诊寸口脉之简称。这一点还可从齐国姓淳于的司马病案中"诊其脉时，切之尽如法"的记载，得到进一步的证实。由此也说明，独取寸口的诊脉法在当时已经作为主要诊法被普遍采用了，已无须再做进一步说明。所以，仓公简曰"切其脉"。仓公所遗脉案，尽管非常有限，然而其中提到与使用的脉象却非常丰富，有浮沉弦涩、紧滑数坚、实长大小、弱平鼓静、躁散代脉，以及番阴、番阳、并阴等，除后一组脉象外，其余均为今日脉诊所沿用，说明脉诊在当时已经有了相当高的水平。

仓公认为虽然四诊皆不可失，然而脉诊有其独特的作用。其曰："病名多相类不可知，故圣人为之脉法，以起度量，立规矩，县权衡，案绳墨，调阴阳。别人之脉，各名之。与天地相应，参合于人，故乃别百病以异之。"又曰："有数者皆异之，无数者同之。""数"与"术"互通，即诊脉之术，有此术者能区别百病之异同，以进行正确的诊断，无此术则将使不同的疾病混淆不清。所以，他又说："意治病人，必先切脉。"仓公不仅自己精研脉法，不断总结经验，而且还非常注重脉学的传授，从其学习脉法的有宋邑、杜信、唐安等人，对脉学的发展与传播做出了贡献。

4.《内经》脉法　《内经》是我国现存最早的医学经典著作，其总结秦汉以前的医学成就，构建了中医理论体系的基本框架。《内经》在总结前人诊脉理论和方法的基础上，对脉诊的基本原理、原则、方法、主病等进行详细阐述和创造性发挥，对脉学的发展发挥了重要作用，成为后世脉学的渊薮。《内经》中记载了多种不同的诊脉方法，有全身遍诊法、三部九候诊法、人迎气口合参诊法、气口诊法等。

（1）全身遍诊法：《灵枢·经脉》在论述每条经脉的循行部位后所说的"是动则病"内容，就是指这一诊脉方法。该法当是采用经络学说为基础的一种早期诊脉方法，通过按诊十二经的动脉（搏动明显之处）了解各条经脉及其所络属脏腑的生理病理状况。由于该法在诊病时必须诊查患者全身脉动部位，过程繁琐，不切合实际，而逐渐被后人淘汰。

（2）三部九候诊法：《素问·三部九候论》云："上部天，两额之动脉，候头角之气；上部地，两颊之动脉，候口齿之气；上部人，耳前之动脉，候耳目之气。中部天，手太阴，候肺之气，中部地，手阳明，候胸中之气；中部人，手少阴，候心之气。下部天，足厥阴，候肝之气，下部地，足少阴，候肾之气；下部人，足太阴，候脾胃之气。"此即根据天人相应理论，详细论述人体上中下，即头手足相应的天地人不同部位的动脉，根据其脉象变化以测相应部位或脏腑的病变情况。这种诊脉方法仍比较繁杂，加上封建礼教的束缚，并未被后世广为应用。

（3）人迎气口合参诊法：该法主要是通过比较人迎与寸口脉之盛衰来判断疾病归属某一经脉的诊脉方法。人迎为足阳明胃经所行之部位，喉结两旁颈动脉搏动处，主候三阳之气；气口为手太阴肺经动脉，两手桡动脉搏动处，主候三阴之气。正如《灵枢·四时气》所云："气口候阴，人迎候阳也。"强调气口人迎脉分候人体阴阳经脉之气。此法在《内经》多篇中均有记载应用。例如，《灵枢·终始》云："持其脉口、人迎，以知阴阳有余不足，平与不平，天道毕矣。所谓平人者不病，不病者，脉口人迎应四时也，上下相应而俱往来也。"《灵枢·禁服》亦云："寸口主中，人迎主外，两者相应，俱往俱来，若引绳大小齐等，春夏人迎微大，秋冬寸口微大，如是者名曰平人。"指出正常情况下，太阴行气于脏，故寸口主中；阳明行气于腑，故人迎主外；寸口人迎一表一里，故往来相应，并随四时气候变化而变化。在病理情况下，根据气口人迎盛衰不同，又可进行疾病诊断及预后。例如，《素问·六节藏象论》云："故人迎一盛，病在少阳；二盛病在太阳；三盛病在阳明；四盛已上为格阳。寸口一盛，病在厥阴；二盛病在少阴；三盛病在太阴；四盛已上为关阴。人迎与寸口俱盛四倍已上为关格。"又如，《灵枢·四时气》亦云："持气口人迎以视其脉，坚且盛且滑者病日进，脉软者病将下，诸经实者病三日已。"指出气口人迎脉二者合参，来诊断疾病阴阳盛衰，判断进退预后。但由于人迎脉位于颈部喉结旁，病人在接受此处诊脉时可能没有安全感，故在临床上未能持久推行。

（4）气口脉法：即寸口脉法。《素问·五脏别论》曰："气口何以独为五脏主？岐伯曰：胃者，水谷之海，六腑之大源也。五味入口，藏于胃，以养五脏气，气口亦太阴也。是以五脏六腑之气味，皆出于胃，变见于气口。"指出诊寸口脉的原理，寸口属手太阴肺经，为脉之大会。肺朝百脉，全身的气血通过经脉均会合于肺而变见于寸口。肺经起于中焦，还循胃口，与脾经同属太阴，脾的精微上输于肺而灌注于五脏六腑，故寸口脉可以反映五脏六腑的情况，同时也可反映胃气的强弱。《素问·经脉别论》亦曰："气口成寸，以决死生。"进一步强调寸口脉的诊断价值。因此，这种既方便又准确的诊脉方法为《难经》继承发扬而成为后世诊脉的模式。

从学术发展来看，《内经》寸口诊脉法在当时应是后起而又较为先进的诊脉方法，尚处于初始阶段，尚未有寸、关、尺分部及其与脏腑的对应关系、切按指力的运用等内容。《内经》的脉诊仍以三部九候遍诊法为主，寸口脉诊仍未成熟，尚未达到"独取"的水平。但必须指出的是，《内经》诊脉贯穿了先别阴阳、必察胃气及四时脉象的原则；注重诊脉形气色脉合参；初步规范了脉象的命名和主病；提出"诊法常以平旦"，"持脉有道，虚静为保"的要求。这些原则和要求为历代医家所继承，至今仍被视为诊脉必须遵循的基本原则。

5.《难经》"独取寸口"脉法 《难经》继承并发挥《内经》脉学相关理论，首先明确指出诊脉部位并使用"独取寸口"的诊脉方法，对其诊病原理进行详细解析，从而开创了诊脉"独取寸口"的先河。明确界定了寸口部一寸九分的诊脉部位，并划分为寸、关、尺三部，每部配属相应的经脉脏腑以诊病，同时还完善了切脉指力描述及其生理、病理分析方法，自此才使寸口诊脉方法进入临床的使用阶段。

（1）厘清脉位长短：《内经》全书没有涉及关部，所论尺部，是指尺肤而言。《难经》以关为界分尺寸，遵循"河图""洛书"之数理，从"关"部下至尺泽（同身寸之一尺，下同）之一寸（十分）为"尺"部；从"关"至鱼际之九分为"寸"部。自此厘清了寸、关、尺三部脉位的长度，使临证诊脉时的布指有了规范。"尺"部属阴而"寸"部属阳，分主人体上、中、下各部疾病。

（2）量化诊脉指力：《难经》依据其实践经验，认为诊脉时指力的应用尤为重要，于是将诊脉时的指力进行精确量化和模糊量化。前者将诊取寸、关、尺三部脉象时的指力大小精确量化为"三菽""六菽""九菽""十二菽"之重和"深按至骨"五个量级，分别候察肺、心、脾、肝、肾五脏的机能状况（《五难》）；后者则将指力的大小模糊量化为"浮中沉"（《十八难》）。"按"即沉取，"举"即浮取，介于浮取、沉取之间的动态变化区间为"中取"，分别获取浮、中、沉浅深不同三个脉位的脉象，从而判断相应脏腑的不同机能状态，这也是后世"举、按、寻"切脉法之滥觞。《难经》还根据人体呼吸之时气息的升降运行过程，在呼气时浮取脉象以候察上焦心肺、吸气时沉取以候察下焦肝肾机能状态，这就是"呼出心与肺，吸入肝与肾"（《四难》）的内涵，也是模糊指力定量的运用举例。

（3）三部脏腑配属：《内经》中虽然提出气口脉可以候五脏六腑精气的盛衰，但是并未言及具体的脏腑经脉定位。《难经》借鉴尺肤诊法上以候上，下以候下，"前以候前，后以候后"

（《素问·脉要精微论》）的脏腑定位方法，依据表里相合、五行相生原理，创造性地将寸、关、尺三部脉位进行脏腑经脉候诊定位：肺大肠属金，生肾膀胱水，肺居右寸；水流下而肾居左尺；水生木，木生火，火炎上，肝胆在左关而心小肠在左寸；火生土，土居中，故脾胃在右关，心主三焦相火归位在右尺（《十八难》）。这是《难经》的创新，历代医家对脉位的脏腑定位虽稍有出入，但基本思路无不遵循于此。

（4）创建"根"脉理论：在延续《内经》脉象"胃气"理论及其意义（《十五难》）的基础上，《难经》创造性地提出平人脉应有"根"，根之有无通过尺脉反映出来，如《八难》所说："人之有尺，譬如树之有根，枝叶虽枯槁，根本将自生。"所以，人有尺脉，脉有根本，这是人之元气充盛的表现。依据脉象"根"之有无多少，可以作为评价脏腑平、病、死脉及其主病预后吉凶的重要依据。

（5）脉分阴阳：《难经》诊脉辨阴阳的方法更加丰富，其以独取寸口为基础，从脉位尺寸、指力浮沉、脉象变化、四时变动等方面辨别脉之阴阳属性，如以关为界，关前为寸属阳，关后为尺属阴；脉位较浅，浮取即得者谓之阳脉，脉位较深，重按始得者谓之阴脉等，为后世脉诊方法的发展奠定了良好基础。

（6）丰富脉象主病：在脉象方面，《内经》所论有长、短、大、小、细、迟、数、代、涩、浮、沉、徐、疾、实、坚、散、动、躁、静、滑、缓、紧、弦、钩、毛、弱、石等二十多种脉象，《难经》不仅继承了这些脉象的命名方法和其中的近二十种脉象，又补充讨论了濡、牢、洪、伏、结、微、覆、溢、损、至、伏匿、脱阴、脱阳、重阴、重阳等十余种脉象。其所运用的脉象名称，也较前者更为规范，多数都为后世脉学所沿用。关于脉象与疾病的关系，《难经》所论内容虽然比较零散，但颇为丰富而具体，亦颇切于实用。

《难经》通过这些创造性的发挥，使《内经》寸口诊脉法得到发展，并臻于完善。该法简便、易行、有效，提高了可操作性和诊病效果，至今仍不失其应用价值，体现了中医诊法的特点。《难经》独取寸口脉法的创立，在中医脉学发展史上具有里程碑性的意义。

二、《难经》脉法传承

自《难经》之后，"独取寸口"诊脉法为后世医家广泛应用，后世医家以此为基础，撰写脉学专著，完善并推广之，使之成为临床脉诊的基本模式和方法。其中，对《难经》脉法传承较具代表性的著作有以下几种。

1. 《伤寒杂病论》   张仲景所著的《伤寒杂病论》（包括《伤寒论》和《金匮要略》）并非脉学专著，但贯穿了《难经》脉证合参的原则，在脉象及主病上已形成理论体系，每篇篇名都用"某病脉证并治"命名，而且病、脉、证紧密结合进行辨证论治，并列《辨脉法》《平脉法》二篇专论脉法。他对《难经》脉诊的应用发挥可归纳如下。

（1）发展寸口诊脉法：《难经》据表里相配、五行相生原理，配脏腑经脉于寸关尺三部。张仲景在临床实践中，发展了"独取寸口"诊脉法。其以寸、关、尺三部诊五脏六腑及上中下三焦疾病，具体而言，寸脉可诊上焦病，关脉可诊中焦病，尺脉可诊下焦病。三部之脉的大小、浮沉、迟数相等，则为五脏之气平和，营卫气血通畅，为常脉；若三部脉不相应，太过、不及，或独大、独小，均是病脉。

（2）以脉象阐述病机：仲景论脉，始终以阐明病机、确定辨证为目的，传承了《难经》

以脏腑为中心、以阴阳为纲，运用五行生克理论来揭示脏腑之间的相互影响及疾病传变规律的病机理论。如在胸痹心痛病症中，"阳微阴弦"的脉象变化即是对其病因、病机的高度概括。"阳微"指浮取心肺脉微，为上焦阳气不足，胸阳不振之象；"阴弦"指沉取肝肾脉弦，为阴寒太盛，水饮内停之征。"阳微阴弦"即是胸阳不振，心肾阳虚，下焦寒盛。若阴邪上逆，阳遏胸阳，阳气不得宣通，气血凝滞，故发胸痹心痛之病。

（3）病脉证治并举：《难经》将伤寒分为广义与狭义，对中医学的发展和学术流派的形成起到巨大的推动作用。仲景在《伤寒论》中对于伤于寒邪的狭义伤寒进行了充分的发挥，确定病名，且皆以脉证为依据。《伤寒论》六经病中，除厥阴病复杂多变、脉无定形外，其余五经病症均提出诊断该经病必有的主脉，即太阳病脉浮，阳明病脉洪大，少阳病脉弦，太阴病脉浮缓（浮而无力），少阴病脉微细。而且《伤寒杂病论》中，均以脉象与症状相联系，从脉象和症状进行辨证，脉证合参分析病情、诊断疾病、确定治则。以桂枝汤与麻黄汤的证治为例，在脉象上，一为脉浮缓，一为脉浮紧；在症状上，一为发热、恶风、汗出，一为发热、身疼痛、无汗；在辨证上，一为表虚证，一为表实证；据此确定治则，桂枝汤调和营卫以解肌，麻黄汤解表散寒以发汗。仲景脉因证治并举，理法方药一线贯通，为后世确立了辨证论治的理论体系。

（4）以阴阳脉为纲辨吉凶：仲景继承《难经》阴阳脉法，以阴阳为辨脉总纲，即将不同脉象首先分为阴脉、阳脉，如《伤寒论·辨脉法》曰："脉有阴阳者，何谓也？答曰：凡脉大、浮、数、动、滑，此名阳也；脉沉、涩、弱、弦、微，此名阴也。"在此基础上，再辨阴证、阳证，如阴病为阴证，中风为阳邪，稍浮之脉为阳脉，阴证得阳脉是邪还在表，有从表解的吉兆，故为欲愈，反之则不愈；太阳病发热，阳病也，脉沉而细者，阴脉也，阳病见阴脉故曰难治。

（5）创人迎、寸口、趺阳三部脉法：《难经》用1/4的篇幅论述"独取寸口"脉法，仲景则在此基础上将寸口脉与人迎脉、趺阳脉手足合参用于诊病，其中以寸口候五脏六腑、十二经脉之气的变化，以人迎、趺阳候胃气的盛衰，以此参伍，万无一失，这是仲景在《内经》《难经》基础上，结合临床实践总结出的经验。《金匮要略·水气病脉证并治》曰："寸口脉迟而涩，迟则为寒，涩为血不足。趺阳脉微而迟，微则为气，迟则为寒。寒气不足，则手足逆冷；手足逆冷则营卫不利；营卫不利，则腹满胁（肠）鸣相逐……"认为寸口脉迟而涩，趺阳脉微而迟，是上中二焦阳气不足，气血俱虚而兼寒者，可出现手足逆冷、腹满、肠鸣等症状。

2.《脉经》 西晋王叔和所著的《脉经》，是我国现存最早的一部脉学专著。该书共10卷97篇，继承和弘扬了《内经》《难经》《伤寒杂病论》理论，起到了承前启后的作用。在《难经》脉学理论的基础上，确立了24种脉象名称及其指感形象的标准，开创脉象鉴别的先河，完善了独取寸口脉法，明确了寸口三部分主脏腑，可谓是整理和发挥《难经》脉学最全面精辟者，对后世脉学的发展产生了深远的影响。

（1）厘定三关长度：《难经》虽然有寸、关、尺的明确分布，提出寸、关、尺总长度为一寸九分，认为"阴得尺内一寸，阳得寸内九分，尺寸终始一寸九分"（《二难》），但每部尺寸长度未予说明，这一问题直到王叔和始得以解决，《脉经·分别三关境界脉候所主》明确指出："从鱼际至高骨，却行一寸，其中名曰寸口。从寸至尺，名曰尺泽，故曰尺寸。寸后尺前名曰关，阳出阴入，以关为界。阳出三分，阴入三分，故曰三阴三阳。"以掌后高骨为尺寸之界，即关部脉的部位，关部脉占尺部的三分，占寸内也三分，共为六分；那么寸部九分减去三分，实际长度为六分；尺部的一寸也减去三分，实际脉位长为七分。这样，寸、关、尺三部脉的脉位长度分别是六分、六分、七分，共计总长度为一寸九分。自此，厘定三关境界及长度，使寸口三部的诊脉部位得以确定、规范。

（2）明确脏腑配属：关于寸、关、尺三部与脏腑的配属，《脉经·两手六脉所主五脏六腑阴阳逆顺》曰："肝、心出左，脾、肺出右，肾与命门，俱出尺部。"又曰："心部在左手关前寸口是也，即手少阴经也。与手太阳为表里，以小肠合为腑……肝部在左手关上是也，足厥阴经也。与足少阳为表里，以胆合为腑……肾部在左手关后尺中是也，足少阴经也。与足太阳为表里，以膀胱合为腑……肺部在右手关前寸口是也，手太阴经也。与手阳明为表里，以大肠合为腑……脾部在右手关上是也，足太阴经也。与足阳明为表里，以胃合为腑……肾部在右手关后尺中是也，足少阴经也。与足太阳为表里，以膀胱合为腑。"进一步明确了寸、关、尺三部的脏腑配属，并提出以左右两手寸口三部所主脏腑的脉象为依据，判断十二经所主脏腑寒热虚实证候，以及相应的针灸补泻治疗方法。

（3）确立脉象名称及形象标准：《难经》所运用的脉名，如浮、沉、长、短、滑、涩、大、小、迟、数、濡、牢、实、洪、紧、缓、伏、结、细、微、散、弦、钩、毛、石等，较《内经》更为规范，多数亦为后世脉学所引用。在《难经》基础上，王叔和《脉经·脉形状指下秘诀》中提出了浮、芤、洪、滑、数、促、弦、紧、沉、伏、革、实、微、涩、细、软、弱、虚、散、缓、迟、结、代、动24种常见脉象，并逐一描述其形象的指感特征。自此以降，脉象名称有了明确的命名标准。六朝时期医家高阳生所著《脉诀》，将《脉经》中的"软脉"改名为"濡脉"，此后医家皆宗其说。明代李时珍所著《濒湖脉学》，在24脉基础上增加长、短、牢，为27脉。明代李中梓《诊家正眼》中又增加疾脉，目前常用28种脉象名称，即与此完全相同。

（4）注重脉象鉴别：《难经》从生理病理角度对脉象进行鉴别。例如，《四难》曰："心肺俱浮，何以别之？然：浮而大散者心也，浮而短涩者肺也。"《五十八难》曰："中风之脉，阳浮而滑，阴濡而弱；湿温之脉，阳浮而弱，阴小而急。"在临床实践中王叔和充分认识到脉象的重要性，但又深感辨别脉象的困难，故对脉象的鉴别非常重视。《脉经·脉形状指下秘诀》曰："浮与芤相类，弦与紧相类，滑与数相类，革与实相类，沉与伏相类，微与涩相类，软与弱相类，缓与迟相类。"并对其中的8对类似脉象进行对比鉴别，此后鉴别各种脉象的方法不断发展，对临床诊治疾病发挥了重要作用。

3.《察病指南》 宋代施发所著的《察病指南》，以阐述脉学为主，兼附听声、察色、考味等诊法，是我国现存较早而系统的一部诊断学专著。施氏取《内经》《难经》《针灸甲乙经》及诸家有关脉学诊法的论著，参互考订，并从临床实际出发，将其有诊断价值的、切于实用的脉象，"分门纂类，裒为一集，名曰《察病指南》"。全书内容，以论脉为主，对平脉、病脉及诊脉原理皆根据古圣贤的遗论，加以推广补充。其他言之未尽照著者，附以己意加以阐明。其在《难经》基础上阐述脉的三部诊法及其和脏腑的配属关系，以及五脏六腑与四季的平脉、病脉，载辨三因及定生死脉诀二十七则，并阐发辨七表八里九道脉、七死脉及诊七表相承病法，书末还创制了33种脉象图，以图示脉，形象生动，对脉法的传授和推行发挥了积极作用。

4. 《诊家枢要》 滑寿所著的《诊家枢要》，在《难经》《内经》《脉经》等脉学理论基础上，论述了脉象依人体气血、寒热、情志、性别之差异而有所不同的一般规律，寸、关、尺三部脉与脏腑的关系及其浮、中、沉三候所主病症、病候，诊脉方法，脉象特征，妇儿脉象的诊法及主病等。而且滑氏以浮、沉、迟、数、滑、涩六脉为纲，比《难经》的"浮沉长短滑涩"六脉为纲更有概括性和代表性。

5. 《濒湖脉学》 明代李时珍采诸家脉学研究成果及自己的临床经验，著成《濒湖脉学》。该书分为《四言诀》和《七言诀》两部分，以歌诀的形式论述脉学原理，词句形象，言简意赅，说理透彻，使人喜读易记。

《四言诀》是其父李言闻据宋代崔嘉言的《四言举要》删补而成，共有 2592 字，324 韵。主要讲述经脉的生理、脉象的机制、切脉方法及诸脉形态、主病等内容。切脉方法在《难经》浮、中、沉三候基础上，提出浮、中、沉、上、下、左、右 7 种诊法。对诸脉形态、主病也进行了细致的描述，如浮脉的形态好像在水面上漂浮着的木料一样，浮泛在上，用轻指力即可感觉到。每一种脉象，其所主病也不同，如浮脉主要见于外感表证，也可见于里虚不足的证候。临床由于病症的复杂性，导致独见一脉的情况少，往往多脉相兼并见，如浮滑痰热、浮紧风寒等。《七言诀》为李时珍所撰，在前人基础上，记述了 27 种脉象的形态、相类脉的鉴别及主病、分部，进一步促进了脉学的推广和发展。

6. 《诊家正眼》 《诊家正眼》为明代李中梓所著。全书共二卷，卷一以《内经》《难经》脉学理论为基础，论述脉学基本理论及其临床应用，文中还征引王叔和、李东垣、朱震亨、滑寿、戴共父、李时珍等诸家脉诊学说，予以分析阐述，作者本人则另加注按，颇有发挥。卷二用四言歌诀的形式分述 28 种脉象，先列体象、主病、兼病，再详加按语，提出新见，所述由浅入深，由常达变，精当中肯，切于实用。

7. 《脉诀汇辨》 明末清初李延昰著《脉诀汇辨》，全书共十卷。作者鉴于流传较广的高阳生《脉诀》言辞鄙俚，谬误颇多，遂汇集古今脉学著作，结合其叔父李中梓所传的脉学内容予以辩驳订正，其书内容详备，理论联系临床实际，着重于脉象的辨析，汇辑先秦至清初以前各医学名家脉学之精华，并以李氏脉学心要加以辨正发扬。

8. 《三指禅》 清代周学霆著《三指禅》，全书自总论以下共立八十一个论题，具体说明诊脉部位、方法及切脉诊病等问题。其以对举法拈出缓脉，以"缓脉"为常脉，认为"精熟缓脉，即可以知诸病脉"。周氏将《难经》之"浮、沉、长、短、滑、涩"六纲脉简化为浮、沉、迟、数四者，统领诸脉，共列 26 脉，并以虚实、长短、滑涩等对比的方法，分析各种脉象不同点，便于读者领悟掌握。周氏有丰富的临床实践经验，在论述各种疾病时，常将脉诊与病因、病理、证候紧密结合，以决定治法和方药，切于临床应用。

综上所述，中医脉学经历由全身诊脉到局部诊脉，由繁琐到简化的演变发展，自古至今，历相传承，代有发扬，成为中医诊断疾病的重要方法和特色。《难经》独创"独取寸口"诊脉法，在这一发展历程中起着承先启后的关键作用，为脉学发展做出了卓越贡献。

第二节 《难经》脉法原理与应用

寸口脉仅仅是全身诸脉之一，为什么诊脉时独取寸口即可诊察全身脏腑经脉气血的病变呢？对此，《难经》多篇对其诊病原理进行了详细阐述。

一、《难经》脉法原理

《难经》主要从三个方面论述了寸口诊病的原理：一是太阴脉动于寸口，二是胃气反映于寸口，三是元气变见于气口。

（一）太阴脉动于寸口

《一难》即云："寸口者，脉之大要会，手太阴之动脉也。人一呼脉行三寸，一吸脉行三寸，呼吸定息，脉行六寸。人一日一夜凡一万三千五百息，脉行五十度，周于身，漏水下百刻，荣卫行阳二十五度，行阴亦二十五度，为一周也，故五十度复会于手太阴。寸口者，五脏六腑之所始终，故法取于寸口也。"这段话从三个方面阐述了寸口脉法的诊病原理。

1. 寸口为"手太阴之脉动" 《一难》认为"十二经脉皆有动脉"。所谓动脉，是指十二经脉循行部位的血管搏动处，手足十二经脉均有之，各经的循行部位上的搏动应手部位，即为该经的动脉，是各经气血变化反应最为敏感之处，故触摸各经的脉动之处，可以候察该经气血的盛衰。各经动脉的具体部位，历代医家虽认识不一，但均遵循《一难》之"寸口者，脉之大要会，手太阴之动脉也"的观点，确立寸口的经脉归属为手太阴肺经的学术立场。肺朝百脉，主行营卫气血，寸口是手太阴肺经的脉动之处，是手太阴肺脉气血盛衰变化最为敏感的部位，最能反映手太阴肺经及其所属肺系相关脏腑组织的生理、病理变化情况。

2. 寸口为"脉之大会" "寸口者，脉之大会"，指出了寸口为十二经脉会聚之处。叶霖《难经正义》注云："手太阴，肺之经，言肺主气，十二经之脉动，皆肺气鼓之，故肺朝百脉，而大会于寸口。寸口者，即《素问·经脉别论》气口成寸，以决死生之义，故曰寸口。寸口三部，鱼际为寸，太渊之高骨为关，经渠为尺，是手太阴肺经之动脉也。"说明寸口部位不但是手太阴肺经的脉动之处，反映手太阴肺经精气血津液的盛衰，也与全身整体结构和功能密切相关。肺与全身经脉气血有着密切的关系，肺的主要功能是主气，即主呼吸之气，也主一身之气的生成、运行和调节。肺在结构上有朝百脉的特点（《素问·经脉别论》），故通过其最敏感的脉动之处寸口的变化，就能探测到全身经脉气血盛衰的状况。

3. 寸口为"五脏六腑之所终始" 《灵枢·动输》曰："胃为五脏六腑之海，其清气上注于肺，肺气从太阴而行之，其行也，以息往来。"原文从呼吸和脉行的关系，昼夜脉行与交会规律，逐层剖析了寸口和五脏六腑的关系，阐述了诊寸口脉测知五脏六腑病变的机理。

（1）呼吸和脉行的关系：肺主呼吸，肺为"脉之大会"，故呼吸和脉行有着密切的关系。古人在长期实践观察中总结出"人一呼脉行三寸，一吸脉行三寸，呼吸定息，脉行六寸"（《一难》），提出呼吸与经脉气血的运行（脉动次数）有严格的比例关系，《素问·平人气象论》说："人一呼脉再动，一吸脉亦再动，呼吸定息脉五动，闰以太息，命曰平人。平人者，不病也。"健康人呼吸和脉搏跳动比例关系为1∶4～1∶5，这与西医学的认识完全一致。经脉的作用在《灵枢·本脏》中讲述的十分清楚，"经脉者，所以行血气而营阴阳，濡筋骨，利关节者也"。可见，脉行即言气血的运行，呼吸和脉行的比例关系，也说明了呼吸和气血运行的关系。血属阴，气属阳，气为血帅，血的运行需赖气的推动，肺为气之主，为"脉之大会"，故呼吸与脉行关系密切。

（2）昼夜脉行与交会规律：呼吸和脉行关系密切，而脉中气血昼夜运行有一定的规律。《一难》云："人一日一夜凡一万三千五百息，脉行五十度，周于身，漏水下百刻，荣卫行阳二十五度，行阴亦二十五度，为一周也，故五十度复会于手太阴。"人体经脉在漏壶滴水下百刻的一昼夜时间内，营卫气血沿经脉在白昼循行于全身二十五周次，在夜晚也循行于全身二十五周次，这称为一大周，一昼夜呼吸次数为一万三千五百息，脉行五十周。一昼夜人体脉中气行五十周之数在《灵枢》中多次论及，而《灵枢·五十营》论述较为详细，指出："人经脉上下、左右、前后二十八脉，周身十六丈二尺，以应二十八宿，漏水下百刻，以分昼夜……呼吸定息，气行六寸……二百七十息，气行十六丈二尺……一万三千五百息，气行五十周于身。"认为人体十二经脉、阴跷脉、阳跷脉、任脉、督脉的脉度总数合 16 丈 2 尺，一次呼吸，气行 6寸，气行一周为 270 息，在漏壶滴水下百刻的一昼夜时间内，人呼吸 13500 息，气行五十周。

需要注意的是，昼夜 13500 息，则每分钟仅为 9.375 息，与正常生理常数 16～18 息/分不合，与《内经》《难经》所言呼吸息数和脉搏至数 1∶4～1∶5 的比值不符。但有人认为这是古人在气功状态下测得的呼吸频率，也有人则认为是医生诊病时有意将呼吸频率调节为如此的深缓状态，还有人认为此乃深熟睡状态下的呼吸频率。实际上 50 是演绎或表达天地万物变化规律及其现象的"大衍之数"，以此为计算基数，全身经脉总长度为 16 丈 2 尺，脉气昼夜周行十二经脉五十周次，共行 810 丈，除以一息脉行 6 寸，便得到 13500 息这一数值。50、13500、16丈 2 尺（81 尺×2）之数，均应合"河、洛"之数理，有其特殊的传统文化内涵（详参第三章第二节）。因此，不必深究具体数目，只需领会其精神实质即可。

营卫气血昼夜沿经脉循行五十周又复会合于手太阴的昼夜脉行与交会规律，不但是气血运行与呼吸密切关系的进一步体现，而且说明脉中气血昼夜运行的起止点均在手太阴肺经，寸口作为手太阴肺经的所过部位，必然能够反映昼夜气血运行过程中的各种人体生理病理信息，是诊察疾病的重要部位。

（3）寸口与五脏六腑的关系：营卫气血在经脉中运行，经脉内连五脏六腑，外络四肢百骸，其运行起于手太阴终于手太阴，大会于寸口。正如《灵枢·营卫生会》所云："人受气于谷，谷入于胃，以传于肺，五脏六腑皆以受气，其清者为营，浊者为卫，营在脉中，卫在脉外，营周不休，五十度而复大会。"卫与营俱行阳二十五度，行阴二十五度，"一周也，故亦五十度而复大会于手太阴矣"。叶霖《难经正义》注云："是脉者，营气也。行经脉一日五十周，今日平旦始于手太阴之寸口，明日平旦又会于手太阴之寸口，此五脏六腑之所终始，故取法于寸口也。按：脉者，血中之气也。《经》言营气，取营运于中之义。"营卫从中焦生成以后，上注于肺，在肺的治节之下，营卫气血昼夜不息，从手太阴肺经起，周流灌溉五脏六腑，而又会聚于手太阴肺经。《素问·调经论》认为"五脏之道，皆出于经隧，以行血气，血气不和，百病乃变而生焉"。因此，寸口是五脏六腑精气血津液循行的起始和终结处，其正常与异常变化均会通过此处表现出来，探查寸口部位，就能测知五脏六腑之气血的盛衰，以及疾病的寒热虚实和预后吉凶。故《一难》曰："寸口者，五脏六腑之所始终，故法取于寸口也。"

（二）胃气反映于寸口

胃气反映于寸口的认识源于《内经》，《灵枢·玉版》云："人之所受气者，谷也。谷之所注者，胃也。胃者，水谷气血之海也；海之所行云气者，天下也；胃之所出气血者，经隧也。"认为脉中气血源自于胃，并在胃为气血之源头的生理学认识基础上，构筑以胃为中心的循环体系，即中医经络学说体系的循环模式：气血的运行起始于手太阴肺脉，但手太阴脉并不起始于肺，而是"起于中焦"，经过五脏六腑十二经脉相互衔接所构成的循环圈后，复归之于肺。在这个理论构想中，设想心脏与脉搏搏动的动力来源于胃，是胃的消化吸收功能提供的动力。《灵枢·动输》云："胃为五脏六腑之海，其清气上注于肺，肺气从太阴而行之，其行也，以息往来，故人一呼脉再动，一吸脉亦再动，呼吸不已，故动而不止。"大概正由于此，《内经》对胃气反映于寸口的原理做了深刻揭示，《素问·五脏别论》云："胃者水谷之海，六腑之大源也。五味入口，藏于胃，以养五脏气，气口亦太阴也。是以五脏六腑之气味，皆出于胃而变见于气口。"《素问·玉机真脏论》认为："五脏者皆禀气于胃，胃者五脏之本也。脏气者，不能自致于手太阴，必因于胃气，乃至于手太阴也。"自此，脉"以胃气为本"的思想便有理有据的得以确立。

《难经》继承了《内经》"脉以胃气为本"的脉学理念，并结合《内经》"脉合阴阳"，"四变之动，脉与之上下"（《素问·脉要精微论》）的论述做了进一步发挥。《十五难》明确指出："胃者，水谷之海，主禀，四时皆以胃气为本，是谓四时之变，死生之要会也。"将胃气的多少和有无作为判定四时五脏的平脉、病脉、死脉的标准，指出在每一季节所见到的脉象如果是该季节的应时之脉，那么，有胃气者为平脉，少胃气者为病脉，无胃气者为死脉，强调脉"以胃气为本"。可见，《内经》《难经》均明确阐述了"胃气反映于寸口"的脉法原理，强调胃气是脉象形成的重要物质基础，寸口作为手太阴肺经的动脉，能反映滋养五脏六腑之胃气的多少和有无。

（三）元气变见于气口

《难经》创说元气，用以表述人体先天的生化能力和生理机能，认为元气为脏腑之本，生命之根，反映在各个脏器的脉象之中，即为脉之根本。《八难》曰："寸口脉平而死者，何谓也？然：诸十二经脉者，皆系于生气之原。所谓生气之原者，谓十二经之根本也，谓肾间动气也。此五脏六腑之本，十二经脉之根，呼吸之门，三焦之原。一名守邪之神。故气者，人之根本也，根绝则茎叶枯矣。寸口脉平而死者，生气独绝于内也。"这里所说的"脉平"是指寸口脉的寸部脉象的病理特点不显著，貌似平脉，而寸口脉的尺部却有显著的病脉特点，因而预后较差，故曰"死"。出现这种寸口脉的尺脉、寸脉不一致的凶险脉象的原因在于"生气独绝于内也"。由于元气在维持生命活动过程中的重要性，《十四难》明确指出"脉有根本，人有元气，故知不死"。因此，《难经》提出诊脉必须审察作为生命根本的元气之有无强弱。由于元气根于命门，通过三焦布达于全身，聚集流注于十二经脉，其留止之处为原穴，十二经脉各有一个原穴，五脏"以俞代原"，故五脏之俞穴即元气经过、留止的部位。正如《六十六难》所云："五脏俞者，三焦之所行，气之所留止也。"徐大椿《难经经释》注："十二经皆营卫为之流行，三焦者营卫之所出，营卫所留止之处，即三焦所留止之处也。"五俞穴为三焦通行流注元气之处，亦为五脏之原穴（五脏"以俞为原"），而手太阴肺经的输穴（亦是原穴）太渊正在寸口处。因此，元气反映于寸口，寸口脉能反映元气的强弱盛衰。但凡有根之脉，其脉必然具备胃气、有神气之特征。因为脉之胃气、神气皆以人体元气为根本。

综上，《难经》从寸口为手太阴之脉动、脉之大要会、五脏六腑之所终始及元气、胃气变见于气口，能够反映脏腑经络流行贯注的气血的盛衰通滞、胃气的多少有无、元气的强弱盈亏等。多角度、多方面阐明了独取寸口诊脉法的诊病原理，补充完善了《内经》的脉法理论，为确立"法取寸口"诊脉方法并以之取代其他方法奠定了坚实的理论基础，其指导意义沿用至今，成为临床各科凭脉辨证的主要诊病模式和依据。

二、后世研究与应用

《难经》确立"独取寸口"诊脉法以后，遂成为中医诊脉的基本范式而沿用至今。当代学者从解剖、心血管、神经等方面结合现代科技发展，对"独取寸口"诊脉原理做了深入研究，为从现代科学角度认识"寸口脉"诊病原理提供了重要的参考资料。

1. 寸口部位的解剖研究　赵恩俭主编的《中医脉诊学》认为，独取寸口诊脉法实际是诊桡动脉。桡动脉是由肱动脉分出，与桡骨平行下降，先在肱桡肌深面，后经肱桡肌腱和桡侧腕屈肌腱之间，至桡骨下端桡骨茎突经拇指三个长肌腱深面至手指。其下段位置较浅，可摸到搏动，为临床切脉部位。

2. 脉搏形成机制研究　《中医脉诊学》亦认为，脉象受心脏机能状态、血管机能状态、血液的质和量三个因素的共同作用，反映了整个血液循环系统的机能状态。脉搏与心血管系统有直接关系，如心肌的舒缩功能、心率的快慢、心律的整齐与否、血管壁的紧张度等，与血液的黏稠度、血容量之多少及神经系统的功能亦有着极密切的关系。

（1）心肌的兴奋与传导：窦房结每分钟可自动地有节律地兴奋100次以上，并向周围扩散引起整个心肌兴奋。因此，窦房结是心脏兴奋的起源，按窦房结节律形成的心脏搏动为窦性心律。因迷走神经的抑制，正常人心律在70次/分左右。由于窦房结的兴奋通过传导系统传布到整个心脏，引起心肌的兴奋和收缩，使心肌有节律地收缩和舒张，像泵一样将血液射向动脉，再通过动脉的各级分支以保证全身各组织的血液供应，由此而产生脉冲即动脉脉搏。

（2）血管的紧张度：主要反映在动脉及其本身管壁的弹性和外周阻力，由于动脉的舒缩而影响脉搏的因素是属于自主神经系统的交感神经和副交感神经的迷走神经。交感神经对窦房结、房室交界、房室束、心肌的支配，使心率加快，心肌收缩力加强；副交感神经系统的迷走神经对心脏有抑制作用，能引起心率减慢，心肌收缩力减弱。丘脑下部可以调节体温、摄食、水平衡，睡眠与觉醒，以及发怒、恐惧等生理过程和情绪反应，这些与心血管机能变化密切相关。大脑皮质的高级神经活动即精神状态，对心血管机能有明显影响，如情绪紧张则心率加快，血管充盈，面部血管扩张等，这些因素都可以影响脉搏。因此，脉象的变化为很多疾病的性质和发展趋势提供了重要的指征。

（3）血液成分与微循环：血液由血浆和血细胞组成，血细胞有红细胞、白细胞及血小板，血浆包括大量水分和多种化学物质，如无机盐和蛋白质等。血液内含血红蛋白而呈红色，且具有一定的黏稠度，血浆的理化性质是由其组成成分决定的，具有黏滞性和渗透性。血液成分对血流速度的影响，血液流动的改变，以及微动脉与微静脉之间的血液微循环血流通路的迂回通路，直捷通路和动静短路等，必然对脉象产生一定影响。

NOTE

3. 自然环境对脉象的影响研究　早在《内经》中就认识到"四变之动，脉与之上下"（《素问·脉要精微论》），《难经》继承这一理论，认为不同的季节由于温度、湿度等气候因素的差异而对人体产生不同影响，从而引起四季脉象的改变。有人曾对 80 例男性青年的四季脉图进行观察，发现四季脉图的变化与自然界春生、夏长、秋收、冬藏的阴阳消长规律相一致；而昼夜脉图，也与自然界昼夜阴阳消长一致。1982 年 2 月 16 日，在日全食区域内的云南省，对 15 例心血管病人的观察发现，病人的症状和脉象均有阴阳失调、偏盛偏衰的趋势，说明人体的阴阳平衡和自然界息息相关，亦进一步证明了太阳对生命活动的重要意义。另外，通过研究脉图的生物节律变化，发现脉图有近似年节律变化、月节律变化、日节律变化的规律。

【医案举隅】

寸口诊元气盛衰案

《十四难》曰："脉有根本，人有元气，故知不死。"

《古今医案按·伤寒》载：浙东宪使曲公病，召沧州吕元膺往视。翁察色切脉，则面带阳气，寸口皆长而弦。盖伤寒三阳合病也。以方涉海，为风涛所惊，遂血菀而神慑。血为热所搏，吐血一升许，且胁痛烦渴谵语。适是年运，左尺当不应。其辅行京医，泣告其左右曰：监司脉病皆逆，不禄在旦夕。家人皆惶惑无措。翁曰：此天和之脉，无忧也。为投小柴胡汤，减参，加生地黄。俟其胃实，以承气汤下之愈。（清·俞震. 古今医案按. 北京：中国中医药出版社，1998：21）

按：本例伤寒胁痛、烦渴、谵语而且吐血，寸脉弦长而尺脉隐不见，随行京医以脉与病皆逆而认为是死证。吕氏则以其年运气为厥阴司天（或在泉），而脉左尺当不应为据，认为是"天和脉"，且寸脉弦长，断为三阳合病实证，用小柴胡、承气汤治之而愈。吕氏从运气角度论脉，固然成理。其实本例寸脉弦而长，且有吐血、谵语等症，乃阳热盛而气血上逆，脉随气上而致尺部暂时无脉。投小柴胡汤，减参，加生地黄、承气汤下之愈。《难经》虽然认为尺部无脉为元气绝，但《十四难》有"上部有脉，下部无脉，其人当吐，不吐者死"之说，说明尺部无脉未必都为死证。

寸口候胃气有无案

《十五难》曰："胃者，水谷之海，主禀，四时皆以胃气为本，是谓四时之变病，死生之要会也。"

迟华基诊顾氏，女，86 岁，40 年前因胸部手术失血过多，心气随脱而致结代脉频作，然和缓滑利之状不变，故一直能轻度劳作。1990 年突感心悸、乏力、汗出，其脉虽无结代却数疾无力，毫无和缓滑利之象，预示病情凶险，嘱急送医院救治。病人意识清楚也救治无效，未满 36 小时即逝去。（迟华基，刘昭纯，孟令军，等. 难经临床学习参考. 北京：人民卫生出版社，2002：23.）

按：脉有"胃气"即脉象有从容和缓的特征。《十五难》曰："四时皆以胃气为本，是谓四时之变病，死生之要会也。"人以胃气为本，有胃气则生，无胃气则亡。本例患者 40 年前虽因胸部手术失血过多，而脉结代频作，然脉象中不失和缓滑利之状，表明脉有胃气，一直能进行轻度劳作；然而 40 年后脉虽无结代却数疾无力，毫无和缓滑利之象，表征脉无胃气，预示病情凶险。

患者在危重或紧急时，往往表现为虚实寒热互见证候，错综复杂，医者值此危急之际，必须通过诸法合参，细心体察脉象，诊胃气、元气盛衰有无，判断预后吉凶，尽力挽救危重。

第三节　《难经》独取寸口诊脉方法

《难经》的诊脉方法，可概括为如下四个方面：寸关尺三部定脉位，浮中沉深浅分九候，菽法权其指力轻重，肮脏经脉三部配属。

《内经》虽然提出了"气口脉法"，并详细阐述其诊病原理及价值，但是独取寸口诊脉法得以完善并流传后世，主要归功于《难经》。《二难》首次将寸口划分为寸关尺三部；《四难》提出浮沉阴阳脉法；《五难》则提出五层次诊脉方法；《十八难》对左右六部脉与经脉脏腑进行配属，同时又提出浮、中、沉三种轻重手法，亦称"三部九候"法，但与《内经》名同实异。《难经》对寸口脉的这些创新性发展，使"独取寸口"诊脉法具体化而切实可行，遂为后世继承而沿用至今。

一、诊脉方法

《难经》的诊脉方法，可概括为如下四个方面：寸关尺三部定脉位，浮中沉深浅分九候，菽法权其指力轻重，脏腑经脉三部配属。

1. 寸关尺三部定脉位　《二难》曰："脉有尺寸，何谓也？然，尺寸者，脉之大要会也。从关至尺是尺内，阴之所治也；从关至鱼际是寸内，阳之所治也。故分寸为尺，分尺为寸。故阴得尺内一寸，阳得寸内九分。尺寸终始一寸九分，故曰尺寸也。"《二难》在《一难》"独取寸口"诊病原理的基础上，提出了寸口脉分寸、关、尺三部的问题，从关部向尺泽方向是尺部脉的范围，从关部向鱼际方向是寸部脉的范围。从鱼际至尺泽总长为一尺一寸。但诊脉不需要这样的长度，只取尺部一寸，寸部九分，明确了寸、关、尺三部共长一寸九分，"阴得尺内一寸，阳得寸内九分，尺寸终始一寸九分"。从关上分出一寸后，剩余者为尺，在尺部诊脉时取一寸；从关下分出一尺后，剩余者为寸，在寸部诊脉时取九分，总共一寸九分的位置作为诊脉部位。之所以寸内用其九分，尺内则用一寸（十分），盖出于阴阳奇偶之理念。寸是尺的开始，尺是寸的终止，故曰尺寸。

《二难》合理地选取寸口部脉搏最明显的一寸九分的部位，并分为寸、关、尺三部，从而在部位上解决了诊察具体脏腑经脉的问题，使得"独取寸口"诊脉法流行于世并被广泛使用，奠定了寸口"三部九候"诊脉法的基础。《脉经·分别三关境界脉候所主》在此基础上进一步阐释发挥，并明确了关部定位，"从鱼际至高骨，却行一寸，其中名曰寸口。从寸至尺，名曰尺泽，故曰尺寸。寸后尺前名曰关，阳出阴入，以关为界。阳出三分，阴入三分"。指出掌后高骨即为关部，并认为关所占部位为"阳出三分，阴入三分"。如此掌后高骨前后六分为关脉部位，关前六分为寸部，关后七分为尺部，诊脉布指时按寸部的食指应该比按尺部的无名指稍微靠近中指。

2. 浮中沉深浅分九候　《十八难》曰："脉有三部九候，各何主之？然：三部者，寸、关、尺也。九候，浮、中、沉也。"如果说寸、关、尺是从横向划分诊脉部位，浮、中、沉则是对诊脉部位纵向深浅的划分。切脉时在寸、关、尺三个部位上施以不同指力以获取浮、中、沉三个不同脉位信息的诊脉方法，称为九候。

浮、中、沉的诊病意义，《难经》虽未明确指出，但《脉经》"平三关阴阳二十四气脉""平人迎神门气口前后脉"，即以寸、关、尺三部的阳（浮）、阴（沉）分别以候脏和腑。例如，"肝实：左手关上脉阴实者，足厥阴经也"；"肝虚：左手关上脉阴虚者，足厥阴经也"。"胆实：左手关上脉阳实者，足少阳经也"；"胆虚：左手关上脉阳虚者，足少阳经也"。《景岳全书·脉神章上》则谓："寸口脉亦有三部九候……三部中各有三候，三而三之，是为九候，如浮主皮肤，候表及腑；中主肌肉，以候胃气；沉主筋骨，候里及脏。"而《脉诀汇辨·三部九候》更明确指出："浮者，轻下指于皮毛之间，探其腑脉也，表也；中者，略重指于肌肉之间，候其胃气也，半表半里也；沉者，重下指于筋骨之间，察其脏脉也。"可知浮取候腑病、表病；沉取候脏病、里病；而中取则候胃气，亦可候半表半里之病。后世"举、按、寻"诊脉方法即据此而提出，并且亦以其诊察五脏和六腑脉象。

3. 菽法权其指力轻重　《五难》曰："脉有轻重，何谓也？然：初持脉，如三菽之重，与皮毛相得者，肺部也。如六菽之重，与血脉相得者，心部也。如九菽之重，与肌肉相得者，脾部也。如十二菽之重，与筋平者，肝部也。按之至骨，举指来疾者，肾部也。故曰轻重也。"以"菽"的重量作为切脉时的指力标准，形象论述了切脉轻重手法。先轻浮取，然后逐渐加重指力，通过体察皮毛、血脉、肌肉、筋、骨等不同层次的脉象变化，以了解五脏之气的盛衰。其原理在于五脏合五体，皮毛、血脉为肺心之气所主，部位浅在，心肺居上部胸腔的阳位，正常情况下，心肺之脉皆属浮脉，故浮取以候心肺；筋、骨为肝肾之气所主，其位深在，肝肾位居下焦，正常情况下，肝肾之脉皆属沉脉，故沉取以候肝肾；肌肉位于皮毛、筋骨的中间，为脾之气所主，脾位于人体中焦，正常情况下，脾之脉不浮不沉，故中取以候脾。正如叶霖《难经正义》所注："菽，豆之总名。诊脉轻重，何独取乎豆？且不言三菽、四菽、五菽，而必以三累加之？盖豆在荚，累累相连，与脉动指下相类，以此意推之，言三菽重者，非三菽加于一部之上，乃一指下如有一菽重也，通称三部，即三菽也。肺位高而主皮毛，故轻。六菽重者，三部各有二菽重也。心在肺下主血脉，故稍重。九菽重者，三部各有三菽重也。脾在心下主肌肉，故又稍重。十二菽重者，三部各有四菽重也。肝在脾下主筋，故较脾又加一菽重也。肾在肝下而主骨，故其脉按之至骨，沉之至也，而举之来疾者何也？夫脉之体血也，其动者气也，肾统水火，火入水中而化气，按之至骨，则脉气不能过于指下，微举其指，其来顿疾于前，此见肾气蒸动，勃不可遏，故曰肾部也。'举指'两字，最宜索玩，不可忽也。若去此两字，是按之至骨而来转疾，乃牢伏类矣。"这一切脉方法，与《十八难》浮、中、沉指法原理是一致的，是《难经》根据脉象定脏腑部位的又一方法，特别是"按之至骨"以候肾气的方法，是后世诊脉沉取候察脉之"根"的理论依据。

4. 脏腑经脉三部配属　《十八难》在《二难》寸口脉分寸、关、尺三部的基础上，将此三部脉位进一步和经脉脏腑进行相应配属，从而使"独取寸口以决诊五脏六腑死生吉凶"之法有了切实可行的基础。《十八难》指出："脉有三部，部有四经，手有太阴阳明，足有太阳少阴，为上下部，何谓也？然，手太阴、阳明金也；足少阴、太阳水也。金生水，水流下行而不能上，故在下部也。足厥阴、少阳木也，生手太阳、少阴火，火炎上行而不能下，故为上部。手心主、少阳火，生足太阴、阳明土，土主中宫，故在中部也。此皆五行子母更相生养者也。"

《十八难》基于脉之气象源自经脉中气血运行的认识，先将十二经脉配属两手寸口三部脉位，然后再联系配属五脏六腑。根据五行更替相生次序和内脏解剖部位，表里相配，上以候上，下以候下。寸口脉为"脉之大要会"，属于手太阴肺经，脉气从手太阴始起，肺藏于右而居上，故以右手寸部配手太阴肺及手阳明大肠；手太阴属肺金，金生水，水下流，故以左尺部配属足少阴肾及足太阳膀胱。滑寿注："肺居右寸，肾居左尺，循环相资，肺高肾下，母子之相望也。经云：脏真高于肺，脏真下于肾是也。"水生木，故左关部配属足厥阴肝和足少阳胆。肝木生心火，火性炎上，故左寸部配手少阴心和手太阳小肠；火性炎上，居于左寸，但上极必下，故手厥阴心包络与手少阳三焦（相火），以其与心同气俱属火而下配于右尺部；火生土，故足太阴脾及足阳明胃居于右关部；脾土又生右寸部的手太阴肺金。十二经脉、五脏六腑脉气即按上述五行相生关系循环于两手寸关尺三部，如表4-1所示。

表4-1　寸口三部与经脉脏腑配属

三部	左手		右手
寸	手少阴心 手太阳小肠	火　　金 木　　土 水　　火	手太阴肺 手阳明大肠
关	足厥阴肝 足少阳胆		足太阴脾 足阳明胃
尺	足少阴肾 足太阳膀胱		手厥阴心包 手少阳三焦

可见，《难经》依据脏腑的五行属性，按照五行相生次序配置于左右寸口，创造性地将寸口脉与脏腑经络相配属，作为脏腑疾病脉诊分部的依据，成为后世医家讨论脉位的主要依据。临床诊病若能细心诊察三部脉象，准确辨析其主病机理，往往可以弥补其他诊病资料的不足，发挥凭脉断病的独到作用。

二、后世研究与应用

历代医家关于诊脉方法，均强调虚静平息。诊脉时如何具体定位、运指，还有医家对寸、关、尺三部与脏腑对应关系进行了调整。还有学者对脉象的客观化，以及气功运气过程中的脉象变化进行了研究，极大丰富了《难经》脉法理论。

1. 虚静平息　《内经》《难经》均强调医者诊脉时应注意安神定志，调整呼吸。《千金要方·平脉大法》曰："夫诊脉当以意先自消息，压取病人呼吸以自同，而后察其脉数，计于定息之限，五至者为平人，如有盈缩，寻状论病源之所宜也。"

2. 定位运指　《难经》中提出了基本的寸、关、尺三部定位及浮、中、沉不同指力的运用，后世许多脉学著作对其又进行了进一步的阐述发挥。

李时珍《濒湖脉学·四言诀》曰："初持脉时，令仰其掌。掌后高骨，是谓关上。关前为阳，关后为阴。阳寸阴尺，先后推寻。寸口无脉，求之臂外，是调反关，本不足怪。"又曰："脉有七诊，曰浮、中、沉。上、下、左、右，消息求寻。又有九候，举按轻重。三部浮沉，各候五动。"滑寿《诊家枢要·诊脉之道》曰："持脉之要有三：曰举，曰按，曰寻。轻手循之曰举，重手取之曰按，不轻不重，委屈求之曰寻。"朱肱《类证活人书·问诊候之法》曰：

"初下指，先以中指揣按至关位，乃齐下前后二指，为三部脉，前指寸口也，后指尺部也。若人臂长，乃疏下指；若臂短，乃密下指。先诊寸口，浮按消息之，次中按消息之，次重按消息之，次上竞消息之，次下竞消息之，次推指外消息之；次推指内消息之。凡诊脉以气息平定方下指，以一呼一吸为一息。其一息之间，脉息四至或五至，不大不小，与所部分四时相应者，为平和脉也。"

周学海《重订诊家直诀·指法总义》曰："诊脉之指法，见于经论者，曰举，曰按，曰寻，曰推，曰韧持，曰久按，曰单持，曰总按。无求子消息七法，曰上竞下竞，曰内推外推，曰浮按、中按、沉按。更有侧指法，挽指法，辗转指法，挽指法，指法。举而复按，按而复举，是操纵指法。若是者，皆有旧论可考。至于私心所创获，与得诸益友所训示考，则又有移指法，直压指法。夫科有四科：位、数、形、势而已。位者，浮沉尺寸也；数者，迟数促结也；形者，长短广狭厚薄粗细刚柔，犹算学家之有线面体也；势者，敛舒伸缩进退起伏之有盛衰也。因势形显，敛舒成形于广狭，伸缩成形于长短，进退成形于前后，起伏成形于高下，而盛衰则贯于诸势之中，以为之纲者也。此所谓脉之四科也，指法即有此而辨，曰举按以诊高深也；曰上下以诊长短也；曰寻推以诊广狭厚薄曲直也。曰初持久按以诊迟数滑涩止代也；曰单持总按以诊去来断续也。病者气口处骨肉不平，须用侧指法，病者不能平臂面侧置，须用挽指法；俯仰者，三指轻重相畸也；辗转者，一指左右相倾也；操纵者，举按迭用，一察根气之强弱，难经所谓按之软，举指来疾者此也。唯三指总按，横度三关，三指缝中，各有其隙。若三部脉形不同，如寸涩尺滑，前小后大，即无由得其接续之真迹。惜有同学示以移指法，如先诊三关，再略退半部，以示指加寸关之交，中指加关尺之交，终以有隙，而其真不见，后乃自创一指直压之法，以示指直压三关，而真相尽露也。小儿脉位狭窄，以示指横度脉上，而展转以诊之。"王燕昌《王氏医存·诊脉说》曰："病者侧卧，则在下之臂被压，而脉不能行；若覆其手，则腕扭而脉行不利，若低其手，则血下注而脉滞；若举其手，则气上因而脉弛；若身覆，则气压而脉困；身若动，则气扰而脉忙。故病轻者，宜正坐，直腕、仰掌；病重者，宜正卧，直腕、仰掌，乃可诊脉。"

3. 寸口三部脏腑经脉的不同配属 自《难经》以降，历代医家提出不同的配属观点，虽对左右寸关尺六部与脏腑配属关系有所调整，但多宗《难经》的配属，均以五脏为主，以腑配脏。其中较有代表性的有以卜观点。

《脉经·两手六脉所主五脏六腑阴阳顺逆》云"心部在左关前寸口是也，即手少阴经也，与手太阳为表里，以小肠合为腑"。"肝部在左手关上是也，足厥阴经也，与足少阳为表里，以胆合为腑"。"肾部在左手关后尺中是也，足少阴经也，与足太阳为表里，以膀胱合为腑"。"肺部在右手关前寸口是也，手太阴经也，与手阳明为表里，以大肠合为腑"。"脾部在右手关上是也，足太阴经也，与足阳明为表里，以胃合为腑"。"肾部在右手关后尺中是也，足少阴经也，与足太阳为表里，与膀胱合为腑"。其两尺部均配属肾和膀胱，但后又有"左属肾，右为子户"之说，已经蕴含有"左肾右命门"之隐义。

《千金要方·五脏脉所属》云："心部在左手关前寸口，关部在左手关上，肾部在左手关后尺中；肺部在右手关前寸口，脾部在右手关上，肾部在右手关后尺中。"以两手六部配五脏，未直言六腑，且与《脉经》同样以两尺配肾。戴起宗《脉诀刊误·诊候入式歌》云："左心小肠肝胆肾，右肺大肠脾胃命……心与小肠居左寸，肝胆同归左关定，肾居尺脉亦如然，用意调和审安静；肺与大肠居右寸，脾胃脉从关里认，命门还与肾脉同，用心仔细须寻趁。"已经把右尺配属命门。《诊家枢要·左右手配脏腑部位》云："左寸心小肠脉所出，左关肝胆脉所出，左尺肾膀胱脉所出（命门与肾通）；右寸肺大肠脉所出，右关脾胃脉所出，右尺三焦心包络脉所出。"其配属关系与《难经》相同。《濒湖脉学·四言诀》云："心肝居左，肺脾居右，肾与命门，居两尺部……寸候胸上，关候膈下，尺候于脐，下至跟踝。左脉候左，右脉候右。"除了三部候五脏及命门外，还参合《难经》"上部法天，主胸以上至头之有疾也；中部法人，主膈以下至脐之有疾也；下部法地，主脐以下至足之有疾也"之说。

《景岳全书·脉神章》云"左寸心部也，其候在心与心包络"。"右寸肺部也，其候在肺与膻中"。"左关肝部也，其候在肝胆"。"右关脾部也，其候在脾胃"。"左尺肾部也，其候在肾与膀胱、大肠"。"右尺三焦部也，其候在肾与三焦、命门、小肠"。"小肠、大肠皆下部之腑，自当应于两尺，然脉之两尺左为水位，乃真阴之舍也；右为火位，乃元阳之本也。小肠属火而火居火位，故当配于下之右；大肠属金，而金水相从，故当配于下之左，此亦其当然也。但二肠连胃，气本一贯，故在《内经》亦不言其定处，而但曰大肠小肠皆属于胃，是又于胃气中，总可察二肠之气也"。将心包络配于左寸，而大小肠配于两尺，是其与他说不同之处。《医宗金鉴·四诊心法》云"右寸肺胸，左寸心膻；右关脾胃，左关膈胆。三部三焦，两尺两肾，左小膀胱，右大肠认"。三焦分上中下而配寸关尺三部，大小肠配两尺与《景岳全书》相同。

《难经》与上述各家对两手寸口三部与脏腑配属关系的异同，见表4-2。

表4-2 古代医著关于寸口三部与脏腑、经络配属异同对照

书名	寸		关		尺	
	左	右	左	右	左	右
难经	手少阴 手太阳	手太阴 手阳明	足厥阴 足少阳	足太阴 足阳明	足少阴 足太阳	手厥阴 手少阳
脉经	心、小肠	肺、大肠	肝、胆	脾、胃	肾、膀胱	肾、膀胱
千金要方	心	肺	肝	脾	肾	肾
脉诀刊误	心、小肠	肺、大肠	肝、胆	脾、胃	肾	命门
诊家枢要	心、小肠	肺、大肠	肝、胆	脾、胃	肾、膀胱	心包、三焦
濒湖脉学	心、胸中	肺、胸中	肝、膈下	脾、膈下	肾、脐下	肾、脐下
景岳全书	心、心包络	肺、膻中	肝、胆	脾、胃	肾、膀胱、大肠	肾、三焦、命门、小肠
医宗金鉴	心、膻中	肺、胸中	肝、胆、膈	脾、胃	肾、膀胱、小肠	肾、大肠

上述与《难经》对两手寸口三部与脏腑配属关系的不同见解，分歧主要有：一是心包在右尺还是在左寸；一是大小肠配于寸部还是尺部。对此，李时珍曰："两手六部皆肺经之脉，特取此以候五脏六腑之气耳，非五脏六腑所居之处也。"对理解寸口三部脉的脏腑配属关系颇有启发。

4. 寸口脉象特点研究 有人运用硅杯脉搏传感器描记法，将健康人、高血压病人、慢性肾炎病人寸口脉象与其他部位脉象予以参照对比，发现不同年龄组脉幅分布不同，健康人寸口、趺阳和少阴三部脉图形态不同，老年人寸口脉较弦劲有力，趺阳、少阴脉相对沉弱无力，女子组脉图指标有提前向老年脉图特征转化的趋势，说明寸口脉因其所在部位的特定性，其脉象与其他部位有不同；老年人肾气亏虚，下虚上盛，以及男女的不同体质特点，可以通过脉象表现出来。还有人从信息感知角度分析寸、关、尺三部的脉象特点及其配属脏腑，认为由于桡骨头（关部）把脉管很明显地显示出来，而寸脉正当下陷处，尺部下陷更明显，故病人与健康者的寸、关、尺浮沉强弱规律一般是关脉明显，尺脉则弱，寸脉则类于两者之间。

5. 脉图和脉象仪研究   脉图是脉管搏动的轨迹，它主要综合了心脏射血活动和脉波沿血管传播途中携带的各种信息。运用脉图将医生指下主观感知的脉象加以直观表述，历代都做过尝试。最早《脉经》绘有"手检图"，可惜已佚。宋代施发所著的《察病指南》中绘有脉图33幅，明代张世贤的《图注难经脉诀》及沈际飞的《人元脉图影归指图说》尝试用脉影示意图来说明脉象的"体位"及"性状"。此后又有不少医家做过努力，对当时脉象的传授和推广起到一定作用，但对脉象性质的探讨、脉象指标客观化的研究帮助不大。

脉象仪的研制成功，为绘制实际脉图提供了可能。20世纪50年代，有人研制了压电换能器脉搏描记仪、杠杆式脉搏描记仪，初步获得了中医弦脉、滑脉、平脉等特征图形，但由于灵敏度较低，未能推广。20世纪60年代，开始采用换能拾振器，通过电子放大电路，用心电仪或生理仪等进行示波和描记脉图，然后进行脉图分析，此时期研制的20型三线脉象仪已能够对寸、关、尺三部切脉压力进行调节和脉图测定。20世纪70年代，已有光电容积式、压电元件式、空气压力式、电阻抗式、超声多普勒式等多种仪器描记脉搏波形，换能器有固态和液态两类，描记仪器的性能可反映血管压力、血管容积和血流速度。20世80年代，开始运用电子计算机对脉图信息自动提取分析，并可用微波多普勒测量动脉壁随压力脉搏波的搏动，通过微处理器的软件处理输出脉率、起始点至主波的时间、起始点至重搏波的时间等信息。

脉象仪的制作，目前就探头来说，有单道脉象仪和多道脉象仪两种。就探头传感器的形态来说，有固体和液体两种。常用的单探头脉波传感器有：铍青铜悬臂梁式传感器、双曲型半导体式传感器、液态汞传感器、硅杯传感器、差动变压式传感器等。常用的多探头脉波传感器有：气压式多探头传感器、电桥式四导传感器、半桥式硅片三导传感器、压电塑料平面点阵传感器等。其中比较有代表性的有：MX-3C型脉象仪、MX-811型脉象仪、BYS-14四导脉象心电仪、MTY-A型脉图仪等。近年来，相关学者在脉象采集系统的设计上探索由单点式向多点式、阵列式过渡，构建脉象地形图以求实现脉象信息的多维表达。总之，各种脉象仪器的相继产生，借助换能器完成模拟信号到数字信号的转换，将脉象中的生物信息转换为电子信息，描记出脉图，并可运用电子计算机提取并分析脉图数据以把握脉象信息。脉图描记作为一种脉诊的客观化研究，极大地突破了脉诊长期以来主观性的制约，为脉诊的研究开辟了新的空间，为脉诊认识提供了一条全新的途径。

脉图波型主要反映心血管系统的生理、病理现象，包括心搏强弱、心输出量多少、血管的阻力和弹性等。同时对脉图与心电图、心音图、动脉血流图的关系，脉图与神经系统的关系，脉图与血流动力学的关系等的研究都是很有意义的。当然，中医脉法所取得的信息量是很大的，其所反映的性质问题亦是多方面的，这要不断深入，用更多的手段方法以探索各个方面的内容和规律。脉图变化可以测知心血管和循环系统的生理现象，也可以利用中医整体观念通过脉图信息以测知阴阳气血的变化及脏腑功能的盛衰，使传统脉学从定性向定量过渡，这都是脉学客观化标准研究的重要方面，对于中医独特脉诊的发展有着重要意义。

6. 气功运气过程中寸口脉象变化研究   《濒湖脉学·四言诀》曰："脉不自行，随气而至，气动脉应，阴阳之义。"气功运气是一个调整气血运行的过程，故气功师在身体不同部位运气时，必定会在寸口脉的相应部位得到反映。柴剑宇观察气功师运气过程中寸口三部脉图变化与自然状态下寸口脉图比较，三部脉象的变化是不一样的，它随气功师运气部位的不同而有差别：当气功师运气于上焦时，其寸部脉象变化最显著，而气功师在中焦运气时，则关部脉象下降幅度最大；如气功师在下焦运气，那么尺部的脉象比正常状态就低得多。硬气功运气对比用意运气所造成的脉象主波峰值的下降幅度更大。气功师运气到不同部位时，局部以手扪之可以感到坚硬如铁板状，这种现象的出现与脉象变化的部位相应。如用局部加压的方法模拟气功师运气时的脉象，同样得到上述一致的结果，只是变量较小。这种运气部位和寸口脉三部相对应的现象，为中医脉象学说中关于寸口脉与脏腑对应原理提供了有力的旁证。

【医案举隅】

左关脉弦大案

《古今医案按·类中》载：给谏晏怀泉夫人，先患胸腹痛，次日卒然晕倒，手足厥逆，时有医者，以牛黄丸磨就将服矣。士材诊之，六脉皆伏，唯气口稍动，此食满胸中，阴阳痞隔，升降不通，故脉伏而气口独见也。取陈皮、砂仁各一两，姜八钱，盐三钱，煎汤灌之，以指探吐，得宿食五六碗，六脉尽见矣。左关弦大，胸腹痛甚，知为大怒所伤也。以木香、青皮、橘红、香附、白术煎服，两剂痛止。更以四君子加木香、乌药，调理十余日方瘥，此是食中兼气中。（清·俞震. 古今医案按. 北京：中国中医药出版社，1998：11.）

按：本案患者用陈皮、砂仁各一两，姜八钱，盐三钱煎汤灌之探吐，见左关弦大，胸腹痛甚，《十八难》中左关候肝，肝经循行绕阴器抵少腹，上胸胁，大怒伤肝，肝气郁滞，出现循行部位疼痛，肝郁克伐脾土，故用木香、青皮、橘红、香附、白术煎服，疏肝理气健脾，两剂痛止。

察六部脉诊咳嗽案

《古今医案按·火》载：汪石山治一人，年逾三十，神色怯弱，七月患热淋，诸药不效。至十一月行房方愈。正月复作，亦行房而愈。三月伤寒，咳嗽有痰，兼事烦恼，延至十月少愈。后复作，服芦吸散而愈。但身热不解，因服小便，腹内膨胀，小腹作痛。后又因晚卧，左胁有气触上，痛不能睡，饮食减半，四肢无力。食则腹胀痛或泻，兼胸膈饱闷，口舌干燥，夜卧盗汗，从腰以下常冷，久坐腰痛脚软。手心常热，诊左手心脉浮数而滑，肾肝二脉沉弱颇缓。右手肺脉虚浮而快，脾脉偏弦而快，命门散弱而快。次日再诊，心肝二脉细软，稍不见快矣。肾脉过于弱，肺脉浮软，亦不见快。脾脉颇软，命门过浮，略坚。汪曰：膀胱者，津液之府，气化出焉。淋者，由气馁不能运化，故津液郁结为热而然也。房后而愈者，郁结流利而热自解矣。三月天日和煦，何得伤寒？多由肺气不足，莫能护卫皮毛，故为风邪所袭。郁热而动其肺，以致痰嗽也。得芦吸散而愈者，以辛温豁散痰与热也。嗽止身热不退者，由嗽久肺虚，虚则脾弱，脾肺之气不能荣养皮毛，故热作也。经曰：形寒饮冷则伤肺。又曰：脾胃喜温而恶寒。今服小便之寒凉，宁不愈伤其脾肺耶？是以腹胀作痛，胁气触上，或泻或汗，种种诸病，皆由损其脾肺也。时或变易不常者，亦由气血两虚，虚而为盈，难乎有常矣。遂用参、芪各二钱，茯苓、白术一钱，归身、牛膝七分，厚朴、陈皮、木香、甘草各五分，薄桂三分，煎服二十余帖，诸证悉退。后因梳头劳倦，诸证复作。汪诊脉与前颇同，但不数不快耳。仍用参、芪各三钱，麦冬、归身、厚朴、枳实、甘草等剂，愈。（清·俞震. 古今医案按. 北京：中国中医药出版社，1998：70.）

　　按：本案患者为火证，我们可以看出汪石山先生诊病非常重视脉诊，文中对患者左右手寸关尺每一部脉象体会细致，左手心脉浮数而滑，肾肝二脉沉弱颇缓。右手肺脉虚浮而快，脾脉偏弦而快，命门散弱而快。次日再诊，心肝二脉细软，稍不见快矣。肾脉过于弱，肺脉浮软，亦不见快。脾脉颇软，命门过浮，略坚。患者肺气不足，莫能护卫皮毛，故为风邪所袭。郁热而动其肺，以致痰嗽也。得芦吸散而愈者，以辛温豁散痰与热也。嗽止身热不退者，由嗽久肺虚，虚则脾弱，脾肺之气不能荣养皮毛，故热作也。用参、芪各二钱，茯苓、白术一钱，归身、牛膝七分，厚朴、陈皮、木香、甘草各五分。薄桂三分，煎服二十余帖，诸证悉退，用平补肺脾之法而愈。

第四节　寸口脉法的阴阳属性

　　阴阳学说贯穿于藏象经络、病因病机、诊法治疗、养生康复等各个方面，同样也是确立诊脉方法、认识归纳脉象特征及其主病的纲领。因此，早在《素问·阴阳应象大论》中就指出"善诊者，察色按脉，先别阴阳"，强调阴阳理论在脉诊中的重要作用。以阴阳研究脉象也是《难经》论脉的一大特点，其以独取寸口为基础，创立阴阳脉法，从脉位尺寸、指力浮沉、脉象变化、四时变动等方面辨别脉之阴阳属性，从阴阳角度分类脉象，确立脉象纲维、诊脉原则与方法，并用以判断脏腑经络组织器官病机病症的寒热虚实性质，预测病情逆顺吉凶，为后世脉诊方法的发展奠定了良好的基础，具有广泛的临床诊断应用价值。

一、脉位尺寸定阴阳

　　脉位尺寸定阴阳是指以脉位尺寸分阴阳，从尺寸脉象辨析疾病阴阳病机的诊脉方法。这一诊脉方法在《难经》中多次阐述并广泛运用，为后世脉学及其临床应用奠定了坚实的基础。

　　1. 划分方法　《难经》中对脉法尺寸阴阳的确立是以寸口脉的关部为分界，关前寸部之脉谓之阳脉，关后尺部之脉为阴脉。《二难》云："从关至尺是尺内，阴之所治也；从关至鱼际是寸内，阳之所治也。"《三难》云："关之前者，阳之动也……关之后者，阴之动也。"

　　2. 诊断学意义

　　（1）分析阴阳盛衰偏颇：《难经》以尺寸分阴阳的诊脉方法，不仅是诊察病位阴阳的根据，更重要的是用以诊察阴阳相乘、盛衰等阴阳失调病机的重要指征。例如，《三难》指出："关之前者，阳之动也，脉当见九分而浮。过者，法曰太过；减者，法曰不及。遂上鱼为溢，为外关内格，此阴乘之脉也。关之后者，阴之动也，脉当见一寸而沉。过者，法曰太过；减者，法曰不及。遂入尺为覆，为内关外格，此阳乘之脉也。故曰覆溢，是其真脏之脉，人不病而死。"指出尺寸脉太过、不及的脉象是阴阳失调的表现，常常反映阴阳的偏盛、偏衰，上鱼、入尺的"覆、溢脉"为阴阳相乘，是太过、不及之极，以至阴阳关格离决，预后凶险。此外，《二十难》所言的阴阳相乘、伏匿及重阴重阳、脱阴脱阳等脉象及其主病，均是从脉位尺寸分阴阳角度，根据尺部、寸部阴阳脉象特点诊察和辨析体内阴阳的盛衰虚实，指导临床对相关病症的认识。因此，《难经》通过寸口脉位尺寸的阴阳分划，为辨析疾病的阴阳病机提供了宝贵的脉诊资料。

（2）判断疾病及其预后：根据尺寸脉象的不同表现，还可以鉴别疾病，判断疾病的阴阳属性，病情变化及其预后。例如，《五十八难》在论广义伤寒五病的脉象时指出："中风之脉，阳浮而滑，阴濡而弱；湿温之脉，阳浮而弱，阴小而急；伤寒之脉，阴阳俱盛而紧涩；热病之脉，阴阳俱浮，浮之而滑，沉之散涩。"根据尺寸阴阳脉象变化来诊断、鉴别各种不同类型的外感热病。《十四难》云："一呼三至，一吸三至，为适得病，前大后小，即头痛，目眩；前小后大，即胸满，短气。"认为人一呼脉跳三次，一吸脉跳三次，这是刚刚发病，此时如果兼见寸脉大尺脉小的情况，为病气在阳，阳盛于上，就会出现头痛、目眩的临床症状；如果兼见寸脉小尺脉大的情况，为病气在阴，阴盛于里，就会出现胸部胀满、呼吸短促的表现，正如《难经经释》所云："前指寸，后指尺。前大后小，病气在阳，故头目眩；后小前大，病气在阴，故胸满短气。"同时，《十四难》还指出："上部有脉，下部无脉，其人当吐，不吐者死。上部无脉，下部有脉，虽困无能为害。"认为当寸部有脉，尺部无脉时，病人应当会有呕吐症状，如果不出现呕吐症状，那就是死脉，预后不佳。寸部无脉，尺部有脉，提示病情虽然严重，但不会有生命危险，因为此时肾中元气未绝，脉还有根，预后尚好，为后世重视尺部脉、根据尺部脉的有无强弱判断疾病预后奠定了基础。

（3）诊察男女常脉及反常脉：《十九难》云："男子生于寅，寅为木，阳也。女子生于申，申为金，阴也。故男脉在关上，女脉在关下，是以男子尺脉恒弱，女子尺脉恒盛，是其常也。"认为男女性别的差异，生理机能有别，故在生理状况下，其尺寸脉的表现特点不同。男子生于寅，寅属东方木，属性为阳，阳气旺盛，阴常不足，其脉象特征是寸脉旺盛而尺脉相对较弱；女子生于申，申属西方金，属性为阴，女子为阴体，阴血旺盛，故其脉象特征是尺脉旺盛而寸脉相对较弱。同时，《十九难》还进一步指出："男得女脉为不足，病在内……女得男脉为太过，病在四肢。"如果在男子诊得具有女性脉象特征的寸弱尺强之阴脉，或者在女子诊得具有男性脉象特征的寸强尺弱之阳脉，是反常的病态脉。在男子主病在内，这是由于阴气有余而阳气不足之病；在女子则主病在四肢，是阳气有余而阴气不足之病。所以，《难经集注》虞庶说："寸口曰阴，男以阳用事，今见阴脉，反于天常，故病发于内；女以阴用事，今寸口却见阳脉，亦是反于天常，故病在四肢。"

3. 后世运用发挥　《难经》这种以关为分界，关前（寸脉）为阳，关后（尺脉）为阴的脉法阴阳划分，为后世医家诊脉所继承和发挥，成为诊脉断病的要领。例如，张仲景《伤寒论》中，脉之阴阳的含义就以此居多，并付之于临床实践。《伤寒论·辨脉法》云："问曰：病有洒淅恶寒而复发热者何？答曰：阴脉不足，阳往从之；阳脉不足，阴往乘之。曰：何谓阳不足？答曰：假令寸口脉微，名曰阳不足，阴气上入阳中，则洒淅恶寒也。曰：何谓阴不足：答曰：尺脉弱，名曰阴不足，阳气下陷入阴中，则发热也。"明确指出阳脉不足即寸部脉微，阴脉不足即尺脉弱；寸部脉微则阳虚阴盛，故表现为洒淅恶寒；尺脉弱则阴虚阳盛，故出现发热症状。《伤寒论·辨少阴病脉证并治》云："少阴中风，脉阳微阴浮者，为欲愈也。"少阴中风，而见阳微，即寸部脉较微，揭示邪气轻微；阴浮，即尺部脉较浮盛，揭示少阴阳气得复而较盛。少阴寒化证之预后，取决于阳气的盛衰，今阳气渐复而邪气日衰，正能胜邪，故断其病

NOTE

势为欲愈。此外，王叔和《脉经·辨脉阴阳大法》直接指出："关前为阳，关后为阴。"元代戴起宗《脉诀刊误·诊候入式歌》进一步引申为："关前为阳名寸口，关后为阴直下取……关前关后定阴阳，察病根源应不朽。"这些都是对《难经》脉位尺寸定阴阳的进一步论述和应用。

【医案举隅】

脉位尺寸定阴阳诊伤寒两感案

《续名医类案·伤寒》陆养愚治伤寒两感案：吴子玉病发热，头痛腰疼，烦躁口渴无汗。有主麻黄汤者，有主羌活冲和汤者。脉之，阳部浮数而不甚有力，阴部沉弱而涩。谓曰：此症此脉，有两感之象，必重有所用力，兼之房劳而得者，不可轻汗，宜先投补剂，托住气血，待日期而汗之。或曰：太阳症而用补，仲景有此法乎？曰：虽无此法，而未曾无此论。太阳症宜汗，假令尺中迟，不可发汗。何以知之？以荣气不足，血少故也。今寸脉浮数而无力，表症不甚急；尺脉沉弱而涩，则里虚可知。伤寒有失汗而传里者，亦有误汗而传里者，此症是矣。众不决，姑服羌活冲和汤，一日夜二剂，前症俱剧，仍不得汗。拟麻黄汤，以药轻病重，欲大汗之。陆曰：若服麻黄汤，亡阳谵语即见，毙可立俟也。乃用补气养荣汤二剂，病未减，亦不剧。诊之，寸关如故，两尺稍有神。再二剂，又约一日夜，方以参苏饮微汗之，汗后诸症悉愈。（清·魏之琇. 续名医类案. 北京：人民卫生出版社，1957：20. ）

按：本案患者发热，头痛腰疼，烦躁口渴无汗，医家根据症状有主用麻黄汤者，有主用羌活冲和汤者。陆氏根据脉象"阳部浮数而不甚有力，阴部沉弱而涩"，诊为太阳少阴伤寒两感证，认为"寸脉浮数而无力，表症不甚急；尺脉沉弱而涩，则里虚可知"，故治疗先投补剂补益气血，后发汗祛邪治之而取效。此可谓是以脉位尺寸阴阳脉法来准确诊病辨证的生动典型案例。

二、指力轻重判阴阳

指力轻重判阴阳是根据脉搏显现部位深浅，指力轻重，通过浮取、沉取不同的指法来辨别脉之阴阳属性，并用以诊察五脏六腑病症的诊脉方法。脉来显现部位较浅，轻取即得者谓之阳脉；反之，脉来显现部位较深，重按始得者谓之阴脉。《难经》在很多难中都论述了此脉法，并详细阐述其阴阳分部及其与五脏的对应关系、五脏阴阳脉象的特征、脉法浮沉分阴阳的诊断学意义等。

1. 脉位浮沉的阴阳划分 《四难》云："脉有阴阳之法，何谓也？然，呼出心与肺，吸入肾与肝。呼吸之间，脾受谷味也，其脉在中。浮者阳也，沉者阴也，故曰阴阳也。"这是在论述呼吸上下之出入与五脏关系的基础上，阐述了脉象浮沉的阴阳属性。盖脉息与气息密切相关，脉气随呼吸气息的出入而上浮下沉。呼气自内而出，由下达上，出于上焦阳分，心肺主之，脉气亦随之由内之外而上浮，故浮者为阳，浮取可候心与肺；吸气自外而入，由上达下，纳于下焦阴分，肝肾主之，脉气亦随之由外之内而沉降，故沉者属阴，沉取可候肝与肾；而脾居中间，起上下枢转作用，故浮取、沉取之间的中按则候脾，即"其脉在中"，由此确立了浮沉为脉象阴阳的两纲。正如张世贤《图注难经》所说："气有呼吸，脉有阴阳。夫人有气而后有脉也。故言脉之阴阳者先言气之呼吸。心肺浮而在上，浮者主出，故呼出心与肺焉；肝肾沉而在下，沉者主入，故吸入肝与肾焉。"

2. 五脏脉象浮沉特征 《四难》在论述了根据呼吸的浮沉出入确定脉象的浮沉阴阳属性及与五脏的对应关系之后，又进一步提出五脏浮沉阴阳的脉象特征："心肺俱浮，何以别之？然，浮大而散者，心也；浮短而涩者，肺也。肝肾俱沉，何以别之？然，牢长者，肝也；按之濡，举指来实者，肾也；脾者中州，故其脉在中。是阴阳之法也。"心肺同居上焦为阳，浮取可候心肺，如何区别二者脉象的不同呢？应结合心肺的生理特点加以区别。心主夏令，属火而性炎上，为阳中之阳，故其脉浮大而散；肺主秋令，属金而性收敛，为阳中之阴，故其脉浮而短涩。同样，肝肾居于下焦为阴，沉取同候肝肾，但肝属木而主春令，木性曲直生发向上，为阴中之阳，故其脉沉牢而长；肾属水而主冬令，水性寒凉滋润向下，为阴中之阴，故其脉沉按之濡而举指来实。脾位居身体中央，其脉介于浮沉之间的中位，按之不浮不沉，不软不实，故曰"其脉在中"。

3. 脉位浮沉的指力轻重 运用浮取、沉取、中取不同的方法可以诊候五脏的病变，但是临证又如何具体运用这种方法，如何把握切脉的指力轻重呢？为了进一步说明这个问题，《五难》又以"菽"的重量作为切脉的指力标准，提出以指力轻重分五部以候五脏的诊脉方法："脉有轻重，何谓也？然，初持脉，如三菽之重，与皮毛相得者，肺部也；如六菽之重，与血脉相得者，心部也；如九菽之重，与肌肉相得者，脾部也；如十二菽之重，与筋平者，肝部也；按之至骨，举指来实者，肾部也。故曰轻重也。"分别以三菽（豆）、六菽、九菽、十二菽之重量比喻浮取、中取、沉取指力的逐步加大，说明五脏脉位的浅深不同，所用指力轻重不同，临证应根据五脏病位所在正确运用指力浮沉阴阳脉法。

4. 诊断学意义 浮沉总候阴阳，而浮取、沉取的不同脉象变化，又反映了脏腑、气血、营卫、阴阳的盛衰变化，具有重要的临床诊断意义。

（1）诊察五脏病症虚实变化：《十二难》中提出："五脏脉已绝于内者，肝肾气已绝于内也，而医反补其心肺；五脏脉已绝于外者，其心肺气已绝于外也，而医反补其肾肝。阳绝补阴，阴绝补阳，是谓实实虚虚，损不足益有余。"此据《四难》心肺俱浮、肾肝俱沉的阴阳脉法，论述从脉象变化来辨别五脏病症的虚实。《四难》认为心肺俱浮，为阳；肝肾俱沉，为阴。因此，此处五脏脉的内外，内指肝肾，外指心肺；五脏脉的虚实，应是心肺脉浮而无力为虚，肝肾脉沉而无力为虚；心肺脉浮而有力为实，肝肾脉沉而坚实为实。所谓五脏之脉"绝于内""绝于外"即指沉取细弱无力和浮取虚微无力之脉，故按阴阳脉法诊断其为"肝肾气已绝于内""心肺气已绝于外"。临床治疗应正确运用补泻之法，补虚泻实。如果不明虚实之理，不辨阴阳之道，"阳绝补阴，阴绝补阳"，"实实虚虚，损不足益有余"，就会导致治疗上的失误。告诫医者应从脉象上辨别五脏疾病的虚实，并正确使用补泻方法，可以说是《难经》浮沉判阴阳脉法的具体运用。

（2）诊察阴阳盛衰偏颇：《难经》认为浮取、沉取脉象既可诊察五脏病症的虚实变化，亦可判断机体整体的阴阳盛衰偏颇。例如，《六难》即提出浮取、沉取以诊察阴阳虚实的方法："脉有阴盛阳虚，阳盛阴虚，何谓也？然：浮之损小，沉之实大，故曰阴盛阳虚；沉之损小，浮之实大，故曰阳盛阴虚，是阴阳虚实之意也。"此处所论脉之阴阳属性与《四难》论脉之阴阳的精神一致，均以浮、中、沉脉位浅深言之，"浮者阳也，沉者阴也"，浮取可诊察包括心肺在内的人体阳分，沉取可诊察包括肝肾在内的人体阴分，若"浮之损小，沉之实大"，浮取脉力不足，细而软弱，沉取脉形大而应指有力，可知病为阴盛阳虚；反之，"沉之损小，浮之实大"，沉取脉力不足，细而软弱，浮取脉形大而应指有力，可知病为阳盛阴虚。正如滑寿《难经本义》注云："浮沉以下指轻重言，盛虚以阴阳盈亏言。轻手取之而见减少，重手取之而见实大，知其为阴盛阳虚也；重手取之而见损小，轻手取之而见实大，知其为阳盛阴虚也。大抵轻手取之阳之分，重手取之阴之分，不拘何部，率以是推之。"

5. 后世运用发挥 《难经》以指力浮沉判阴阳脉法运用浮取、中取、沉取不同的指力来诊察脉象，以判断五脏病候，诊察人体的阴阳盛衰，这一诊脉方法得到后世医家的认可，并将其运用于临证实践中。例如，张仲景在《伤寒论》中就运用了这一诊脉方法，《伤寒论·辨阴明病脉证并治》云："阳脉微而汗出少者，为自和也。汗出多者为太过；阳脉实，因发其汗，出多者亦为太过。"这里的阳脉微、阳脉实，皆指浮取而言。阳脉微，即轻取脉象较微弱而和缓，亦即脉浮不太盛，提示表证较轻；阳脉实，即脉象轻取充实有力，亦即比较浮盛之意，提示表证较重。又如，"太阳中风，阳浮而阴弱。阳浮者热自发，阴弱者汗自出"。这里的阳浮而阴弱，即意为轻取应指而浮盛，为阳浮；重按而不足，为阴弱，此即太阳中风之浮缓脉。

此外，后世医家还对《难经》的指力浮沉阴阳脉法进一步引申发挥，创立了"举、按、寻"的诊脉方法，至今仍广泛运用于临床。例如，《诊家枢要·诊脉之道》云："持脉之要有三：曰举、按、寻。轻手循之曰举，重手取之曰按，不轻不重，委曲求之曰寻。初持脉，轻手候之，脉见皮肤之间者，阳也，腑也，亦心肺之应也；重手得之，脉伏于肉下者，阴也，脏也，亦肝肾之应也；不轻不重，中而取之，其脉应于血肉之间者，阴阳相适，冲和之应，脾胃之候也。若浮、中、沉之不见，则委曲求之，若隐若见，则阴阳伏匿之脉也，三部皆然。"所言举、按、寻即与《难经》所论浮、中、沉取脉之法有关，其阴阳属性、脏腑定位亦与《难经》浮沉分阴阳脉法一致，可谓是对《难经》浮沉判阴阳脉法的发挥。

【医案举隅】

指力浮沉判阴阳诊眩晕案

《文魁脉学·脉案选要》载：患者孙某，女，65 岁。素患眩晕，每于恼怒之后，病势必作。发则眩晕呕吐，心中烦热，急躁易怒，夜间恶梦惊醒，甚则夜游。形体消瘦，面色不华，两颧发红，舌干瘦中裂，糙老质红，两手脉弦滑而硬，按之搏指有力，沉取细弦略急。老年血虚阴液早亏，虚热上扰，当以甘寒泄热之法，忌辛辣油腻，当戒烟酒为要。处方：生石决明两（先煎）、旱莲草三钱、女贞子三钱、生地黄三钱、白芍三钱、竹茹二钱、黄芩三钱、龙胆草一钱。服前方药三剂后，眩晕大减，原方续服六剂而愈。（赵绍琴. 文魁脉学. 北京：北京出版社，1988：159. ）

按：本案为老年妇女，素体阴血亏虚，加之恼怒，郁而化火，使血虚阴亏，虚热上扰，魂不守舍，形体失养，故见眩晕呕吐，急躁易怒，恶梦惊醒，甚则夜游，形体消瘦，面色不华，两颧发红，舌干瘦中裂，糙老质红等表现。两手脉弦滑而硬，按之搏指有力，沉取细弦略急，根据《四难》心肺俱浮、肝肾俱沉的阴阳脉法，浮取候心肺，沉取候肝肾，从脉弦滑而硬，按之搏指知其肝有实热；脉沉取细弦略急知肝肾阴血亏虚，脉证相符，投甘寒泄热之品，辨证施治，故疗效显著。

三、四时更迭辨阴阳

四时更迭辨阴阳是指根据四时阴阳的消长盛衰变化辨别脉之阴阳属性，认识其诊病意义的诊脉方法。这一方法早在《内经》中就有广泛论述和应用，《难经》继承了这一宗旨，并进一步引申发挥，为后世临床根据四时变化辨别脉之阴阳属性诊病奠定了良好的基础。

1. 四时阴阳脉象特点 伴随着一年四季的变迁，自然界阴阳盛衰消长变化，人体的脉象亦会随之而变。例如，《十五难》提出："弦、钩、毛、石者，四时之脉也。春脉弦……夏脉钩……秋脉毛……冬脉石。"春脉弦、夏脉钩、秋脉毛、冬脉石，是四时应时之常脉，也即四时主脉。弦乃肝的应时脉象，因为肝在五行属木，应春季，春季阳气始生，万物复苏，树木生长但未生叶，人体脉象相应地柔软而长，类琴弦，故"春脉弦"；钩乃心的应时脉象，心在五行属火，与夏季相通应，夏季阳气旺盛，万物生长繁茂，绿叶成荫，枝头硕果低垂，枝叶向下弯曲似钩，人体之脉因盛阳外趋而疾速有力，回落缓慢而脉力减弱，故"夏脉钩"；毛为肺之应时之脉，肺在五行属金，与秋季相应，秋季阳气始衰，阴气渐长，万物生长之极，草木皆在此时枯落，其树枝独存，形如毫毛，人之脉象也如毫毛般轻虚而有浮象，故曰"秋脉毛"；石为肾之应时之脉，肾在五行属水，与冬季相应，冬季阴气盛长，气候严寒，水冰如石，人体之脉沉濡而滑，故曰"冬脉石"。可见，人体气血活动随着四时阴阳的消长变化而发生着相应的生理改变，脉象上表现出春弦、夏钩、秋毛、冬石的体象特征，充分体现了"天人相应"的整体观。《十三难》在讨论色脉与尺肤之间的关系时认为，"五脏有五色，皆见于面，亦当与寸口、尺内相应。假令色青，其脉当弦而急；色赤，其脉浮大而散；色黄，其脉中缓而大；色白，其脉浮涩而短；色黑，其脉沉濡而滑"，此处脉也均指五脏应时之脉。

此外，《七难》中还根据自然界阴阳二气的消长盛衰变化将一年划分为少阳、阳明、太阳、少阴、太阴、厥阴六个时段，即六气。上半年是少阳（一阳）、阳明（二阳）、太阳（三阳），下半年是太阴（三阴）、少阴（二阴）、厥阴（一阴），既说明了自然界一年阴阳之气盛衰进退的规律，也表达了人体阴阳之气一年盛衰变化的周期。人与自然环境密切相关，自然界阴阳的消长变化，人体气血也随着呈现出相应的盛衰变化，因而就会在六气表现出不同的脉象变化，"少阳之至，乍大乍小，乍短乍长；阳明之至，浮大而短；太阳之至，洪大而长；太阴之至，紧细而长；少阴之至，紧细而微；厥阴之至，沉短而敦"。正月、二月，为少阳春生之气旺盛，此时气候特点为乍暖还寒，自然界的阳气始萌，人身之阳气随之而始生，故当此节令的脉象特点为"乍大乍小，乍长乍短"，即忽大忽小，忽短忽长；三月、四月，阳明之时，自然界的阳气已旺，但还未至极，人体气血也处于相对旺盛阶段，故表现在脉象上则为"浮大而短"，即脉象浮浅，盛大而不及其位；五月、六月，太阳之时，是一年之中气温最高，阳气盛极之时，人体的阴阳气血均处于最盛最旺的阶段，故脉象特点为"洪大而长"，即来盛去衰，滔滔满指，状如洪水，搏过其位；七月、八月，少阴之时，阴气始生，气温虽然偏凉但未至寒冷，人体的气血始敛，阳气始藏而未深藏，故表现在脉象方面则为"紧细而长"；九月、十月，太阴之时，阴寒之气盛极，自然界的阳气固密，人体之阳气内敛伏藏，因而表现于脉象则为"紧细而微"；十一月、十二月，厥阴之时，是"冬至以后一阳生"的季节，是由阴转阳的关键时令，阴之将尽，阳之将生，故谓"厥阴"，此时的脉象特点为"沉短而敦（紧）"，即沉紧而搏动部位局限。伴随着六气阴阳的盛衰变化，表现出不同的脉象特征，正如《难经本义》

NOTE

云："少阳之至，阳气尚微，故其脉乍大乍小，乍短乍长。阳明之至，犹有阴也，故其脉浮大而短。太阳之至，阳盛而极也，故其脉洪大而长。阳盛极则变而之阴矣。故夏至后为三阴用事之始，而太阴（当为'少阴'）之至，阴之尚微，故其脉紧大而长。少阴（当作'太阴'），阴渐盛也，故其脉紧细而微。厥阴之至，阴盛而极也，故其脉沉短以敦（当作'紧'）。阴盛极则变而之阳，仍三阳用事之始也，此则三阳三阴之王脉，所以经六甲而循四时，率皆从微而至乎者，自渐而趋于极，各有其序也。"

2. 诊断学意义

（1）判断疾病病情与病位：五脏应四时，不同季节的脉象特征也反映了五脏精气的盛衰变化。《十五难》即用生动、形象的语言分别描述了四时五脏的平脉、病脉和死脉的体象特征，如谓肝的脉象，若春季弦脉"气来厌厌聂聂，如循榆叶曰平；益实而滑，如循长竿曰病；急而劲益强，如新张弓弦曰死"，认为春季肝之弦脉，若脉气来时轻浮和缓，指下的感觉好像触摸到飘动的榆树叶子似的脉称平脉，代表肝之精气充盛；如果比正常的脉增强了坚实之感而带滑象，好像触摸长竹竿似的脉称病脉，说明肝之功能已出现失常；如果脉来不柔和，急劲强硬，如新张弓弦的脉称死脉，代表肝之精气将绝。同时在论述每一脏的脉象特征时还进一步指出"其气来实强，是谓太过"，"气来虚微，是谓不及"。脉象太过，即坚实强硬有力，主"病在外"；脉来不及，即虚弱无力，主"病在内"。将四时病脉分为太过、不及两大类，提纲挈领地指明以四时脉象特征判定病位。

（2）推测预后吉凶：《素问·平人气象论》云："脉得四时之顺，曰病无他，脉反四时及不间藏，曰难已。"认为脉与四时相应，预后良好，即"脉从四时，谓之可治"。若脉与四时相逆，如春夏脉瘦，秋冬脉浮大或春得秋脉、夏得冬脉、长夏得春脉、秋得夏脉、冬得长夏脉等，皆为"脉逆四时"，其病难治。同时还指出"人以水谷为本，故人绝水谷则死，脉无胃气亦死。所谓无胃气者，但得真脏脉，不得胃气也"。认为脉中胃气的多少是判断疾病预后的关键因素。《难经》继承《内经》理论宗旨，在《十五难》中论述每一脏的脉象时，均以各脏的应时之脉为核心，以胃气的多少和有无为依据作为判定平脉、病脉、死脉的标准，指出在每一季节所见到的脉象如果是该季节的应时之脉，那么，有胃气者为平脉，少胃气者为病脉，无胃气者为死脉，此时则预后不佳。这种根据四时脉中胃气的盛衰来判断疾病预后吉凶的理论，为后世强调脉"以胃气为本"的理论形成奠定了重要基础。

3. 后世应用发挥　《内经》《难经》创立的根据四时更迭辨别脉之阴阳属性的方法，得到后世医家的认可，并广泛运用于临床。《伤寒论》多次提到有关五脏四时阴阳脉象的内容，《伤寒论·平脉法》云"春弦秋浮，冬沉夏洪，察色观脉，大小不同"；"肾沉心洪，肺浮肝弦，此自经常，不失铢分"；"肝者，木也，名厥阴，其脉微弦濡弱而长，是肝脉也。肝病自得濡弱者，愈也。假令得纯弦脉者死"；"心者，火也，名少阴，其脉洪大而长，是心脉也。心病自得洪大者，愈也。假令脉来微去大，故名反，病在里也，脉来头小本大，故名复，病在表也"。这些关于五脏四时阴阳脉象特征的论述与《内经》《难经》基本相似。

王叔和《脉经》中也进一步引用发挥。例如，《脉经·辨脏腑病脉阴阳大法》中云："脉来浮大者，此为肺脉也；脉来沉滑，如石，肾脉也；脉来如弓弦者，肝脉也；脉来疾去迟，心脉也。"论述了四时五脏脉象的形态，其义与《难经》相通。再如，《脉经·肝胆部》云："黄帝问曰：春脉如弦，何如而弦？岐伯曰：春脉肝也，东方木也，万物之所以始生也，故其气来濡弱轻虚而滑，端直以长，故曰弦。反此者病。黄帝曰：何如而反？岐伯曰：其气来实而强，此谓太过，病在外；其气来不实而微，此谓不及，病在中。黄帝曰：春脉太过与不及，其病皆何如？岐伯曰：太过则令人善忘。忽忽眩冒而癫疾；不及则令人胸胁痛引背，下则两胁胠满。"即在《十五难》相关论述基础上，阐述了春脉如弦的机理、病脉的特点，并进一步补充春脉太过与不及的临床表现。同时，该篇中还运用五行相生、相克理论，论述了春季不当季脉象出现的病理性质、病理名称及其预后："春肝木王，其脉弦细而长，名曰平脉也。反得浮涩而短者，是肺之乘肝，金之克木，为贼邪，大逆，十死不治。反得洪大而散者，是心之乘肝，子之扶母，为实邪，虽病自愈。反得沉濡而滑者，是肾之乘肝，母之归子，为虚邪，虽病易治。反得大而缓者，是脾之乘肝，土之陵木，为微邪，虽病即瘥。"这些论述进一步发展了《内经》《难经》关于四时阴阳脉法的理论。

今人刘伯祥还将五脏四时阴阳脉象特点与寸、关、尺三部脏腑定位相结合，运用于临床疾病的诊断治疗中，其认为："寸口脉在各季中的变化，正常情况下应是一致的，如引绳齐等，要浮皆浮，要沉皆沉。然而，由于人体气血逆顺有别，阴阳强弱不一，加上病邪的作用使得左、右手六脉不可能都处在同一状态，表现出完全一致来。往往表现个别部位独大、独小、独浮、独弦……表现独的部位即为该部所属的脏腑组织或身体相应部位发生病变，出现何种脉象按其所主病辨证。一脉主多病，一病可出现多种脉象，究为何病，应以有此脉有此证方为此病，有此脉无此证则非为此病。例如，夏季心脉当旺，寸口脉应浮大而散。六脉中唯右关脉沉弱无力脉不应时，症见纳呆，食少不知味，便溏腹泻。右关属脾，脉沉弱无力，参之以证为脾胃阳虚，运化无力。当益气健脾、补中益气汤合理中汤为治，甚者温中健脾，以附子理中汤调理。又如，冬季肾脉当旺，脉应沉滑而柔和。六脉中唯右寸脉洪大，不应时，症见低热，咳嗽胸痛，咳吐黄稠痰，舌红苔黄。右寸脉属肺，脉证合参为肺热证，上焦热盛，治宜清肺化痰，治以麻杏石甘汤加味。"

【医案举隅】

四时更迭辨阴阳诊头痛案

《实用中医时间医学》载：患者，男，27 岁。患颠顶痛，痛剧则闭目不欲睁，朦胧欲寐，须以手扭发，则颠痛稍缓，时已三年。每逢春寒之日则诱发，每昼日 11 时至下午 2 时、下午 5 至 7 时，准时发作，过时自愈。若天晴则头不痛，周身轻快。时值 1980 年春末，病发刚过。余根据畏寒喜温之特点，嘱其入夏后再治，遂选定芒种夏至后五天为服药期。是年 6 月 6 日来诊，患者面色苍白，舌质淡嫩，脉缓无力，饮食二便无异常。拟温阳益气方：熟附子 12g，吴茱萸 6g，当归 9g，黄芪 9g，升麻 3g，柴胡 3g，白术 9g，菟丝子 15g，云苓 9g，连服 20 剂。从 1981 年以来，虽逢春寒，亦未发作。（张年顺，宋乃光．实用中医时间医学．上海：上海中医学院出版社，1991：203.）

按：本案头痛逢春寒之日即发，脉当弦紧而急，而病者脉却缓而无力，畏寒喜温，说明其病为阳虚寒盛。发作时辰为 11 时至下午 2 时，正当午时，午时为阴阳气机升降浮沉的交接时期，午时一阴生。下午 5 至 7 时，正是傍晚，为昼夜阴阳消长盛衰的交接时期，昼将入夜，两个时辰皆为阳转入阴的时间，这就进一步明了病为阳虚，故治以温阳益气方，果然取效。

四、脉象变化分阴阳

脉象变化分阴阳是指根据脉象变化辨其阴阳属性，认识其诊病意义的诊脉方法，也属于《难经》广义的阴阳脉法范畴。这一方法被后世医家所重视，并广泛运用于临床，以分类归纳脉象，并从脉象主病角度分析阴阳失调的相关病机。

1. 脉象变化的阴阳划分 《素问·阴阳应象大论》说："善诊者，察色按脉，先别阴阳。"《难经》遵循《内经》这一思想，以阴阳为纲把握分类脉象变化。《四难》提出："浮者阳也，滑者阳也，长者阳也；沉者阴也，短者阴也，涩者阴也。"据脉象变化划分阴阳，一是根据脉位之深浅划分：脉位浅者为浮脉，属阳；脉位深者为沉脉，属阴。二是根据脉幅的长短划分：脉幅长者，即长度大于寸、关、尺三部的一寸九分，为长脉，属阳；脉幅短者，即长度小于（不足于）寸、关、尺三部之一寸九分者，为短脉，属阴。三是根据脉搏的流利度划分：凡脉来流利圆滑者为滑脉，属阳；凡脉来涩滞不利者为涩脉，属阴。这就为后世以阴阳为纲对脉象进行分类和研究提供了先例。

2. 诊断学意义 根据脉象变化掌握脉的阴阳属性，可为诊察疾病的寒热阴阳病机、了解阴阳的消长盛衰偏颇、判断疾病预后等提供重要参考资料。

（1）确定脏腑病症阴阳寒热属性：脉象是内在脏腑病情变化的外在反映，故从脉之阴阳可判断脏腑疾病及其寒热属性。《九难》云："何以别知脏腑之病耶？然：数者腑也，迟者脏也。数则为热，迟则为寒。诸阳为热，诸阴为寒。故以别知脏腑之病也。"即从脉象的迟数判断脏腑病症的寒热性质。因脏属阴，腑为阳，数为阳脉，迟为阴脉，而腑病多属阳热，脏病多为阴寒，故迟脉主脏病、阴证；数脉主腑病、阳证，与《素问·太阴阳明论》"阳道实，阴道虚"的精神一致。但是临证在运用时并不能拘泥，正如《八十一难经集解》引古林正祯注云："此越人示大概模范而已。腑者，阳也，其病多属阳而为热，故以数为腑病，非唯数也，见诸阳脉者，皆为腑病也。脏者，阴也，其病多属阴而为寒，故以迟为脏病，非唯迟也，见诸阴脉者，皆为脏病。数亦有脏病，脏亦有热病；迟亦有腑病，腑亦有寒病，临床察脉，不可执滞。"可谓深解经意，见地精辟。在临证中之心阳虚证、肺阳虚证、脾胃阳虚证、肝胆阳虚证、肾阳不足证等五脏阳虚者，可见迟而无力之脉，但心火上炎证、痰火扰心证、肺热壅盛证、痰热阻肺证、风热犯肺证、湿热缊脾证、肝火上炎证、肝胆湿热证、肾阴虚证等皆可见数脉。六腑虽多热证，但亦有寒证，可见迟脉，如小肠虚寒证、胃阳虚证、胆气不足证、肠虚滑脱证等，也有迟而无力之脉。因此，临证运用不可拘泥。

（2）了解疾病阴阳盛衰兼夹病机：掌握脉象变化的阴阳属性，不仅可以判断病情之阴阳，而且可以根据相兼脉象辨析疾病的阴阳盛衰兼夹病机。《四难》云："浮、沉、长、短、滑、涩也。浮者，阳也；滑者，阳也；长者，阳也；沉者，阴也；短者，阴也；涩者，阴也。所谓一阴一阳者，谓脉来沉而滑；一阴二阳者，谓脉来沉滑而长也；一阴三阳者，谓脉来浮滑而长，时一沉也；所谓一阳一阴者，谓脉来浮而涩也；一阳二阴者，谓脉来长而沉涩也；一阳三阴者，谓脉来沉涩而短，时一浮也。"将脉象变化分为阴阳两类，即浮、长、滑为阳，沉、短、涩为阴，然后进一步从相兼脉象说明对阴阳夹杂病变的辨证意义。脉沉中带滑，为一阴一阳脉；沉中带滑而长，为一阴二阳脉；脉虽浮滑而长，但时一沉，为一阴三阳脉。同样，脉浮中带涩，为一阳一阴脉；长而带沉涩，为一阳二阴脉；若沉涩而短，但时一浮，则为一阳三阴脉。通过分析各种不同阴阳属性脉象交互参见的情况，判断疾病的阴阳盛衰。正如《难经古义》所云："盖有一阴一阳至一阴三阳，则是谓阴虚阳盛，自微至著之象……自一阳一阴至一阳三阴，则谓阳虚阴盛，自渐至极之象。"《难经正义》亦云："其浮滑长，三阳也；沉短涩，三阴也，而于三部中察此六脉，即可知阴阳盛衰之机。盖阴阳之脉不单至，唯其不单至，故有此六脉相兼而见；唯其相兼，故有一阴一阳、一阳一阴之不同也，此别阴阳虚实之法。"由此可知，阴阳盛衰与夹杂之病机，往往表现出阴阳脉象的相兼并见，通过脉象变化阴阳脉法可以察知疾病阴阳盛衰兼夹的复杂病机。

（3）判断疾病预后吉凶：脉象的阴阳属性变化，亦常常是诊察病情逆顺、判断疾病预后吉凶的重要依据。《素问·平人气象论》云："脉从阴阳，病易已；脉逆阴阳，病难已。"认为脉证性质一致，阴病见阴脉，阳病见阳脉，则病情较为单纯，预后较好；若脉证性质不符，阴病见阳脉，阳病见阴脉，则病情较为复杂，预后较差。同样，《难经》继承《内经》这一思想，运用脉象阴阳顺逆判断疾病的预后。《十七难》云："病若谵言妄语，身当有热，脉当洪大，而反手足厥逆，脉沉细而微者，死也。病若大腹而泄者，脉当微细而涩，反紧大而滑者，死也。"认为谵言妄语为阳证，故见洪大之阳脉为顺，若见沉细而微之阴脉，则脉证相逆而主死；腹胀泄泻为阴证，故见微细而涩之阴脉为顺，若见紧大而滑之阳脉，则脉证阴阳相逆而为死证。这种根据脉证阴阳逆顺判断疾病预后的方法，为后世临床的具体运用提供了重要依据。正如《景岳全书·脉神章》所云："凡内出不足之证，忌见阳脉，如浮、洪、紧、数之类是也；外入有余之病，忌见阴脉，如沉、细、微、弱之类是也，如此之脉，最不易治。"可谓是对《内经》《难经》的脉证逆顺理论做了深刻阐发和总结。

3. 后世应用发挥 《难经》从阴阳角度分类和研究脉象，成为历代医家脉象研究的重要内容。《伤寒论·辨脉法》开篇即云："脉有阴阳者，何谓也？答曰：凡脉大、浮、数、动、滑，此名阳也；脉沉、涩、弱、弦、微，此名阴也。凡阴病见阳脉者生，阳病见阴脉者死。"对脉象变化划分阴阳，并根据脉证关系判断疾病预后。《脉经》不仅对《难经》脉象变化阴阳脉法做了大量的补充，而且还结合脉位尺寸阴阳脉法，描述脉之"阳中之阳""阳中之阴""阴中之阴""阴中之阳""阴干阳""阳干阴"等，如《脉经·辨脉阴阳大法》云："凡脉大为阳，浮为阳，数为阳，动为阳，长为阳，滑为阳；沉为阴，涩为阴，弱为阴，弦为阴，短为阴，微为阴……寸口脉浮大而疾者，名曰阳中之阳……寸口脉沉细者，名曰阳中之阴……尺脉沉细者，名曰阴中之阴……尺脉滑而浮大者，名曰阴中之阳……尺脉牢而长，关上无有，此为阴干阳……寸口脉壮大，尺中无有，此为阳干阴。"极大地丰富了《难经》关于脉之阴阳的内容。同时，《脉经》还在《难经》从脉象变化辨别脏腑病变寒热阴阳属性基础上，详细地论述了如何从脉象辨别五脏病。《脉经·迟疾短长杂脉法》云："脉数在腑，迟在脏。脉长而弦，病在肝。脉小而少，病在心，脉下坚上虚，病在脾胃，脉滑而微浮，病在肺。脉大而坚，病在肾。"《察病指南·辨七表八里九道七死脉》则进一步指出："七表脉属阳，浮、芤、滑、实、弦、紧、洪也……八里脉属阴，微、沉、缓、涩、迟、伏、濡、弱也……九道脉属阳者二（长、促），属阴者七（短、虚、结、牢、动、细、代）。"此后医家论脉，或直接标明所论各脉之阴阳属性，如《濒湖脉学》即将所论二十七种脉象划分为阳（浮、数、实、紧、洪、动、促、长）、阴（沉、迟、涩、虚、短、微、缓、革、濡、弱、散、细、伏、结、代）、阳中阴（滑、芤、弦）、阴中阳（牢）四类；或强调通过诸如浮沉、迟数等脉象对举以分别其阴阳属性，如《三指禅·对待总论》云："人之一身，不离阴阳，而见之于脉，亦不离阴阳。浮沉迟数，阴阳相配之大者也，举其余而对待训之，事以相形而易明，理以对勘而互见。"

【医案举隅】

脉象变化分阴阳诊伤寒案

许叔微医案：一武弁李姓，在宣化作警，伤寒五六日矣，镇无医，抵郡召予。予诊视之，脉洪大而长，大便不通，身热无汗，此阳明证也，须下。病家曰：病者年逾七十，恐不可下。予曰：热邪毒瓦斯并蓄于阳明，况阳明经络多血少气，不问老壮，当下，不尔别请医占。主病者曰：审可下，一听所治。予以大承气汤，半日，殊未知，诊其病，察其证，宛然在。予曰：药曾尽否？主者曰：恐气弱不禁，但服其半耳。予曰：再作一服，亲视饮之。不半时间，索溺器，先下燥粪十数枚，次溏泄一行，秽不可近，未离，已中汗矣，然周身一时顷汗止身凉，诸苦遂除。次日予自镇归，病患索补剂，予曰：服大承气汤得瘥，不宜服补剂，补则热仍复，自此但食粥，旬日可也。故予治此疾，终身止大承气，一服而愈，未有若此之捷。论曰：老壮者形气也，寒热者病邪也，脏有热毒，虽衰年亦可下；脏有寒邪，虽壮年亦可温，要之与病相当耳。失此，是致速毙也。（刘景超，李具双·许叔微医学全书·北京：中国中医药出版社，2006：58.）

按：本案七旬老人患伤寒，大便不通，身热无汗，同时出现脉洪大而长，许氏根据其阳证阳脉，判断为阳明腑实证，应用下法治疗，在病家担心气弱不禁的情况下，坚持应用大承气汤下之而愈。

综上所述，后世诊脉皆分阴阳，以诊脉部位分阴阳，则寸脉为阳，尺脉为阴；以脉位之深浅分阴阳，则浮脉为阳，沉脉为阴；以脉动过程分阴阳，则至（起）者为阳，去（伏）者为阴；以脉动至数分阴阳，则数者为阳，迟者为阴；以脉形特征分阴阳，则大脉、洪脉、长脉为阳，小脉、细脉、短脉为阴；以脉搏的流利度分阴阳，则滑脉为阳，涩脉为阴；以四时脉分阴阳，则春夏脉为阳，秋冬脉为阴，皆宗于《难经》有关阴阳脉法的认识。这一识脉方法，执简驭繁，便于掌握，促进了后世脉学的发展。

第五节　寸口脉法要领与主病

在理解脉诊原理、谙熟诊脉方法的基础上，运用寸口脉法诊察疾病时，面对纷繁复杂的具体脉象，还要掌握脉法要领，熟悉各种脉象的主病，才能准确把握脉象，判断病情。《难经》较全面地论述寸口诊脉的要领，深入分析了多种脉象的机理及其主病，使脉学理论进一步丰富，为脉学理论的发展做出了突出贡献，具有重要的应用价值。

一、脉法要领

《难经》的脉法要领，包括诊脉的纲领、脉之胃气、脉之根本、脉动频率，以及脉时相应、脉证合参等，均是脉诊时需掌握的基本要点。清代程国彭《医学心悟·脉法金针》说："脉有要诀，胃、神、根三字而已。"明确指出诊脉要领的核心是胃、神、根三者。只有明晰诊脉要领，才能提纲挈领地把握脉象，并据此准确推究病情。《难经》对脉诊要领有较全面的论述，可概括为以下几个方面。

1. 六脉为纲分阴阳　脉象种类繁多，变化复杂，《内经》所论有长、短、大、小、细、迟、数、代、涩、浮、沉、徐、疾、实、坚、散、动、躁、静、滑、缓、紧、弦、钩、毛、弱、石等二十多种脉象。《难经》所论脉象，有三十余种，除了继承《内经》所载之外，还补充了濡、牢、洪、伏、结、微、覆、溢、损、至、伏匿、脱阴、脱阳、重阴、重阳等十余种脉象。为了执简驭繁、提纲挈领地把握脉象，《内经》《难经》从这些纷繁复杂的脉象特征中试图概括出共性，作为诊脉的纲领。《灵枢·邪气脏腑病形》有"调其脉之缓急、小大、滑涩，而病变定矣"之说，肇六脉为纲之端倪，但其"缓、急、小、大、滑、涩"，系脉尺合参以对应尺肤之"缓、急、减而少气、贲而起、滑、涩"而提出。《四难》沿用《内经》六脉为纲的思路，但所言六脉为"浮、沉、长、短、滑、涩也"，以浮沉别脉位，长短别脉体，滑涩别脉之流利度，显然是对《内经》的进一步发展。《内经》《难经》"以六脉为纲"的理论，对后世脉学的发展产生了影响。例如，《伤寒论·辨脉法》云："凡脉大、浮、数、动、滑，此名阳也；脉沉、涩、弱、弦、微，此名阴也。"《伤寒论·平脉法》又提出了六脉为病脉提纲："脉有弦、紧、浮、滑、沉、涩，此六者名曰残贼，能为诸脉作病。"滑寿《诊家枢要·诊脉之道》则以"浮沉、迟数、滑涩"六脉为纲。现代脉学在以"浮沉、迟数、虚实"六脉为纲，以与"阴阳、表里、寒热、虚实"八纲辨证对应，都是对脉象的纲领性归纳，与《内经》《难经》一脉相承。

运用六纲归纳脉象，对其脉位、脉体、流利度、频率有了初步认识之后，还可将各种复杂的脉象概括为阴阳两大类。从阴阳角度分类脉象，确立脉象纲维，也是历代医家研究的重要内容。《素问·阴阳应象大论》虽指出"善诊者，察色按脉，先别阴阳"，将阴阳作为诊察疾病的纲领，但对脉象之阴阳未做专门讨论。《难经》发挥《内经》以阴阳为纲的思想，用阴阳理论研究各种脉象，以脉位尺寸分阴阳（《二难》《三难》等），指力浮沉判阴阳（《四难》《六难》《十二难》等），脉象变化分阴阳（《四难》《九难》等），四时更迭辨阴阳（《十五难》《七难》等），创立了阴阳脉法（具体内容见本章第四节"寸口脉法的阴阳属性"）。为后世掌握脉象要领，诊察机体阴阳盛衰，分析疾病寒热虚实，确定病情与病位，判断预后吉凶，指明了方向。

2. 脉合四时阴阳　自然界阴阳二气的消长决定了春、夏、秋、冬的四时变化，从而有春温、夏热、秋凉、冬寒的气候特征。人与天地相参，人体内在机能活动随气候变化而产生相应的变化，脉象也随四时阴阳的变化规律而呈现周期性的变化，故"四变之动，脉与之上下"（《素问·脉要精微论》）。每一个季节均有应时的正常脉象，季节气候不同，脉象特征各异，并以春规、夏矩、秋衡、冬权论四时脉象。《素问·宣明五气》谓："五脉应象：肝脉弦，心脉钩，脾脉代，肺脉毛，肾脉石，是谓五脏之脉。"《难经》继承了《内经》脉合四时阴阳的理论，如《十五难》明确指出："弦、钩、毛、石者，四时之脉也。春脉弦……夏脉钩……秋脉毛……冬脉石。"《七难》还根据一年中自然界阴阳二气的消长盛衰变化将一年划分为少阳、阳明、太阳、少阴、太阴、厥阴六个时段，称为六气。认为天时有季节气候阴阳消长的不同，人体气血应天时六气，故脉象也有阴阳盛衰的变异，这些脉象虽然表现不同，但均是在当令之时所得的当旺之脉，故为正常的平脉。若脉象与四时阴阳消长变化不能相应而出现错乱，即可通过错乱之脉而诊知发病的脏腑部位，并可进一步推测疾病的预后吉凶。因此，脉时关系在说明生理、阐释病理、诊断疾病及判断预后等方面具有一定的意义，体察脉象时必须结合季节气候阴阳变化对脉象的影响。

3. 脉以胃气为本　《内经》确立了"脉以胃气为本"的思想。《素问·平人气象论》明确指出："胃者平人之常气也，人无胃气曰逆，逆者死。"《素问·玉机真脏论》将"脉弱以滑，是有胃气"确定为有胃气之脉象特征，并与邪气所致的病脉予以鉴别，认为"邪气来也紧而疾，谷气来也徐而和"（《灵枢·终始》）。认为有胃气之脉是以从容和缓、柔和有力、节律整齐为特征的。《难经》全面继承了《内经》"脉以胃气为本"的思想，并予以发挥。《十五难》在讨论"弦、钩、毛、石"四时正常脉象的基础上，强调以胃气的有无和多少作为辨别四时五脏平脉、病脉、死脉的依据，胃气充盛者为"平脉"，胃气减少为"病脉"，没有胃气者为"死脉"。为了突出脉"以胃气为本"的思想，进一步提出"胃者，水谷之海，主禀，四时皆以胃气为本，是谓四时之变病，死生之要会也"。指出胃为水谷之海，是滋养五脏六腑精气的源泉，故四时之脉必得胃气充足才能反映平人之脉象。而脾胃之脉皆为和缓之象，反映在各个季节及各个脏器的脉象之中，故称其"平和不可得见"。只是在病变情况下，脾胃之气衰减，才能明显地见到脉中的和缓之象衰减。所以说，"衰乃见耳"。正常的脉象应是有胃气的脉象，如果脉中缺乏胃气为病脉，如果脉无胃气为死脉，即是真脏脉。真脏脉为无胃气的脉象，即全无冲和、从容气象之脉。《三难》所言的覆脉和溢脉，即为真脏脉，见之则"不病而死"。《十五难》"急而劲益强，如新张弓弦"；"前曲后居（踞），如操带钩"；"按之萧索，如风吹毛"；"来如解索，去如弹石"，这些是对真脏脉的形象描述。

自《内经》《难经》之后，"脉以胃气为本"成为中医脉诊的重要法则，历代医家均把诊之胃气作为脉法要领，正如清代程国彭《医学心悟·脉法金针》所说："凡诊脉之要，有胃气曰生，胃气少曰病，胃气尽曰不治，乃一定之法，自古良工，莫能易也。"因此，体察脉象时，着重诊察胃气的多少有无。

4. 脉以元气为根　"脉以元气为根"的思想，源于《难经》。《十四难》之"人之有尺，树之有根，枝叶虽枯槁，根本将自生，脉有根本，人有元气"的论述，体现了元气为脉之根本的思想。《难经》不仅将哲学之元气理论引入中医学，作为人体生命活动的根本，而且构建了以命门为中心，命门化生之元气，通过三焦输布于全身，在脏腑经络发挥生理效应，并可诊察与调节的生命本原系统。该系统的关键在于元气，元气生于命门，是生命活动的原动力，推动激发脏腑经络的功能活动，脏腑精气血津液之气化、经络气血之运行均为命门元气的生理效应。元气为生命之根，反映在各个脏器的脉象之中，即为脉之根本。正如《八难》所说："诸十二经脉者，皆系于生气之原……谓十二经之根本也……此五脏六腑之本，十二经脉之根……故气者，人之根本也，根绝则茎叶枯矣。"

元气聚集流注于十二经脉，反映于寸口，其盛衰可在寸口之尺部、沉候诊察。有元气之脉象，具有沉取尺部，脉应指有力的特征。尺脉的有无决定着疾病的轻重。《十四难》明确指出"上部有脉，下部无脉，其人当吐，不吐者死；上部无脉，下部有脉，虽困无能为害"。若寸部有脉，尺部无脉，说明邪气壅盛，此时病人当有呕吐之症，待其呕吐，邪气上越，邪有出路，脉气自可还原，下部之脉自现；当吐不吐，邪无出路，下脉不现，则为死证。若寸部无脉，尺部有脉，虽提示病情严重，但不会有生命危险。《八难》还提出"寸口脉平而死"的问题：

"寸口脉平而死者，生气独绝于内也。"认为元气不足，尺脉内绝不应，脉离其根，当是"生气独绝于内"的征象，后世谓之无根之脉。即使脉象显得正常，也犹如折茎之花、无根之木，仍有死亡的危险。证之临床，寸口脉平而死是客观存在的，常见于暴病，亦可见于慢性病。因此，《十四难》昭示曰："人之有尺，譬如树之有根，枝叶虽枯槁，根本将自生。脉有根本，人有元气，故知不死。"因此，候察尺部就成为判断元气盛衰的重要方法，对诊察病情和判断疾病预后均有极其重要的意义。

自《难经》始，"脉以元气为根"成为中医脉诊的重要法则，后世"脉贵有根"理论即源于此。因此，体察脉象时，除了强调诊察胃气的多少有无外，还要重点诊察元气的盛衰，并以此进一步判断神气的有无。可见，《内经》《难经》奠定了脉之胃、神、根特征的理论基础。

5. 五十脉动法则　脉诊的"五十动"法则首见于《内经》，《灵枢·根结》曰："一日一夜五十营，以营五脏之精，不应数者，名曰狂生。所谓五十营者，五脏皆受气。持其脉口，数其至也。五十动而不一代者，五脏皆受气。"明确指出"五十动"为诊脉时要求体察的基本至数，五十为"大衍之数"，即演绎天地万物变化规律之数，是"河图""洛书"之数理的应用体现。五十之数在《内经》中广泛用于说明人体的生命规律，《灵枢·五十营》云："天周二十八宿，漏水皆尽，脉终矣……故五十营备，得尽天地之寿矣。"《灵枢·营卫生会》曰："营周不休，五十而复大会……故五十度而复大会于手太阴矣。"《灵枢·卫气行》亦曰："故卫气之行，一日一夜五十周于身，昼日行于阳二十五周，夜行于阴二十五周，周于五脏。"

经脉之气血昼夜五十营于身，历经五脏，将精微物质运行到五脏，故"五脏皆受气"，以发挥各自的生理功能。五脏的功能状况反映于寸口，如果脉搏"五十动而不一代（止）"，说明五脏都得到经脉之气的营养。五十之数对应五脏，每脏为十，恰与"河图"之数10相合，取意运用演绎天地万物之变化规律的"河、洛"之数理，能测知人体五脏的变化规律。若不满五十动而一止，"四十动一代者，一脏无气；三十动一代者，二脏无气；二十动一代者，三脏无气；十动一代者，四脏无气；不满十动一代者，五脏无气"（《灵枢·根结》）。脉搏的动而中止是脏气衰竭的反映，脉搏搏动过程中，中止的次数越多，脏气衰竭的范围也越大，故"五十动而不一代者，以为常也，以知五脏之期。予之短期者，乍数乍疏"（《灵枢·根结》）。脉动五十次无歇止为正常脉象，根据脉搏的歇止多少，可以推测脏气的盛衰。脉来乍数乍疏，节律不规整者，预后不良。因此，将脉候"五十动"之数作为中医脉诊的基本要求。

然而，《内经》虽强调代脉的出现提示脏气衰弱，但没有明确先绝之脏，《难经》深得《内经》之旨，对"五十动"脉动法则做了进一步深化。《十一难》云："人吸者随阴入，呼者因阳出，今吸不能至肾，至肝而还，故知一脏无气者，肾气先尽也。"根据呼吸与脉搏跳动的密切关系，解析了脉动与内脏的关系，认为代脉出现的频率与脏气衰弱、呼吸深浅有关。"吸者随阴入，呼者因阳出"，阴，指在下的肝肾；阳，指在上的心肺，吸入之气由上向下，入于肝肾，为肾所纳；呼出之气自下而上，由内向外，从口鼻而出，与《四难》"呼出心与肺，吸入肾与肝"义同。"不满五十动而一止，一脏无气者"，为肾气先绝。原因在于肾位最里最下，肾气衰败则不能纳气至最下部的肾，脉气亦不能完成一个"五十动"周期而歇止。而脉气不能下至于肾，肾气亦得不到脉气的进一步荣养而更加衰败。因此，五十动而一止，说明肾气首先衰竭。正如滑寿《难经本义》所注："五脏肾在最下，吸气最远。若五十动不满而一止者，知肾无所资，气当先尽。尽，犹衰竭也。衰竭则不能随诸脏气而上矣。"证之临床，歇止脉的出现，提示脏气衰弱，而脏气衰弱又往往伴随着呼吸的变化，如呼吸表浅，气短似喘，多病情越重，呼吸越浅，预后越差。

《内经》《难经》提出的五十脉动法则，要求每次按脉时，诊察脉搏跳动不应少于五十次，目的在于候察脉搏跳动五十次中是否出现歇止脉，以判断脏气的盛衰。脉动五十次而无歇止，说明五脏精气充足，脉动五十次以下者，中止的次数越多，病情越重，故张仲景强调："动数发息，不满五十，短期未知决诊，九候曾无仿佛……夫欲视死别生，实为难矣。"需要注意的是，临床上歇止脉的出现，有虚有实，既可见于脏气虚弱者，亦可见于气滞血瘀证，正常人偶尔也会出现间歇脉，而五十之数，精神实质是强调把握脉动次数的规律，学习和运用时不可拘泥。

此节涉及的一百、五十、二十五之数是依据"河图""洛书"所演绎的数理，但却揭示了人体心脏三个不同部位自动节律的法则。现代生理学认为，人类心脏窦房结的自动节律为每分钟 100 次，房室结的自动节律为每分钟 50 次，薄肯野纤维的自动节律为每分钟 25 次。这不是巧合，说明《内经》《难经》所应用的"河""洛"数理有其自然法则之背景。

6. 脉象男女有别　《内经》最早强调"切脉问名，当合男女"（《素问·疏五过论》），即切脉诊病时必须参合男女的差异，但未对男女在脉象上的不同进行论述。《难经》最早阐述了男女生理禀赋差异在脉象上的表现，《十九难》云："男女有恒……男脉在关上，女脉在关下，是以男子尺脉恒弱，女子尺脉恒盛，是其常也。反者，男得女脉，女得男脉也。"不但讨论了男女常规脉象的特征，而且分析了男女脉象相反的主病，述《内经》之未备，补《内经》之不足。

《难经》从男女生理、体质的阴阳差异说明其脉象的差别，认为男女阴阳之气的多少不同，与初生时日有关。《十九难》指出："男子生于寅，寅为木，阳也。女子生于申，申为金，阴也。故男脉在关上，女脉在关下。是以男子尺脉恒弱，女子尺脉恒盛，是其常也。"十二地支与五行的配属，寅卯配木，申酉配金，故寅为少阳木，申为少阴金，男属阳而女为阴，男子阳气旺盛，阴常不足，其脉象特征是寸脉旺盛而尺脉相对较弱；女子阴血旺盛，体质相对较弱，故其脉象特征是尺脉旺盛而寸脉相对较弱。因此，有"男子尺脉恒弱，女子尺脉恒盛"的生理性差异。加藤宗博《卢经裒腋》注曰："关上为阳之功，故男脉在关上；关下为阴之动，故女脉在关下。是以男子寸脉恒盛，尺脉恒弱；女子寸脉恒弱，尺脉恒盛，是男女之常也。"古林正祯《难经或问》进一步说明："男子者属木，其脉阳发，寸盛尺微；女子者属金，其脉降缩，尺盛寸微也。"丁锦《古本难经阐注》云："男女之脉，合阴阳之理，以别弱盛之常道。"滑寿《难经本义》云："阳之体轻滑而升，天道也，故男脉在关下；阴之体重浊而降，地道也，故女脉在关下。"均认为男子尺脉弱，女子尺脉盛，是男女生理禀赋所形成的正常现象。

由于男女有"男子尺脉恒弱，女子尺脉恒盛"的生理性差异，故男女的脉象所提示的病理变化不同。如果在男子诊得具有女性脉象特征的寸弱尺强之脉，或者在女子诊得具有男性脉象特征的寸强尺弱之脉，是谓"逆"，是反常的病态脉。在男子则为阴气有余而阳气不足之病，故曰"病在内"；在女子则为阳气有余而阴气不足之病。四肢为诸阳之本，故为太过而病在四肢。正如《难经集注》虞庶所说："寸口曰阴，男以阳用事，今见阴脉，反于天常，故病发于内；女以阴用事，今寸口却见阳脉，亦是反于天常，故病在四肢。"因此，为了准确分辨男女常脉、病脉，必须先了解男女常脉，以常衡变。

7. 脉病形病合参　诸诊合参、脉证合参是《难经》诊察疾病的基本原则，而脉证关系通过形病脉病关系表现出来，形病与脉病又是诸诊所要诊察的两大方面，故脉诊的法则之一，便是脉病形病合参，即在关注脉象变化时，还要结合考察病人的全身状况，只有多角度、多层面广泛收集临床资料，综合分析，全面考虑，才能客观把握病情，准确判断疾病。因此，脉病形病合参也是脉诊时必须掌握的重要法则之一。

二、脉象主病

《难经》除了讨论"浮沉、长短、滑涩"六纲脉外，还讨论了迟、数、大、小、细、实、坚、散、缓、紧、弦、钩、毛、弱、石、濡、牢、洪、伏、结、微、覆、溢、损、至、伏匿、脱阴、脱阳、重阴、重阳等三十余种脉象，散见于二十多难之中，多为病理脉象。其中单字命名的脉名，继承了《内经》对脉象的命名方法，这些脉象及其临床意义丰富而具体，颇有临床实用价值，为后世所沿用。现将《难经》主要病脉的脉象与主病规律分述如下。

1. 迟数定寒热　迟数脉是指脉的频率快慢，数脉脉来快数，一息六至以上；迟脉脉来迟慢，一息不足四至。《九难》云："何以别知脏腑之病邪？然：数者腑也，迟者脏也。数则为热，迟则为寒。诸阳为热，诸阴为寒，故以别知脏腑之病也。"明确指出"数则为热，迟则为寒"，并依据阴阳理论从脉象的迟、数判断脏腑的寒热病性。腑属阳，脏属阴；数为阳，迟为阴；热为阳，寒为阴。"诸阳为热"，阳盛则热，故其脉数；"诸阴为寒"，阴盛则寒，故其脉迟。数脉为热属阳，为阳气有余，与腑同类，故病见数脉是腑病；迟脉为寒属阴，系阴气有余，与脏同类，故病见迟脉是脏病。《难经集注》吕广注云："腑者阳，故其脉数，脏者阴，故其脉迟。"指出阴脉、迟脉主五脏病；阳脉、数脉主六腑病。证之临床，腑病多实热证而见数脉；脏病多为虚寒证而见迟脉。阳明腑病为热证，脉象多数；太阴脏病属寒证，脉象多迟。自此，数脉、迟脉成为临床判断寒热病症的主要脉象特征。

《难经》根据脉象的迟数辨别脏病腑病的方法，是脉与病相应的范例，但临证之时则不能机械地去理解。加藤宗博《卢经裒腋》注曰："脉一息三至曰迟，不足之脉也。一息六至曰数，太过之脉也。脏为阴、腑为阳，脉数者属腑，为阳，为热；脉迟者属脏，为阴，为寒，不特是也。诸阳脉皆为热，诸阴脉，皆为寒。脏腑之病由是之。博按：是言其大概耳，不可拘一于此也。"可谓是对以脉象迟、数辨别脏腑病性意义的画龙点睛之笔。临证中五脏阳虚证，可见迟而无力之脉，但五脏邪盛郁热化热之证，又可见数大之脉；六腑固然多热证数脉，但亦有胃阳虚、大肠小肠虚寒等寒证，也有迟而无力之脉。因此，在理解脉象辨别脏病腑病之时，要结合实际病症灵活运用。正如徐灵胎《难经经释》所云："腑病亦有迟脉，脏病亦有数脉。"因此，在理解脉象辨别脏病腑病之时，要结合实际病症灵活运用。

2. 大小诊虚实　大小脉是指脉体的宽窄和脉势的力量大小，大脉脉体大而有力，乃邪气亢盛，充斥脉道之象；小脉脉体细小而无力，乃气血亏虚，不能充盈脉道之象。《素问·通评虚实论》说："邪气盛则实，精气夺则虚。"疾病过程是邪正双方斗争的过程，疾病发生的原因虽然十分复杂，但总其大要，不外乎人体本身的正气和致病邪气两个方面。邪正的消长盛衰，决定了疾病的虚实性质，虚实病变在脉象上表现为大小之别，故《难经》以脉象的大小、有力无力，诊断病之虚实。《六难》云："浮之损小，沉之实大，故曰阴盛阳虚。沉之损小，浮之实大，故曰阳盛阴虚。是阴阳虚实之意也。""浮""沉"，指浮取、沉取；"实大""损

"小"，指脉象的大小、有力无力。"实大"为邪盛之征，"损小"为正虚之征。浮取主表属阳，沉取主里属阴。"浮之损小，沉之实大"，指浮取法见脉象细小，沉取法见脉反大而有力，此实大为阴盛之征，损小为阳虚之征，故言"阴盛阳虚"。"沉之损小，浮之实大"，指沉取法见脉象细小，浮取法见脉反大而有力，此实大为阳盛之征，损小为阴虚之征，故言"阳盛阴虚"。可见，脉体大、脉势有力者，主病为实证；脉体小、脉势无力主病为虚证。这说明《难经》不仅重视脉的脉位深浅，也重视脉的大小特征变化，后世脉法以浮为阳、沉为阴为纲，并结合脉体、脉势的大小变化，分析病变的虚实变化，有效地指导着疾病的诊治。

3. 覆溢辨关格 溢脉、覆脉是《难经》特有的脉象名称。何为溢脉、覆脉？《三难》曰："关之前者，阳之动也，脉当见九分而浮。过者，法曰太过；减者，法曰不及。遂上鱼为溢，为外关内格，此阴乘之脉也。关之后者，阴之动也，脉当见一寸而沉。过者，法曰太过；减者，法曰不及。遂入尺为覆，为内关外格，此阳乘之脉也。故曰覆溢，是其真脏之脉，人不病而死也。"从寸脉和尺脉显现部位的长短及脉位浮沉，讨论了覆脉、溢脉的脉象特征及其病机和意义。

《难经》诊脉的方法是以常衡变，要识别病脉，先要掌握正常脉象。"关之前者，阳之动也，脉当见九分而浮"；"关之后者，阴之动也，脉当见一寸而沉"。即对寸部、尺部的正常脉象做了明确规范，指出寸脉位于关之前，属阳，正常应见脉九分而略浮，超过九分为太过，不满九分则为不及；尺脉位于关之后，属阴，正常应见脉一寸而略沉，超过一寸为太过，不满一寸则为不及。溢脉、覆脉均为太过之脉。

溢脉，指寸脉太过之极之脉。寸脉太过之甚，其脉位不仅超过寸部的九分长度，而且上至于手鱼际部。寸脉属阳，其太过之甚为何不是阳热盛极，而是"阴乘之脉"？盖因其病理关键是阴胜，阳相对不足，导致阴部脉过盛而乘于阳位，搏动超出九分，溢于鱼际部，即尺部上乘于寸部，寸脉超出本位而上于手鱼际部。覆脉，指尺脉太过之极之脉。尺脉太过之甚，其脉位不仅超过尺部的一寸长度，而且内入于尺内。尺脉属阴，其太过之甚为何不是阴寒盛极，而是"阳乘之脉"？盖因其病理关键是阳胜，阴相对不足，导致阳部脉过盛而乘于阴位，搏动超出十分，直覆尺肤部，即寸脉下覆尺脉，尺脉超出本位而下覆尺肤。可见，覆脉、溢脉是寸尺部太过的反常脉象，《难经》用"关""格"概括其病机。溢脉脉象是阴乘阳位之脉，故其所主病机为阴盛于内，从内格拒阳气，使得阳气被关阻于外而不得入内，故称其为"外关内格"。覆脉脉象是阳乘阴位之脉，所主病机为阳盛于外，从外格阻阴气，使得阴气被关闭于内而不得外达，故称为"内关外格"。

对于太过之脉的论述，始于《内经》。《灵枢·终始》以人迎、脉口（即寸口）脉的充盛程度诊阴经、阳经之气的邪盛程度，以人迎候阳经，"人迎一盛，病在足少阳……人迎四盛，且大且数，名曰溢阳"；脉口候阴经，"脉口一盛，病在足厥阴……脉口四盛，且大且数者，名曰溢阴"。称人迎、脉口之脉太过为"溢"，言"人迎与脉口俱盛三倍以上，命曰阴阳俱溢"。可见，《难经》沿用了"溢"字论述太过之脉，而专指太过之寸部脉象，并将寸、尺太过之脉分而论之，言寸脉太过之脉为溢脉，尺脉太过之脉为覆脉，细化和深化了对邪盛之脉的认识。

"关格"一词，首见于《内经》，指阴阳俱盛，不能相互营运的病理状态及由此所致的证候。临床见人迎与寸口脉盛极，或有呕吐及小便不通。《素问·脉要精微论》云："阴阳不相应，病名曰关格。"《素问·六节藏象论》云："人迎与寸口俱盛四倍已上为关格。"王冰注曰："阳盛之极，故格拒而食不得入也……阴盛之极，故关闭而溲不得通也。"森立之注曰："'关

'格'二字，为闭拒之义。或以为脉体之义，或以为病症之义，共可通矣。"《灵枢·终始》以关格概括阴阳俱盛的病机，故而有"溢阳为外格……溢阴为内关……人迎与太阴脉口俱盛四倍以上，命曰关格"的脉象变化特征。"溢阳为外格"，指阳经的邪气过于亢盛淫溢，便会将阴经之气格拒于外；"溢阴为内关"，指阴经的邪气过于亢盛淫溢，便会将阳经之气关闭于内。《三十七难》云："阴气太盛则阳气不得相营也，故曰格；阳气太盛则阴气不得相营也，故曰关；阴阳俱盛不得相营也，故曰关格。"《三难》运用"关""格"二字阐释覆脉、溢脉的病机。此处以脉象释病机，是对《内经》阴阳俱盛病理状态的进一步发挥和拓展。

《难经》所论覆脉和溢脉，以及《内经》所论"溢"脉，都是阴阳格拒而致脉盛之极，均失其冲和之气象而无胃气，故《三难》明确指出覆脉、溢脉皆属主病危重的真脏脉之类，见此脉则"人不病而死"。《灵枢·终始》指出："内关不通死不治……关格者与之短期。"《难经》明确称之为真脏脉，真脏脉显现，提示预后不良。正如滑寿《难经本义》所说："覆溢之脉，乃孤阴独阳，上下相离之诊，故曰真脏之脉。"

4. 损至察脉率 损脉、至脉也是《难经》特有的脉象名称，是在《九难》迟数定寒热的基础上，根据脉率增加或减少的程度对其脉象主病的进一步细化。损者，减损、减退，损脉指脉搏至数较平脉少者，亦兼有脉势颓衰虚弱之象；至者，众也、多也，至脉指脉率较平脉至数增多者，亦兼有脉势急促之象。丁锦《古本难经阐注》曰："损似迟，至似数；至者进，损者退。所谓损至，即迟数之意也。"

如何判断脉率的损至？从《内经》始，中医学以医者呼吸和脉搏的比率作为判断的标准，《素问·平人气象论》明确指出："人一呼脉再动，一吸脉亦再动，呼吸定息脉五动，闰以太息，命曰平人。平人者，不病也。常以不病调病人，医不病，故为病人平息以调之为法。"《十四难》云："脉来一呼再至，一吸再至，不大不小曰平。"徐大椿《难经经释》注云："平者，适得其常之谓。"《十四难》云："三至曰离经，四至曰夺精，五至曰死，六至曰命绝。此至之脉也……一呼一至曰离经，再呼一至曰夺精，三呼一至曰死，四呼一至曰命绝。此损之脉也。"根据脉率增加或减少的程度，将至脉分为一呼三至、一呼四至、一呼五至、一呼六至四种情况，将损脉分为一呼一至、再呼一至、三呼一至、四呼一至四种情况。并将损脉、至脉均分为"离经""夺精""死""命绝"四种程度，依次说明病变的轻重缓急，以及预后吉凶。徐大椿《难经经释》注云："离经，离其经常也；夺精，精气已夺也；死者，言其必至于死；命绝，则生气已绝，仅存脉之动而已，亦随息也。"

损脉所主的病变，《十四难》曰："一损损于皮毛，皮聚而毛落；二损损于血脉，血脉虚少，不能荣于五脏六腑；三损损于肌肉，肌肉消瘦，饮食不能为肌肤；四损损于筋，筋缓不能自收持；五损损于骨，骨痿不能起于床。"将其主病分为五种，即一损皮毛、二损血脉、三损肌肉、四损筋、五损骨，简称为"五损"。一损，损于皮毛，病位在肺，故症见皮肤干枯皱缩，毛发脱落；二损，损于血脉，病位在心，故见血脉虚少，五脏失荣的种种表现；三损，损于肌肉，病位在于脾，脾失健运，水谷精气化生不足，肌肉失养而见消瘦；四损，损于筋，病位在肝，"肝主身之筋膜"，筋失荣养，肢体不能屈伸，不能做随意运动；五损，损于骨，病位在肾，"肾藏骨髓之气"，肾有损伤，骨失充养，故症见骨痿卧床不起。可见，《十四难》所论的损脉是人体精气耗损的脉象，脉搏至数减少，系迟类脉象，"迟则为寒"（《九难》），提示阳气虚损，阴气有余，所主病症均为损证，即后世所称为虚损、虚劳之类病症。

至脉所主的病变，《十四难》将之分为四种：其一，三至之病。即一呼三至，一吸三至。一息六至之脉，"为适得病，前大后小，即头痛目眩，前小后大，即胸满短气"。主新得病，病程短，若寸脉浮大、尺脉沉细，为上实下虚，病位在上，故症见"头痛目眩"；若寸脉沉细而尺脉浮大，为病位在下，在肝肾，上虚（心肺之气不足）而下实，故症见"胸满短气"。其二，四至之病。即一呼四至，一吸四至。一息八至之脉，"病欲甚，脉洪大者，苦烦满；沉细者，腹中痛；滑者伤热；涩者中雾露"。提示病情将要加重，根据脉形变化，别之为四：脉形洪大者，是阳热内盛，故症见"苦烦满"；脉沉细者，为阴血亏少，经脉失荣，故症见"腹中痛"；兼见脉滑，是热邪犯里，故曰"伤热"。《素问·平人气象论》有"滑曰热中"与此义同。兼见涩脉，是伤于寒湿。寒性收引，湿性黏滞，使气血运行不利，故见涩脉。其三，五至之病。即一呼五至，一吸五至。一息十至之脉，"其人当困，沉细夜加，浮大昼加，不大不小，虽困可治。其有大小者，为难治"。主病情加剧而危重。此据脉形变化也有四种不同的临床意义：脉沉细者，是阴盛阳不足，病在阴分，夜亦属阴，见此脉者，病情在夜间加剧；脉浮大者，是阳盛阴不足，病在阳分，昼亦属阳，见此脉者，病情在白昼加剧；脉形未见过于浮大或沉细变化者，病情虽然危重，但尚可救治；若此部位脉浮大，彼部位脉见沉细，或浮大与沉细交替出现，提示难以救治。其四，六至之病。即一呼六至，一吸六至。一息十二至之脉，"为死脉也，沉细夜死，浮大昼死"，若脉象沉细，晚间死，浮大昼日死。可见，《十四难》所论的至脉所主病变有虚有实，脉搏至数增加，系数类脉象，"数则为热"（《九难》），证之临床有阳盛之实热证和阴虚之虚热证。从其有"离经""夺精""死""命绝"四种严重程度分析，所主病变以虚为多，但从"适得病""脉洪大"等的论述可知，至脉也主实证、热证，并非皆主虚证。

从上可知，损脉、至脉反映的病机不同，所主病症各异。因此，其脉象所主病变的传变规律也不同。《十四难》指出："至脉从下上，损脉从上下也。"至脉所主疾病始于下，多为阳盛阴虚，下为阴，故始于下而极于上。损脉所主疾病始于上，多为阴盛阳虚，上为阳，故始于上而极于下，一损皮毛、二损血脉、三损肌肉、四损筋、五损骨，说明损脉致病，其传变由外及里、由浅而深，所主病症从肺开始向下传变，经心、脾、肝，下传及肾脏。"从上下者，骨痿不能起于床者死；从下上者，皮聚而毛落者死"（《十四难》），损脉所主疾病由上至下的传变依次发展，见骨痿卧床不起者，为病情深重；至脉所主疾病由下至上的传变，见到皮肤皱缩、毛发脱落的症状，也病重难治。说明损脉、至脉所主疾病发展到最后，预后均不良。因此，通过诊察损脉、至脉的脉象变化，不但可判断疾病的病情轻重，还可预测其预后好坏，颇具临床指导意义。

5. 伏匿审变化　伏匿脉象是指脉象出现了隐伏藏匿的情况，徐大椿《难经经释》云："伏匿，谓不见于本位，反藏匿于他部而见其脉也。"《二十难》云："经言脉有伏匿，伏匿于何脏而言伏匿邪？然，谓阴阳更相乘，更相伏也。脉居阴部，而反阳脉见者，为阳乘阴也。脉虽时沉涩而短，此谓阳中伏阴也。脉居阳部，而反阴脉见者，为阴乘阳也。脉虽时浮滑而长，此谓阴中伏阳也。重阳者狂，重阴者癫。脱阳者见鬼，脱阴者目盲。"从脉位和脉象之阴阳，讨论了阴阳相伏相匿的病理脉象，从而阐述脉象从阴阳相乘、伏匿，到重阴重阳，再到脱阴、脱阳的变化过程，而这些变化，正是疾病变化的过程。因此，从脉象的伏匿变化可以审察疾病的变化情况。

《难经》以脉位分阴阳，则寸脉为阳，尺脉为阴；以脉形分阴阳，浮滑而长之脉为阳，沉涩而短之脉为阴。浮滑而长之阳脉应当出现在阳位，滑涩而短之阴脉应当出现在阴位，这是正常的现象。如果在阴位尺部见到浮滑而长的阳脉，为阳乘阴位的脉象；如在阳位寸部出现沉涩而短的阴脉，为阴乘阳位的脉象。在阴阳乘袭出现时，还可有阳中伏藏阴脉、阴中伏藏阳脉之情况，如在尺阴部见到浮滑而长的阳脉，有时又现沉涩而短之脉象，此为阳中伏藏阴脉，故称阳中伏阴；在寸阳部若脉来沉短而涩的阴脉，有时又现浮滑而长之脉象，此为阴中伏藏阳脉，故称阴中伏阳。阳位有潜藏伏匿着阴脉的可能，阴位也有潜藏伏匿着阳脉的可能。李中梓《医宗必读·脉法心参》云："阴脉之中，阳脉间一见焉，此阴中伏阳也；阳脉之中，阴脉间一见焉，此阳中伏阴也。"《二十难》明确指出："脉虽（虽阳脉）时沉涩而短，谓阳中伏阴也。脉居阳部，而反阴脉见者，为阴乘阳也。脉虽（虽阴脉）时浮滑而长，此谓阴中伏阳也。"说明阴阳伏匿是与阴阳相乘病机相似的脉象，即《二十难》所谓"脉有伏匿"，"阴阳更相乘，更相伏"也。此中虽未言其主病意义，临证可以据脉推证。阴阳相乘之脉，提示阳邪乘袭，伤犯阴分，或阴邪乘袭、伤犯阳分。李中梓《医宗必读·脉法心参》注云："浮取之候、两关之前，皆阳也，若见紧涩短小之类，是阳不足而阴乘也；沉取之候、两关之后，皆阴也，若见洪大数滑，是阴不足而阳乘之也……阴乘阳者必恶寒，阳乘阴者必内热。"阴阳伏匿之脉，提示阴阳夹杂，其所伏匿之邪，虽暂时尚未为病，但可待时而动，故李中梓有"阴中伏阳期于夏，阳中伏阴期于冬"之说。此从脉象所示病机，可未病先防，消病于伏匿未发之时。

重阴脉和重阳脉象，既是阴阳相乘伏匿脉象的体现，也是阴阳相乘伏匿病理的进一步发展，"重阳"指在尺部、寸部皆见阳脉；"重阴"指在尺部、寸部皆见阴脉。两者阳中伏阴，阴中伏阳，阳乘阴位，阴乘阳位。"重阳者狂"，狂病发于阳，多由阳偏盛所致，而阳性躁动，故症见登高而歌、弃衣而走等；"重阴者癫"，癫疾发于阴，多由阴偏盛所致，而阴主宁静，故发则症见意不乐、神情颠倒等。可见，"重阳则狂，重阴则癫"，既说明重阴、重阳脉之主病，亦提示狂证和癫证的病机。正如黄竹斋《难经会通》所说："夫阳部见阳脉，宜也。设阴部亦见阳脉，尺寸皆阳，谓之重阳。重阳则阴部失滋燥之权，阳邪飞越而为狂。其状自高贤智，登高而歌，弃衣而走，骂詈不避亲疏，皆自有余而主动。阴部见阴脉，宜也。设阳部亦见阴脉，尺寸皆阴，谓之重阴，重阴则阳部失宣和之令，阴邪郁结而为癫，其状僵仆于地，闭目不醒，阴极阳复，良久却苏，皆自不足而主静。此皆邪气既盛，至伤其神，故其病若斯，由阴阳偏盛而然也。"后世将重阴脉和重阳脉象主病所提示的病机，直接引申为狂证和癫证的病机，广泛用于对癫证、狂证的分析，虽非经文原旨，但不无道理。

"脱阳者见鬼，脱阴者目盲"，所言的脱阳、脱阴，指脉象变化。"脱阳"，指阳部脉脱，即阳脉细微将绝；"脱阴"，指阴部脉脱，即阴脉细微将绝。脉脱则反映了体内气血阴阳之脱失，阳气脱失，神魂散乱而妄见，如睹鬼物；阴者精也，精气脱失，目失滋养则目盲无所见。《难经集注》杨康候曰："脱阳者，无阳气也。关以前细微甚也，故目中妄见而睹鬼物焉；脱阴者，谓尺中微细甚也，阴者，精气也，精气脱故目盲。脱之言失也，谓亡失阴阳之气也。"可见，出现阴阳脱失的病理脉象，也是阴阳相乘伏匿脉象的体现，是阴阳相乘伏匿病理发展的严重阶段。后世据此脉象的病机将脱阳、脱阴拓展为亡阴、亡阳病机，阐释机体的阴液或阳气突然大量亡失，功能活动严重衰竭的病理状态。

阴阳相乘、伏匿、重并、脱失脉象，均是根据尺部、寸部阴阳脉象特点诊察和辨析体内阴阳的盛衰虚实，不但阐释了体内阴阳更胜、互损、离决病机，也反映了阴阳失调的逐步变化的过程。疾病之始，可先见阴阳相乘、伏匿脉象，提示阴阳互损、虚实兼夹，病情复杂；继则可见重阴、重阳脉象，说明阴阳偏胜重并，病情深重；最后出现脱阳、脱阴脉象，提示阴阳偏胜重并已极，不相制约而阴阳亡失，提示阴阳竭绝、病情危重。

6. 十变论病传　"十变"，指一脏脉象的十种变态。《十难》云："一脉为十变者，何谓？然：五邪刚柔相逢之意也。假令心脉急甚者，肝邪干心也；心脉微急者，胆邪干小肠也。心脉大甚者，心邪自干心也；心脉微大者，小肠邪自干小肠也。心脉缓甚者，脾邪干心也；心脉微缓者，胃邪干小肠也。心脉涩甚者，肺邪干心也；心脉微涩者，大肠邪干小肠也。心脉沉甚者，肾邪干心也；心脉微沉者，膀胱邪干小肠也。五脏各有刚柔邪，故令一脉辄变为十也。"提出"一脉为十变"，认为在两手寸关尺每一脉位上均可出现十种不同脉象，由于左右两手寸关尺每一脉位与脏腑经脉有相应配属，因此，通过分析不同脉位上的脉象变化可以诊察相应脏腑经脉的病变，以及相关、干犯情况。

以心脉变化为例，五脏之邪干心、六腑之邪干小肠，心脉的十种变态为：心脉急甚、心脉微急、心脉大甚、心脉微大、心脉缓甚、心脉微缓、心脉涩甚、心脉微涩、心脉沉甚、心脉微沉。"心脉"即左寸心、小肠脉位。急、大、缓、涩、沉分别为肝、心、脾、肺、肾五脏的特异性脉象，即肝脉急（弦），心脉大（洪），脾脉缓，肺脉涩（浮涩），肾脉沉。"甚""微"代表了脉象变化的程度，其中，"甚"者，言五脏邪盛，"微"言六腑微邪，如此脉位与脉象合参诊病，以五脏为主，脏腑配属。据此类推，心脉急甚为肝邪干犯心，心脉微急为胆邪干犯小肠，心脉大甚为心邪自干心（心本脏自病），心脉微大为小肠本腑自病，心脉缓甚为脾邪干犯心，心脉微缓为胃邪干犯小肠，心脉涩甚为肺邪干犯心，心脉微涩为大肠邪干犯小肠，心脉沉甚为肾邪干犯心，心脉微沉为膀胱邪干犯小肠。此即所谓"五脏各有刚柔邪，故令一脉辄变为十也"。可见，脏邪干脏，其脉来甚，病较深重；腑邪干腑，其脉来微，病较轻浅。这也说明其他脏病变均对心有不同程度的影响。寸口一部一脏之脉有十变，那么，两手六部之脉便可有六十种脉象变化，《难经集注》丁德用注云："其一脉十变之法，是师引此一部之中，二经说此，五邪相干，为之十变。凡两手三部，各有二经，六部之内，各有五邪十变也。故从其首，计其数，六部十变也。数有六十，是谓六十首。"可见脉象变化的复杂多样，《难经》为认识复杂的脉象变化构建了切于临床实用的诊察模式。

从心脉之"十变"可知，来自不同脏腑的病气（包括本脏病气），侵犯某一脏腑，该脏脉象便会发生十种异常变化。这些变化规律，也反映了五脏疾病有以下传变规律：其一，母病及子，如肝之病邪侵犯心脏；其二，邪气自干，如心之病邪自犯心脏；其三，子病犯母，如脾之病邪侵犯心脏；其四，传其所不胜，如肺之病邪侵犯心脏；其五，传其所胜，如肾之病邪侵犯心脏。可见，《十难》以五行生克乘侮理论论述了五脏病传规律，此即"五邪刚柔相逢之意也"。关于"刚柔"，滑寿《难经本义》注曰："刚柔者，阳为刚，阴为柔也。刚柔相逢，谓脏逢脏，腑逢腑也。五脏五腑，各有五邪。以脉之来甚者属脏，微者属腑。特以心脏发其例，余可类推。故云一脉辄变为十也。"滕万卿《难经古义》云："刚为（伤）脏，邪气甚；柔为（伤）腑，邪气微。"关于"五邪"，徐大椿《难经经释》注云："五邪，五脏五腑之邪也。刚柔，五脏为柔，五腑为刚。相逢，为脏邪干脏，腑邪干腑也。"正如《五十难》所云："从后（生我之脏）来者为虚邪，从前（我生之脏）来者为实邪，从所不胜（克我之脏）来者为贼邪，从所胜（我克之脏）来者为微邪，自病（本脏自病）为正邪。"《难经集注》虞庶注曰：

"推此十变之候，乃五行胜复相加，故圣人谓之五邪也。"

《难经》关于一脉十变的论述，提示诊察某一脉位出现的病脉之象，可以察知脏腑病变的病因病机、病情变化及其传变规律，对临床实践具有指导意义。例如，病人心中悸动而左寸脉沉濡者，可据脉象、脉位合参之法，诊为肾水凌心之证，以真武汤之类温阳行水法治之。病人胃脘疼痛而关脉左弦右濡者，诊为肝胃不和之证，可用左金丸化裁治疗。

此外，从脉象变化对疾病预后的判断，《难经》也有丰富的论述，《难经》在脉法要领和脉象主病的论述中，往往同时讨论了如何通过脉象来分析疾病的预后吉凶。例如，《十一难》以脉搏竭止程度判断脏气的衰竭情况；《十四难》将损脉、至脉均分为四种，以及"离经""夺精""死""命绝"四个严重程度，依次说明病变的轻重缓急、预后吉凶；《三难》通过覆脉和溢脉辨关格，阐释阴阳俱盛，不能相互营运的危重病理状态。

需要指出的是，《难经》虽然十分重视脉诊，用大量的篇幅论述脉诊原理、方法，以及脉法要领和脉象主病，强调通过脉象分析可以帮助判断疾病的病位、病性、病势、传变规律及预后吉凶，为中医脉学的形成和发展做出了伟大贡献，但并非仅用脉诊诊病，以一概全，忽视其他诊法，而是强调脉证合参，诸诊合参，多层次、多角度地诊察病情，最终目的是准确诊断，为治疗提供可靠依据。因此，在深入探讨《难经》脉学理论及其应用的同时，要深刻理解诸诊合参的思想，把握《难经》诊法理论的精髓，并灵活应用于临床实践。

【医案举隅】

尺脉微弱案

《十四难》云："人之有尺，树之有根，枝叶虽枯槁，根本将自生，脉有根本，人有元气。"

又治李时中，色欲过度，忽喉中肿痛，医治罔效，命在须臾。按之两尺微弱。余曰：足下先天之真阴、真阳亏损，无根之火游行无制，客于喉咙。遂与八味地黄丸料，煎好冰冷，分六碗，尽一日服完而效。后服丸药，旬日而安。经曰：上病疗下，是此法也。（清·齐秉慧．齐氏医案．北京：中国中医药出版社，1997：179．）

尺部无脉案

《十四难》云："上部有脉，下部无脉，其人当吐，不吐者死。"

曾治凌秀才之母，年五十，已生九男二女，气血衰惫，一日外出，饮食过伤，途遇风雨，食填太阴，倒晕床褥，水浆不入已四日矣。举家议以必无生理，三子促骑而请，予因家有要事，辞以不果。其七子禀生弥祖，在馆功书，闻之来寓，长跪而请，予念救母心诚，扶起允之登舆，顷刻而至。视之衣棺俱备，静候死耳。其夫亦府庠，引予入室。见其手撒口开，诊之寸关如丝，两尺全无。乃谓其夫曰：经云上部有脉，下部无脉，其人当吐，不吐者死。令其子烧淡盐汤三品碗，入童便一碗搅匀，扶起病人，三饮而三吐之，果吐出宿食痰涎碗许人事稍苏。乃与六君子汤加芪、术、白蔻一剂，是夜即服稀粥一碗，明早乃起床矣。又用归脾汤数剂，兼服六味地黄丸而安。（清·齐秉慧．齐氏医案．北京：中国中医药出版社，1997：152－153．）

男脉尺强寸弱案

《十九难》云："男子尺脉恒弱，女子尺脉恒盛，是其常也。反者，男得女脉，女得男脉也……男得女脉为不足，病在内。"

曾治方人贤，其家巨富，为人孝友，已单传三代矣。惜幼研丧，本实先拨，艰于子嗣，已成虚劳，屡医不效。形体尫羸，双目昏暗，羞光怕日，阳事不举，来寓求治。诊毕谓曰：经曰：男子寸强而尺弱，女子寸弱而尺强。今贵脉尺强寸弱，阴阳相反矣，宜补中益气汤加白菊、茯苓以滋化源，继服四神丸加鹿茸壮水明目，填补精血，多服自效。观子行止端方，语言温柔，且肯方便广施，自必螽斯衍庆。彼曰：先生妙论，弟幸重闻，敢不唯命是听？贱躯如愈，奕祀感德矣。（清·齐秉慧．齐氏医案．北京：中国中医药出版社，1997：217.）

六脉洪大案

东垣治一人，东时忽有风气暴至，六脉弦甚，按之洪大有力，其证手挛急，大便秘涩，面赤热，此风寒始至于身也。四肢者，脾也。以风寒之邪伤之，则搐如挛痹，乃风淫未疾而寒在外也。《内经》曰："寒则筋挛，正谓此也。"素饮酒，内有实热乘于肠胃之间，故大便秘涩而面赤热，内则手足阳明受邪，外则足太阴脾经受风寒之邪。用桂枝二钱，甘草一钱，以却其寒邪而缓其急缩；黄柏二钱苦寒，滑以泻实润燥，急救肾水；升麻、葛根各一钱，以升阳气行手阳明之经，不令遏绝。桂枝辛热，入手阳明之经为引用润燥，复以甘草专补脾气，使不受风寒之邪，而退贼邪，专益肺经也，佐以人参补气，当归和血润燥。作一贴，水煎服，令暖房中摩搓其手，遂安。震按：此案寒热补散并用，恰与标本俱合，但东垣立方，分量甚轻，此却重用者，盖以风寒大病，逐邪宜急，不比他证，调理脾胃，只取轻清以升发元气也。（清·俞震．古今医案按．北京：中国中医药出版社，1998：353-354.）

"重阳则狂"案

王，因郁发狂，笑詈善怒，面红耳赤，脉洪大。此阳气暴折，因怒触发，木火失制，热痰上乘心包，病名阳厥。用生铁落饮去芁、防，加山栀、连翘、羚羊角、竹沥、石菖蒲、丹皮，数剂而狂定。（清·林佩琴．类证治裁．北京：中国中医药出版社，1997：240.）

脉"浮之细小，沉之搏坚"案

新安吴文邃，眩晕三载，战栗恶寒，居帏帐之内，数妾拥之，当五月而向火，姜、桂屡投，病势日剧。诊其脉，浮之细小，沉之搏坚，是郁火内伏，不得宣越也。以山栀、黄连、黄柏、柴胡、甘草、生姜水煎，乘热亟饮之。移时而恶寒少减，再剂而辍去火炉，逾月而起。更以六味丸加知、檗，人参汤送服，两月全安。所以知文邃病者，吊恶寒饮热汤，虽脉细而按之搏指，灼然为内真热而外假寒，热极反兼胜己之化，以凉药热饮者，内真寒而外假热之剂也。（清·李延昰．脉诀汇辨［M］．上海：上海科学技术出版社，1963：195.）

脉"浮大沉小"案

休邑吴文哉，伤寒发躁，面赤足冷，时时索水，却不能饮，伊弟日休问余决短期。手扬足掷，难以候脉，五六人制之，方得就诊。脉大而无伦，按之如无。李曰：浮大沉小，阴证似阳，谓之阴躁，与附子理中汤，当有生理。日休骇曰：医者十辈至，不曰柴胡、承气，则曰三黄、石膏，今反热剂，呜乎敢哉！余曰：内真寒而外假热，服温补犹救十中之七，若用寒凉，立见败坏矣。日休卜之吉，遂用人参、熟附、白术、干姜、甘草，煎成后冰冷与饮，甫一时许，而狂躁稍定，数剂而神清气爽。（清·李延昰．脉诀汇辨．上海：上海科学技术出版社，1963：202-203.）

第五章　藏　象

《难经》在藏象方面最突出的学术成就，包括创立元气、发明命门、开拓三焦理论。正如清代周学海《难经本义增辑·序》所说："《难经》之有功于轩岐，而大赉于天下万世也，在于发明命门。"《难经》将元气理论从哲学引进医学，构建了中医学先天生命系统；在《内经》三焦为水道，为水谷生化道路等理论基础上，《难经》提出三焦具有输布先天元气的功能，拓展了三焦概念及内涵，皆属于学术创新之举，丰富了藏象理论，奠定了中医理论体系的基础。此外，《难经》对脏腑形态的解剖观察，以及脏腑生理功能与病机特点的论述，也具有深远影响。

第一节　脏腑形态结构及功能

脏腑是藏象学说研究的主要内容。《难经》在《内经》的基础上进一步研究了五脏六腑及七冲门、口腔、舌、咽门、喉咙、肛门等脏腑组织的形态结构，以及脏腑的功能、脏腑相合理论等，对中医藏象学说的形成与发展有重要的贡献。

一、脏腑形态结构

《难经》对脏腑形态结构的观察始于对人体的解剖。原始解剖学，在《难经》之前就已经产生了，如"心"字，便是古人在对心脏实体的初始剖视基础上形成的象形字，"心"字四笔画，既表达了"心"居于胸腔的解剖部位，也表达了心有四个腔室，由四条主要血脉支撑和维系着，连通全身，其斜弯钩笔画表示外形为不规则圆锥体。《史记·殷本记》有关比干之"为人臣者，不得不以死争。乃强谏纣。纣怒曰：吾闻圣人心有七窍，剖比干，观其心"的记述即可证之。从商周到秦汉，连年不断的残酷战争，使目睹战死者开膛剖腹的机会增多，人们从无意识的窥探，逐渐发展为有意识的观察，于是便有了古代解剖学。"解剖"一词，最早见于《内经》。《内经》时代不仅对身体外部有了细致的观察和度量，而且对人体内部器官也进行了大量的解剖学研究，如"若夫八尺之士，皮肉在此，外可度量切循而得之，其死可解剖而视之，其脏之坚脆，腑之大小，谷之多少，脉之长短，血之清浊……皆有大数"（《灵枢·经水》）。《内经》对脏腑的坚脆、大小、长短的观察测量，加深了人们对人体形态结构的了解，丰富了医疗经验，为进一步把握人的生理病理活动规律创造了条件。而《难经》较之《内经》对人体进行了更为系统而精细的形态观察，将中医的解剖学提高到一个新的水平，在中国医学史上占有重要地位。英国著名学者李约瑟在《中国科学技术史》中说："中国古代的解剖学出现比较早，从扁鹊就开始了。"这种认识应该与《难经》有关，因《难经》旧传是春秋时秦越人（扁鹊）所著。

（一）脏腑形态结构观察

《难经》在《内经》的基础上，对人体内部的脏腑形态结构和重量进行了解剖学观察和测量，对《内经》的解剖学有重要补充和发展，对中医学理论体系的完善及医学人体解剖学的发展做出了突出贡献。

1. 五脏的形态结构

（1）肝的形态结构：《四十一难》云："肝独有两叶。"《四十二难》云："肝重四斤四两，左三叶，右四叶，凡七叶，主藏魂。"对肝脏的形态、重量进行了明确的论述，其中对肝脏形态分叶特点的认识，与现代解剖学中肝脏属分叶器官的观点是一致的。《难经》提出肝分左右两大叶，认为肝如东方之木，象征春季万物始生，肝属木，应于春，万物生机萌动，肝叶好像草木幼芽刚出地面，分为左右两叶。肝的左右两大叶，左又分三小叶，右又分四小叶，共有七叶。这与现代解剖学将肝分左右两部分，再进一步分为 5 叶、8 段虽有所不同，但《难经》将肝脏分为左右叶，又进一步分为七叶，与现代解剖学依据肝内的叶间裂和两个段间裂进行分叶、分段的思想非常相近。肝在腹腔中的位置，原文虽没有明确说明，但从《四十二难》所叙述的肝与胆的位置关系，可知与现代解剖学的认识一致。此外，《三十三难》还对肝脏与肺脏在水中的浮力大小进行了比较，言"肝得水而沉""肺得水而浮"，说明肝脏的密度较肺脏高，浮力较肺脏小。

（2）心的形态结构：《四十二难》云："心重十二两，中有七孔三毛，盛精汁三合，主藏神。"细致地描述了心脏的重量、结构及心腔的血容量。根据现代解剖学，"中有七孔"可能是指上腔静脉口、下腔静脉口、肺动脉口、肺静脉口、主动脉口、左房室口、右房室口等心脏的血管及瓣膜区，"三毛"可能是指乳头肌与瓣膜之间的腱索。关于心脏在体内的位置，《三十二难》言"心肺在膈上也"，说明其位于膈上的胸腔之中。

（3）脾的形态结构：《四十二难》云："脾重二斤三两，扁广三寸，长五寸，有散膏半斤，主裹血，温五脏，主藏意。"记述了脾的重量、长度及宽度，并对脾的功能进行了阐述。《四十二难》指出脾包含"散膏"，后世医家普遍认为"散膏"指胰。胰是位于腹膜后间隙内的一个狭长腺体，横位于腹上区和左季肋区，平第一、二腰椎；胰的前面隔网膜囊与胃相邻，后方有下腔静脉、胆总管、肝门静脉和腹主动脉，其右端被十二指肠环抱，左端接触脾门。因此，根据胰的外表形态特点，将其名之为"散膏"。胰与胃相邻，与《素问·太阴阳明论》"脾与胃以膜相连"的描述相符。可见五脏中的脾，实际包括西医学的脾和胰两个脏器。

（4）肺的形态结构：《四十二难》云："肺重三斤三两，六叶两耳，凡八叶，主藏魄。"记载了肺脏的重量及分叶状态。"六叶两耳"，其中"两耳"当指左、右肺尖，肺左右共八叶，与今日解剖所见之左肺两叶，右肺三叶共五叶，不完全相符。《内经》论述"背者，胸中之府"，《三十二难》所云"心肺在膈上也"，说明肺位于膈上胸腔之中。《三十三难》言较之肝脏，"肺得水而浮"，说明肺脏较肝脏密度低，在水中的浮力较肝脏大。

（5）肾的形态结构：《四十二难》云："肾有两枚，重一斤一两，主藏志。"《三十六难》云："肾独有两者。"记述了肾的重量，明确了肾为成对的器官。《三十六难》之"肾两者，非皆肾也，其左者为肾，右者为命门"，提出左肾右命门说，但这只是从功能上对肾的进一步认识。《素问·脉要精微论》之"腰者，肾之府"的结论，说明当时已经明确了肾脏的解剖位置。

2. 六腑的形态结构

（1）胆的形态结构：《四十二难》云："胆在肝之短叶间，重三两三铢，盛精汁三合。"记述了胆囊与肝脏的位置关系，以及重量和容量，并指出胆囊中贮藏着精纯、清净的胆汁。关于胆内藏精汁"三合"，现代解剖学认为胆囊容积为 30～50mL。

（2）胃的形态结构：《四十二难》云："胃大一尺五寸，径五寸，长二尺六寸，横屈受水谷三斗五升，其中常留谷二斗，水一斗五升……胃重二斤二两，纡曲屈伸，长二尺六寸，大一尺五寸，径五寸，盛谷二斗，水一斗五升。"《四十三难》亦云："人胃中当有留谷二斗，水一斗五升。"记述了胃腑的重量、形态、长度及容量，其内容与《灵枢·肠胃》篇的描述基本一致。不同之处是《灵枢·肠胃》篇论述了胃的总容量，而《难经》则细致地将胃所能容纳谷物及水容量进行了分述。现代解剖学认为成年人胃的容量约 1500mL。

（3）小肠形态结构：《四十二难》云："小肠大二寸半，径八分分之少半，长三丈二尺，受谷二斗四升，水六升三合合之大半……小肠重二斤十四两，长三丈二尺，广二寸半，径八分分之少半，左回叠积十六曲，盛谷二斗四升，水六升三合合之大半。"论述了小肠的重量、长度及容量，与《灵枢·肠胃》篇相较，《难经》补充了小肠的重量。《四十二难》又云："回肠大四寸，径一寸半，长二丈一尺，受谷一斗，水七升半。"补充了回肠的长度和容量，但未说明其是否属于小肠，现代解剖学将之归为小肠。《难经》记录的小肠长度为三丈二尺，现代解剖学则认为成人小肠长 5～7m。

（4）大肠形态结构：《四十二难》云："大肠重二斤十二两，长二丈一尺，广四寸，径一寸，寸之少半，当脐右回十六曲，盛谷一斗，水七升半。"对大肠直径、长度、容量的论述，与《灵枢·肠胃》篇中回肠的论述完全一致，且《难经》补充了大肠重量。《四十二难》亦云："广肠大八寸，径二寸半，长二尺八寸，受谷九升三合八分合之一。""广肠"相当于现代解剖学的乙状结肠和直肠部分。现代解剖学认为成人小肠长度 5～7m，大肠长约 1.5m，即小肠与大肠的长度比例约为 4:1，而根据《难经》记述小肠与大肠的长度比例却为三丈二尺（32）：二丈一尺加二尺八寸（23.8），约等于 4:3。因此，《难经》所述大肠包含了现代解剖学中小肠的末端。

（5）膀胱形态结构：《四十二难》云："膀胱重九两二铢，纵广九寸，盛溺九升九合。"记录了膀胱的重量、大小和容量，明确指出膀胱是贮存尿液的器官。《难经》所述膀胱盛尿九升九合，现代解剖学认为一般成人的膀胱平均容量 300～500mL，最大容量约 800mL。

另外，《三十五难》称胃为"黄肠"，小肠为"赤肠"，大肠为"白肠"，胆为"青肠"，膀胱为"黑肠"。主要在于古人通过解剖观察发现胃的外壁有黄色脂膜包裹，小肠血管丰富而呈淡红色，大肠壁血管少而呈灰白色，胆囊内藏深绿色胆汁而呈青色。而称膀胱为黑肠，显然是因膀胱与肾相表里，其五行之色为黑色。所以，对五色肠的认识，不能仅以五行色的"类比思维"以概之，尤其要注意的是对六腑的解剖直视不可忽视。

（6）三焦形态结构：《三十一难》云："三焦者，水谷之道路，气之所终始也。上焦者，在心下，下膈，在胃上口，主内而不出，其治在膻中，玉堂下一寸六分，直两乳间陷者是。中焦者，在胃中脘，不上不下，主腐熟水谷；其治在脐旁。下焦者，当膀胱上口，主分别清浊，主出而不内，以传导也，其治在脐下一寸。"与其他脏腑所述形态、重量、大小、长度及容量等内容有所不同，《难经》对三焦的论述着重于解剖位置，认为上焦在心下，向下到横膈膜，在胃的上口；中焦的部位，在胃中脘，不偏上也不偏下；下焦的位置，在脐下的膀胱上口。这与《内经》的论述基本一致。

3. 其他组织器官的形态结构

（1）七冲门的形态结构：《四十四难》云："唇为飞门，齿为户门，会厌为吸门，胃为贲门，太仓下口为幽门，大肠小肠会为阑门，下极为魄门，故曰七冲门也。"首次记述了人体消化道中的七道门户，称之为"七冲门"。"冲"者，要害之谓也，"门"者，调控之闸也。言此七者分别为调控不同部位机能的闸门。"七冲门"是人体整个消化道的重要门户，在解剖及生理、病理方面有特殊意义。唇称为飞门，"飞"字与"扉"相通，即门扇，由于口唇像门扇一样自由开合，故称唇为"飞门"；户，即门户，引申为把守之意，食物入口，必经齿之咀嚼，才能下咽，故称齿为"户门"；会厌是食管和气管的相会处，既是食物下达食管的必经之处，又是呼吸气体的门户，故称"吸门"；"贲门"是胃的上口；"太仓"又称大仓，即是胃；胃的下口，小肠的上口为"幽门"；小肠的下口和大肠的上口连接处，称为"阑门"，阑即遮拦，指食物中的精微物质于此得到阻拦，因而得名；下极，即消化道的末端，即指排泄粪便的肛门，又称"魄门"。本难所载解剖名称会厌、贲门、幽门、阑门仍沿用至今。

（2）口腔、舌、咽门、喉咙、肛门的形态结构：《四十二难》云："口广二寸半，唇至齿长九分，齿以后至会厌，深三寸半，大容五合。舌重十两，长七寸，广二寸半。咽门重十两，广二寸半，至胃长一尺六寸。喉咙重十二两，广二寸，长一尺二寸，九节。肛门重十二两，大八寸，径二寸大半，长二尺八寸，受谷九升三合八分合之一。"对口腔、舌、咽门、喉咙、肛门等器官做了解剖测量。其中口阔二寸半，从口唇到牙齿的长度是九分，从牙齿向后到会厌的长度是三寸半，容量大约有五合。舌重十两，长七寸，宽二寸半。咽门重十两，宽二寸半，从咽门到胃的长度是一尺六寸。喉咙重十二两，阔二寸，长一尺二寸，共有九节。肛门重十二两，周长八寸，直径二又三分之二寸，长二尺八寸，可容纳食物的残渣为九升三又八分之一合。《内经》据其外形特征如车釭（车轴的辐条）而谓之"肛"（《灵枢·经别》），又据其排泄糟粕的功能而称之"魄门"（"魄"通"粕"），因其是控制糟粕排泄的闸门，自《难经》始，直呼其为"肛门"。与《内经》内容相较，《难经》补充了喉咙的重量、长度和宽度，并首次提出喉咙由九节软骨构成。

（二）学术贡献

两千年前，中医学和西医学分别诞生了两部奠基之作《黄帝内经》（以下简称《内经》）和《希波克拉底文集》。《希波克拉底文集》通过解剖学观察认为心脏有两个心室和心房，并对头骨做了正确的描述。而同时期的《内经》亦有大量反映人体形态结构的论述。《难经》对脏腑形态结构的认识是在《内经》基础上的补充和发展，对中医脏腑理论的形成和发展有重要贡献。

1. 对脏腑形态结构的独创性认识 "七冲门"是《难经》对中医脏腑理论的重要发明。《难经》通过对脏腑形态结构的细微观察，以及对脏腑生理功能的认识，提出"七冲门"的概念、部位及名称。这是《难经》对中医解剖学的重要贡献。"七冲门"之间既分工又协作，共同完成对饮食物的受纳、传导、消化、吸收和排泄。其中任何一个"门"发生病变，都会影响饮食物的消化、吸收和排泄。《素问·脉要精微论》言"仓廪不藏者，是门户不要也"，即指门户功能失常，不能约束消化道而导致的病变。这些内容为后世六腑"以通为用""以降为顺"等理论奠定了基础。七冲门中会厌、贲门、幽门、阑门等名称沿用至今,说明我国古代对消化道的形态观察和认识与现代相近。

"散膏"的记载是《难经》解剖学理论的另一重要贡献。《难经》首次记载了"散膏",并归之于脾。《四十二难》云:"脾重二斤三两……有散膏半斤。"因此,将其功能概括于脾主运化之中。"散膏",指西医学的胰,古又称"膵"。清代张锡纯《医学衷中参西录》说:"盖膵为脾之副脏,在中医书中,名曰'散膏',即扁鹊《难经》所谓脾有'散膏'半斤也(膵尾衔接于脾门,其全体之动脉又自脾脉分支而来,故与脾有密切之关系)。"根据《难经》所论脾与散膏的关系,张锡纯进一步提出:"有时膵脏发酵,多酿甜味,由水道下陷,其人小便遂含有糖质。迨至膵病累及于脾,致脾气不能散精达肺则津液少,不能通调水道则小便无节,是以渴而多饮多溲也。"因此,临床上胰的病变多从脾论治。现代研究认为胰功能失常与糖尿病的发生密切相关,故糖尿病的中医治疗可从脾论治。

《难经》明确提出肝、肺是分叶性器官,虽然与现代解剖学肝、肺的分叶有所不同,但足以说明《难经》对体内脏器的观察细致入微。《三十三难》指出"肝得水而沉""肺得水而浮",对肺、肝两脏实体器官的浮力、密度进行了比较,这是《内经》所没有的。《难经》还指出胆与肝的解剖关系及胆的形态结构,肾有左右两枚,明确了膀胱是盛尿器官,对后世解剖学有着重要的影响。明代医家张世贤以《难经》的描述为基础,结合我国历代解剖学成就,绘制了"肝有两叶图"和"脏腑形态图",其中心、肝、脾、肺、肾、小肠、大肠的解剖位置均与现代解剖学一致,远早于西方人体解剖学奠基人 A. Vesalius 撰写的人体解剖学经典《人体构造》(1543 年)。

2. 补充了脏器的重量 《难经》以人体解剖为依据,对脏腑及肛门、喉咙的重量进行称重,这是《内经》所没有的。据《难经》记载:肝重四斤四两,心重十二两,脾重二斤三两,散膏重半斤,肺重三斤三两,肾重一斤一两,胆重三两三铢,胃重二斤二两,小肠重二斤十四两,大肠重二斤十二两,膀胱重九两二铢,喉咙重十二两,肛门重十二两。张瑞麟等认为,《难经》所载脏器重量,是使用战国时期以铢、两、斤为重量单位的衡器所测得的重要解剖资料。将《难经》所载脏器重量折合成克,与全国脏器重量协作组所做的 13~17 岁青少年五脏重量对照,结果见表 5-1。

表 5-1 古今人体五脏重量对照表

五脏	《难经》记载	按战国衡制折算结果(克)	全国脏器重量协作组统计结果(克)	
肝	四斤四两	1063	男:1069	女:1102
心	十二两	188	男:201	女:194
脾	二斤三两	547	男:115	女:115
肺	三斤三两	797	男:727	女:689
肾	一斤一两	266	男:226	女:225

注:1 斤 = 十六两;1 斤≈250 克,1 两≈15.625 克。

从上表可见,五脏中的肝、心、肺、肾与现代解剖学脏器的重量数值相近,说明《难经》以脏器的实际称量为依据,其数据可靠。但脾脏的重量与现代解剖学脏器的重量数值相差较多,其原因有待进一步考证。

3. 基于形态结构认识脏腑功能　《难经》与《内经》一样，对脏腑的最初认识来自于解剖学的肉眼观察，并基于脏腑的形态结构，认识脏腑的生理病理。下面以肺、心、肝及六腑为例，进一步说明《难经》如何基于形态结构观察认识内脏的生理功能。

其一，对肺、心功能的认识，是基于肺、心解剖位置的观察。《三十二难》云："心者血，肺者气。血为荣，气为卫。相随上下，谓之荣卫。通行经络，营周于外，故令心肺在膈上也。"通过解剖观察，在了解心肺居膈上的解剖位置之后，运用类比思维方法，以上位为尊，心主血，肺主气，营卫气血能荣养生身，来解读心肺居膈上的问题，突出它们在生命活动中的重要作用。可见，心、肺解剖位置在膈上的认识，是藏象学说中心为君主之官、心主血脉，肺为相傅之官、华盖、水之上源、通调水道等功能特点的形态学基础。

其二，对肝、肺功能的认识，是基于"肝肺浮沉"的探讨。《难经》试图通过结构与生理功能相联系的实验研究阐释脏腑的功能，故根据肝肺的五行特点进行了浮沉实验，其结果如《三十三难》所云："肝青象木，肺白象金。肝得水而沉，木得水而浮；肺得水而浮，金得水而沉……肝者，非为纯木也，乙角也，庚之柔。大言阴与阳，小言夫与妇。释其微阳，而吸其微阴之气，其意乐金，又行阴道多，故令肝得水而沉也。肺者，非为纯金也，辛商也，丙之柔。大言阴与阳，小言夫与妇。释其微阴，婚而就火，其意乐火，又行阳道多，故令肺得水而浮也。"从五行属性与肝肺二脏的特性来讲，肝在水中应浮，肺在水中应降，而肝属木却在水中沉，肺属金却在水中浮。因此，本难基于脏器浮沉的实验观察，运用阴阳五行理论阐发了肝肺的生理功能，以及肝升肺降的生理特性。

天干与五行的配属规律是：甲乙为木，丙丁为火，戊己为土，庚辛为金，壬癸为水。天干之中的甲、丙、戊、庚、壬属阳，乙、丁、己、辛、癸属阴。那么，甲、庚为阳干，配腑；乙、辛为阴干，配脏。故在天干的五行属性中，甲乙属木，甲木配胆，乙木配肝；庚辛属金，但庚金配大肠，辛金配肺。肝在天干配属中为乙，在五音配属中为角音；肺在天干配属中为辛，在五音配属中为商音，故肝为乙角，肺为辛商。可见，肝在五行中虽属木，但并不单纯属中性之木，当为阴木；而肺的五行属性虽为金，但亦非单纯中性之金，而为阴金。肝只有得庚金肃降之制约，方能保持柔和条达之性，而不至于过亢；肺只有得丙火炎上之制约，方能防止清肃太过。

肝应春，乙木为初春之阴木，其阳气尚微弱；肺应秋，庚金是初秋之阴金，其阴气仍微弱。肝为乙木，乙木与属阳的庚金阴阳配属，使乙木释放其微弱的阳气，吸收庚金中微弱的阴气，顺从了金的特性，因而"行阴道多"，表现出趋下的运动规律，从而较多表现出金的特性。因此，木属阳而又有阴阳，阴木之中含有阳金克制之气，故肝在水中下沉，在体内居于膈下阴位而属少阳，藏血而性升散，生理特性主升；肺为庚金，辛金与属阳的丙火阴阳配属，使辛金释放其微弱的阴气，吸收丙火的阳气，顺从了火的性质，因而"行阳道多"，就具有向上的运动规律，从而较多表现出火的特性。因此，金属阴而又有阴阳，阴金之中含有阳火克制之气，故肺在水中多上浮，在体内居于膈上阳位而属少阴，主气而性肃降。二者一升一降，犹如夫与妇，刚柔相济，相互依存。丁锦《难经古本阐注》认为："凡人身不外乎阴阳，交则生，不交则病，离则死。越人特举肝肺而言者，肝主血而肺主气，此又以气血为一身阴阳之主也。"《三十三难》对肝脏和肺脏在水中沉浮的观察，是基于解剖实质脏器物理性质的观察，而金木阴阳的回答则完全脱离了形态范畴，着重于肝肺功能及其外应之象的阐述，说明藏象学说的形成经历了从结构到功能的嬗变过程。

在藏象学说从结构到功能的嬗变过程中，还伴随着古人对生命法则的观察和体悟。例如，对肺气主降的认识：①古人在长期对生命现象的观察中发现，人类出生后的第一口气是"吸气"，胎儿时期的肺脏是实心的，不能执行呼吸功能，新生儿降生后先啼哭数声，通过啼哭时的吸气之后，才使肺叶扩张，自此才有肺的舒缩运动而有了呼吸功能。这是肺气主降理论发生的基础。②古人观察人类的呼吸运动，吸气为主，呼气为从，先吸而后呼，吸气则是气从上部口鼻下降的运动过程，依赖肺的肃降作用。③根据"远取诸物"之取象比类，古人认为天地之气在上者必降，在下者必升，故《素问·六微旨大论》云："天气下降，气流于地；地气上升，气腾于天。"在人也是如此，肺为"华盖"，居于上部，在脏腑中位置最高，故其气必降。因此，肺气主降，是人体的生命法则之一。《三十三难》对肝肺的浮沉实验观察，以及对肺气主降的体悟，为后世阐发肺肝两脏在气机调节中的作用，即"肺降肝升""肝气升于左，肺气降于右"产生了深刻影响，是人体气机升降理论的重要内容。

其三，对六腑功能的认识，是基于六腑形态结构的观察。例如，《四十二难》云："胆在肝之短叶间，重三两三铢，盛精汁三合。胃重二斤二两，纡曲屈伸，长二尺六寸，大一尺五寸，径五寸，盛谷二斗，水一斗五升。小肠重二斤十四两，长三丈二尺，广二寸半，径八分分之少半，左回叠积十六曲，盛谷二斗四升，水六升三合合之大半。大肠重二斤十二两，长二丈一尺，广四寸，径一寸，当脐右回十六曲，盛谷一斗，水七升半。膀胱重九两二铢，纵广九寸，盛溺九升九合。"由此可知，胆、胃、小肠、大肠、膀胱皆为可容纳物的空虚器官。因此，《三十五难》云："小肠者，受盛之腑也；大肠者，传泻行道之腑也；胆者，清净之腑也；胃者，水谷之腑也；膀胱者，津液之腑也。"可见，《难经》在对六腑形态结构观察的基础上，进一步认识到胆贮藏胆汁，胃受纳水谷，小肠、大肠受纳传导，膀胱具有盛尿的功能等。

4. 基于形态结构认识脏腑关系　对于脏腑之间的关系，《难经》首先通过形态学观察认识到相互表里的脏和腑之间解剖学位置较为相近。例如，《四十二难》云"胆在肝之短叶间"，认识到肝与胆之间位置相近，为表里关系。《难经》虽未明确说明相表里的肾与膀胱、脾与胃的具体解剖位置，但据《三十五难》云"胆者，肝之腑，胃者，脾之腑，膀胱者，肾之腑"的论述，可以推断肝与胆、脾与胃、肾与膀胱的解剖位置相近，其表里关系的确认建立在解剖位置邻近的基础上。继而再结合脏腑的经脉络属、生理联系、病理影响，以及治疗上的相辅相成，确立了脏腑表里理论。

对于脏与脏之间密切联系的认识，也是基于对其形态结构的观察。例如，《三十二难》云"五脏俱等，而心肺独在膈上者，何也？然，心者血，肺者气。血为荣，气为卫。相随上下，谓之荣卫。通行经络，营周于外，故令心肺在膈上也。"从形态观察先确认心肺二脏解剖位置相近，然后进一步探讨了两者功能密切相关的原因。再如，对肾和命门关系的认识，《四十二难》云："肾有两枚，重一斤一两，主藏志。"而《三十六难》云："肾两者，非皆肾也，其左者为肾，右者为命门。"《难经》对命门功能的认识是依据《素问·上古天真论》"肾者，主水，受五脏六腑之精而藏之"，即肾主藏精理论，认为命门的作用是"诸神精之所舍，原气之所系也，男子以藏精，女子以系胞"（《三十六难》），即命门的作用与肾密切相关。

总之，古代医家早期的解剖学研究和知识的积累，是藏象理论构建的形态学基础，《难经》在《内经》基础上，进一步完善和发展了中医学对人体形态结构的认识，为中医学理论

NOTE

的形成做出重要贡献。但是，由于受当时社会文化及科学发展水平的限制，古代的人体解剖只能从宏观角度凭肉眼观察认识脏腑的形态结构，不可能借助精密的仪器对微观结构进行细致观察。因此，单纯从形态学角度研究复杂的、整体的脏腑功能及其病理变化，已经不能满足医学发展的需要。在这种情况下，古人不得不放弃由结构到功能的认识方法，故在借助既有的解剖学知识去观察内在脏腑的功能及脏腑间联系的同时，开始通过观察生命现象和临床经验逐步认识脏腑的功能及病理变化，最终形成了中医学的藏象理论。从藏象理论形成的过程来看，中医学对脏腑形态的观察和研究的弱化，有因其条件限制的无奈，而更多的是中医理论体系形成过程中的必然选择。解读《难经》对脏腑形态结构观察的认识，对于深入开展藏象理论的发生学研究，把握中医学术发展的规律，具有重要意义。

二、脏腑功能系统

《难经》在继承《内经》以五脏为中心的藏象理论的基础上，重点对《内经》五脏功能和外应之象进行整理和归纳，对五脏的生理、病理做了进一步的阐释，并提出了自己的观点，如官窍功能与五脏关系、脏腑相合原理等，给后人以诸多启示。

（一）五脏功能系统

1. 五脏主声、色、臭、味、液　五脏主五声、五色、五臭、五味、五液理论是中医藏象学说的重要内容，早在《内经》中就有关于五脏与声、色、臭、味、液关系的明确论述，《素问·阴阳应象大论》有五脏和声、色、味的配属，《素问·金匮真言论》有色、臭、味的五行归类，《素问·宣明五气》《灵枢·九针论》有味、液的五脏所入和所化等，但缺乏系统性。《难经》在此基础上，将五脏与声、色、臭、味、液的联系进行系统整理归纳，认为五脏对声、色、臭、味、液各有专主，如《四十难》云："肝主色，心主臭，脾主味，肺主声，肾主液。"而五脏中的每一脏又均有其所应的声、色、臭、味、液，如《三十四难》云："《十变》言，肝色青，其臭臊，其味酸，其声呼，其液泣；心色赤，其臭焦，其味苦，其声言，其液汗；脾色黄，其臭香，其味甘，其声歌，其液涎；肺色白，其臭腥，其味辛，其声哭，其液涕；肾色黑，其臭腐，其味咸，其声呻，其液唾。"从而运用五行学说归类构建了涵盖生理、病理特点和症状表现特征的五脏与五声、五色、五臭、五味、五液关系框架（详见表5-2），成为藏象学说重要的组成部分，为五脏疾病的诊断和防治提供了理论依据。

表5-2　五脏与声、色、臭、味、液的关系

五行	五脏	五脏所主	五声	五色	五臭	五味	五液
木	肝	色	呼	青	臊	酸	泪
火	心	臭	言	赤	焦	苦	汗
土	脾	味	歌	黄	香	甘	涎
金	肺	声	哭	白	腥	辛	涕
水	肾	液	呻	黑	腐	咸	唾

需要注意的有两个方面：其一，关于心与声的关系。《内经》认为心在声为"笑"，后世医家多宗此说，而《难经》认为心在声为"言"，对后世医家有着重要影响。例如，《伤寒论》第198条云："阳明病，谵语，发潮热，脉滑而疾者，小承气汤主之。"认为阳明热盛，邪热扰

心，则见言语异常的谵语。《伤寒论》第210条云："夫实则谵语，虚则郑声。郑声者，重语也。"提示脏气衰竭，心神无主则语言重复，声音低微。因此，辨识语言的异常，是临床上判断心的功能是否失常的重要依据。《千金要方》也认为"心"所应的五声为"言"。临床所见之心病，心火亢盛，心神被扰者，既可见狂笑，也可见多言、谵语；痰蒙心窍者，既有"痴笑"不休，也有"喃喃自语"等。因此，心在声为"笑"、为"言"两种说法均有临床依据及其意义。

其二，关于鼻嗅、耳闻与五脏的关系。"肝主色，心主臭，脾主味，肺主声，肾主液"理论首见于《四十难》和《四十九难》，《内经》并无记载。但《素问·逆调论》说："肾者水脏，主津液。"而《三十七难》云："故肺气通于鼻，鼻和则知香臭矣；肝气通于目，目和则知黑白矣；脾气通于口，口和则知谷味矣；心气通于舌，舌和则知五味矣；肾气通于耳，耳和则知五音矣。"在《灵枢·脉度》中也有基本相同的论述："故肺气通于鼻，肺和则鼻能知臭香矣；心气通于舌，心和则舌能知五味矣；肝气通于目，肝和则目能辨五色矣；脾气通于口，脾和则口能知五谷矣；肾气通于耳，肾和则耳能闻五音矣。"说明肾主液、肝主色、脾主味等认识来源于《内经》。但"心主臭""肺主声"的认识却与《灵枢·脉度》及《三十七难》心"知五味"、肺"知香臭"、肾"知五音"的认识有所不同。针对五脏所主官窍的生理功能，这里存在两个问题：一是既然肺主声，但肺所开窍的鼻却主持知香臭，与"心主臭"的关系如何理解？二是肾所开窍的耳主闻声，与"肺主声"的关系如何理解？

《四十难》通过探讨"鼻者，肺之候，而反知香臭"；耳者，肾之候，而反闻声"，阐释了"心主臭""肺主声"，回答了上述两个问题。《四十难》云："肺者，西方金也，金生于巳，巳者南方火，火者心，心主臭，故令鼻知香臭；肾者，北方水也，水生于申，申者西方金，金者肺，肺主声，故令耳闻声。"运用"五行长生"理论阐释了鼻臭耳闻之理。

所谓"五行长生之法"，是五行学说中一般的五行相生之外的另一种相生规律，其将十二地支按东南西北顺次排列，并与五行相配，即寅卯属木配东方，巳午属火配南方，申酉属金配西方，亥子属水配北方，丑辰未戌属土配中央。徐大椿注云："此以五行长生之法推之也。木长生于亥，火长生于寅，金长生于巳，水土长生于申，以其相生，故互相为用也。"叶霖《难经正义》注云："木长生于亥，火长生于寅，金长生于巳，水长生于申。心主臭，火也，肺金开窍于鼻，而有巳火，故能知臭。肺主声，金也，肾水开窍于耳，而内有申金，故能闻声。"

因此，肺开窍于鼻，而肺金生于南方巳火心，故知香臭的功能出于肺窍而来源于心；肾开窍于耳，而肾水生于西方申金肺，故闻音声的功能出于肾窍而源于肺，也即鼻虽为肺窍，但金生于巳，肺金的生理功能动力来源于心火，故而心主臭；耳虽为肾窍，但水生于申，肾水的生理功能动力来源于肺金，故肺主声。这说明五脏和官窍是多层次、多系统、多形式的复杂联系，为整体认识脏腑之间的关系，全面把握头面官窍与脏腑的复杂联系，拓展了思路。滑寿则从心肺、肺肾之间经脉的联系，进一步进行了解释，其在《难经本义》中说："四明陈氏曰：臭者心所生，鼻者肺之窍，心之脉上肺，故令鼻能知香臭也；耳者肾之窍，声音肺所主，肾之脉上肺，故令耳能闻声也。"临床对于嗅觉功能障碍的病变，既可从肺开窍于鼻治肺，也可从心主臭治心，或心肺同治；对于听觉功能障碍的病变，既可从肾开窍于耳治肾，也可从肺主声治肺，或肺肾同治。

NOTE

《难经》基于五脏主声、色、臭、味、液理论探讨了五邪所伤。五邪指风、寒、暑、湿及饮食劳倦五种致病的邪气。《四十九难》云："有中风，有伤暑，有饮食劳倦，有伤寒，有中湿。此之谓五邪。"五邪所伤，是五邪伤及五脏中的任何一脏，同时又伤及本脏而同时发病。五邪伤及五脏则五色、五声、五臭、五味、五液异常。例如，《四十九难》云："假令心病，何以知中风得之？然：其色当赤……何以知伤暑得之？然：当恶臭……何以知饮食劳倦得之？然：当喜苦味也……何以知伤寒得之？然：当谵言妄语……何以知中湿得之？然：当喜汗出不可止。何以言之……此五邪之法也。"《难经》对五脏声、色、臭、味、液理论的认识，对临床通过辨识其异常来判断五脏疾病，并予以施治具有重要意义。

2. 五脏主七神 五脏藏神，是藏象学说的基本内容之一，在《内经》中就有明确阐述。例如，《素问·宣明五气》云："心藏神，肺藏魄，肝藏魂，脾藏意，肾藏志，是谓五脏所藏。"《灵枢·本神》云："肝藏血，血舍魂，肝气虚则恐，实则怒。脾藏营，营舍意，脾气虚则四肢不用，五脏不安，实则腹胀，经溲不利。心藏脉，脉舍神，心气虚则悲，实则笑不休。肺藏气，气舍魄，肺气虚则鼻塞不利，少气，实则喘喝胸盈仰息。肾藏精，精舍志，肾气虚则厥，实则胀，五脏不安。"对五脏藏神的生理和病理进行了明确的阐述。五脏藏神，说明人的神志活动以五脏所藏精气为基础，故五神状态是五脏精气盛衰的外现。五神过用则伤五脏，五脏病变则五神异常，充分体现了中医学"形神合一"的学术思想。

《三十四难》重申了五脏藏神的理论："五脏有七神，各何所藏耶？然：脏者，人之神气所舍藏也，故肝藏魂，肺藏魄，心藏神，脾藏意与智，肾藏精与志也。"说明其对五脏藏神理论的重视。不同的是，《内经》言五脏藏五神，而《难经》说五脏藏七神，《内经》言脾藏意、肾藏志，《难经》认为脾藏意与智、肾藏精与志。关于脾藏意与智，王冰注"脾藏意"为"记而不忘者也"。丁德用注曰："脾藏意与智，意主所思，智主其记"（《难经集注》）。滑寿云："脾主思，故藏意与智"（《难经本义》）。因脾为后天之本，脾气虚则"五脏不安"，故而主思，藏意与智。《灵枢·本神》云："故生之来谓之精，两精相搏谓之神，随神往来者谓之魂，并精而出入者谓之魄。"精、神、魂、魄四者并存并用，才能称之为形神俱备的健康生命体。而精、神、魂、魄四者藏于肾、心、肝、肺四脏之中，即心藏神、肝藏魂、肺藏魄，肾藏精。"七神"之中，唯言肾藏精与志，以"精"命"神"。

关于肾藏精与志，为何以"精"命"神"？其一，"精"有"精神"（狭义之神）之内涵，如《庄子·在宥》之"必清必静，无劳女（音义同汝、尔。下同）形，无摇女精（即神），乃可以长生"。又如，《文选·宋玉〈神女赋〉》之"精交接以往来兮，心凯康以乐欢"，李善注云"精，神也"。其二，无论是广义之神，还是狭义之神，精是其根本的物质基础，如"人始生，先成精，精成而脑髓生"（《灵枢·经脉》），指广义之神源于精，"精气并于心则喜，并于肺则悲，并于肝则忧，并于脾则畏，并于肾则恐"（《素问·宣明五气》），指精为狭义之神产生的基础，故而有以"精"命神的"精神"构词。其三，"神"是人体脏腑经络、形体官窍、精气血津液共同参与协同配合下实现的，"生之来谓之精，两精相搏谓之神"（《灵枢·本神》），即明确了神源于精的生命科学事实，也是中华民族传统文化中以"精"命"神"而成的"精神"词语架构的医学基础。而中医学理论认为，此"精"由肾所藏，故《难经集注》

丁曰："肾藏精与志，专意而不移者也。《灵枢经》曰：意之所存谓之志。又云：守其精者谓之志也。"因此，《难经》以"肾藏精与志"强调了肾藏精的重要性。又杨上善云"肾有二枚，左为肾，藏志；右为命门，藏精也"，从《难经》左肾、右命门观点解释肾藏精与志。可见，言肾藏之神为"精"和"志"别有深义。

《难经》"七神"虽不同于《内经》"五神"，然其观点与《内经》五脏主藏五神的基本立场一致，均为中医学指导临床防治心身疾病及各种疾病的重要理论依据。

3. 五脏上关于九窍 《三十七难》云："五脏者，当上关于九窍也。故肺气通于鼻，鼻和则知香臭矣；肝气通于目，目和则知黑白矣；脾气通于口，口和则知谷味矣；心气通于舌，舌和则知五味矣；肾气通于耳，耳和则知五音矣。五脏不和，则九窍不通；六腑不和，则留结为痈。"此难内容与《灵枢·脉度》的内容相一致。五脏精气通过经脉上奉于颜面七窍，使七窍发挥正常功能。五脏与七窍病理上相互影响，五脏不和，精气不能上奉七窍，则七窍不通，即"五脏不和，则九窍不通"。对官窍与脏腑关系的全面把握，可以为临床诊治官窍疾病提供多种思路，拓展治疗方法。

4. 五脏功能各有特点 关于五脏的生理功能，《难经》认为五脏功能各有特点，其诸多独到的认识，为藏象理论的形成和发展做出了贡献。

（1）脾主裹血：《四十二难》云："脾重二斤三两，扁广三寸，长五寸，有散膏半斤，主裹血，温五脏，主藏意。"提出脾有"裹血"的功能。裹，本身有夹杂、充填其中的含义，脉为"血府"，有"壅遏营气，令无所避"的功能，但约束血液仅靠脉是不够的，还需要脾化生之气对脉的充养和充填，只有这样脉才能致密、坚固，才能使血行脉中而不溢出脉外，脾"裹血"理论的提出，将脾与血液运行密切联系起来，是脾统血功能的理论基础，具有重要的临床意义。

（2）肾有两，非皆肾，其左为肾，右为命门：《三十六难》云："脏各有一耳，肾独有两者，何也？然：肾两者，非皆肾也。其左者为肾，右者为命门。命门者，诸神精之所舍，原气之所系也；男子以藏精，女子以系胞。故知肾有一也。"《三十九难》云："五脏亦有六脏者，谓肾有两脏也。其左为肾，右为命门。命门者，精神之所舍也；男子以藏精，女子以系胞，其气与肾通。"首先明确指出肾有两枚，其左为肾，右为命门，在《内经》部位"命门"的基础上，提出了内脏命门说，将命门作为独重之脏，使命门义理概念发生了根本转变与演化。认为命门为元气之所系，其气与肾通，除与肾均有藏精主神的功能外，并指出命门藏男子之精，系女子之胞，主男女生殖功能；是人体先天精气与神气藏舍之处，元气维系之源，因而它是人体精气神之根柢，乃人之生命体与生命功能化生之源。

（3）心者血，血为荣，肺者气，气为卫：《难经》对心肺与气血、营卫的关系和功能有独到认识，《三十二难》云："心者血，肺者气，血为荣，气为卫，相随上下，谓之荣卫。"《三十五难》云："《经》言心荣肺卫，通行阳气，故居在上。"心主血、肺主气的认识源于《内经》，《素问·五脏生成》云："诸血者皆属于心，诸气者皆属于肺。盖营行脉中，故血为营，卫行脉外，故气为卫。"心主血脉，营气行于脉中，既是血的主要组成部分，又是化生血的物质基础，故营气与血常以"营血"并称。肺主气，司呼吸，主一身之气，气对于机体具有护卫作用。《难经》在《内经》的基础上，对心肺和气血、营卫的关系做了进一步阐发，认为营气由心所主，卫气由肺所主，心荣肺卫，通行阳气。营卫气血相随上下，阴经阳经相互贯通，荣卫运行同道随行，昼夜五十周于身，共同发挥重要的生理功能，并将气血的生理功能高度概括为"气主呴之，血主濡之"（《二十二难》）。"气主呴之"，强调气的功能特点，气属阳，能温养脏腑、熏蒸于皮肤分肉，提供身体热量，维持机体恒定的温度，保证各脏腑、经络等组织器官进行正常生理活动；"血主濡之"，强调血的功能特点，血属阴，能滋润肌肤筋肉，滑利关节，濡润脏腑。血在脉中，随血脉内至脏腑、外达皮肉，不断对各脏腑组织器官起着营养、滋润作用，以维持正常的生理功能。气的温煦作用失常，则常见畏寒肢冷，血、津液运行缓慢，脏腑功能低下，精神不振等临床表现。临床治疗常用人参、黄芪、党参等补气之品。血的滋润、濡养作用失常则常见头晕目眩、面色不华、皮毛干枯、肢体麻木、精神衰退、健忘失眠、心神不安等临床表现。临床治疗多用当归、熟地黄、白芍、阿胶、大枣、何首乌、龙眼肉等养血、补血之品。正如《素问·阴阳应象大论》所说："形不足者，温之以气；精不足者，补之以味。"

（4）肝应木，主升发：《四十一难》云："肝者，东方木也。木者，春也。万物始生，其尚幼小，意无所亲，去太阴尚近，离太阳不远，犹有两心，故有两叶，亦应木叶也。"采用取象比类的方法，对分叶状态的肝的功能进行了阐述，如肝为东方之木，象征春季万物始生，主升发疏泄。

（二）六腑功能系统

关于六腑的功能，《灵枢·本输》已经有明确的论述："大肠者，传道之腑……小肠者，受盛之腑……胆者，中精之腑……胃者，五谷之腑……膀胱者，津液之府腑也……三焦者，中渎之腑也，水道出焉，属膀胱，是孤之腑也。"《三十五难》与《内经》对于六腑功能的论述一致，认为："经言小肠者，受盛之府也；大肠者，传泻行道之府也；胆者，清净之府也；胃者，水谷之府也；膀胱者，津液之府也。"论述了五腑的生理特性主要为受纳，腐熟水谷，吸收精微，变化、传导饮食物。除言"胆者，清净之腑也"，以贮藏和传输清净胆汁外，所论内容与《内经》基本相同。强调"诸腑者，皆阳也"，均以传输糟粕为其主要功能，故"非清净之处"。并引出三焦"有名无形"这一重要的学术问题，《三十八难》云："所以腑有六者，谓三焦也。有原气之别焉，主持诸气，有名而无形，其经属手少阳。此外腑也，故言腑有六焉。"指出三焦具有布达元气于全身的作用。《八难》又云肾间动气"为三焦之原"，因而禀受命门元气，是三焦气化活动的基础，布达命门元气，使之更好地发挥生理效应，是三焦的基本生理功能。三焦布达元气的范围非常广泛，内而五脏六腑，外而皮肤肌肉，均系三焦布达元气之处，也是三焦之所在。《三十一难》云："三焦者，水谷之道路，气之所终始也。"三焦主要功能是水谷之道路，气之终始。上焦功能特点为宣发卫气，布散水谷精微以营养周身，即"主内而不出"；中焦功能特点为腐熟消化水谷，吸收输布水谷精微，化生血液，奉养周身，即"主腐熟水谷"；下焦功能特点为将进入到小肠的谷食进一步分清泌浊，清者入膀胱，浊者入大肠，如同沟渠，即"主出而不内，以传导也"。为突出六腑泻而不藏的功能特点，《三十五难》特以"五色肠"统称五腑："小肠谓赤肠，大肠谓白肠，胆者谓青肠，胃者谓黄肠，膀胱者谓黑肠，下焦之所治也。"结合五腑的解剖特点，突出了胆、胃、小肠、大肠、膀胱在饮食物的受纳、消化、吸收和精粕的排泄过程中各自的作用特点，明确指出五腑功能与下焦密切相关，提示六腑功能以传输通畅为顺。

（三）脏腑关系

1. 脏五腑六与五脏六 脏五腑六与腑五脏六涉及脏腑数目问题。《三十八难》云："脏唯有五，腑独有六者，何也？"《三十九难》云："《经》言腑有五，脏有六者，何也？"由此，引出了脏腑数目的讨论，《三十八难》云："所以腑有六者，谓三焦也。"《三十九难》云："五脏亦有六脏者，谓肾有两脏也。其左为肾，右为命门。"引出三焦与命门两个重要学术问题。这是中医藏象学说的重要内容。关于脏腑的数目和归类的争议早在《内经》中就已存在。《素问·五脏别论》云："黄帝问曰：余闻方士，或以脑髓为脏，或以肠胃为脏，或以为腑。"《素问·五脏别论》认为："所谓五脏者，藏精气而不泻也，故满而不能实；六腑者，传化物而不藏，故实而不能满也。"命门具有藏精气、舍神、主生殖的功能，符合脏的功能特征，故属于脏；三焦传输元气和水谷运行之道路，符合腑的功能特征，故属腑。所以，在《难经》中出现了五腑五脏和六脏六腑两种说法。《三十九难》论述"脏有六者"，而其他篇章中一直以"五脏"出现。关于五脏五腑，滕万卿析之曰："按脏腑只有五者，五行之道为然，二五合为十者，生成之数是备"（《难经古义》）。关于六脏六腑，滕万卿认为："演而为六者，乃是六气之应，配为十二则支律之对，皆合天地自然之符焉。盖三焦者，虽非正腑，然诸腑非藉其气，则不能以为出纳运化之用焉。按五行之气，唯火有二，君相是也。《黄帝内经》分心与心包络以为六脏。"《素问·灵兰秘典论》云："愿闻十二藏之相使，贵贱何如……膻中者，臣使之官，喜乐出焉。"即以五脏包含心包络为六脏，而《难经》则以包含命门为六脏。

2. 脏腑表里相合关系 关于脏腑表里相合关系，《灵枢·本输》也有明确的论述："肺合大肠……心合小肠……肝合胆……脾合胃……肾合膀胱……三焦者，中渎之腑也，水道出焉，属膀胱，是孤之腑也。是六腑之所与合者。"可见，《内经》对脏腑关系的认识，主要是脏腑阴阳表里配合关系。脏属阴而腑属阳，脏为里而腑为表，一脏一腑，一阴一阳，一表一里，相互配合。《难经》脏腑相合理论来源于《内经》，只是表述方式略异。《三十五难》云："小肠者，心之腑；大肠者，肺之腑；胆者，肝之腑；胃者，脾之腑；膀胱者，肾之腑。"

《难经》在《内经》脏腑相合理论基础上，探讨了脏腑表里相合的原理，以及脏腑解剖和功能的关系，发《内经》所未发。《难经》认为脏腑表里相合的缘由有三：其一，解剖部位的相近或连接。《三十五难》云"五脏各有所，腑皆相近"，如肝与胆、脾与胃、肾与膀胱，相近或相连的脏与腑往往生理功能上互为补充，协同作用，故形成表里特定联系。其二，生理功能的相互配合。《三十五难》曰："五脏各有所，腑皆相近，而心肺独去大肠、小肠远者，何也？然：《经》言心荣肺卫，通行阳气，故居在上；大肠、小肠，传阴气而下，故居在下。所以相去而远也。"脏与腑相配合，有解剖部位相近这一原因，再则生理功能上的联系，如心肺与大小肠之间相距甚远也是表里关系，是因生理功能上的相互配合。"心主营，肺主卫"，营卫是水谷之精气，性质属阳，故称"清阳"。在中焦产生以后，先上升至心肺，而后布达全身；大肠、小肠具有向下通降的特性，传导输送的是水谷中人体不能利用的糟粕，属性为阴，故称"浊阴"。阳升阴才得以降，阴降阳方得以升，故心肺主营卫之清阳，负责清阳之气向上布散，营养全身，使各脏腑组织（包括大肠、小肠）功能得以发挥；大小肠向下传输浊阴之气，浊阴得降，则全身气机调畅通顺，反过来有利于阳气向上的布散。所以，心与小肠、肺与大肠的表里关系就是依据阳升阴降的协同作用维系。其三，经脉的相互联系。《难经》认识到相表里的脏腑在经络上是相互联系的，《二十三难》云："经脉者，行血气，通阴阳，以荣于身者也。其始从中焦，注手太阴、阳明；阳明注足阳明、太阴；太阴注手少阴、太阳；太阳注足太阳、少阴；少阴注手心主、少阳；少阳注足少阳、厥阴；厥阴复还注手太阴。"相表里的阴阳两经经气流注，必然经脉贯通，相互联系。因此，脏腑之间，解剖结构上相近或相连，经脉上相互络属，属性上阴阳表里相合，功能上相互配合，病理上相互影响，从而构成"脏腑相合"的关系，故在治疗上相应的就有脏病治腑、腑病治脏及脏腑同治等方法。因此，认识《难经》的脏腑表里相合关系的原理，对临床诊断疾病、判断疾病转归预后，以及制定治则治法都具有重要的指导意义。

3. 脏腑经脉气血营运关系　《三十七难》云："经言气独行于五脏，不营于六腑者，何也？然：夫气之所行也，如水之流，不得息也。故阴脉营于五脏，阳脉营于六腑，如环无端，莫知其纪，终而复始，其不覆溢，人气内温于脏腑，外濡于腠理矣。"认为精气藏于五脏，并非"独行于五脏"，而是通过全身的阴经阳经，输布于五脏六腑，周流不休，以温养脏腑，濡润腠理。需要注意的是，经脉之气的运行"如水之流，不得息也"，阴阳经脉互相贯通，相互络属，阴脉除属脏外还络于腑，阳脉除属腑外还络于脏，如此才能使经脉气血互相贯通，周流不休，"内温于脏腑，外濡于腠理"。因此，不可拘泥于本难所说的"阴脉营于五脏，阳脉营于六腑"。可见，原文虽提出了"气独行于五脏"的问题，但实际上又做出了否定的回答。脏腑经脉气血营运之理，对于临床诊治疾病具有重要指导意义，若邪气侵扰，脏腑经脉气血营运失和，就会导致气血留聚，阴阳失调的各种病症。

总之，《难经》对脏腑形态、功能、数目和关系的认识，在《内经》脏腑理论的基础上既有补充，又有发挥。特别是《难经》对内脏解剖的观察和对命门、三焦的独创性认识，极大丰富了藏象理论，为藏象学说的形成和发展做出了贡献。

【医案举隅】

"肝气通于目"案

曾治程监生，患目痛而涩，红赤无泪，自谓知医，一味清热发散，反羞光怕日，来寓求治。余曰：尊目乃火衰水亏，肝木无养，虚火上炎，若用清热发散则误矣。令服逍遥散吞左金丸二剂以舒肝木，乃与大剂地黄汤加柴、芍，四剂而安。张仲景曰：火眼初起，我有一方最神，止须一剂，可以化为乌有。方用柴胡、白芍、栀子各三钱，茯苓、半夏、羌活各一钱，方名先解汤。未发之先服之更妙，家有患此证，不为所染。盖郁火既散，外邪无自入矣。此亦与前方同功，余故并录之。（清·齐秉慧. 齐氏医案. 北京：中国中医药出版社，1997：171.）

"耳者，肾之候"案

张友夔壮岁，常苦两耳痒，日一作。遇其甚时，殆不可耐，挑剔无所不至，而所患自若也。常以坚竹三寸许截之，拆为五六片，细刮如洗帚状，极力撞入耳中，皮破血出，或多至一蚬壳而后止。明日复然，失血既多，为之困悴。适有河北医士周敏道至，询之，曰：此肾脏风虚，致浮毒上攻，未易以常法治也。宜买透冰丹服之，勿饮酒、啖湿面、蔬菜、鸡、猪之属，能尽一月为佳。夔用其戒，数日痒止，而食忌不能久，既而复作，乃著意痛断累旬，耳不复痒。（清·俞震. 古今医案按. 北京：人民卫生出版社，2007：287.）

第二节　命门理论

"命门"一词，首见于《内经》，系指目而言，《难经》则赋予命门全新的内涵。但《难经》以后相当长的一段时期内，命门之说在医界较少受到关注，直至宋金元时期才有所发展，明代以降，医家们对命门的概念，以及生理功能等进一步阐释发挥，逐步发展并确立了命门理论。

一、命门的概念及其沿革

"命门"一词，在《内经》凡6见，此处仅举三例：其一，《灵枢·卫气》曰："足太阳之本，在跟以上五寸中，标在两络命门。命门者，目也。"其二，《灵枢·根结》言："太阳根于至阴，结于命门。命门者，目也。"其三，《素问·阴阳离合论》云："少阴之上，名曰太阳，太阳根起于至阴，结于命门，名曰阴中之阳。"可见，《内经》提出命门为目之说，所指命门即眼睛。《难经》首倡右肾命门说，赋予命门以不同内涵，如《三十六难》云："肾两者，非皆肾也。其左者为肾，右者为命门。"《三十九难》亦云："命门者，神精之所舍也。男子以藏精，女子以系胞。其气与肾通。"两段经文表述了《难经》关于命门的基本认识，明确指出命门在右肾，此与《内经》所论之命门概念显然不同，而且指出了命门与肾的密切关系，即左肾为肾，右肾为命门，二者其气相通，密不可分。这是命门义理及概念的一次重要演化与根本转变，亦即《难经》对命门学说的创新与发展。

自《难经》命门新说问世，有很长一段时间没有受到医家的关注，如张仲景《伤寒杂病论》未提及，后人伪托华佗所著的《中藏经》、巢元方《诸病源候论》、孙思邈《千金要方》等亦无阐发。而在脉诊、经穴方面医籍有所涉及者，如王叔和《脉经》引《脉法赞》"肾与命门俱出尺部"，皇甫谧《针灸甲乙经》记载督脉命门穴。引人注目的是，杨上善撰写《黄帝内经太素》，注中多次引述《难经》命门之文，如对《灵枢·顺气一日分为四时》"原独不应五时"注云："人之命门之气，乃是肾间动气，为五脏六腑十二经脉性命根，故名为原。"直接指出肾间动气即命门之气的概念。至南宋，严用和《济生方》云："夫肾者，足少阴之经，位居北方，属乎壬癸水，左为肾，右为命门，与足太阳膀胱之经相为表里。"承袭了《难经》左肾右命门说。陈言《三因极一病证方论》云："古人谓左肾为肾脏，其腑膀胱；右肾为命门，其腑三焦……想念一起，欲火炽然，翕撮三焦精气流溢，并命门输泻而去。"阐释了人体欲念之动，则欲火炽盛，精气并命门随之而泻之理。金元刘完素《素问病机气宜保命集·病机论》云："右肾属水，男子以藏精，女子以系胞；右肾属火，游行三焦，兴衰之道由于此，故'七节之旁，中有小心'，是言命门相火也。"提出命门相火之论。同时期的张元素也有命门相火之说。李时珍在《本草纲目》中所引张氏《脏腑虚实标本用药式》认为："命门为相火之源，天地之始。"朱震亨《格致余论·相火论》专论相火，未及命门，但记载相火"寄于肝肾二部"。明代孙一奎创立命门动气说，赵献可提出命门属火，张景岳之水火命门说等，使命门理论逐渐趋于成熟。

二、命门的主要生理功能

关于命门的生理功能，《难经》进行了概括论述，如《三十六难》云："命门者，诸神精之所舍，原气之所系也，男子以藏精，女子以系胞。"《三十九难》曰："命门者，精神之所舍也；男子以藏精，女子以系胞，其气与肾通。"其后尽管对命门之名称、形态、部位与功能等问题，历代医家有所争鸣，但对于《难经》所述命门的生理功能之论，没有明显分歧，都是在《难经》基础上不断补充发挥，使之逐渐成熟。

1. 藏男子之精，系女子之胞　《三十六难》《三十九难》关于命门功能的论述，提出"男子以藏精，女子以系胞"，认为命门藏男子之精、系女子之胞，因而主持男女生殖功能。盖命门是人体先天精气与神气藏舍之处，乃元气维系之源。命门以其元精、元气促进生殖器官发育，主宰性生殖功能，故人体胚胎生成，男女生殖器官之生长发育与性生殖活动等，与命门皆有密不可分的关系。因此，临床生殖系统疾病多从补益命门着手。

此外，后世有生殖器命门说，认为命门为孕育生命之器，如张景岳认为命门即子宫。其在《质疑录·论右肾为命门》中曰："命门……即妇人子宫之门户也。"在《类经附翼·三焦包络命门辨》亦提出："男之施由此门而出，女之摄由此门而入，及胎元既足复由此出，其出其入，皆由此门，谓非先天立命之门户乎？"其从命门为生命之源的意义，赋予命门以实际的形体，即生殖器命门说，其从生命的延续角度诠释命门，但是却忽略了命门在人体生长发育中的重要作用，缩小了命门含义的范畴。

2. 神精之所舍，元气之所系　《三十六难》云："命门者，诸神精之所舍，原气之所系也……"阐发了命门与人之神精和元气的密切关系。盖人之胚胎乃父母生殖之精凝聚而产生，此谓先天之精；精化气，即胚胎中之生气，是为元气；元气发挥生理作用，则机体具有生命本能，称之元神。此三者均藏于命门，故云先天之本者实为命门，得后天之培育才能源泉不绝。《六十六难》曰："脐下肾间动气者，人之生命也，十二经之根本也，故名曰原。"提出脐下的肾间动气，是维持人体生命活动的原动力，也是十二经脉的根本，故称肾间动气即元气。《八难》云："诸十二经脉者，皆系于生气之原……十二经脉之根……三焦之原。"明确指出经脉与元气密切相关，三焦主通行元气，其功能是将元气输布于人体全身。《六十六难》曰："原者，三焦之尊号也，故所止辄为原。"说明原穴是元气通过三焦输注于十二经脉的集聚之处，故三焦之气所留止的穴位称为原穴。而且《六十六难》还提出："五脏六腑之有病者，皆取其原也。"阐述了原穴是元气输注留止于十二经脉的部位，刺激原穴可以通达三焦元气，激发脏腑气化，调整脏腑功能，故五脏六腑有病，可以取各经之原穴进行治疗。

3. 命门者，其气与肾相通　关于命门与肾的关系，《难经》有多处阐述，根据其经文可分为直接与间接阐释两方面。其直接论述者有两处：其一，《三十六难》曰："肾两者，非皆肾也，其左者为肾，右者为命门。"其二，《三十九难》云："命门者……其气与肾通。"指出左肾右命门，命门与肾相通。其间接阐释者亦有两处：其一，《八难》说："所谓生气之原者，谓十二经之根本也，谓肾间动气也。"其二，《六十六难》曰："脐下肾间动气者，人之生命也，十二经之根本也，故名曰原。"此处所谓"肾间动气"，指命门之元气，则且有命门在肾间之意。

《难经》明言右肾为命门，又蕴含命门在肾间之意。关于命门与肾的关系后世争论颇多，李梴《医学入门·脏腑》主张命门寄于右肾，并认为其联肾系心包通二阴之间；赵献可《医贯·内经十二官论》则力主肾间命门说，提出左肾阴水、右肾阳水，命门在两肾之中，有左右黑白二窍出无形相火，其与真水日夜潜行不息；孙一奎强调肾间之动气即是命门，谓其"非水非火，乃造化之枢纽，阴阳之根蒂，即先天之太极"。可见，如何理解"右肾"与"肾间"成为解读肾与命门关系的关键。清代袁崇毅《难经晰解》说："古时尚阴阳，越人创左肾右命之说，即寓左水右火之意。"以此强调命门的重要性。此外，根据《六十六难》《八难》，其谓肾间动气为生气之原，而命门又是维系元气生生不已之所在，故多数医家主肾间之说。而言右寓火、寓阳，则是重点强调阳主动，命门主生生不已之德。

三、命门理论的学术价值

《难经》提出肾间命门为人体生命先天本源，对《内经》命门做了义理上的根本转变，并建立了凌驾于后天五脏生命系统之上的先天生命之主说。《内经》与《难经》命门义理演变转化，无论是学派间的不同认识，还是《内经》命门转义，都是中医学术的发展。就学术演变转化过程而言，《内经》除了《素问·上古天真论》明确提出"肾者主水"，认为肾主藏精，是人体生长发育与生殖机能状况的决定因素，但尚未专论肾为先天之本。《内经》全书尚未直接论及先天元气，是《难经》开拓命门之论，从理论上创新了中医学术思想。

四、命门理论的后世研究

（一）后世医家论命门

如前所述，自金元之后，中医学的发展受到宋明理学的影响，明代命门学说成为医学发展的热点，医家的阐发与争鸣，推动了命门理论的发展。

1. 命门动气说 孙一奎对命门的发挥有其独到之处，其运用理学太极之理对命门加以解释，认为"人在大气中，亦万物中一物尔，故亦具此太极之理也"，提出命门动气学说，认为命门动气是人身之元气，也是人身之太极所在，而因其具有"生生不息"的性质，故名为"动气"。命门动气的属性"非水非火"，又具"生生不息之机"。《医旨绪余·右肾水火辩》云："两肾中间动气，五脏六腑之本，十二经脉之根，谓之阳则可，谓之火则不可，故谓坎中之阳，亦非火也。"即命门动气乃人身之元气，具有"非水非火"的性质。认为命门有位而无形，由于命门的本质是人身之元气，因而命门无形质可言，是超越脏腑层次的生命本源，而且强调命门动气为人之生生不息之根。命门动气对呼吸功能有重要作用，《赤水玄珠·肾无痘辩》认为人之所以生存，乃"赖此动气为生生不息之根，有是动则生，无是动则呼吸绝而物化矣"。正如《医旨绪余·命门图说》所云："考越人两呼命门为精神之舍，元气之系，男子藏精，女子系胞者，岂漫语哉！是极归重于肾为言，谓肾间元气，人之生命，故不可不重也。"

2. 命门为火说 赵献可提出命门的属性为火，而且此火乃"水中之火""先天之火"，认为命门先天之火为人身立命之本，并运用《易经》中"坎"卦理论解释肾与命门二者的关系，认为两肾有形，其左为阴水，右为阳水。命门无形，属火，位于两肾之中间，肾与命门的关系，即水与火的关系，故肾又为"水脏"，命门之火乃"水中之火"。肾与命门是人生受命的根本，命门之火依赖肾水滋养，肾由于命火的作用，才能化气而有生命。《医贯·内经十二官论》云："命门君主之火，乃水中之火，相依而永不相离也。"并指出"火乃人身之至宝"，言人之所以有生，生命之能持续，皆源于命门先天之火的存在。因此，人身以命门先天之火为生命之源，命门之火为性命之本。赵献可将命门之火比喻为"走马灯"，《医贯·内经十二官论》指出："火旺则动速，火微则动缓，火熄则寂然不动。"描述了生命活动必须以命门之火为原动力。此外，赵献可提出命门即是君主之官，是主宰十二官的"真君真主"，"君主命门"则具有化生脏腑的先天本源作用，对后天脏腑有统摄与调控之功，即命门为"主宰先天之体"，而有"流行后天之用"。赵献可命门之论，亦有称为君主命门说。

3. 水火命门说　张景岳以太极理论为基础阐述命门，认为在人身当中，此太极即是命门，是人体阴阳之枢纽，生命之本源。《类经附翼·真阴论》曰："命门居两肾之中，即人身之太极，由太极以生两仪，而水火具焉，消长系焉，故为受生之初，为性命之本。"张景岳以真阴为生命最基础的物质，故命门为"真阴之府"，又称"精血之海"，故"命门与肾本同一气"。命门作为人体之太极，同时具有水火双重性质，为化生人体阴阳之本源，故《景岳全书·命门余义》云："命门为元气之根，为水火之宅。五脏之阴气，非此不能滋；五脏之阳气，非此不能发。"

4. 两肾命门说　明代虞抟提出"两肾总号命门"，认为命门"为真气之根本，性命之所关"。《医学正传》云"两肾本为一脏"，"夫人有生之初，先生二肾，号曰命门，原气之所司，性命之所系焉"。主张两肾就是命门，命门亦即两肾，命门不过是两肾的别称而已。《医学正传》还明确指出："夫两肾固为真元之根本，性命之所关，虽为水脏，而实为相火寓乎其中，愚意当以两肾总号命门。"

5. 命门水火之争鸣　命门内寓水火，抑或非水非火，为明清时代医家论述和争辩的焦点。概括其论点，主要归纳为以下几方面。

（1）非水非火：金元时期，李东垣在刘完素、张元素学术思想基础上，提出命门丹田非水亦非火，乃生生之本。《兰室秘藏·小儿门》云："夫胞者，一名赤宫，一名丹田，一名命门。主男子藏精施化，妇人系胞有孕，俱为生化之源。非五行也，非水亦非火。"孙一奎首倡以命门为无形之脏，认为命门非水非火，为两肾之间的动气。《医旨绪余·命门图说》云："命门乃两肾中间之动气，非水非火，乃造化之枢纽，阴阳之根蒂，即先天之太极。"命门非水非火说的关键，强调命门为性命之本、生化之源的重要性。

（2）水中之火：赵献可提出人身亦具太极之形，命门即是人身之太极。太极阴阳之征兆则为水火。命门之火乃水中之火，《医贯·阴阳论》云："命门君主之火，乃水中之火，相依而永不相离也。"究其原理，在于"水火者，人之真元也……真元致病，即以水火之真调之，然不求其属，投之不入。先天水火，原属同宫，火以水为主，水以火为原。故取之阴者，火中求水，其精不竭；取之阳者，水中寻火，其明不熄"。阐释了水火的密切关系。陈士铎《辨证录·虚损门》亦云："夫肾中相火藏于命门之中，乃水中之火也，肾中水火，不可两离。频于泄精者，似乎损水而不损火，殊不知火在水中，水去而火亦去也。"

（3）水火之宅：张景岳认为，命门为真阴之脏，真阴包括元阴、元阳。《类经附翼·真阴论》提出："故物之生也生于阳，物之成也成于阴，此所谓元阴元阳，亦曰真精真气也。"将命门水火归为元阴、元阳，而元阴、元阳源自先天之本，命门之水则为元阴，命门之火则为元阳。《景岳全书·传忠录》曰："道产阴阳，原同一气，火为水之主，水即火之源，水火原不相离也……其在人身，是即元阴元阳，所谓先天之元气也。欲得先天，当思根柢，命门为受生之窍，为水火之宅。"命门水火原同一气，故将先天阴阳水火归于命门，元阴、元阳水火互藏，主宰人体生命活动。

综上，命门为调控人体生命活动的枢纽，命门属肾，内寓水火，水火相济相制。命门水火，有如太极，一分为二，则为元阴、元阳，其命门之水，则为元阴；命门之火，则为元阳，合二而一，则原同一气，原不相离。

(二) 命门理论的现代研究

现代学者对命门的功能与实质进行了探讨研究，其主要内容可以归纳如下。

张荣亦认为，命门不同于肾，且高于五脏，是五脏六腑、十二经络之上的高层次调节系统，因而命门系统是人体最大的生理动态平衡内稳控制调节系统。萧佐桃等提出命门位于第二、三腰椎间，是第三平衡系统的"真正君主"，联络第一、二、四平衡系统，共同完成统摄和维系人体生理平衡的功能。蔡定芳等观察命门合剂（仙灵脾、附子、地黄、枸杞子）对大鼠下丘脑－垂体－肾上腺－胸腺轴抑制模型神经内分泌免疫网络的调节作用，模型组大鼠下丘脑室旁核小细胞区促肾上腺皮质激素释放因子（CRF）阳性神经元，垂体前叶促肾上腺皮质激素阳性细胞明显减少，肾上腺萎缩，胸腺萎缩，淋巴细胞与胸腺小体减少；血浆促肾上腺皮质激素、皮质酮、淋巴细胞增殖反应、白细胞介素Ⅱ、干扰素诱生能力等降低。任艳玲等认为命门与西医神经内分泌－免疫网络存在联系，形成命门－神经－内分泌－免疫网络系统，在自身保持平衡协调的同时，完成对内环境稳态及循环、呼吸、消化、泌尿、造血、生殖等系统的调节整合。王波等认为，命门不论是在解剖定位上，还是在生理功能及病理特征上，都与肾上腺有相似性，推测肾上腺很可能就是所说的命门。牟新等认为，"肾命"的脏器实质应是肾上腺，对维持和调节人体内分泌起到重要作用。从《难经》对命门"男子以藏精，女子以系胞"的论述，结合临床观察和思考，有人认为命门即前列腺，提出命门乃人体生殖器官。亦有人提出命门是与大脑及肾密切相关的功能器官，且脑肾之间存在联系的枢纽，该枢纽可能就是垂体，即"脑－肾轴"为命门。蓝海等认为，命门属肾，肾主骨生髓，命门为元气之宅，生命之起源，与多能干细胞功能相似。许敬春等认为，小心即窦房结，窦房结即人体之命门。程绍民等认为，命门的虚实盛衰，主要见于真阴虚、真阳虚，以及肾虚水泛与肾气不固。命门的病态与肾病的症状及药理亦基本相同。命门的主要病理特征是真阴、真阳的损害，凡属真阴、真阳损害性疾病，均可从命门论治。郎庆波认为命门的病理，大都归咎于"火"，有命门火衰和命门火旺之别，临床对命门火衰较为重视，命门火旺则提得较少。张树生认为命门病理主要表现为命门之火不足，故临床治疗多本益火之源，以培肾之元阳。袁乐等提出，肿瘤是多种致病因素导致人体真元受损，阴阳失调而成。中医的真元与现代医学所述的遗传物质功能有某些相似之处，认为中医强调修身养性，减少命火的耗散，同时辅以食疗用水谷之精益养命火，对肿瘤治疗有意义。

可见，学者们的现代相关研究探讨，对于解释命门的功能、命门的实质，以及命门病理机制的认识，提供了宝贵的参考借鉴。

五、命门理论的临床应用

对于《难经》命门理论在临床的应用，主要体现于命门病症特征多虚，生殖系统诸证多责之命门，治疗命门病症时遣方用药应着意其功能特点等。

1. 命门病症特征多虚　《三十六难》云:"命门者,诸神精之所舍,原气之所系也。"元精、元气、元神,均藏于命门,故先天之本者实为命门,其为人先天之根本,唯患其不足,因而命门病症多虚。

(1) 命门元精不足:命门元精不足,元气生成乏源,则脏腑虚怯,抗邪功能低下,先天禀赋薄弱。或生而体弱,发育不良,出现五软、五迟之证,或易伤时邪为病。《医宗金鉴·幼科心法要诀》云:"小儿五迟之证,多因父母气血虚弱,先天有亏,致儿生下筋骨软弱,行步艰难,齿不速长,坐不能稳,要皆肾气不足之故。"临床选用加味地黄丸合补中益气汤,以益先天为主,补后天为辅。《保婴撮要》云:"五软者,头项手足肉口是也……夫心主血,肝主筋,脾主肉,肺主气,肾主骨,此五者因禀五脏之气虚弱,不能滋养充达,故骨脉不强,肢体痿弱,源其要,总归于胃。"主用补中益气汤合地黄丸,则是以补后天为主,益先天为辅。

(2) 精气虚损:命门精气虚损者,据《素问·阴阳应象大论》云:"精不足者,补之以味。"当用血肉有情之物,如紫河车、鹿茸、鹿胶、蛤蚧、桑螵蛸、冬虫夏草、阿胶、海狗肾、猪骨髓等;或选用入肾命而味咸汁浓之品,如地黄、天冬、玄参、山茱萸等,方如龟龄集、大补阴丸、河车大造丸等。元气虚者,治疗当于精中生气,即在滋补元精的基础上加温煦之品,如金匮肾气丸中既有熟地黄、山茱萸、山药,又有桂枝、附子;右归饮(丸)中既有熟地黄、山茱萸、山药、枸杞子,又有肉桂、附子、杜仲、鹿角胶等配伍。

2. 生殖诸证责之命门　《三十六难》提出命门的功能,"男子以藏精,女子以系胞",故男女生殖器官之生长发育与性生殖功能,从其根本来看皆与命门有着密切关系,有关男科、妇科病症多责之命门。

(1) 生殖器官发育不全:男女生殖器官发育不全,可归因于命门精气薄弱或缺陷,致使其先天禀赋不足。如幼童尚在发育之中,则可以补益肾命精气,促其发育;如妇女幼稚性子宫多表现为闭经或经少、不孕等症。治本之法常从肾命入手,补精血、振命元、调阴阳,如紫河车、制黄精、制首乌、淫羊藿、肉苁蓉、枸杞子、熟地、女贞子、鹿角胶、补骨脂、巴戟天等,随病酌情选用。

(2) 生殖系统病症:临床生殖系统多种病症,妇女不孕、经闭、崩漏,男子阳痿、早泄、不育等,其虚者治法,或可兼肝脾,但总不离肾命之本。妇女的生理特点主要表现在胎、产、经、带等方面,与冲、任二脉息息相关。冲任督一源三歧,均根于肾命,故妇科诸证,尤其虚者无不归根于肾命,治疗虽曰冲任,实在肾命。一般常见的经闭、不孕、崩漏、带下、滑胎等,大都由肝肾虚弱、冲任损伤所引起,故治法应以滋养肝肾为主,并根据具体情况,佐以血肉有情之品。养肝肾即是益冲任之源,源盛则流自畅,而病自愈。男子涉及生殖器官器质病变,以及性功能障碍与不育症,如阳痿、遗精、早泄及精少、无精、畸形精子、精子不液化等。治疗相关男科疾病,虚者主要在肝脾肾命,而以肾命为本。临床常用温补肾阳、滋肾养阴、固肾涩精等法。温补肾阳法,常用药物如肉桂、附子、巴戟天、淫羊藿、仙茅、补骨脂、菟丝子、锁阳、阳起石等,代表方如右归饮(丸)、肾气丸等;滋养肾阴法,常用药物如熟地黄、枸杞子、首乌、女贞子、桑椹子、黄精、龟甲、玄参等,代表方如大补阴丸、左归饮(丸)、六味地黄丸;固肾涩精法,常用药物如覆盆子、桑螵蛸、益智仁、补骨脂、山茱萸、金樱子、芡实等,代表方如金锁固精丸、缩泉丸等。

3. 用药着意命门特点

（1）命门火衰，补阳助火：命门的治疗用药正如黄宫绣《本草求真》所云："火居两肾之中，为人生命生物之源。"据此火衰气寒之说，是以补火之味，如附子、肉桂、鹿茸、仙茅、胡芦巴、淫羊藿、蛇床子、蛤蚧、川椒、益智仁、补骨脂、丁香之类。补真阴不足者，则多选用补阴之药，如熟地黄、山茱萸、枸杞子等。引火归原，则是针对元阳浮越，肾火上升而设之辨治方法，主要适用于命门火衰，虚阳上越的上热下寒之证。临床上常用肉桂、附子的辛热通肾之性以温补下元真火，遂使浮火得降、元阳复归命门，上下内外得以温养。此外，某些疑难病症，若已导致元阳之亏，或真阴耗损，则治以甘温扶阳，补养精血，使命门之水火得以协调，从而扭转病势，转危为安。其适应病情亦应以虚寒为主，温热之病不相适宜。补命门止遗尿，治疗机制重在温阳止遗，补命门之火，肾阳充，命门火足，则遗尿自止。滋补肾脏之法，可以广泛应用于眼科、妇科、血液系统等疾病，以及抗肿瘤治疗等。

（2）治水治火，治皆从肾气：张景岳认为，"五脏之本，本在命门；神气之本，本在元精"。因此，无论水亏或火衰，其治疗皆求诸于命门真阴。正如《古今名医汇粹》所谓："欲治真阴，而舍命门，非其治也。"因命门与肾其气相通，故《类经图翼》云："治水治火，皆从肾气，此正重在命门。"在治肾方面，注意补肾之法，真阴为本，育阴为用，涵阳为度，扶阳之妙，培阴生阳。即所谓"善补阳者，必于阴中求阳，则阳得阴助而生化无穷；善补阴者，必于阳中求阴，则阴得阳升而泉源不竭"。

（3）重视命火，不忽视阴精：赵献可在命门病的治疗上也从阴阳、水火二气的盛衰入手，提出"加意命火，不忽阴精"的治则。现代对历代医家用药研究显示，血肉有情之品，即虫兽禽及人部的用药，超过命门用药的 1/3 以上。命门用药的药性以温性占绝对优势，占所有命门用药的 66.2%，其次是热性、平性和寒性。说明命门用药时历代医家对其药性的认知是相对平和的，既有温补的一面，又不完全是取燥热峻补之剂来填命门之火，兼顾命门水火互涵的生理特性。

其他，基于肾与命门密切相关，探讨肾与骨的生理病理关系，提出可以运用肾命理论指导，诸如原发性骨质疏松症、骨性关节炎及骨肿瘤等常见骨病的治疗。艾滋病的中晚期，多表现为形体耗损严重、命门元气虚损、脏腑功能失调、免疫功能极度低下的状态，由于正气抗邪能力严重下降，引发各种机会性感染而死亡。从"命门学说"入手，治疗应以"填精补血，养阴治形"为先，也重视培补元气对中晚期艾滋病治疗的重要性，培补元气应调理脾肾先后天之本，以治其根本。辨证施治总以甘温之品填精治形、培补元气为基本原则。对于延缓疾病的发展速度、改善临床症状、提高生活质量有积极作用。

【医案举隅】

命门火衰不孕案

《三十九难》云："命门者……男子以藏精，女子以系胞。"

患者，女，32 岁，2004 年 8 月 6 日初诊。患者于 1998 年因"怕冷，疲倦嗜睡"等症在某院诊断为甲状腺功能减退症，一直服用"优甲乐"替代治疗，至 2004 年 8 月 6 日前来郭老门诊求治。现症：患者述患病以来易感冒，畏寒怕冷，四肢不温，入夜尤甚，神疲思睡，自觉记忆力减退，月经已停数月，夫妻同居未避孕未孕 3 年，纳眠可，二便调。察其体形适中，呼吸匀平，精神困顿，懒言神怯，面㿠少华，眼睑、面部、四肢浮肿，按之无凹陷。舌质淡苔白，脉沉迟而弱。辨证：命门火衰，阳气不振，脏腑功能失调。治以温元阳，补元精，调冲任。方用右归丸加味，药物组成：制附片（先煎）20g，肉桂10g，鹿角胶15g，炒杜仲15g，菟丝子15g，山茱萸15g，枸杞子15g，当归15g，熟地20g，山药20g，肉苁蓉20g，北黄芪40g。7剂，每日1剂，每剂煎2次，两次药液混合，分早中晚3次服。8月15日二诊，见患者面色红润不浮肿，神情愉悦，言语有力，自述服药3剂后，倦怠懒言、嗜睡症状消失，畏寒怕冷缓解明显，故今日前来复诊。查其舌象，见舌质淡苔白，脉沉细。郭老建议仍继续服用原方10剂，同时另给鹿茸100g，冬虫夏草100g，龟胶300g，碾碎，每日清晨取鹿茸5g、冬虫夏草5g、龟胶10g混匀，蒸蛋服用。嘱服鹿茸期间，忌食青菜、萝卜，以免降低疗效。11月中旬患者再次前来，告知自上次就诊后，坚持服药，10剂后月经来潮，11月初因月经停闭前去妇科就诊，方知怀孕，此后暂停服药。附记：2006年初电话追访，患者生育一子，发育良好，述身体状况良好，每月月经按时来潮，量色质均正常。［黄金珠，傅春华，骆丽娟，等．郭子光辨治命门火衰的经验．北京中医，2006，25（11）：653-655．］

第三节　元气理论

　　"元气"一词，在《难经》中只出现一次，而"原气"则出现3次，书中与原气相关的"原"字出现26次。值得注意的是，元气之称谓，虽然由《难经》从传统哲学中引入医学领域，在学术上有源流继承关系，并有精气的一般概念特点，但其既然成为医学术语，便具有其独特的医学内涵，即用以表述人体先天的生化能力及其生理机能。

一、元气的概念及其沿革

　　《鹖冠子》首倡"元气"之名，《鹖冠子·泰录》云："天地成于元气，万物乘于天地。"首次提出元气的概念。尔后，元气即成为诸家论述宇宙万物根本之气的代称。董仲舒《春秋繁露·王道》云："元者，始也，言本正也；道，王道也；王者，人之始也。王正，则元气和顺，风雨时，景星见，黄龙下。"《春秋繁露·天地之行》云："布恩施惠，若元气之流皮毛腠理也。"王充《论衡·幸偶篇》："俱禀元气，或独为人，或为禽兽。"《论衡·元形篇》云："人禀元气于天，各受寿夭之命，以立长短之形。"《论衡·齐世篇》云："元气纯和，古今不异，则禀以为形体者，何故不同？"可见，在上述著作中，元气一词已用于对自然界和生命现象的阐释。

　　在古代医学文献中，我国现存最早的医学典籍《黄帝内经》尚无"元气"之名称，元气一词首见于《难经》。如，《十四难》云："脉有根本，人有元气。"元者，本也、原也，以元气为万物生成之原始、根本。元，与"原"相通，元气与"原气"亦相通，《春秋繁露·重政》曰："元犹原也，其义以随天地终始也……故元者，为万物之本。"从元、原二字，以及元气、原气二词的使用来看，其本义即原始、根本之义，中国古代哲学以元气为宇宙万物生成之根本。而《难经》则将元气概念引入医学之中，称之为人体生命根本之气，即先天本元之气，亦称为先天之气。《八难》将称为生气之原的"原气"，视为"五脏六腑之本，十二经脉之根，呼吸之门，三焦之原"。意即人体肇生之根本，生命活动之原，此观点遂为后世所公认。

诚如徐大椿《难经经释》注《三十六难》所言："原气即元气，言根柢乎此也。"

二、元气的主要生理功能

《难经》的多篇原文阐述了元气的功能与作用特点，并言及元气与三焦和原穴的关系等内容，其有关元气生理功能的论述，主要集中体现于以下几方面。

1. 脏腑之本，经脉之根 《难经》在阐释"寸口脉平而死"的原理时，提出"生气"和"肾间动气"的概念，强调了元气在维持生命活动过程中的重要性。《八难》云："诸十二经脉者，皆系于生气之原。所谓生气之原者，谓十二经之根本也，谓肾间动气也。此五脏六腑之本，十二经脉之根……故气者，人之根本也。"认为人体十二经脉均系之于生命之原，即系于元气，因元气是生气之源，是肾间动气，是五脏六腑的本源，十二经脉的根本，三焦之气的源泉，亦为生命的本源。此论凸显了元气为五脏六腑之本、十二经脉之根的核心地位，阐发了元气在人体生命活动中的独特重要作用。经文还明确指出"所谓生气之原者……谓肾间动气"，即生气就是"肾间动气"，又称"原气"。

2. 呼吸之门，守邪之神 《八难》提出，元气为"呼吸之门"，即元气为人体呼吸之气的原动力之所在，呼吸之气由元气主导。后世对此加以阐发，如孙一奎《医旨绪余》云："呼吸者，根于原气，不可须臾离也。"认为呼吸之原动力根本在于元气。因此，人体依赖"此动气以为生生不息之根，有是动则生，无是动则呼吸绝而物化矣。"说明元气是生命赖以生存的原动力，在呼吸之气的升降出入运动中具有特殊意义，是人体呼吸功能的关键之所在。

《八难》指出，元气为"守邪之神"，强调元气是抗御外邪的正气，关系人体抵御外邪能力的强弱，是人体抗御邪气的功能主宰。因此，元气足则正气旺，不易受邪；元气不足，则正气虚，脏腑经络功能弱，抵抗力差，则易于受邪发病。此外，《六十六难》说："原者，三焦之尊号也，故所止辄为原。"提出原穴是人体元气输注于脏腑经络所留止的部位，因而临床针刺原穴，能调动元气抗邪的能力，从而达到驱邪抗病的治疗作用。

3. 脉有根本，人有元气 《十四难》明言："譬如人之有尺，树之有根，枝叶虽枯槁，根本将自生，脉有根本，人有元气。"强调尺部脉对诊候元气的重要意义，认为临床即使寸部无脉，但若尺部不虚衰，表示其脉有根本，说明元气尚存，病情虽重，然而尚有生机。究其缘由，因人之尺脉，就像树木的根干一样，是其主体，即使树木的枝叶干枯，倘若根干尚存而无损，树木生机尚在，还会发芽生长。因此，《八难》云："诸十二经脉者，皆系于生气之原。所谓生气之原者，谓十二经之根本也……故气者，人之根本也，根绝则茎叶枯矣。"人体十二经脉均系之于元气，盖元气是生气之源，是五脏六腑的本源，十二经脉的根本，乃生命的源泉，如果元气不足，生命将绝。并以树木的根干与茎叶为喻，如果树木的根本已经断绝，茎叶就会枯死，此乃元气首先断绝于内的缘故。指出元气是脉的根本，临床可以通过观察脉象了解人体元气之盛衰。

三、元气理论的学术价值

《难经》关于元气的论述，在中医"气"学理论中是杰出的创新。《难经》提出元气（原气）这一新概念，专用以表述人体先天的生化能力、生理机能。《难经》一再强调，元气（原气）是关系生命存亡的本原之气，有则生，无则死。其生理作用，从名曰"动气"而论，可

NOTE

谓生命活动中激发推动及生化的源能力。

元气由先天之精化生而来，先天之精在胚胎发育阶段生成脏腑、经脉和精血津液，需有元气的激发、推动才能进行各种气化活动；其使三焦有所禀受，是三焦气化产生各生理效应的源泉；元气能纳气归原，是呼吸功能的关键；同时，又是人体抗御邪气的功能主宰。此气发于先天，得后天而滋生；生于命门，借三焦布达周身，其气之强弱诊于尺部，故《难经》将尺脉比喻为树之根本。此乃后世诊脉重尺部"脉贵有根"的理论依据。

《内经》表先天之气者，有"真气""肾气"，与元气密切相关。真气或元气有广义、狭义之分，肾气有先天精气与后天脏腑精气的不同。狭义的真气或元气，指藏于肾脏命门，由先天父母精气所化的先天本原之气；广义的真气或元气，指先、后天精气相互作用而产生的一种全身综合性生理效应。肾所藏的先天精气，其内涵与狭义真气相通。真元之气发生于先天，而充养于后天。在生命形成、生长发育、成熟过程中，必须依靠水谷滋养以化生。真元之气是人体大系统中气结构的核心，它的消耗是绝对的。《灵枢·天年》描述了人体生长壮老已的不可逆过程，疾病则进一步加速该过程，真气的消耗如果超过了外界水谷精微和呼吸清气提供的补偿，则反映于生命机能的变化，以至于最终虚衰枯竭。此即《素问·上古天真论》倡导保全先天真气的意义之所在。可见，《难经》提出元气（原气）的概念，阐述了元气的生成、生理功能，以及活动方式，表达了先天之气的基本特点，并论述了元气的诊察方法，是对《内经》气学理论的发展。后世凡言元气，从先天精气中又分出元阴、元阳，以统身之阴阳，盖本源于此。

四、元气理论的后世发挥

在《难经》元气理论的基础上，后世医家结合临床加以发挥，如脾胃元气说，注重元气需脾胃后天充养；承袭《难经》元气系于命门、命门之气与肾相通的理念，重视肾中精气对元气的充养作用等，使元气理论得以完善。

1. 人体元气，非胃气不能滋 继《内经》《难经》真气与元气说之后，金元四大医家之一的李杲，在其丰富的临床经验基础上，倡导脾胃元气说。《脾胃论·脾胃虚则九窍不通论》指出："真气又名元气，乃先身之精也，非胃气不能滋之。"《脾胃论·脾胃虚实传变论》提出："脾胃元气既伤，而元气亦不能充，而诸病之所由生也。"从真气与元气、胃气与元气的滋补充养，以及元气内伤为百病之源的角度，阐释了补益脾胃对元气的特殊意义，体现其关注先后天精气的相互作用，蕴含了元气需要脾胃后天充养的思想。若胃气衰，气血化生不足，元气无以充养，则脏腑功能减退而形体衰竭。正如《脾胃论·脾胃虚则九窍不通论》所说："胃之一腑病，则十二经元气皆不足也，气少则津液不行，津液不行则血亏，故筋骨皮肉血脉皆弱，是气血俱羸弱矣。"诚如张景岳《质疑录》所总结的："东垣一部《脾胃论》，俱以补中益气汤为主，无非培人后天元气之本。顾元气为生身之精气，而实祖于胃。故胃气有谷气、荣气、卫气、宗气、阳气之别名，要皆此元气之异称。"

2. 肾为根蒂，元气之所由生 后世医家继承《难经》元气系于命门、命门之气与肾相通的观点，认为肾中精气对元气有充养作用。张景岳《景岳全书·杂证谟》云："然人以肾为根蒂，元气之所由生也。故由精化气，由气化神，使肾气一亏，则元阳寝弱。"突出元气充实与肾之充盛密切相关。张景岳《景岳全书·传忠录》指出："然命门为元气之根，为水火之宅。

五脏之阴气，非此不能滋；五脏之阳气，非此不能发。而脾胃以中州之土，非火不能生。"阐述了命门元气在人身的根本地位，元气对脏腑功能的温煦推动作用。赵献可《古今名医汇粹》亦云："肾无此，则无以作强，而伎巧不出矣；膀胱无此，则三焦之气不化，而水道不行矣；脾胃无此，则不能蒸腐水谷，而五味不出矣；肝胆无此，则将军无决断，而谋虑不出矣；大小肠无此，则变化不行，而二便闭矣；心无此，则神明昏，而万事不能应矣。正所谓主不明则十二官危也。"详细说明元气虚衰可导致各脏腑功能失调，认为脾胃生化依赖肾中元气，故在治疗上多重视顾护肾中元气。

元气衰弱是人体衰老的重要原因，诚如虞抟《医学正传》明言："或问：人之寿夭不齐何欤？曰：元气盛衰不同耳……是故肾元盛则寿延，肾元衰则寿夭，此一定之理也。"说明元气的盛衰关系人寿命的长短。张景岳《景岳全书·传忠录》亦云："而凡寿夭生育及勇怯精血病治之基，无不由此元阳之足与不足。"进一步阐发了寿命与生育能力及体质状况等，均与元气的盛衰相关。

五、元气理论的临床应用

《难经》元气理论在临床上的指导意义，主要体现于指导病理分析和推测疾病预后，指导慢性病与疑难病的诊治，调养元气可以预防疾病，培补元气可以延年益寿，调节元气是脐疗的关键机制等方面。

1. 析病理，测预后，脉诊元气 元气是人体的先天本原之气，为生命原始的、根本的动力。元气病变主要责其虚，按程度可以分为虚弱、虚损、衰败、竭绝，简称虚、损、衰、竭四个层级与阶段。与一般病变相比，其表现特点是病情逐渐地、进行性加深加重，直至阴阳离决而死亡。临床元气之病，鲜见于一脏一腑，而是累及多脏多腑，损耗精气血津液，同时又因虚生邪，易于感邪，邪伤正而致虚等，导致恶性循环，病变深重，难以挽回。对慢性肾功能衰竭辨证研究发现，病至于此，元气已告衰竭，表现为五脏深度虚衰，气血贫枯，同时邪毒猖盛，其最终多演化为肝风内动，浊毒伤血，水凌心肺，以及毒蔽心包等严重病变，出现抽搐、厥脱、神昏、出血等险恶症状。当然，元气病变亦可有实，主要是元气运行不畅而致壅滞结聚，或由精血津液不化，留滞而为邪等，有时甚至是虚实错杂并见。

掌握元气的生理、病理特点，可用于指导病理分析和推测疾病预后。例如，《八难》指出"寸口脉平而死"，其原因是"生气独绝于内"，此处的"生气"即指元气，并列举虽然寸口脉平，但疾病预后不佳，其原理在于元气已衰竭。《十四难》以尺脉为根，认为尺部有脉，元气无伤损，故"虽困无能为害"，但若根脉全无，便是元气败绝，此即《八难》所谓必死之证。《十四难》还以脉搏至数减少者为"损"脉，并将其分成"离经""夺精""死"和"命绝"四个层次，以示虚损病情的轻重程度，旨在阐明气血不足，脏腑功能减弱，乃是导致虚损病症的病理机制。所以，从《难经》所论可知，脉诊元气，可以用于分析疾病的病理和推测预后。徐大椿《医学源流论·经络脏腑》云："疾病之人，若元气不伤，虽病甚不死；元气或伤，虽病轻亦死。"强调指出："故诊病决死生者，不视病之轻重，而视元气之存亡，则百不一失也。"认为元气之存亡关系患者之生死，故疾病之预后，尤其要关注元气状况。

2. 慢性病、疑难证，诊治元气 《难经》元气理论，对于指导慢性病的诊疗有重要意义。临床上多种重大疾病以及慢性疾病的中晚期，如现代医学之脑血管意外、恶性肿瘤、慢性肾小球病变、肺结核、艾滋病，以及糖尿病后期、慢性乙型肝炎后期、肾功能衰竭等，均系元气虚损或衰竭、预后不良的复杂病症。例如，元气虚衰是消渴病发病的重要病机之一，临床主要表现为脾肺肾三脏的元气虚弱，也是消渴病容易发生多种并发症的主要原因，亦是消渴病久治不愈的病理基础，因此，扶助元气法是治疗消渴病的重要方法。培补元气，不仅对推动和激发艾滋病患者脏腑功能活动，改善机体虚弱的状态，提高其免疫功能有重要作用，而且对减轻患者症状，提高生活质量都有积极的影响。

消耗性疾病或病症进入衰竭期，病情复杂，而且常常反复，进行性加重或突现危症，其脉象多出现尺部根脉虚弱，脱失或沉候乏力，甚至可表现为无脉等。在治疗上，图本之举，无论虚实均需壮补元气。除元气暴脱、元气大馁宜峻补外，补元气法应和缓平调，如补益肾元时尤其应注意选用桑寄生、巴戟天、枸杞子、杜仲、菟丝子类较为温和的药品，切忌过于温燥滋腻，反碍元气敷布。还应注意补调结合，调节脏腑的气化。例如，健脾升清，除了可充养元气外，还可助其升发，使其具有自下而上的趋势，常用葛根、荷叶、升麻类；肝之气化则可助元气由内达外，兼由下而上，如柴胡、茵陈、川芎等；附子、肉桂与平补肾气药同用，可激发肾之气化。危急之时又急需摄纳元气，如涩肠固脱、敛肺止汗、益肾平喘、止血涩精等，可选用黄芪、山萸肉、龙骨、牡蛎、五味子等固涩酸收之药。

3. 防发病，治未病，调养元气 《八难》以元气为"守邪之神"，强调元气是人体抗御邪气的功能主宰，元气亦是正气之本，故充实元气，是预防疾病的求本之道。既病之后，只有元气充实，才能抗御邪气，扼其传变，护卫生命。正如《素问·刺法论》所说："正气存内，邪不可干。"徐大椿《医学源流论·经络脏腑》亦云："若夫预防之道，唯上工能虑在病前，不使其势已横而莫救，使元气克全，则自能托邪于外。"因而调养元气，预防疾病，亦是防止病理性衰老的基本原则。

调养元气、预防疾病，可以通过药食、针灸等法补养脾胃，增强营卫气血的化生，间接充实先天元气，如先天禀赋不足，体弱多病者，可通过肢体运动，服用药食及灸足三里等，达到减少和预防疾病的目的；或根据体质阴阳的偏颇，组方补养元阴、元阳以充实元气，为防治各种内伤病奠定基础。

4. 防早衰，延年寿，培补元气 《八难》云："诸十二经脉者，皆系于生气之原。所谓生气之原者，谓十二经之根本也，谓肾间动气也。此五脏六腑之本，十二经脉之根……故气者，人之根本也。"强调元气在生命活动中的重要意义。徐大椿《医学源流论·经络脏腑》亦云："当其受生之初，已有定分焉。所谓定分者，元气也。"以燃薪做比喻，认为薪尽则火灭，而人也是"待元气自尽而死，此所谓终其天年者也"。可见元气在人体生命中具有举足轻重的作用。元气是生命过程的主导因素，古人比喻为燃点薪烛，薪尽油干则火灭，故元气之于生命，就是人之生机，人之生长壮老已，即元气由生而盛、由盛而衰、由衰而竭的过程。人之或寿或夭，能否尽终天年，在一定意义上也取决于自身，其关键是能否保全元气。保全元气之法，在于减少妄耗，努力培补。

（1）减少精气妄耗：其一，外避邪气。古人认为，外感毒邪最耗人精气，始浅继深，重者难复，伤元损寿。《素问·上古天真论》有"虚邪贼风，避之有时"之告诫，《素问·刺法论》还有"避其毒气"防疫病之提醒。其二，注意房事的节制。房事不节，纵欲耗精，甚则戕伤肾命元气而夭折。故《素问·上古天真论》认为"醉以入房，以欲竭其精"是半百而衰的重要原因。养生者宜据年龄及身体状态节宣得宜，防止强行、过度房事，尤其是中年以后，以及重病恢复期。禁忌年老服壮阳药肆行房事，图一时之快，实则"促命期"。

（2）着力培补元气：在药物方面，有人分析《本草纲目》1892 种药物，明确载有"耐老""延年""增年"作用的药物共 177 种，在 50 种补益药中，补肾药有 28 种。在复方方面，载有长生、耐老、不老、延寿的方剂 124 首，其补肾为主的有 87 首。单药有仙茅、淫羊藿、补骨脂、巴戟天，以及动物药类鹿茸、雄蚕蛾、雀卵、紫河车、蛤蚧、冬虫夏草等；成方制剂有龟龄集、龟鹿二仙膏等。除药物服食外，久经传承的保健灸法、健身气功等有助于提高健康水平，缓老延寿。通过调养脾胃，亦可补肾命元气。张志聪《素问集注》注云："老年之人能食而脾胃健者，尚能筋骨坚强，气血犹盛。"先天元气之衰固不可逆，但增强饮食化生气血以充养元气，尚可"续焰"延年。在日常生活或疾病治疗过程中，都必须注意脾胃，借以护养元气，即顾护元气，延缓衰老。

可见，培补元气的主要途径有两种：其一，从肾与命门滋养元气。此法多用血肉有情之品，如紫河车、冬虫夏草之类，或从精化气，如金匮肾气丸类。其二，以后天补先天，元气为生气之源，虽系生命根柢，但需后天之气养育才能不断滋生，正如《灵枢·刺节真邪论》所说："真气者，所受于天，与谷气并而充身者也。"所受于天者，正是源于先天的元气，而后天谷气滋养先天元气，两者合成一体。所谓先天难补，后天易成，急救元气不绝，当峻补后天之气，方可挽回元气亡失。因而，补后天以实先天，是续元气不绝以治诸虚证之大法。实际应用中常以人参、黄芪、白术配附子，组成参附、芪附或术附诸方调养脾胃，必要时还可加龙骨、牡蛎、五味子之类以摄纳欲脱之元气。

5. 调节元气乃脐疗的关键 脐下为元气所聚之处，《八难》云："诸十二经脉者，皆系于生气之原。"《六十六难》也指出："脐下肾间动气者，人之生命也，十二经之根本也，故名曰原。"此之肾间动气，即元气，指出脐与元气的密切关系。脐疗的关键在于调节元气。

张景岳《类经附翼》云："人之初生，生由脐带，脐接丹田，是为气海，即命门也……夫生之门即死之户，所以人之盛衰安危皆系于此者，以其为生气之源，而气强则强，气衰则病，此虽至阴之地，而实元阳之宅。"阐释了脐与元气、气海丹田的内在联系，此为临床通过调理元气治疗疾病提供了理论依据。脐下是元气所聚之处，调节元气是脐疗的根本目的，通过刺激脐部，可以激发元气，元气以三焦为通道，布散全身，促进和调控脏腑经络、形体官窍的生理活动，从而对疾病起到直接或间接的防治作用。

【医案举隅】

元气虚衰案

《八难》云："故气者，人之根本也。"

一人年五旬，荒于酒色，忽头痛发热。医以羌活汤散之，汗出不止，昏晕不省。李为灸关元十壮而醒。四君子加姜、桂，日三剂，至三日少康。因劳怒复发厥，用好参一两、熟附三钱、煨姜十片，煎服稍醒。但一转侧即厥，一日之间，计厥七次，服参三两。至明日，以羊肉羹、糯米粥与之，尚厥二三次。至五日而厥定，乃泣而问曰：可再生否？曰：脉有根蒂，但元气虚极，非数载调摄不能康也。幸其恪信坚守，两月之间，服参四斤。三年之内，煎剂六百帖，丸药七十斤，方得步履如初。（明·江瓘. 名医类案. 北京：人民卫生出版社，2005：367.）

第四节　三焦理论

三焦之名首见于《内经》，对其内涵的阐述可概括为六腑三焦、部位三焦和气化三焦三个方面，但《内经》在脏器形态与部位，形名、功能、脏腑关系等方面对三焦的叙述存有歧义。《难经》在继承《内经》学术思想的基础上，对三焦的概念、功能、形态等，做了进一步拓展和发挥。自《难经》提出三焦"有名而无形"之后，中医界关于三焦的名义、形态、部位及其功能等展开了长期学术争鸣，形成了不同的学术观点，虽然迄今尚无定论，但争鸣使三焦理论趋于完善与规范，促进了藏象理论的发展。

一、三焦的概念及其沿革

《内经》论三焦，主要以水谷立论，认为三焦为水道，为水谷生化道路。《难经》在《内经》基础上，提出三焦具有输布先天元气的功能，拓展了三焦的概念及内涵。关于三焦"有名无形"和"有名有形"的讨论、三焦内涵的训解、"三焦少阳相火"理论的争鸣等，极大地发展了中医学基础理论。

1.《内经》三焦理论　《内经》的三焦有多种内涵。

其一，六腑三焦说。是将三焦作为六腑之一，有名有形，是与胆、胃、大肠、小肠、膀胱一样的独立器官。《素问·六节藏象论》云："脾胃、大肠、小肠、三焦、膀胱者，仓廪之本，营之居也，名曰器，能化糟粕，转味而入出者也。"这是《内经》对三焦的基本认识。《素问·灵兰秘典论》将三焦与其他脏腑并列讨论，合称"十二官"，三焦的生理功能为"决渎之官，水道出焉"。三焦作为内脏之一，所连属的经脉为手少阳三焦经，《灵枢·经脉》描述了三焦经的循行部位："三焦手少阳之脉，起于小指次指之端……入缺盆，布膻中，散络心包，下膈，循属三焦……至目锐眦。"《素问·血气形志》指出"少阳与心主为表里"。三焦经名为手少阳经，起于无名指尺侧端的关冲穴，沿尺侧上行，上肩入缺盆，布膻中，散络心包，下膈属三焦。通过经脉的联属作用，与手厥阴心包经构成了表里络属关系。《内经》明确指出了三焦的部位在"膈下"腹腔。至于三焦的外应组织，《灵枢·本脏》篇认为"三焦膀胱者，腠理毫毛其应"。《内经》认为三焦的主要功能是运行水液，如果三焦功能障碍，就会有水道不利及水液内停的病症。正如《灵枢·邪气脏腑病形》所云："三焦病者，腹气满，小腹尤坚，不得小便，窘急，溢则水，留即为胀。"据此可见，"六腑三焦说"是《内经》的基本学术立场。

其二，部位三焦说。即将三焦作为食物在体内消化、吸收、排泄的三个部位。《灵枢·营卫生会》云："上焦出于胃上口……中焦亦并胃中，出上焦之后……下焦者，别回肠，注于膀胱而渗入焉。"认为三焦是水谷入胃后，化为营卫、津液，并从胃外出的三个窍口或管道。

其三，气化三焦说。是在"部位三焦说"的基础上，从体内物质代谢的角度来认识三焦，是由"部位三焦说"的基本观点演化而来的概念。气化是指人体精气血津液之间的相互化生，即新陈代谢全过程的简称。认为人体物质的代谢过程可以划分为三个阶段：第一阶段指人体从外界摄取的饮食物，在体内进行腐熟、消化，并初步吸收阶段。在《内经》中用人类生产生活中常见的"如沤"类比中焦脾胃对饮食物的腐熟、消化、吸收。第二阶段是指精微物质在体内的输布、转化，以及能量的代谢过程。经脾胃消化所吸收的水谷精微，在体内要不断地传送，在传送过程中要化生成为精、气、血、津液等不同类型的物质以利于组织利用，这些物质在其转输运送及利用过程中又要不断地相互转化。《内经》用"如雾"类比这一阶段，《灵枢·决气》云："上焦开发，宣五谷味，熏肤，充身，泽毛，若雾露之溉，是谓气。"第三阶段是机体将利用后的浊气、浊液、废渣等糟粕排出体外的过程。《内经》以"如渎"类比下焦的机能犹如水渠沟道一样要畅通疏泄。在人体所排出的废物之中，粪尿的排出最为重要、显著，故将此机能归之于下焦。《灵枢·营卫生会》用沤、雾、渎分别概括物质代谢三个阶段的不同气化特征，即"上焦如雾，中焦如沤，下焦如渎。"

然而，"气化"是对脏腑活动的基本形式的概括，物质代谢过程仍是以脏腑活动为基础的。显然物质代谢的第一阶段，即"如沤"阶段以脾胃活动为中心；第二阶段，即"如雾"阶段，精、气、血、津液向全身输布过程中的生成、转化、能量代谢，由心、肺等相关脏腑完成；第三阶段，即"如渎"阶段，机体代谢后废弃物质的排出，以肝、肾为主，多脏腑共同作用的结果，粪渣和大部分废液则从大肠和膀胱排出。可见，《内经》"气化三焦说"与"部位三焦说"无本质的差异，不过是从两个角度认识三焦而已，其立足点仍是内脏的区域划分。

可见，《内经》中没有关于三焦形名的详细描述，在形名、功能、脏腑关系等方面对三焦的叙述也存在分歧。《灵枢·本输》云："三焦者……属膀胱，是孤之腑。"认为三焦是孤立的一腔之大腑，其他脏器无以匹配，但《灵枢·本脏》有"肾合三焦膀胱"之说。在经络学说中又言三焦与手厥阴心包相络属、互为表里。可见，《内经》所论之三焦或指单一的内脏，认为其是体内水液运行之通道；或又一分为三，认为三焦是精气血津液自胃外溢的场所，上、中、下三焦分别具有三种不同的功能；或与肾相关；或与心包为表里。

2.《难经》三焦理论 由于《内经》在三焦认识上存在上述分歧，《难经》在继承《内经》三焦理论的基础上，又进行了新的探索，赋予了三焦新的内涵。

其一，继承了《内经》将"三焦"作为六腑之一的观点。《三十八难》按照脏腑配属关系，六腑之中只配属了胆、胃、大肠、小肠、膀胱五腑，称三焦腑为"外腑"："脏唯有五，腑独有六者，何也？然：所以腑有六者，谓三焦也……其经属手少阳。此外腑也，故言腑有六焉。"《三十九难》又做了补充说明："腑有五者，何也？然：五脏各一腑，三焦亦是一腑，然不属于五脏，故言腑有五焉。"由此可见，尽管《难经》没有将三焦腑与五脏相配属，但称其为"外腑"，表明其具有不同于其他五腑之处，并没有完全抛弃《内经》将三焦作为六腑之一的观点。

其二，沿袭《内经》有关三焦部位的认识。《三十一难》云："上焦者，在心下，下膈，在胃上口，主内而不出。其治在膻中，玉堂下一寸六分，直两乳间陷者是。中焦者，在胃中脘，不上不下，主腐熟水谷。其治在脐旁。下焦者，当膀胱上口，主分别清浊，主出而不内，以传道也。其治在脐下一寸。故名曰三焦，其腑在气街。"这与《灵枢·营卫生会》篇之观点基本相同，显然沿袭了《内经》有关三焦部位的描述。

其三，重申了《内经》三焦经脉的概念。三焦手少阳之脉借用脏腑名称命名，《二十五难》曰："有十二经，五脏六腑十一耳，其一经者，何等经也？然：一经者，手少阴与心主别脉也。心主与三焦为表里。俱有名而无形，故言经有十二也。"《三十八难》曰："脏唯有五，腑独有六者，何也？然：所以腑有六者，谓三焦也……其经属手少阳。"可见，《难经》对三焦手少阳之脉的认识，并未改变《内经》三焦经脉概念的属性。

其四，分述了三焦各自的生理作用。《三十一难》曰："上焦者……主内而不出；中焦者……主腐熟水谷；下焦者……主分别清浊，主出而不内，以传道也。"将《内经》三焦气化过程概括为上焦"主内而不出"，中焦"腐熟水谷"，下焦"主分别清浊，主出而不内，以传道也"，详细描述了水谷代谢在人体不同部位的特征。

其五，赋予三焦新的内涵。《难经》主要在三个方面拓展了《内经》三焦理论，赋予三焦新的内涵。①《二十五难》提出三焦"有名而无形"，是后世关于三焦"有形""无形"争论的肇端。②首次提出三焦具有"通行元气"的作用，《六十六难》云："三焦者，原气之别使也，主通行三气，经历于五脏六腑。""经历于五脏六腑"被作为三焦敷布元气，发挥作用的具体机制。③提出三焦"主持诸气"，总司全身的气机与气化。《三十八难》曰："所以腑有六者，谓三焦也。有原气之别焉，主持诸气。"《三十一难》云："三焦者，水谷之道路，气之所终始也。"认为三焦"主持诸气"，三焦为气化的场所。自《难经》之后，三焦的功能由"决渎"，拓展为"元气运行之道路"，明确提出元气和水液均在三焦这一结构中运行，为中医学构建"元气蒸化水液"的三焦气化理论提供了依据。

《难经》在三焦理论上的继承与创新，引发后世医家对"三焦"二字形成了多种训解。代表观点有三种：一是以火训焦，如巢元方《诸病源候论·五脏六腑病诸候》云："谓此三气，焦干水谷，分别清浊，故名三焦。"将三焦与相火联系起来，认为三焦是从肾上分发出的先天少阳之火，以推动各部气化，促进新陈代谢。二是以躯体组织训焦，其中对"焦"之所指又有区别，如日本玄医《难经疏证》以"骨肉脏腑空隙之会"为"焦"，指出"凡骨肉脏腑空隙之会，总谓之焦"。虞抟云"三焦者，指腔子而言，总曰三焦"；唐容川提出"焦"通"膲"，认膲为体内肉质脏器，将人身之膜膈称为三焦。三是以元训焦，如杨玄操云"焦，元也，天有三元之气，所以生成万物，人法天地，所以亦有三元之气，以养人身形"。此三说见仁见智，后世医家亦褒贬不一，为三焦理论的争鸣提供了巨大空间。

二、三焦的主要生理功能

《难经》论三焦以气立论，创造性地提出肾间动气为三焦之原（《八难》），三焦主持诸气（《三十八难》），为原气之别使，主通行三气，经历于五脏六腑（《六十六难》），将三焦融入命元三焦系统之中，构建了中医先天生命理论的学术体系。后世大多将布达元气至全身作为三焦的主要功能。

1. 水谷之道路，气之所终始 《三十一难》曰："三焦者，水谷之道路，气之所终始也。上焦者……主内而不出……中焦者，在胃中脘，不上不下，主腐熟水谷……下焦者，当膀胱上口，主分别清浊，主出而不内，以传道也。"这是对三焦功能的高度概括，将饮食物的消化吸收代谢过程，用"水谷之道路"来描述概括。

若仅从字面来看，《三十一难》所述之三焦既然是"水谷之道路"，就应该直接接触水谷，而且此后一段文字也的确将水谷在体内的消化吸收过程，分上、中、下三部做了进一步描述，故本难就成为《难经》将三焦定义为食物消化吸收的三个部位的经典证据。但由于直接接触水谷的另有胃肠等脏腑，故后世单独解释"水谷之道路"时，似乎更多的是将其理解为三焦是运行津液、元气、糟粕等水谷代谢产物的道路，而非水谷本身，故曰三焦"气之所终始"。

《三十一难》所述之三焦显然与《灵枢·营卫生会》篇有雷同之处，但并不完全相同。此"主内而不出"表明上焦主要接纳水谷入于中焦，水谷不得上逆，强调的是上焦与水谷的摄入相关。此难之上焦与《灵枢·营卫生会》所云之"上焦如雾"有别，后者是指上焦具有输布营养物质的作用，将心肺布散水谷精微的功能用"雾"字表示，其实质是高度概括了心主血脉、肺主宣发肃降的生理功能。可见《内经》所云之上焦是针对精微物质的布散，是水谷消化吸收，甚至转化为气血之后的代谢过程，包含了心肺两脏；《难经》所云之上焦是针对水谷消化之前的生理过程，仅仅表示水谷自上焦进入人体。可见，二者的区别不仅体现在内涵迥异，还体现在所指对象不同。《内经》所述更为深邃、复杂，《难经》所指则相对简单；《内经》之上焦包含心肺，《难经》之上焦则较为尴尬，有部位在上的含义，其"内而不出"似乎又与胃的受纳水谷有关。

关于中焦的讨论，《难经》与《内经》没有太大分歧，《三十一难》谓中焦"主腐熟水谷"，其实质是指中焦可以将有形之水谷转化为膏状的食糜，这一过程是在脾的主持下，由胃来直接完成。本难与《灵枢·营卫生会》篇可相互补充、互相完善，后者将腐熟水谷的过程描述得更为详尽。《灵枢·营卫生会》曰："中焦亦并胃中，出上焦之后，此所受气者，泌糟粕，蒸津液，化其精微，上注于肺脉。"不仅指出中焦的位置在胃之傍，与胃相并；而且指出其功能"泌糟粕，蒸津液，化其精微，上注于肺脉"，担当着水谷的消化，故有"中焦如沤"之说。

关于下焦主"分别清浊"，学术界有不同的理解：一是指肾与膀胱的功能。水液在肾与膀胱的气化作用下，有用的为清，留于体内；无用的为浊，化为小便排出体外。此处清浊指有用水液和无用水液。这与《灵枢·营卫生会》之"下焦如渎"一致，即指肾与膀胱生成和排泄小便的作用。二是指大肠、小肠的功能而言。水谷通过小肠的化物泌别与大肠的传导变化，将精微物质吸收，将糟粕排出体外。此处清浊是指精微与糟粕。三是指下焦的排泄功能。清和浊相对而言，清指小便，浊指大便，皆为糟粕。这与《灵枢·营卫生会》所说"水谷者，常并居于胃中，成糟粕，而俱下于大肠而成下焦，渗而俱下，济泌别汁，循下焦而渗入膀胱焉"相似。"出而不内"说明下焦的主要生理功能为传导糟粕、排泄二便，从大肠排出大便，从膀胱排出小便。

《难经》提出的三焦功能显然是基于《内经》对三焦功能的认识，如《素问·六节藏象论》所云之三焦是参与水谷消化吸收和糟粕排泄的器官，是营气化生的场所，与《难经》没有明显差异。但是，《素问·五脏别论》云："夫胃、大肠、小肠、三焦、膀胱，此五者，天气之所生也，其气象天，故泻而不藏，此受五脏浊气，名曰传化之腑，此不能久留，输泻者也。"认为三焦是"传化之腑"，不仅传递消化水谷，具有"泻而不藏"的特征，而且还可以排泄五脏代谢产生的浊气，这与《难经》所述有一些细微差别。

2. 原气之别使，主通行三气 《三十八难》云："所以腑有六者，谓三焦也。有原气之别焉，主持诸气，有名而无形，其经属手少阳。此外府也，故言腑有六焉。"《六十六难》曰："三焦者，原气之别使也，主通行三气，经历于五脏六腑。"说明三焦是元气升降出入的道路，人体之元气通过三焦经历五脏六腑到达全身各处。滑寿注"原气之别使"时认为："以原气赖其导引，潜行默运一身之中，无或间断也。"指出元气赖三焦导引以布达全身，"经历于五脏六腑"，贯通大经小络，使脏腑得以藏泻，使经脉得以行血气营阴阳，沟通上下内外；三焦本身也因元气才有所禀受，气化有源，故说肾间动气为"三焦之原"。

《难经》"原气之别使"理论，在《灵枢·五癃津液别》已初见端倪，指出："三焦出气，以温肌肉，充皮肤，为其津，其流而不行者为液。"此处所云三焦所出之气，若仅以"温肌肉，充皮肤"的功能而言，似乎与卫气吻合，但其后紧接"为其津，其流而不行者为液"，这显然指的是水谷精气，水谷精气能够通过三焦转化为津液，说明三焦是将水谷精气转化为元气、精血、津液等精微物质的场所，即气化场所，提示三焦具有主持气化的功能。

元气是人体最根本、最重要的气，是生命活动的原动力。元气根于肾，通过三焦别入十二经脉而达于五脏六腑。《金匮要略·脏腑经络先后病脉证》云："腠者，是三焦通会元真之处，为血气所注；理者，是皮肤脏腑之文理也。"外而皮肤、内而脏腑，均系三焦输达元气之所在。《中藏经·论三焦虚实寒热生死逆顺脉证之法》云："三焦者，人之三元之气也，号曰中清之腑，总领五脏六腑，荣卫经络，内外左右上下之气也。其于周身灌体，和内调外，荣左养右，导上宣下，莫大于此者也。"这是对三焦通行元气作用更为具体的描述。因为三焦通行元气于全身，是人体之气升降出入的通道，亦是机体气机气化的场所，故称三焦具有"主持诸气"，总司全身气机和气化的功能。

张景岳对三焦通行元气的功能又赋予了新的说法，《类经·疾病类·邪变无穷》说："气在阳分即阳气，在阴为阴气，在表曰卫气，在里曰营气，在脾曰充气，在胃曰胃气，在上曰宗气，在中焦曰中气，在下焦曰元阴元阳之气。"即将存在于上焦的元气称为"宗气"，在中焦的称为"中气"，在下焦的称为"元阴元阳"之气，这是对三焦功能的另一概括。

限于当时人们的认知水平和社会文化现状，《难经》三焦理论确实存在一些模糊不清的地方，这无疑是中医学术体系中的缺憾，但也为后世医家的争鸣提供了契机。为了补充和完善三焦理论的瑕疵和疏漏，后人分别从不同角度进行了阐发，这在某种程度上丰富了中医学理论，促进了中医学理论体系的发展。

三、三焦理论的学术价值

《难经》的三焦理论在《内经》基础上以气立论，一是提出三焦具有敷布元气的生理功能，从而为三焦概念赋予了新内涵，并成为《难经》所论人体先天功能结构，即命元三焦系统理论的重要学术基础。烟建华教授认为"三焦者，原气之别使也"，开拓了中医学三焦理论的新范畴，并溶入到《难经》先天生命系统之中，开创了中医先天生命理论的学术体系。二是提出三焦"主通行三气，经历于五脏六腑"，是全身气化活动之统领，即"主持诸气"，从而确定了三焦气化在生命活动中的重要地位，成为藏象理论的重要内容。三是继承发挥《内经》有关理论，提出中焦"主腐熟水谷"，下焦"主分别清浊""出而不内"，为消化系统疾病和津液代谢失常类疾病的治疗提供了新的思路。

四、关于三焦的学术争鸣

（一）有形、无形之争

《内经》谓三焦有形，《难经》谓三焦无形，二者的分歧造成了三焦形质有无的争论，并延续至今。

1. 三焦有名无形　《二十五难》曰："心主与三焦为表里，俱有名而无形。"《三十八难》

曰："所以腑有六者，谓三焦也。有原气之别焉，主持诸气，有名而无形，其经属手少阳，此外腑也。"均明确指出三焦是有名无形的。此后诸多医家追随此说，并由此产生诸多争鸣，概要而言，有如下几种。

（1）三焦有名，无形有用：《中藏经·论三焦虚实寒热生死逆顺之法》指出："三焦者，人之三元之气也……有其名而无形者也。"孙思邈《千金要方·三焦脉论》曰："三焦者，一名三关也。上焦名三管反射，中焦名霍乱，下焦名走哺。合而为一，有名无形，主五脏六腑往还神道，周身贯体，可闻而不可见，和利精气，决通水道，息气肠胃之间，不可不知也。"李杲《医学发明》曰："三焦有名无形，主持诸气，以象三才之用，故呼吸升降，水谷往来，皆恃此以通达。"以上诸家承《难经》之说，均认为三焦虽无形，但有运行元气，为水谷精气之通道，主持诸气之功。

（2）三焦外有经内无形：此说以滑寿《难经本义》"盖三焦外有经而内无形"为肇端，其后孙一奎《医旨绪余》承其说，指出"所谓三焦，乃上焦、中焦、下焦三处地位合而名之也……此三焦，外有经而内无形，故曰外府，名非五脏六腑之合称也，又曰孤腑。"认为《内经》虽有少阳之络、少阳之脉之称，但只是指经脉名称而言，不是指三焦所连属之经脉，即三焦"外有经而内无形"。李梴《医学入门·脏腑条分》亦言："观三焦之妙用而后知脏腑并而同，同而异，分之则为十二，合之则为三焦，约而言之三焦亦一焦也，焦者元也，一元之气而已矣。"又指出："三焦如雾、如沤、如渎，虽有名而无形，主气、主食、主便，虽无形而有用。"上述诸家均认为三焦无完整的实物，其本质为抽象之器官。

（3）三焦无形，以象比拟：赵献可《医贯》中首次提出三焦是以象言用："三焦者……有名无形，主持诸气，以象三才。"清代唐大烈也有类似描述，其在《吴医汇讲·卷十一》中指出："三焦字义，当属无形，盖火灼为焦，火即是气，以少阳为相火，即取焦字之义也。上中下有分司之任，故曰三。"认为《内经》言"上焦如雾，中焦如沤，下焦如渎"，正是因为其无形，所以才举功用之相似性以比拟三焦。

（4）三焦有名，无形无用：张寿颐在《难经汇注笺正·三十八难》注中不但认为三焦有名无形，还否定三焦"主持诸气"的功能："姑以无声无臭之元气二字，作为三焦所主持，见得有此三焦之名，于吾身不无作用，究之此身元气，自有发源之地，亦不能空空洞洞，概以归之三焦，然则《难经》此节，仍是蜃气楼台，故曰有名无形。"

当代也有否认三焦有形有用，持三焦"有名无形无用"观点的学者。江中坚说："三焦概念的产生，是因于气化理论及其统一整体的系统观，绝不是某个单一的解剖脏腑单位所能包含，而是像现代论中'概念单元'一样，包括多器官系统的综合功能单位。"又说："一旦离开上中下三焦所属诸脏腑，也是不存在的。"蒋贤耀认为："其（三焦）功能是脏腑及气血津液运行功能的重复，更无实质结构，可从脏腑学说中去掉。"

2. 三焦有质而无常形　日本玄医《难经疏证》将焦训为躯体组织，以"骨肉脏腑空隙之会"为焦，提出三焦之形即身体之形："心主包络于外，三焦包罗于周身，俱有质而无形。凡物之貌，长短方圆椭角之类，谓之形也。然则……三焦形者，身形是也。"认为三焦广泛存在于脏腑组织之内，其形与其他腑脏独成一体不同，没有特形，不得观其象。徐大椿虽不同意三焦无形之说，但也不得不承认"其周布上下，包括脏腑，非若五脏之形，各自成体，故不得定其象"（《难经经释》）。

近人对此说附和者甚多，庞近宜说："很多事物常假其他事物以构成自己的形态，三焦内则依借其他脏器，外则依借各个组织，以构成三焦本身之形体。"又说："故三焦在内则是脏腑之间，在外则是组织之间，凡空隙之处，无间巨细，皆是一气相通，即为三焦之形，即元气津液所到达的地方，皆有三焦的分布。"朱宝忠引刘禹锡"古所谓无形，盖无常形耳，必因物而后现耳"之说，认为《难经》所谓三焦无形，是"没有显而易见的形体"，乃出入贯布于各个脏腑，将各脏腑相互之间及各脏腑与躯体、四肢和体表的肌肤之间，密切联系起来的一个大腑，"大象无形"，对于整个机体来说，三焦是独一无二的孤腑，际上极下联系全体而没有固定形态，亦即因各个不同脏腑组织而呈现其不同形态的大象，故说其"有名无形"。

3. 三焦有名有形　《内经》没有明言三焦有形质，但其对三焦的论述可推断为三焦当有形有质。《素问·金匮真言论》曰："胆、胃、大肠、小肠、膀胱、三焦六腑皆为阳。"《灵枢·本输》曰："三焦者，中渎之府也，水道出焉，属膀胱，是孤之腑也。"《素问·灵兰秘典论》曰："三焦者，决渎之官，水道出焉。"以上均表明三焦为六腑之一，具有通行水液的作用，是孤之腑，应是有形之物。《灵枢·论勇》和《灵枢·本脏》均指出三焦与其他五脏一样，有厚薄、缓急、直结、理纵、理横之分。如《灵枢·论勇》说："勇士者，目深以固，长衡直扬，三焦理横……怯士者，目大而不减，阴阳相失，其焦理纵。"《灵枢·本脏》云："密理厚皮者，三焦、膀胱厚；粗理薄皮者，三焦、膀胱薄；疏腠理者，三焦、膀胱缓；皮急而无毫毛者，三焦、膀胱急；毫毛美而粗者，三焦、膀胱直；稀毫毛者，三焦、膀胱结也。"可见三焦不仅有名称，而且有形质。《灵枢·经脉》中有手厥阴心包络"历络三焦"，手少阳三焦经"循属三焦"，也佐证《内经》中三焦是有形质的。以《内经》论述之三焦为基础，后世医家对三焦的形质所指进行了充分讨论和发挥，概要言之，有脂膜说、腔子说、淋巴说等。

（1）脂膜说：南宋刘昉《幼幼新书》引汉东王先生论惊风可医者十一，明确指出："三焦无形，只是脂膜。"稍后陈言在《三因极一病症方论》中也有论述，明言三焦为有形之物，认为"三焦有形如脂膜"；"有脂膜，如掌大，正与膀胱相对者"，指出："果其无形，尚何以藏精系胞为哉。其所谓三焦者何也？上焦在膻中，内应心；中焦在中脘，内应脾；下焦在脐下，即肾间动气，分布人身，有上中下之异。"明代章潢《图书编·三焦有形考》、清代唐容川《医经精义》和《血证论·脏腑病机论》均认同三焦是网油即周身之膜的说法。随着现代医学的发展，许多学者从形态学、生理学等方面解释三焦，张锡纯、谢利恒等认为三焦是网油膜，张锡纯在《医学衷中参西录》中将三焦落实到了具体组织上。

（2）腔子说：腔子说始于《金匮要略》。《金匮要略·脏腑经络先后病脉证》云："腠者，是三焦通会元真之处，为血气所注；理者，是皮肤脏腑之文理也。"将三焦与腠理联系起来，认为外而皮肤、内而脏腑，均系三焦输达元气之所在，三焦是人身外自表皮，内至各器官内外的空隙。明代虞抟进一步指出，三焦即指腔子，《医学正传》曰："其体有脂膜，在腔子之内，包罗乎六脏五腑之外出。"即后所称的"腔子说"。明代张景岳在《类经》和《类经附翼》中均认为三焦就是一腔之大腑，即整个躯体的体腔。上焦、中焦、下焦是体腔不同区段划分的名称，清代医家何梦瑶也赞成张景岳三焦"腔子说"。

（3）淋巴说：章太炎首先提出三焦为淋巴腺（结）、淋巴管等，得到了祝味菊、陆渊雷等医家的赞同。章太炎根据《内经》"三焦者，决渎之官，水道出焉"的论述，指出："三焦者，自其液言，则所谓淋巴液、淋巴腺；自其液所流通之道言，则所谓淋巴管。腺云，管云，尤血管之与脉管也。内之水源，即脏腑间之淋巴腺与管；外之水源，则肌腠间之淋巴腺与管也。脏腑间有毛细管，此云孙络，血中津液满溢，与其与渗当去者，皆自毛细管渗入淋巴腺，故曰血气所注也。"另有学者认为上焦是胸导管的起始部，是最大的主要淋巴管，中焦包括肠淋巴干、腰淋巴干及乳糜池，下焦是指大肠、肾脏、膀胱的淋巴管，并包括全身的大小淋巴管和淋巴结。

（4）其他：有学者依据古人解剖中无"胰腺"一词，从《四十二难》的脾"有散膏半斤"和陈无择的"在脐下有脂膜如掌大"之论，根据胰腺的现代解剖位置及其形恰如散膏、约如手掌大，结合其生理、生化、病理，认为三焦可能就是胰腺。以现代解剖学为基础解释三焦实质的观点尚有很多，如，三焦是以门静脉系为主的胸腹腔内部分静脉血管、三焦是循环系统、三焦是胸腹膜及肠系膜等，其他还有"受体说""膜腠说"等，不一而足。

以上诸说虽能解释三焦的部分功能，但难以涵盖三焦功能的全部。三焦是根据人体生理现象和临床病症，给予推理、归纳、分析而得出的一种直观和推理相结合的理论，若忽视中西医两套不同理论体系，将三焦与西医学某些内脏组织或系统等同起来，终究难以完全吻合。将布达精气津液的间隙与其生理功能概括为三焦，并将三焦规定为具有一定独立性的功能单元，这是中医学的创造，其是非曲直尚需进一步研究。

总之，三焦形质理论的形成、发展与演变受历史条件的影响，与当时的社会文化状态和人们的认知水平有关。关于三焦形质的纷争虽然尚未取得统一认识，但古今医家的学术争鸣，为探讨三焦的实质提供了丰富的资料。相信随着人们认识水平的深入，三焦理论和形质必将逐渐明朗，三焦理论必将进一步完善。

（二）少阳相火说

"相火"是中医理论在论述脏腑阳气时所运用的一个特有词语，各脏腑之阳虽然有其共同的特性和作用，但又存在着明显的差异，不能仅用一个"火"的概念概括所有脏腑之阳。于是明代医家借用《内经》六气概念中的"君火""相火"概念，分别用以表达不同脏腑之阳。张景岳率先以"君火"类比心阳，以"相火"类比肾中元阳，李中梓紧承其后。由于心为"君主之官"，故"君火"专指心阳。"相火"为何是脏腑之阳？缘"相"相对于"君"而言，辅君之谓"相"，故除心之外其他各脏之阳皆可曰"相火"。但中医理论中，通常多将肝胆之阳、肾阳、三焦之阳、心包之阳称为"相火"。临证中肝肾之阳应用最广，为了区别两者，又将肝藏之相火称为"雷火"，肾寓之相火为"龙火"，或曰"命门之火"。"君火""相火"相互配合，共同完成对人体各脏腑器官的温煦、推动作用，共同维系着精、血、津液等液态物质在体内的运行敷布。

基于《难经》三焦输布元气之论，有医家提出焦者乃热力集中之点，从"焦属火"立论，结合命门之火论三焦释相火。南宋医学家崔嘉彦《脉诀》一书提出命门配三焦属相火之说。《普济方·方脉总论·病机论》云："左肾属水，男子以藏精，女子以系胞；右肾属火，游行三焦，兴衰之道，由于此故。"李时珍《本草纲目·脏腑虚实标本用药式》云："三焦为相火之用，分布命门原气，主升降出入，游行天地之间，总领五脏六腑、营卫经络、内外上下左右之气。"赵献可《医贯·内经十二官论》指出两肾之间为命门，"其右旁有一小窍即三焦。"认为三焦为命门之臣使，是相火的发源地，相火为出于命门而行于三焦的先天无形之火，无形之火寓于有形水中，可化水为气而周行全身，以发挥生生不息之功。

马莳根据"三焦……下合右肾"之说，在其著作《难经正义》中提出："三焦、包络，皆属相火，故寓于右尺下部诊之。"并据王好古《此事难知》提出"三焦有二"说，认为"人体有上、中、下之三焦，行脉道以因十二经；有手少阳之三焦，唯司决渎而已"。马莳所谓"司决渎之职"的"手少阳之三焦"，仅是三焦之下焦所司之职，并不存在另一个三焦。"三焦有二"是指三焦有手足之分，手少阳三焦主持于上，足三焦主持于下。而此足三焦虽有三焦之名，实则为足太阳膀胱经之别络，并非有"主气之上中下三焦"与"为腑的手少阳三焦"。孙一奎也认为三焦内寄相火，但对命门内寄相火提出了异议，指出："命门不得为相火，三焦不与命门配。"认为"三焦、包络为相火"，三焦虽不与命门相配，但命门却是"三焦之原"，即三焦内寄之相火，始于命门的元气，出于上焦，为元气之别使，有主持人体诸气运行的作用。叶霖《难经正义》曰："手少阳三焦，为水中之阳，是为相火。"

近人凌耀星从生理和病理两个方面，探讨了以肺、脾、肾为中心的三焦气化系统和以心、肝、肾为中心的三焦相火系统，提出前者是水谷精气津液的生化、布敷、调节，以及废料的排泄等整个代谢功能，《内经》上焦如雾、中焦如沤、下焦如渎，《难经》三焦主持诸气、为气之终始即指此，其病则湿浊、痰饮、水肿；后者少阳相火体现了生命的能源，根于命门，其病则为火热有余亢奋的阳性病变或阴虚血亏，多精神症状。两者右司气化，左司相火，均以肾为本，体现阴阳水火互根互用、互制互化的关系，在病变上相互转化，标志着病情恶化。烟建华认为，三焦相火说的缺陷是单言相火，割裂阴阳水火，提出三焦所输布之元气由精所化，阴阳、水火蕴涵其间，三焦所输布及其生理效应必统阴阳、水火而不可分离。

（三）"辨证三焦"说

由于《内经》《难经》关于三焦的内涵、形态和功能方面的认识并不统一，给予了后世医家不同的思考角度，并促进了以此为基础的对疾病的深入探索，进而才有后世三焦辨证理论和临床运用。三焦辨证有广义和狭义之分，广义之三焦辨证是依据《内经》《难经》等关于三焦的认识，将相关疾病的症候归纳为上焦病症、中焦病症、下焦病症，并用以阐明三焦所属脏腑在该疾病发展过程中，不同阶段的病理变化、证候表现及传变规律的一种方法。只要是在疾病辨证治疗中运用了三焦理论的相关思维，均应属于三焦辨证的范畴。狭义之三焦辨证特指在清代吴鞠通《温病条辨》中提出的，对外感热病进行辨证归纳的一种完整方法体系。

1. 广义三焦辨证　张仲景首次将三焦理论运用于临床辨证之中。《伤寒论》第 230 条云："阳明病，胁下硬满，不大便而呕，舌上白苔者，可与小柴胡汤。上焦得通，津液得下，胃气因和，身濈然汗出而解。"《金匮要略》指出："热在上焦者，因咳为肺痿；热在中焦者，则为坚；热在下焦者，则尿血，亦令淋秘不通。"孙思邈从病理角度明确指出三焦不但"有名无形"，而且是"可闻不可见"，认为上焦有病"实则上绝于心，若虚则引气于肺"，其治疗时必然从心肺入手；中焦有病"实则生热，热则闭塞不通上下隔绝。虚则生寒，寒则腹痛洞泻，便痢霍乱，主脾胃之病"，治疗时，从脾胃入手；下焦有病"主肝肾病候也，若实则大小便不通利，气逆不续，呕吐不禁，故曰'走哺'。虚则大小便不止"。治疗时从肝肾入手。可见，孙思邈所论的三焦并不是一个独立的生理功能单位（或称为脏腑），而是从实践基础上提出上焦即心肺、中焦即脾胃、下焦即肝肾，为温病三焦辨证的形成奠定了基础。刘完素将三焦理论运用于对外感疾病、内伤杂病病机变化的诠释，并且提出了针对三焦特征用药和疾病分期。王好古尤重三焦主气卫外和元气之别使的功能，并创新性地将三焦与元气、命门、包络、相火等概念融合，指出以三焦寒热虚实可探查命门元气与相火的盛衰，还提出三焦腑脉诊法，其根据邪袭三焦的不同表现总结出三焦病机，使三焦独立分证辨治体系初具雏形。罗天益尊崇三焦通行气与水谷之说，在重视中焦脾胃特殊地位的同时，将三焦分证论治逐渐完善为一种涵盖五脏六腑乃至人体全身的辨证体系。明末清初医学家喻嘉言强调温病的三焦病机定位，并明确提出分三焦逐邪解毒的治法。薛雪也秉承前贤经旨，将三焦概念运用于湿热病中，开创了湿热病的三焦学说，提出了湿热病的病机概念与"膜原三焦之门户"说，认为病在膜原是具有湿热性质的一个病理性阶段，该阶段是邪气内陷于里，引起三焦气化失司，脏腑功能失调的重要转折点。由于邪伏膜原是三焦气机开阖失司、中焦脾胃枢机失利的正邪胶着阶段，故该阶段正是治疗疾病的最佳时机，是扭转病势、阻止病邪继续深入的关键时期。由于《内经》并未对膜原与三焦之间的关系进行系统阐述，在以功能为主导的前提下，二者之间由于发挥生理效应的部位有所重叠，故后世医家逐步将膜原的形态向三焦靠拢，如戴天章、何廉臣、俞根初等人指出膜原即为三焦，由此也导致了三焦与膜原之间的难以区分。因此，吴有性的达原饮、薛雪的湿热遏阻膜原方、雷少逸的宣透膜原法、余根初的柴胡达原饮等，均是以疏利透达之法组方，强调通过调和脾胃枢机，以达到治疗三焦疾病的目的。薛氏"膜原三焦之门户"说不但是对《难经》三焦理论的进一步发挥，而且为湿热类温病的治疗另辟蹊径，补充了温病学说的治疗理论。后经过吴鞠通的发展和完善，最终形成了温病学的三焦辨证理论。

2. 狭义三焦辨证　《难经》三焦理论为后世对温病的认识和治疗开拓了思路，吴鞠通三焦辨证论治体系的建立，薛生白"膜原三焦之门户"说的提出，以及基于此运用的疏利透达之法和疏利三焦气机的治疗思路，均是在《难经》三焦理论的启示下，对温病治疗学所做的重要贡献。

温病"辨证三焦"，是温病三焦辨证纲领发生的基础。吴鞠通在《温病条辨》中根据人体部位将三焦进行区域性划分，并在叶天士《温热论》"卫气营血辨证"方法的基础上，结合自己的临床经验，按照温热病（尤其是湿温病）的传变规律，总结多种温病变化机理及证候类型，创立"辨证三焦"说。吴鞠通的三焦辨证体系与《难经》之三焦固非同一概念，但也毫无疑问是受到《内经》《难经》三焦理论的启发。

吴氏所创的"辨证三焦"说之所以取"三焦"之名的用意有四：其一，是用"三焦"之名，解释温病的传变过程。病始于上焦，次传中焦，终于下焦。吴氏所说"温病自口鼻而入，鼻气通于肺，口气通于胃，肺病逆传，则为心包。上焦病不治，则传中焦脾与胃也；中焦病不治，则传下焦肝与肾也。始上焦，终下焦"，即是此意。其二，用以表示病位的深浅和病势的轻重。上焦为病之初始，病位尚浅，病势一般较轻；中焦病症为温病之中期阶段，证已转里，病位较深，病势加重；下焦代表着温病末期。其三，用以确定病位。上焦病在肺及心包，故指心包及肺脏的病症；中焦病在脾胃，故中焦病症是指脾胃病；下焦病在肝、肾、大肠、膀胱，所以下焦病就指其所辖的脏和腑的病症。其四，用以指导临床用药，如"治上焦如羽，非轻不举；治中焦如衡，非平不安；治下焦如权，非重不沉"。

《三十一难》云："上焦者，在心下，下膈，在胃上口……中焦者，在胃中脘，不上不下……下焦者，当膀胱上口。"以膈作为上、中两焦的分界处，以胃下口作为中、下两焦的分界处。对上、中、下三焦的部位划分已较明确，膈上，胸中为上焦；膈下，脐上，腹部为中焦；脐下，腹部为下焦。《难经》关于三焦部位的界定是吴鞠通确立三焦辨证体系的理论依据。三焦辨证体系中，上焦病症的主要表现有：微恶风寒，身热自汗，口渴或不渴而咳，午后热甚；脉浮数或两寸独大；舌蹇肢厥，神昏谵语等。显然其病理机制的关键是心肺功能失常，恶风寒、身热自汗、咳嗽等是肺系证候；舌蹇肢厥、神昏谵语是心病的表现，这与《难经》"在心下，下膈，在胃上口"之部位吻合。温病自上焦开始，顺传至中焦，表现出的脾胃证候。若邪从燥化，或为无形热盛，或为有形热结，表现出阳明热盛，燥热伤阴的证候。若邪从湿化，郁阻脾胃，则表现出湿温病症。所以，中焦证候有胃燥伤阴与脾经湿热的不同，这不仅与《难经》"在胃中脘，不上不下"之部位一致，而且也符合中焦"主腐熟水谷"的论述。下焦病症是指温邪久留不退，劫灼下焦阴精，肝肾受损，而出现的肝肾阴虚证候。其临床表现主要有：身热面赤，手足心热，口干舌燥，神倦耳聋，脉象虚大；或手足蠕心中悸动，神倦脉虚，舌绛少苔，甚或时时欲脱。身热面赤、手足心热、口干、舌燥、神倦、耳聋等是阴虚内热之象，病位在肾；手足蠕动甚或痉挛、心中悸动等为水亏木旺，虚风内扰之象，其病位在肝。将肝归属于下焦是吴鞠通之创举，但将肾归属下焦，无论是从下焦"当膀胱上口"之解剖部位，还是从"主分别清浊，主出而不内，以传道也"之功能来看，三焦辨证都没有超出《难经》的三焦理论。

吴氏的三焦辨证方法也与孙思邈从病理和临床治疗角度认识三焦的观点一致，不过吴氏则是以三焦作为温病的辨证之纲，以上、中、下三焦所辖的脏腑之生理病理为温病辨证之目，使外感病的辨证论治纲目清晰，定位确切，并借"部位三焦说"为桥梁，把脏腑辨证方法巧妙地揉合于外感热病的辨证论治方法之中，使人耳目为之一新。不难看出，吴氏的"辨证三焦"说是将孙思邈所倡的"部位三焦"理论巧妙地运用于外感热病的辨证施治之中。

五、三焦理论的临床应用

《难经》赋予了三焦理论"水谷之道路，气之所终始也""原气之别焉，主持诸气"等功能，后世医家据此将三焦理论广泛应用于临床，用于指导津液代谢类疾病、消化系统疾病，以及温热病的治疗，极大地丰富了中医治疗理论。

（一）津液代谢类疾病的治疗

《素问·灵兰秘典论》说"三焦者，决渎之官，水道出焉"；《灵枢·本输》说"三焦者，中渎之腑，水道出焉，属膀胱，是孤之腑也"；《三十一难》说三焦为"水谷之道路"，均说明三焦是调节水液代谢的器官，有疏通水道、运行水液的作用。三焦功能失常最容易导致水饮痰湿的蓄积，故历代医家均将调理三焦作为治疗水肿的重要手段。张景岳在《类经·藏象类》中云："上焦不治，则水泛高原；中焦不治，则水留中脘；下焦不治，则水乱二便。"表明三焦功能失常是水液代谢失常的主要病机，后世治疗水肿等津液代谢类疾病大多从三焦入手。

1. 三焦分治法论治肾性水气病　对于湿热型难治性肾病综合征的治疗，关键在于三焦分治，具体原则为治上焦湿热宜轻扬宣肺，芳化湿浊，可选用辛香芳化、轻扬宣透之品，因势利导，宣发肺气，疏通肌腠，使腠理通达，汗微出，湿随汗解，热随汗散；又湿为阴邪，得阳则化，气化则水行。治中焦湿热宜运脾化湿，辛开苦降，选用辛温苦降之品燥化湿邪，调理脾胃，使之升降平衡。若中焦湿热郁蒸，弥漫上、下焦，可适当佐以芳香化湿与淡渗利湿之品，使湿热有外达之机。治下焦湿浊宜通阳化气，淡渗利湿。

2. 三焦分治法治疗消渴病　三焦是元气运行之道路，津液的布散要以元气为动力，三焦气化不利会造成津液运行失常，表现为消渴重症。以刘完素为代表的医家以三焦理论阐释消渴病的病变机制，提出了一整套关于消渴治疗的理法方药。认为消渴乃"下部肾水虚，而不能制上焦心火"，"消渴之疾，三焦受病也，有上消、中消、肾消"；"然则消渴数饮而小便多者，止是三焦燥热怫郁而气衰也，明矣"。消渴之本为精血亏虚，其标为燥热消灼。"阴虚为本、燥热为标"的病机特点决定了滋阴润燥法贯穿于糖尿病中后期（消渴、消渴变证）的治疗。但是治疗时若一味叠进具黏滞之性的滋阴之品，轻则中焦气机运行受阻，重则三焦气化障碍加剧，致燥热更胜而形成恶性循环。因此，刘河间提出了三焦分治的治疗原则。"上消者，上焦受病……知其燥在上焦也，治宜流湿润燥"，可用人参石膏汤以辛甘润肺；"中消者，胃也……知热在中，法云宜下之"，可用顺气散，取微利为妙；"肾消者，病在下焦……治法宜养血以肃清，分其清浊，而自愈也"，使用八味丸倍加山药（按四时增减附桂量）以补益肾气。

3. 宣导三焦法治疗心衰痰瘀水停证　若三焦气化障碍，可造成气血津液阻滞，出现瘀血、痰浊等病理产物，甚则会造成元气输布失畅、障碍，甚至闭绝。心衰发展到失代偿期，病位不仅仅在心肺，而且涉及上、中、下三焦，其病机为三焦壅塞，痰瘀水停。在上为咳嗽咳痰、喘气胸闷、不能平卧；中为恶心、食欲不振、脘腹胀满，甚则鼓胀腹水；下为肢肿、身体困重、二便艰涩，甚则全身肿胀。常并见舌暗或淡紫或边有瘀斑、瘀点，苔白腻或黄腻，脉弦滑或滑数等痰饮、瘀血内停之象。应以宣导三焦、泻肺豁痰、活血利水为治疗大法，可用葶苈子、桑白皮、杏仁作用于上焦；莱菔子、川厚朴、陈皮作用于中焦；猪苓、泽泻、川木通作用于下焦，体现了三焦分治的治疗原则。

（二）消化系统疾病的治疗

《三十一难》曰："三焦者，水谷之道路，气之所终始也。上焦者……主内而不出……中焦者，在胃中脘，不上不下，主腐熟水谷。"表明三焦是水谷代谢的主要场所，后世将三焦理论应用于消化系统疾病的治疗，提出了很多沿用至今的治疗理论。

1. 调理三焦治呕吐　《素问病机气宜保命集·吐论》云："吐有三，气、积、寒也，皆从三焦论之。"指出三焦分部为"上焦在胃口，上通于天气，主纳而不出；中焦在中脘，上通天气，下通地气，主腐熟水谷；下焦在脐下，主出而不纳"。其中，中焦上通天气，下通地气，联系一身上下之气，乃气机升降之枢纽。刘完素在论三焦吐证之病因病机时指出："上焦吐者，皆从于气。气者，天之阳也，其脉浮而洪，其证食已暴吐，渴欲饮水，大便燥结，气上冲而胸发痛……中焦吐者，皆从于积，有阴有阳，食与气相假，为积而痛……其证或先痛而后吐，或先吐而后痛……下焦吐者，皆从于寒，其脉沉而迟，其证朝食暮吐，小便清利，大便秘而不通。"刘完素据三焦特点，分列治则，治上焦"当降气和中"，治中焦则"法当以毒药去其积"，治下焦则"当以毒药通其闭塞，温其寒气，大便渐通，复以中焦药和之，不令大便秘结而自愈也"。指出上焦呕吐，症见食已暴吐，脉浮而洪者，当先和中，用桔梗汤；治上焦气热所冲而致暴吐者，其病因关键在火，以槟榔散调荆黄汤；治上焦吐，头发痛有汗脉弦者，以青黛丸。中焦呕吐，因胃中虚损，及痰而吐者，用白术汤；肝盛脾虚而右脉弦者，宜予治风安脾之药，以金花丸主之；因食积与寒邪相夹杂致呕吐腹痛者，用紫沉丸；呕吐腹中痛者，是有积，又有胃强脾强之区别，其中胃强者表现为干呕，有声无物，脾强者则吐食，治疗上以芍药生姜汤调服木香白术散。

2. 通利三焦治胃痛　《中藏经》云："三焦通则内外左右上下皆通也，其于周身灌体，和内调外，荣左养右，导下宜上，莫大于此者。"虽然胃痛的主要病机为不通则痛，其主要病位在中焦，由于三焦之间关系密切，中焦不通则三焦不通，故治疗上宜从三焦入手。宣上者，若雾露之溉，使脾湿升腾，气化水行，胃浊下行，传导而出，湿热病邪，随气化而去；开中者，开则脾升胃降，脾升湿去，胃降热除；通下者，则邪从二便去。脾升则木升，木升则火旺，若肝胆少阳枢机不利，可致三焦气化不行，升降呆钝。三焦乃水谷之道路、元气之别使，水停则湿聚，谷停则热生，元气留而不行，则蒸腾脾湿胃热，此时不可徒清脾胃，致湿热不去，其治宜拨动少阳枢机，运转乾坤。临床上湿热中阻型胃痛，虽以中焦湿热为核心，但常常兼夹三焦失调的各种表现。其病在三焦而以中焦为主要矛盾，治疗上宜从三焦入手。若舌苔黄厚腻者，乃痰饮、水湿、食滞、热停阻遏脾胃气机之征象，治疗宜清化中焦湿热。但几乎在所有胃脘痛的治疗过程中都必须始终重视通降药的运用，要理气通降三焦，若合并外感时还宜宣上焦。

【医案举隅】

三焦气化不利转胞案

《三十一难》云："三焦者，水谷之道路，气之所终始。"

马元仪治沈氏外家，妊娠八月，下利二十余日，利后患小便淋闭，渴而引饮，饮毕方去滴许，涩痛异常，已三昼夜。诊得肺脉独大，余脉虚涩，曰：下利经久，脾阴必耗，燥火自强。今见肺脉独大，是火据肺位，金被火制，气化不及州都，便尿何由而出？经曰病在下者治上，令上窍越，则下窍自行矣。且妊妇之体脉见虚涩，气血不能养胎可知。若再行趋下，不唯病不除，且有胎动之患。因与紫菀五钱，专理肺气下及膀胱；干葛一钱，升发胃气，敷布津液；火郁则气燥，以杏仁、苏子润之；燥胜则风生，以薄荷清之，加枳壳、桔梗开提三焦之气。一剂小便如泉，再剂利下亦止。（魏之琇．续名医类案．北京：人民卫生出版社，1997：742．）

三焦气化失职腹满便阻案

《三十一难》云："下焦者，当膀胱上口，主分别清浊，主出而不内，以传道也。"

章虚谷治周小梅室，六月中感暑邪，身热五日，始延李先生，服疏散一剂，次日病更甚。更医，闻得大便数日不解，即用大黄数钱，鲜生地尤重用，柴胡、浓朴等服之，便下两次，病患自觉爽快。唯晡时发冷，黄昏发热，至天明方休，彻夜不寐。章诊之，询知病由，曰：暑为火湿合化，湿系阴邪，遏热不达。李先生用疏散，则湿开热透，并不错误。乃反误投下剂，使邪陷入阴，故夜热而昼不热，则病势重矣。邪既入阴，欲其转阳甚难，只可转其枢机，兼从阴厘清其邪热。乃用草果、苍术、浓朴醒脾开湿透膜原，柴胡以转少阴之枢，青蒿、鳖甲、知母、黄柏清阴分之热。服两日，不效，其脉虚软无力，口甚渴，饮茶不绝，腹满，大小便皆不利，粒米不进，稍饮米汤，口即作酸。此中气大伤，乃于前方去知母加参，又服两日，小便稍利，诸症不减，脉软少神，不进谷食，已十二日矣。再延数日，胃气绝，则不可救。因其脾肾两伤，元气无权，三焦气化失职，邪反内闭。盖肾伤无开阖之力则便阻，脾伤而转运不前则腹满。阳既委顿，则津液不生，故渴甚，非用附子、干姜，大助其阳，则邪终不化。乃用党参、草果、苍术、浓朴、附子、干姜、生姜、乌梅、白芍，稍加黄连，服两日，腹满减而便下溏粪如胶浆，略进稀粥。又服两日，腹满消而粥食大进，小溲亦长。唯夜热如故，冷则无矣。此湿已化，但有热邪，乃于前方去附子、乌梅，加知母三钱，生石膏五钱，服两日，热全退，即用清补调理而安。（魏之琇．续名医类案．北京：人民卫生出版社，1997：106．）

三焦气化不利肿胀案

《三十一难》："三焦者，水谷之道路，气之所终始。"

叶天士治朱某，初因面肿，邪干阳位，气壅不通，二便皆少。桂、附不应，即与导滞。滞属有质，湿热无形，入肺为喘，乘脾为胀，六腑开合皆废，便不通爽，尿短混浊，时或点滴，舌绛口渴。腑病背胀，脏病腹满，更兼倚倒，左右肿胀，随着处为甚，其湿热布散三焦，明眼难以决胜矣。经云：从上之下者治其上。又云：从上之下而甚于下者，必先治其上，而后治其下。此症逆乱纷更，全无头绪，皆不辨有形无形之误，姑以清肃上焦为先，飞滑石钱半，大杏仁去皮尖十粒，生薏仁三钱，白通草一钱，鲜枇杷叶去毛三钱，茯苓皮三钱，淡豆豉钱半，黑山栀壳一钱，急火煎五分服。此手太阴肺经药也，肺气窒塞，当降不降，杏仁微苦则能降，滑石甘凉渗湿解热，薏仁、通草淡而渗气分，枇杷叶辛凉能开肺气，茯苓用皮，谓诸皮皆凉，栀、豉宣其陈腐郁结。凡此气味俱薄，为上焦药，仿齐之才轻可去实之义。（魏之琇．续名医类案．北京：人民卫生出版社，1997：391．）

三焦主气失常咳喘案

《三十八难》：（三焦为）"原气之别焉，主持诸气。"

顾芝岩夫人，喘嗽半载，卧不着枕，舌燥无津，屡治不应。诊之，右关尺虚涩无神，此标在肺，而本在肾也。肺为出气之路，肾为纳气之府，今肾气亏乏，吸不归根，三焦之气出多入少，所以气聚于上，而为喘嗽，口干不得安卧。《中藏经》云：阴病不能吸者，此也。法当清气于上，纳气于下，使肺得清肃，肾复其蛰藏，则气自纳，而喘嗽平矣。用苏子降气汤加人参五钱，肉桂一钱，连进三剂，症渐平。改用《金匮》肾气汤加人参五钱，二十余剂，可以安枕。后因调护失宜，前症复作，乃委之庸手，纯用破气镇逆之剂，极诋人参为不可用。病者自觉不支，求少参不与，遂气败而死。（魏之琇．续名医类案．北京：人民卫生出版社，1997：431）

第五节　命元三焦系统理论

一、命元三焦系统理论发微

《难经》创立元气学说，阐发命门学说，开拓三焦理论，在中医学术发展史上属于创新之举。据《难经》所论，命门、元气、三焦各自有其功能特点，那么，它们是怎样协调发挥作用的呢？三者之间的整体联系如何？《八难》云："气者，人之根本也，根绝则茎叶枯矣。"提出元气是人体生命活动的根本，犹如树木之根，若根绝则树茎及枝叶将枯萎，生命则难以存活。《十四难》云"脉有根本，人有元气"，既阐释了元气在人体生命中的重要意义，亦表明元气是脉之根本，提示人体元气之盛衰可以从脉象显现出来，即临床可通过诊察脉象了解元气的状况。《三十六难》云："命门者，诸神精之所舍，原气之所系也；男子以藏精，女子以系胞。"指出命门藏男子之精，系女子之胞，是先天精气与神气藏舍之处，主持男女生殖功能。值得关注的是，此段经文还提出命门是元气维系之源，阐发了命门所藏之先天精气神，为人体精气神之根柢，人体生命功能化生之源。这一观点成为后世阐发

NOTE

命门重点发挥之枢要，亦为后世医家将命门与元气，甚至与三焦合论，探讨三者的密切联系，以及指导临床奠定了理论基础。

1. 命门元气三焦系统理论的概念　命元三焦系统是《难经》关于生命活动系统的理论概括，其建构了以命门为中心，通过三焦输布元气，调控脏腑经络活动的生命本原系统。元气生于命门，是生命活动的原动力，具有激发脏腑经络功能活动、推动精血津液生化运行的作用，同时也是机体抗御邪气功能的主宰。脏腑之气化、经络之运行即命门元气的生理效应。元气由三焦布达于全身，在五脏六腑、十二经络及各组织器官发挥其生理功能，聚集流注于十二经之原穴。元气的盛衰可在寸口之尺部、沉候，以及十二经之原穴诊察。可见，命元三焦系统以命门为中心，是一个将命门化生之元气通过三焦输布，在脏腑、经络发挥生理效应，并可用于诊察与调节的生理、病理系统。

2. 命元三焦系统理论的后世研究　《难经》的命元三焦系统理论，受到后世医家的重视。后世医家对于命元三焦理论加以阐发，使之逐渐发展与完善。张景岳《景岳全书·命门余义》曰："命门为元气之根，为水火之宅。五脏之阴气，非此不能滋。五脏之阳气，非此不能发……而三焦之普濩，乃各见其候。"认为命门为元气之根本、人体脏腑之气的源泉，三焦通行其气而发挥其功能，阐发了命门元气与三焦的密切关系。《类经·疾病类》云："唯肾经言之者，以真阴所在，精为元气之根也。"亦提出肾与命门元气相通，其功能的密切联系关乎万物的造化生存。赵献可《医贯·内经十二官论》云："相火禀命于命门，真水又随相火……日夜周流于五脏六腑之间，滞则病，息则死矣。"认为三焦相火是命门的臣使之官，三焦周流相火而真水气亦随之潜行至全身。

李时珍《本草纲目·果部》云："三焦者，元气之别使，命门者，三焦之本原，盖一原一委也。命门指所居之府而名，为藏精系胞之物。三焦指分治之部而名，为出纳腐熟之司。盖一以体名，一以用名。"此论三焦者，为元气之别使，命门为三焦之本源，而三焦为之用，分析了元气命门三焦的关系。此外，《本草纲目·序例上》亦云"命门为相火之原，天地之始，藏精生血……主三焦元气"；"三焦为相之用，分布命门元气"。认为命门为相火之原，而三焦为相火之用，其功能是分布命门元气。指出命门与三焦之关系是源与流、体与用的关系，命门是三焦气化的本原，三焦是命门元气的通道，故命门为本体，三焦为功用。

凌耀星从生理和病理方面，提出三焦的两个系统：其一，以肺、脾、肾为中心的三焦气化系统，乃水谷精气津液的生化布敷、调节及废料的排泄等整个代谢功能。其中尤以肺、脾、肾为主体，上焦气化，主司津液精微的布敷，主要在肺；中焦气化，主司营卫精血津液的生化，主要在脾；下焦气化主要在肾，除了开窍于二阴、司决渎排糟粕之外，肾又为三焦气化的本源。三焦气化失常，津液停滞，则为湿浊，为痰饮，为水肿，主要是由于肺气失于宣降，脾气运化失职和肾的阳气不足不能温化蒸腾所致。其二，以心、肝、肾为中心的三焦相火系统，少阳相火体现了生命的能源，根于命门，在心、肝、肾三脏中，肝上通于心，下连于肾，在功能上常处于主动的地位。肝主疏泄，肾主闭藏，疏泄得宜则闭藏有道，肝性升发条达，为心、肾气机及三焦相火之枢纽，在以心、肝、肾为中心的三焦相火系统中，其病则为火热有余亢奋的阳性病变或阴虚血亏，多精神症状。而两个系统都本在肾，均以肾为本，肾又是阴阳水火之脏，体现阴阳水火互根互用，互制互化的关系，在病变上相互转化，标志着病情恶化。

　　烟建华提出《难经》关于命门、元气、三焦的理论，并非各自独立成论，而是相互贯通的，阐发了以元气为核心的元气产生、输布、效应、诊察、调控的规律，并称其名为"命元三焦系统"（"命元"即命门、元气之简称）。烟氏联系《难经》命门、元气、三焦理论，归纳命元三焦系统，并用易学理论进行分析与论证，提出命元三焦系统是一种功能性整体协调模型的命题，认为按太极有先后天之别，以先天为体，后天为用，人体太极也有先后天之分。人的先天太极即命元三焦系统，生成人的形体及维持生命活动的基本物质后，命门、元气即在胎儿离开母体的一刹那，启动脏腑发挥生理作用，其后则不断接受后天精气而源源化生，转为维持后天脏腑的气化活动。凌耀星还认为《难经》突出以肾（命门）、元气为根本，三焦为别使的生理病理学说，勾勒出以肾（命门）-元气（原气）-三焦为轴心的整体生命观，强调元气为生命之根本、生死之所系，命门系元气，其气与肾通。命门与肾两者一而二，二而一，不可分；三焦为元气之别使，水谷之道路，主通行三气，经历于五脏六腑，进一步完善了命元三焦系统理论。

二、命元三焦系统理论的学术价值

　　命元三焦系统是以命门为中心，通过三焦输布元气，调控脏腑、经络活动的生命本原系统。基于命门、元气、三焦之间的密切联系，命门化生之元气通过三焦布达五脏六腑、十二经脉、四肢百骸。元气之盛衰反映于寸口尺部及沉候，可用于诊察疾病，十二经之原穴可用于诊察与调节元气之盛衰。命元三焦理论对于指导辨证求本，确立培补元气命门、疏利三焦邪滞，或培补与通泻兼施的治疗法则，以及养生保健等都有重要学术价值。

三、命元三焦系统理论的临床应用

　　命元三焦理论的临床应用，主要用于指导辨证求本，确立培补命门元气、疏利三焦邪滞，或培补与通泻兼施的治疗法则等方面。

　　1. 培补命门元气　对于元气命门的补益，可分直接补益与间接培补。直接补益者，即补肾命精气，统计《名医类案》《续名医类案》《二续名医类案》《现代名中医类案选》入命门，治命门不足，补真阴或补命门相火的药物70余种，补品以生物原药为主，如，紫河车、蛤蚧、冬虫夏草、补骨脂、仙茅、淫羊藿、巴戟天等。通常运用精中生气、阴阳互济之法组成方剂，代表方如龟龄集、龟鹿二仙膏、左归丸、右归丸、左归饮、右归饮、肾气丸等。间接培补者，则补脾肺之气以养命元，常用药物如人参、黄芪、白术、炙甘草等，代表方如保元汤等。

　　可见，处理好补养先天与后天培补的关系，是制定治疗方案的重要环节。例如，从年龄来看，婴幼、少年患者与先天禀赋未全者，宜重补先天，助其根本生长之机；年老体衰患者，命元在自然减损之数，当重后天培补，使脾胃壮，则脏腑调，可以延续命元不败。从病变来看，本虚明显者，临床病延日久，以虚为主，治宜补益先天为主，培养后天为辅；体质尚壮，病发未久者，以实为主，治则宜调养后天为主，补益先天为辅。

　　2. 疏利三焦邪滞　疏利三焦之邪属于泻实之法，主要针对气滞、血瘀、痰浊、水饮、寒热等邪气，采用相应疏通驱邪之法，临床宜根据邪气性质而酌定。常用方法包括行气理气、活血化瘀、化痰泄浊、攻逐水饮、清热解毒、通阳散寒等，用药组方均遵其常规法则。

　　3. 培补与通泻兼施　涉及命元三焦系统之病症，常常错综复杂、虚实兼夹，故治疗需培补命元与通泻三焦并用，即采用补泻兼施之法。临证宜视病人具体情况酌情处理，如正虚邪滞，邪气郁结而又伤正，当驱邪扶正、补泻兼施，组方时宜选用泻而不伤正、补而不腻邪的药物，并着意恰当配伍，使其滋阴而不腻，益气而不燥。裘沛然总结疑难病治验提出"大方复治法"，倡导"广集寒热温凉气血攻补于一方"，如鳖甲煎丸、安宫牛黄丸、苏合香丸、清瘟败毒散等，并结合治慢性肾炎经验述及七种方法，即清热解毒、温补肾阳、培补脾气、滋阴补血、祛湿利尿、辛温解表、收涩下焦等。临证常补血又祛瘀、补气又散结、培脾又攻下、温阳又清热、收涩又通利，集众法于一方，对于危疾大证，往往可收桴鼓之效。其他如慢性肾功能衰竭、艾滋病等疑难病症的治疗，也有参考意义。

四、命元三焦系统理论与养生保健

命元三焦系统理论对养生保健有着重要的指导作用，其基本宗旨在于充实元气、命门，调畅三焦，为多种养生保健方法实施的基本要领。例如，药物保健中，常用的药物大致有两种：其一，补养肾命先天精气的药物，即养元药物，直接补命元；其二，健补脾胃后天的药物，即间接培补命元。常用方剂大致有三类，一是补养肾命精气类方剂，组方多取补肾命精血药物，如熟地黄、鹿角胶、冬虫夏草、首乌、黄精、枸杞子，方如《医学正传》斑龙丸、《奉亲养老新书》神仙不老丸、民间效方虫草补酒等。二是健脾养胃类方剂，主要针对后天不足，体质薄弱者，多以人参、黄芪、白术、茯苓等，配以理气助化之品，如陈皮、砂仁、鸡内金，调和营卫之桂枝、当归、白芍等；方如民间验方健脾糕、黄芪膏等。三是兼补肾命与脾胃之方剂，即将上两类方剂有机组合，双管齐下，以先后天同养，如《圣济总录》枸杞子丸、《寿亲养老新书》秘传六合丸、《中藏经》延寿酒等。

又如针灸养生保健，目的主要在于补养肾命元气、畅达三焦，常以灸法为主，针刺辅之。灸刺部位围绕先后天之本的脾肾有两类：其一，是肾命附近的腧穴，如督脉命门及足太阳经肾俞诸穴，任脉神阙、气海、关元穴，脾胃经的足三里等；其二，是十二经原穴，常用方法有麦粒灸、隔药灸、隔姜灸、隔盐灸、隔蒜灸、隔饼灸、温和灸、雀啄灸等，具有温通经脉、温肾健脾、调和气血的作用。

再如导引按摩、气功保健，主要目的也是补养肾命元气、畅达三焦。导引配合呼吸，自我推按肢体、关节、官窍、穴位，不但可以疏通脏腑气血、舒展筋脉，还可畅达三焦元气。例如，晋代许逊《灵剑子》的"五脏导引法"，共十六势，分四季行动，可补益五脏、祛三焦滞气，既能防病，又能延缓机能衰退，如按摩肾俞、命门、足三里等穴位，具有补益肾脾之效。气功保健则以调心、调息、调身相互配合，通过静神、意守与吐纳等活动，达到充实丹田（即肾命元气）、调节脏腑气机、疏利三焦的目的。例如，《素问·刺法论》"咽唾功"："所有自来肾有久病者，可以寅时面向南，净神不乱，思闭气不息七遍，以引颈咽气顺之，如咽甚硬物，如此七遍后，饵舌下津令无数。"后世在此基础上形成了多种具有滋养肾精、培补元气的功法，既能治疗多种肾病，又有养生保健之效。又如，近年流行的"真气运行法"，通过呼气注意心窝部、意气相随丹田趋、调息凝神守丹田、通督勿忘复勿助、元神蓄力育生机五步功法，补气壮元、调理脾胃、疏通经脉、和谐阴阳，能增强体质、延缓衰老，并对脾肾虚损、气血衰弱滞涩的病症有较好的疗效。

【医案举隅】

命元衰竭案

张某，男性，32岁，干部。患者18岁时曾患"肾炎"，近感疲乏无力，劳后腰部酸痛，于1991年2月12日来我院门诊。患者面色无华，颜面及双下肢轻度浮肿，口唇爪甲色淡，自诉神疲乏力，眠差，多梦易醒，饮食无味，口苦，晨起略有恶心，大便干秘，2日1行，夜尿多，舌瘦苔黄腻，脉滑数，两尺无力。查血红蛋白110g/L，红细胞3.65×10¹²/L，血肌酐309.4μmol/L，尿素氮15.03mmol/L。西医诊为肾性贫血，中医辨证属命元阴虚，浊毒化热，治以保元泄浊生血法。处方：黄芪15g，生地、熟地各15g，当归10g，西洋参6g（另煎兑入），枸杞10g，阿胶10g（烊化），丹参30g，茯苓20g，陈皮10g，姜半夏10g，黄连6g，生大黄10g（后下）。日1剂。

二诊（2月19日）：上药服7剂，大便通畅，每日3次，便前略有腹痛，口苦明显减轻，已无恶心，舌苔变薄，脉如前。上方生大黄改为6g，日1剂。

三诊（3月26日）：上药连服14剂，大便仍保持每日3次，便前已无腹痛，口苦消失，睡眠明显改善，舌苔薄白，脉如前。浊毒之热势已去，上方去生地、黄连，生大黄改为制大黄10g同煎。遵医嘱患者坚持每日1剂，注意调养，共服药5周。3月26日来院复查，临床症状基本消失，体力增强，面色红润，舌苔如常，唯脉双尺无力，已恢复半日轻工作。查血红蛋白130g/L，红细胞4.32×10¹²/L，血肌酐274.65μmol/L，尿素氮11.78mmol/L。浊邪阻滞之标有所减缓，命元衰竭之本尚未恢复，嘱长期服药，每两周复诊1次。其间药物随症加减，而大法始终不变。1992年3月4日查血红蛋白145g/L，红细胞4.86×10¹²/L，血肌酐221.01μmol/L，尿素氮10.71mmol/L。［刘玉芹.保元泄浊生血法治疗肾性贫血的体会.中国医药学报，1992，7（4）：41-42.］

第六章　经　络

　　经络，即经脉与络脉的总称，是人体运行气血、沟通内外上下、联络脏腑官窍、感应传导信息、调节平衡的通路。中医经络理论是古人经过长期的生活观察、医疗实践不断归纳总结而形成的，在认识人体生理、病理，以及疾病诊断、治疗中发挥着重要作用，是中医按摩、针灸等治疗方法的理论基础。

　　目前所见最早记载经络理论的医学文献为长沙马王堆汉墓出土的简帛医书《足臂十一脉灸经》《阴阳十一脉灸经》。书中有关经络循行、主病、治法的相关内容，较《灵枢·经脉》有明显的雏形状态及早期认知特征。在此基础上，《内经》总结了秦汉之前的医学成果，较系统地论述了经脉、络脉的循行、主病等内容，形成了比较完备的经络理论体系。至《难经》问世，又进一步完善了经络理论，尤其是对正经、奇经的分类，以及奇经八脉和原气理论的发挥与学术创新，对经络理论的发展产生了深远影响。

　　《难经》经络理论重点讨论了十二正经、十五络脉、奇经八脉的相关内容，学术贡献主要有四个方面：其一，率先将经络系统分为正经和奇经；其二，系统论述了十二经脉的长度、流注、功能，详细记载了手足三阴、三阳经经气绝的症状及预后，提出经脉的气血先后主病说，阐述了经络理论在临床诊治中的运用，从而充实完善了十二经理论；其三，论述了十五络之大数、功能及与十二经之间的关系，丰富了络脉理论；其四，首倡正经、奇经之名，探讨奇经的功能，明确奇经的循行起止及生理、病理表现，为奇经理论的发展及临床运用做出重要贡献。

第一节　十二经脉

　　十二经脉，即"十二正经"。《内经》既无"正经"一词，也无正经、奇经之经脉分类。《灵枢·经别》虽在"足太阳之正""足少阴之正""足少阳之正"等句中含有"正"字，但所言"正"指十二经别，言十二经别是直行、别行之经。杨上善注："正，谓六阳大经别行，还合腑经。""正经"一词首见于《四十九难》，指与奇经八脉相对而言的连属十二脏腑的十二经脉。虽未言分类依据，但根据《内经》和《难经》有关经脉的内容，言十二经脉为"正经"，即常规经脉，正者，常规之谓；奇者，特殊之谓。正经、奇经之分，关键在于有无经别、有无经筋、有无皮部、有无相关脏腑的络属关系，经脉间有无表里关系。有此特征者，皆可称之为"正经"；无此特征者，即为"奇经"。此外，奇经也不像十二正经那样在体表的分布，以及循行、走向和交接有一定的规律。因此，《难经》首创正经、奇经的分类和名称，是其在经络理论中的突出贡献之一。

《难经》对十二经脉的论述，多在《内经》相关理论基础上撷其要点，发挥阐释，论述简明扼要，条理更加清晰。

一、经脉的度数与流注

1. 经脉之数 有关经脉之数的认识，早期可见马王堆汉墓简帛医书的"十一经"之说；至《内经》则以"十二经"之说为主，偶有"十一经"之说存留，迨至《难经》则以"十二经"之说贯彻始终。

《难经》于经文中多次强调了"经有十二"，包括手足三阴、三阳经。《二十五难》曰："有十二经，五脏六腑十一耳，其一经者，何等经也？然：一经者，手少阴与心主别脉也。心主与三焦为表里，俱有名而无形，故言经有十二也。"此处探讨了脏腑十一、经脉十二，其数不相符的问题。滑寿注曰："此篇问答，谓五脏六腑配手足之阴阳，但十一经耳。其一经者，则以手少阴与心主各别为一脉，心主与三焦为表里，俱有名而无形。以此一经并五脏六腑，共十二经也。"在五行理论的影响下，《内经》《难经》都将五脏视为人体核心，论及脏腑之数时也多采用脏五腑六的模式，仅将心包络作为心之宫城视为心的附属。在探讨经脉理论时则采用了三阴三阳模式。心包络能代心受邪，故当有其独行的经脉，所以有了脏腑十一，经脉十二的问题。《难经》又据心包络与三焦皆有名而无形的特点，将二者配为表里关系。所提出的"有名无形"论，为心包络、三焦的脏腑形质探讨开辟了新的视角。

如前所述，《难经》经脉十二的认识是由早期的十一经理论逐渐发展而来。早期的《足臂十一脉灸经》《阴阳十一脉灸经》经络理论都是以十一脉为基本框架体系，未论及手厥阴心包经。至《内经》，探讨脏腑理论时虽以五脏六腑为主要模式，但也强调了心包络的重要作用。《素问·灵兰秘典论》将脏器比为"十二官"，其中心为"君主之官"，膻中（心包络）为"臣使之官"，将心包络与其他脏器并列于"十二官"之中。《灵枢·邪客》在心与心包关系的探讨时提出："心者，五脏六腑之大主也……心伤则神去，神去则死矣。故诸邪之在于心者，皆在于心之包络。"基于对心包络功能的认识，在"经脉十二者，外合于十二经水"等天人相应的象思维影响下，《内经》在早期的十一经脉理论基础上增加了手厥阴心包经，将经脉之数固定为十二。《灵枢·经脉》篇详细描述了手少阴心经与手厥阴心包经各自的循行及主病，但关于心与心包络的关系，《内经》仍主张心包络是保护心主、代心受邪的从属之脏，因心主不能轻易受邪，故《灵枢·邪客》提出"少阴独无腧"。《灵枢·本输》在五输穴论述时所说的心经五输穴也皆为今之心包经穴位，篇中未提及心包经的五输穴。因《内经》各篇非同一时期所作，故在部分篇章中存留了十一脉理论体系的印迹，如《灵枢·阴阳系日月》在经脉与干支相合论述中仅有十一经脉，缺手厥阴心包经。

2. 经脉长度 《二十三难》记载了行于人体双侧的十二经脉、蹻脉及行于中线的任脉、督脉各自的长度，并指出此二十八脉共计一十六丈二尺。在蹻脉长度记述中说："人两足蹻脉，从足至目，长七尺五寸，二七一丈四尺，二五一尺，合一丈五尺。"即蹻脉左右共计两条。《二十三难》关于二十八脉的走向、长度的描述与《灵枢·脉度》基本一致。据《灵枢·脉度》所言："蹻脉有阴阳……男子数其阳，女子数其阴，当数者为经，其不当数者为络也，"《难经》此处蹻脉计为两条，当是沿用了《内经》计量之法，男子计阳蹻，女子计阴蹻，左右为二。至于经脉的二十八之数当是受天人相应思维方式的影响，如《灵枢·脉度》云："天周二十八宿……人经脉上下、左右、前后二十八脉，周身十六丈二尺，以应二十八宿。"基于《灵枢·脉度》篇的经脉长度认识，《灵枢·五十营》又云："人一呼，脉再动，气行三寸，一吸，脉亦再动，气行三寸，呼吸定息，气行六寸。十息气行六尺，日行二分。二百七十息，气行十六丈二尺……一万三千五百息，气行五十营于身，水下百刻，日行二十八宿，漏水皆尽，脉终矣。"由《灵枢·脉度》《灵枢·五十营》和《二十三难》的记述，我们可以体察到古人在经脉循行观察中欲求精细的探索精神，但一日"一万三千五百息"与现实人体呼吸频率相差甚远。

3. 经脉流注 人体十二经脉气血的循行是遵循一定规律的，《二十三难》在经脉、络脉的循行始终问答中说："其始从中焦，注手太阴、阳明；阳明注足阳明、太阴；太阴注手少阴、太阳；太阳注足太阳、少阴；少阴注手心主、少阳；少阳注足少阳、厥阴；厥阴复还注手太阴。"详细描述了十二经脉气血从中焦发出后，自手太阴经开始，按照阴经阳经相接、手经足经相接的规律逐经依次相传，最后从足厥阴经又复注于手太阴经的经气流注规律。此论与《灵枢·营气》所述经气流注规律相同，《灵枢·逆顺肥瘦》归纳为："手之三阴，从脏走手；手之三阳，从手走头。足之三阳，从头走足；足之三阴，从足走腹。"

《二十三难》在经脉流注规律论述的基础上，进一步提出经脉"行血气，通阴阳，以荣于身"的功能不仅要凭借十二经的相互灌注，同时还需借助于络脉的联络沟通作用，即"别络十五，皆因其原，如环无端，转相灌溉，朝于寸口、人迎，以处百病而决死生也"。《难经》对经脉运行气血、沟通内外、营养全身的功能认识秉承于《内经》，但在经气流注中更加明确指出了别络所发挥的作用，认为别络的气血是由经脉别离而出，如此经脉之气则可借助别络的转输而流入更加细小的络脉。小络可内至五脏六腑，外达皮毛筋骨，遍及周身，故可将气血"转相灌溉"于全身各处。《二十三难》又强调了掌握经脉气血运行规律对疾病诊查具有重要意义，是了解人体气血阴阳变化的前提，只有熟知经脉的终始循行，才能"处百病而决死生"。

《四十七难》也根据经脉的流注、交接规律解释了人面部能够耐寒的原因："人头者，诸阳之会也。诸阴脉皆至颈胸中而还，独诸阳脉皆上至头耳，故令面耐寒也。"头部是手足三阳经交会之处，阳主温煦，故头面部较之人体其他部位更能耐受寒冷。《难经》头者"诸阳之会"的认识，为头部疾病的诊治提供了理论参考。

二、经脉的功能及意义

1. 沟通内外，网络全身 《二十三难》认为人体十二经脉手足相接、阴阳相接，构成了人体气血循环的主体路线。该难还认为："别络十五，皆因其原，如环无端，转相灌溉。"即十五别络由经脉别离后，能将十二经脉中的气血转输而出，如此则加强了各经间气血的输注。《二十八难》对奇经八脉功能论述中说："人脉隆盛，入于八脉，而不环周。"探讨了奇经八脉对经脉气血进行蓄溢调节的重要作用。如各难所论，由十二经、十五络脉及奇经八脉共同构成的经脉网络，能将气血精微布达至全身各处，滋养濡润各脏腑组织。人体的五脏、六腑、官窍、四肢、五体等组织器官，在生命活动中各自发挥着不同的作用，但它们之间又需相互联系、相互配合，只有在整体协调关系中才能实现各自的生理功能。在这个整体的功能活动中，经络对各个组织器官的上下内外连系起到了重要的沟通作用。同时各部位之间的功能协调、信息传递和转换，也可以借助经络作为气血载体使全身组织结构的联络沟通得以实现。临证中若有内外致病因素作用于人体，也会循经络向外或向内传至相关脏腑组织、官窍，如此内在脏腑疾病可在体表诊得病症，外部病邪也可深传及于脏腑气血。所以，经脉气血对形体的联络沟通，在生理上是整个人体各部功能协调统一的结构基础，在病理上也是疾病传变的途径。了解经脉分布循行规律是临床诊断、治疗疾病的重要前提。

2. 运行气血，通调阴阳　《二十三难》云："经脉者，行血气，通阴阳，以荣于身者也。"正因经脉对人体上下内外的沟通联络，气血才能通过经脉遍至各处，濡润营养全身。气血是人体所有脏腑组织器官生理活动的物质基础，生命活动与气血盈亏变化及输布运行状态息息相关。《三十难》详述了气血从化生到输布至全身的过程："经言人受气于谷，谷入于胃，乃传与五脏六腑，五脏六腑皆受于气。其清者为荣，浊者为卫，荣行脉中，卫行脉外，营周不息，五十而复大会，阴阳相贯，如环之无端，故知荣卫相随也。"该难认为人体气血源于水谷之物，由中焦化生，布达于五脏六腑和周身各处。属阳之卫气和属阴之营气居于脉外、脉内，按经脉之流注"阴阳相贯，如环之无端"，循行往复至各处。此处虽未详细论述营卫二气的循行路线，据《三十难》内容及《四十六难》关于营卫和睡眠关系的论述，并参考《灵枢·营卫生会》《灵枢·营气》《灵枢·五十营》《灵枢·脉度》等篇，可知《难经》对营卫运行的认识多与《内经》一致。营气循十二经及督、任二脉，阴阳相贯，周而复始。而卫气则有行于脉外，"荣卫相随"而行，昼行于阳、夜行于阴的不同认识。如《三十难》所言，营卫在循行五十周次后有一次大的交融，如此则保持了阴阳的平秘与协调。

气血通过经脉的布行，不仅可以营养全身，而且对人体的生理节奏产生影响。《四十六难》云："荣卫之行不失于常，故昼日精，夜不寤也。"即人的昼夜睡眠节奏是由营卫循行规律决定的。卫阳之气主动，昼日行于阳分，故人昼日精力充沛而不困倦。夜晚卫气由体表进入五脏阴分，体表卫阳之气不足，人体就会出现困倦而进入睡眠。因此，人的睡眠规律的形成与营卫二气循行节律有着密切联系，即如《灵枢·营卫生会》所言："至阳而起，至阴而止。"

当营卫运行异常时则易出现睡眠规律紊乱的现象。《四十六难》探讨了老年人"卧而不寐"、少壮之人"寐而不寤"的原因："少壮者，血气盛，肌肉滑，气道通，荣卫之行不失于常，故昼日精，夜不寤也。老人血气衰，肌肉不滑，荣卫之道涩，故昼日不能精，夜不能寐也。"认为老年人和少壮之人睡眠状态差异的形成，主要是机体气血盈亏状态有异。青壮年的脏腑功能强健，气血充盛，形体得养，故营卫二气在体内畅行无阻，昼出于外，夜入于内，人体清醒与睡眠的交替节律与自然昼夜节律相合。而老年人气血亏虚，营卫通行之道路失于濡养，脉道涩滞不畅，营卫之气循行不能与自然昼夜阴阳消长保持同一节律，于是出现了老年人"昼日不能精，夜不能寐"睡眠节律紊乱的衰老之象。《灵枢·营卫生会》篇也探讨了营卫二气的循行规律及与睡眠的关系，篇中还讨论分析了"老人之不夜瞑""少壮之人不昼瞑"的原因，可见《难经》营卫循行与睡眠关系的理论来源于《内经》。《灵枢·邪客》中以半夏汤治疗失眠，张骥在《内经方集释》中论曰："饮以半夏汤开其结，止其逆，滑之燥之，所谓决渎壅塞，经络大通，阴阳和得者也。"再如张仲景所创的桂枝龙骨牡蛎汤等桂枝汤系列方，也多是通过调节营卫来治疗睡眠相关病症。营卫循行与睡眠关系的认识，对后世医家治疗睡眠疾病的原则方法产生了深远影响。

NOTE

【医案举隅】

营卫循行异常失眠案

《四十六难》云："荣卫之行不失于常，故昼日精，夜不寐也。"

某男，45 岁，教师，2006 年 5 月 7 日初诊。诉失眠近 5 年，近半年来入睡困难，睡后不足 3 小时便醒，醒后不能再入睡，深感痛苦。被多家医院诊断为神经衰弱。5 年前曾患重感冒服 APC 治疗后痊愈，但留下眠差、易出汗、怕风等症。因担心西药副作用，一直服用养血安神、重镇安神、养阴清热、化痰热中药治疗失眠，但效果不佳。刻诊：面色略黄，精神疲惫；舌淡红，苔薄白，脉浮缓，余无不适。余予桂枝汤 3 剂：桂枝 10g，白芍 10g，生姜 6g，炙甘草 10g，大枣 12 枚，浮小麦两撮。水煎分早晚服，日 1 剂，并嘱患者忌烟酒。三日再诊，诉服上药后每夜能睡约 4 小时，易汗、恶风有所减轻。效不更方，继服 7 剂，每晚安睡 6~7 小时，自汗、恶风亦愈。
[徐彦飞. 从营卫失调论治失眠验案探微. 光明中医. 2008，23（7）：1030-1031.]

3. 诊别病症，预测吉凶　《二十三难》说经脉气血"转相灌溉，朝于寸口、人迎，以处百病而决死生也"。认为阴经、阳经及分支别络的气血相互转输灌注，均匀分布于全身，如此由人迎、寸口之处即可诊断疾病，判断预后。《二十三难》又说："终始者，脉之纪也。寸口、人迎，阴阳之气，通于朝使，如环无端，故曰始也。终者，三阴三阳之脉绝，绝则死，死各有形，故曰终也。"即脉之纲领在于"终始"，所谓"始"就是阴阳经脉气血循环往复，无有终止的循行规律。所谓"终"，即阴阳经脉之气的竭绝。作为医者，只有熟知经脉气血循行输布的规律及经脉气绝的危候，才能于临证中准确诊别疾病的发生发展，判断疾病转归预后。即如文中所言"明知终始，阴阳定矣"。《二十四难》描述了阴经、阳经经气竭绝时的病候表现和预后，各经气绝的症状特点和预后情况见表 6-1。

表 6-1　经脉气绝的症状特点和预后

经气绝	所属之脏	气绝症状	预后	病机
足少阴气绝	肾	骨枯，肉不着骨，骨肉不相亲，肉濡而却，齿长而枯，发无泽	骨先死，戊日笃，已日死	肾主藏精，肾气绝，骨髓不温，髓不养骨，牙齿枯槁；精不化血，发不润泽 戊已属土，肾属水，土盛乘水，故戊日笃，已日死
足太阴气绝	脾	肌肉不滑泽，唇反，人中满	肉先死，甲日笃，乙日死	脾脏之华在唇，脾气绝，肌肉失养，口唇外翻 甲乙属木，脾属土，木盛乘土，故甲日笃，乙日死
足厥阴气绝	肝	筋缩引卵与舌卷	筋先死，庚日笃，辛日死	肝脉环阴器，入颃颡，肝气绝，筋脉失养而筋缩、引卵、舌卷 庚辛属金，肝属木，金盛乘木
手太阴气绝	肺	皮毛焦，皮节伤，皮枯毛折	毛先死，丙日笃，丁日死	肺之充养在皮毛，肺气绝，皮毛失养，皮枯毛折 丙丁属火，肺属金，火盛乘金
手少阴气绝	心	面色黧黑，且不润泽	血先死，壬日笃，癸日死	心主血脉，心气绝，血脉不畅 壬癸属水，心属火，水盛乘火
三阴经气俱绝		目眩转，目瞑，失志		五脏精气皆上注于目，精绝故目眩转，目瞑；五脏藏神，神竭则失志
六阳经气俱绝		绝汗出，大如珠不流		阴阳离决，气脱精绝，故绝汗乃出

手足三阴、三阳经都内连于脏腑，外达于体表。经脉之气又都源于脏腑之气，故当内在脏腑精气亏竭，经脉之气也随之竭绝。脏腑居于体内，功能状态难以直接窥探，而借助于经脉的联络，可通过在外的相关形体官窍征象推知经脉之气和脏腑之气的盈亏变化。《二十四难》所述各经气绝之状也多是从各脏所合之形体官窍的功能衰竭而推知。各阴经由五脏所主，故阴经气绝主要表现为精、气、神的衰败，精去神亡之状。而阳经气绝则主要表现为阴阳离决、气脱精失之状。《二十四难》对于疾病的预后则借以五行相克规律加以推测，故各经疾病危重之状的出现都是在其所不胜之时。《难经》和《内经》所论阴阳各经气绝表现较为一致，多为凶多吉少、危在旦夕、救治困难的疾病状况，至今仍不失其临床价值。

【医案举隅】

足厥阴气厥案

《二十四难》云："足厥阴气绝，即筋缩，引卵与舌卷。"

江，暑邪深入厥阴，舌缩，少腹坚满，声音不出，自利，上下格拒，危期至速。勉拟暑门酸苦泄热，辅正驱邪一法。黄连、淡干姜、乌梅、生白芍、半夏、人参、枳实。（清·叶天士.临证指南医案.孙玉信，赵国强点校.上海：第二军医大学出版社，2006：255.）

三、经脉是动病与所生病

《灵枢·经脉》在十二经脉主病描述中将各经所主病症分为"是动"病与"所生病"两部分。然而书中并未言明其内涵及分类依据。《难经》率先对此问题进行了探讨，并提出了著名的"气主呴之，血主濡之"理论。在《难经》理论的影响下，后世医家纷纷提出不同见解，进行了多角度的探讨分析。

1.《难经》经脉气血先后病说 《二十二难》云："《经》言脉有是动，有所生病，一脉辄变为二病者，何也？然：《经》言是动者，气也；所生病者，血也。邪在气，气为是动；邪在血，血为所生病。气主呴之，血主濡之。气留而不行者，为气先病也；血壅而不濡者，为血后病也。故先为是动，后所生病也。"可见《难经》将"是动"病视为气之病，"所生病"视为血之病，此种诠释应是在气血理论基础上演化而来的。经脉是气血流注、充养全身的重要通道。气属阳，主动；血属阴，主静。气是血运行的动力，推动血液的流行；血为气之载体，脉中之气依附于血而循行全身，故有"血之与气，如影随形"之说。气的固摄作用使血液居于脉内而不外溢，阴阳相随、气血相伴，于脉中周而复始，畅达周身。当内外病因干扰了气血的循行，沿经所过之处则失于气血的滋润濡养，于是表现出与经脉循行路线有关的一系列病候。邪气内袭经脉首先会致"气留而不行"，即形成十二经的"是动"病。因气为血之帅，血行依赖气的推动，气病必及于血，故《二十二难》云"血壅而不濡者，为血后病也"，从而形成十二经的"所生病"。《难经》抓住经脉内气血二者之间的功能联系，对经脉病症内涵进行了诠释。

2. 是动病与所生病的诸家观点 对《灵枢·经脉》"是动"病、"所生病"，自《难经》始历代医家纷纷发表了不同看法，从多种角度对其进行了探讨，主要观点可归纳如下。

（1）内因、外因说：张志聪认为"是动"病为外因所致，"所生病"为内因所致。其在《灵枢集注》中说："是动者，病在三阴三阳之气，而动见于人迎气口，病在气而不在经……所生者，谓十二经脉，乃脏腑之所生，脏腑之病，外见于经证也。夫是动者，病因于外；所生者，病因于内。凡病有因于外者，有因于内者，有因于外而及于内者，有因于内而及于外者，有外内之兼病者。"可张氏的内外因之说并不能解释所有经脉的主病，如肾经是动病"面如漆柴，咳唾则有血"，恐非单纯外因所致。

（2）本经、他经病说：徐大椿在《难经经释》中提出："《经脉》篇是动诸病，乃本经之病；所生之病，则以类推而旁及他经者，经文极明晓，并无气血分属之说。"徐氏否定了《难经》的气血先后说，以本经病、他经病对"是动"病、"所生病"进行了阐释。但细观十二经病症也并非都如徐氏所言，如手太阴之脉"是主肺所生病者：咳，上气，喘咳……厥掌中热"。这些病症皆为本经病，而非他经病。

（3）经络、脏腑说：张寿颐在《难经汇注笺证》中说："《经脉》篇之是动及所生病，本不以气血分……细释《经脉》篇全文，大抵各经为病，多在本经循行所过之部位，而间亦有关于本脏腑者。何尝有气血两层可说？"而纵观各经主病，"是动"病非全为经脉病，如足阳明经是动病中的"病至恶人与火，闻木声则惕然而惊"，应与神的活动异常有关。"所主病"也并非全部是脏腑疾病，如手太阴肺经所生病中的"臑臂内前廉痛厥"之症即不属于脏腑病。

（4）急、慢性病说：石学敏等认为："是动除足少阴肾经外，多为外邪引起的急性病，病位浅，多在表在气分，多为正盛邪实之候，症状表现多明显强烈。"足少阴肾经病症多因肾气亏虚所致。肾为先天之本，肾常不足，故主证也表现为肾气亏损之候。此虽为虚衰之候，却是危急之象。而"所生病"多是病已发展为里证、虚证，部分阳经的"所生病"为虚中夹实或邪气入里化热并伤及正气。某些"所生病"仅表现为本经经络受阻，经气失调。

（5）经脉病症、经穴主治说：李鼎认为："是动病是指该经脉异常变动能表现出有关病症……所生病是指这一经脉能管理关于某一方面所发生的病症，这种病症是从该经腧穴主治的角度上提出。"林耀星认为"是"为代词，即指本经脉，"动"即变动，"是动"病是由本经变动出现的病候，病理上相互关联。"主"有主管主治之意，指经脉腧穴作用所及。"所生病"即本经腧穴可主的病症，可以是本经病，也可是他经病，病症间未必有病理上的联系。

（6）疾病先后说：黄龙祥认为"是动"病是特定病或证的脉诊病候，是关于某些病或证的典型症状。其通过对部分经脉病症相关史料的深入研究提出："是动病的变化引起经脉循行的变化，而循行的变化又会引起所生病的改变。"并把这一基本规律概括为"病之所在，脉之所至"。

（7）衍文说：廖育群详细比较了马王堆出土的《阴阳十一脉灸经》和《灵枢·经脉》篇中"是动""所生病"的相关病症。发现《经脉》篇的"是动"多是出自《阴阳十一脉灸经》，"所生病"是在《阴阳十一脉灸经》基础上的发挥。《灵枢·经脉》篇对"是动"病仅增添了6种，而"所生病"却增加了近一倍。且《阴阳十一脉灸经》"所生病"病候有的与"是动"完全相同（如手太阳），有的包括"是动"再加以补充（如手阳明），也有完全不同的。据上述特征，廖氏认为《阴阳十一脉灸经》中的"所生病"可能出自注释、研究原本之人。对原文赞同则照搬，认为不足则补充，不认同的则提出己见。《灵枢·经脉》篇对《阴阳十一脉灸经》中经脉"是动"主病多采取继承，对"所主病"则大加发挥。此外，李今庸又将《灵枢·经脉》篇与《素问·脉解》篇的足三阴、三阳经主病进行比较，发现《素问·脉解》足经病症凡与《灵枢·经脉》相同的皆出自"是动"病下。王冰、林亿等均认为《素问·脉解》是解释《灵枢·经脉》的篇章。所以，李今庸提出"是主X所生病者"为经脉病候的结文，之后的病症应为注文误入原文。

3.《难经》"气血先后病"说评述　《难经》的"气血先后病"说在很长的时间内作为权威解释被许多医家接受并加以阐释。杨上善《黄帝内经太素·经脉之一》云："大肠手阳明之脉……是主津所生病者，《八十一难》云：邪在血，血为所生病，血主濡之也。是为血及津液皆为濡也。"杨玄操从邪气由阳入阴的传变规律加以注释："邪中于阳，阳为气，故气先病，阳气在外故也；若在阳不治，则入于阴中，阴为血，故为血后病，血在内故也。"而张世贤则从营卫角度加以诠释："血为营，气为卫，荣行脉中，卫行脉外，邪由外入，先气而后血。"至明清时期一些医家则提出了质疑，如马莳《黄帝内经灵枢注证发微·经脉第十》说："按《二十二难》，以是动为气，所生为血，却动、生二字分为气血，且以气先血后为难，不知肺经则言肺所生病，大肠则言津液所生病，胃则言血所生病，脾则言脾所生病……何尝以所生之病，皆定为血也。今详本篇，前后辞义分明，不以所动属气，所生属血，明矣。"张景岳在《类经·十二经病》中说："动，言变也，变则变常而为病也……观此以是动为气，所生为血，先病为气，后病为血，若近乎理；然细察本篇之义，凡在五脏，则各言脏所生病；凡在六腑，则或言气，或言血，或脉或筋，或骨或津液，其所生病各有所主，非以血气二字统言十二经者也。《难经》之言似非经旨。"古今医家对"是动""所生病"从各个角度提出了不同认识。虽然，《难经》"气血先后说"被许多医家否定，但其"以经络定病位，以气血分阶段"的思维模式为临床疾病发生和治疗规律的认识提供了思维参考，并对其后许多医家的思维模式产生了影响。有学者认为："用气血先后来解释疾病发生、发展、变化的方法，体现了中医在认识疾病、掌握治疗时机方面的分层次、分阶段的辨证论治思想，这对后来温病学派创立'卫气营血辨证'理论具有重要的影响。"

第二节　十五别络

《二十六难》中称"络有十五"，其所记述的络脉名称与《内经》所说的十五络略有不同。同时，《难经》还论述了十五络与十二经脉之间的关系及其在人体中发挥的功能，从而丰富了中医十五络理论。

一、十五别络的数目与名称

《二十六难》曰："经有十二，络有十五，余三络者，是何等络也？然：有阳络，有阴络，有脾之大络。阳络者，阳跷之络也。阴络者，阴跷之络也。故络有十五焉。"有关十五络的组成，在中医文献中主要有两种观点：其一，《灵枢·经脉》篇将任脉的尾翳络、督脉的长强络列入十五络中，加之脾之大络、十二经之络，构成十五络。任脉主持诸阴，督脉主持诸阳，二者分别行于人体之前后，如此二络能够沟通人体前后之阴阳。《内经》中除此十五络外，在《素问·平人气象论》中还有胃之大络一说："胃之大络，名曰虚里，贯膈络肺，出于左乳下，其动应衣，脉宗气也。"其二，《难经》所说的十五络是由十二经脉各自配属之络，加上脾之大络、阳跷之络、阴跷之络而构成。阳跷、阴跷二经循于身之左、右，能够主宰全身左右之阴阳。可见，《难经》将阴跷、阳跷之络定为十五络，与《内经》任脉、督脉之络定为十五络的用意较为一致。目前，临床多以《内经》所载十五络内容为依据，也许是因为《灵枢·经脉》

NOTE

篇详细叙述了十五络的循行、病候及穴位，且阴跷、阳跷脉并无自身穴位，其穴位都寄托在十二经脉之上，故《难经》的阴跷、阳跷之络理论后世继承较少。

二、十五别络的功能及意义

《二十三难》云："别络十五，皆因其原，如环无端，转相灌溉。"十五别络皆由经脉分出，并将经脉之气血输布而出，循别络之通路布达至内外、上下各处。十二经之络皆从肘膝关节以下的络穴别离而出，阴经之络达于其相表里的阳经经脉，阳经之络达于相表里的阴经经脉，如此沟通了十二经脉中表里之经的经气，紧密了表里经的联系。脾之大络行于胸胁处，任、督二络分别行于身之前后，阴跷、阳跷脉之络也分别行于身之左右，如此加强了人体前后左右经脉间的相互联络。所以，十五络脉如同十二经脉的纽带，增强各经间的联络，沟通阴阳、表里经脉的经气。十五别络又是从经脉别出，借助其浮络、孙络等细小分支，在体内形成密布的网络，将十二经脉中的气血逐级布散开来，直至输达于人体上下、表里、内外各个部位，实现了经气的"转相灌溉"。因此，《二十七难》曰："络脉满溢，诸经不能复拘也。"

络脉作为十二经气血转输布散的重要通路，通过浮于肌表的络脉形态变化即可一窥深藏于内的经脉气血的状态。即如《灵枢·经脉》所云："凡此十五络者，实则必见，虚则必下。"邪气袭于血络，则络脉瘀阻不通，体表的血络就会显现出胀满、壅塞等变化。若经脉之内气血亏虚，不能满溢灌注于络脉，体表的血络则难以探及或者色泽淡滞。《灵枢·经脉》就有诊络的具体记载："凡诊络脉，脉色青则寒且痛，赤则有热。胃中寒，手鱼之络多青矣。胃中有热，鱼际络赤。其暴黑者，留久痹也。其有赤有黑有青者，寒热气也。其青短者，少气也。"现代临床观眼之血络、观小儿之指络等诊法皆是以络脉转输经脉气血功能为理论基础，即由小络而推知经脉中气血盈亏输布状态。

【医案举隅】

诊络辨病案

《二十三难》云："别络十五，皆因其原，如环无端，转相灌溉。"

朱孩，湿温已延月余，身热不退，腹疼便泄，大腹膨胀，面浮体肿，舌苔灰黄，脉象濡数，纹色青紫，已逾气关。某专科投以银、翘、芩、连、滑石、通草、楂、曲、鸡金、苓、术等，意谓疳积成矣。唯按脉论证，此三阳之邪，已传入三阴。在太阴则大腹胀满，在少阴则泄泻体肿，在厥阴则腹痛肢冷。卫阳不入于阴则发热，水湿泛滥横溢，则遍体浮肿。小孩稚阳，病情若此，犹小舟之重载，覆沉可虑！今拟真武、理中、小柴胡复方图治，冀挽回于什一。熟附片八分、炒干姜五分、炒白术钱半、连皮苓三钱、陈皮一钱、炒潞党一钱、软柴胡五分、清炙草五分、川椒目十粒、大砂仁八分、大腹皮二钱、六神曲三钱。二诊，服理中、真武、小柴胡复方以来，腹胀满、肢体肿均见轻减，泄泻亦止，佳兆也。唯身热晚作，乳食少进，口干欲饮。指纹色青紫已回气关之内，脉仍濡数无力，是阴盛格阳，真寒假热，切勿因身热而即改弦易辙也。仍守原法，努力前进。原方加嫩白薇一钱。三诊，肿胀十减七八，身热亦觉渐退，唯神疲形瘦，谷食少进，水湿已化，正虚困顿，脾胃阳衰，鼓舞无权也。仍守原方出入。原方去柴胡，加焦谷芽三钱、佩兰梗钱半。此症疑似之处，最难辨别。认定三阴见象，投以温药，故能无虑也。否则再进寒凉，必致邪陷阳越，而不起矣。（丁甘仁. 丁甘仁医案. 上海：上海科学技术出版社，2001：66.）

第三节　奇经八脉

奇经八脉包括督脉、任脉、冲脉、带脉、阳跷脉、阴跷脉、阳维脉、阴维脉八条经脉，是人体经络系统的重要组成部分。《内经》记述了八条经脉的循行、功能、主病等相关内容，但这些记述并不完善，且未把这些经脉归为一类。《难经》首提"奇经八脉"之名，并深入探讨了八脉的循行、主病，以及与十二经之间的功能联系，从而建立了奇经理论体系。《难经》奇经理论为后世医家对奇经八脉的理论研究及临床诊治应用提供了有力的理论支撑。

一、奇经系统的基本特点

《二十七难》曰："有阳维，有阴维，有阳跷，有阴跷，有冲，有督，有任，有带之脉。凡此八脉者，皆不拘于经，故曰奇经八脉也。"首创奇经八脉一词。《说文解字》云："奇，异也。"所谓奇经，即与寻常之正经有异。

在人体经脉系统中奇经作为一个独立体系，具有许多不同于十二经的特点和功能属性。

1. 命名特点　十二正经在《足臂十一脉灸经》中以部位命名，《阴阳十一脉灸经》又增加了阴阳命名法，直至《内经》规范为手足三阴、三阳的命名方式。奇经中八条经脉的命名主要反映的是各经的功能特点：①任脉：《说文解字》云："任，保也。"因此，任有保养之意。《素问·骨空论》云："任脉者，起于中极之下。"王冰注曰："所以谓之任脉者，女子得之以任养也。"《难经会通》亦云："任之为言，妊也，统诸阴脉行于腹里，为人生养之本也。"任脉之名突出了任脉具有任养胞胎的功能。②督脉：《说文解字》云："督，察也。"有察看督促之意。《素问·骨空论》云："督脉者，起于少腹以下骨中央。"王冰注曰："所以谓之督脉者，以其督领经脉之海也。"杨玄操云："督之为言都也，是人阳脉之都纲。"督脉之名强调了督脉对人体阳经的督管统领作用。③冲脉：《说文解字》云："冲，涌摇也。"段玉裁注曰："涌，上涌也。摇，旁摇也。"《二十八难》云："冲脉者，起于气冲。"杨玄操曰："冲者，通也。言此脉下至于足，上至于头，通受十二经之气，故曰冲焉。"冲脉是奇经中分布最广的一条经脉，分别联络于任督二脉，故有"血海"之称，病候也表现出"逆气"之状。可见冲脉之名正是描述了冲脉气血丰富，易生气血冲逆的病候。④带脉：《说文解字》云："带，绅也。男子鞶带，妇人带丝。"亦云："绅，大带也。"即古代士大夫束腰的大带子。《二十八难》云："带脉者，起于季胁，回身一周。"《难经会通》曰："带之为言束也。总束诸脉，使不妄行，如人束带而前垂，故名。"人体奇经和十二正经中唯有带脉是环腰而行，其他经脉皆为纵向循行，故多认为带脉具有约束纵行经脉的作用。⑤跷脉：跷，同蹻。《说文解字》云："蹻，举足行高也。"《二十八难》云："阳跷脉者，起于跟中。"亦云："阴跷脉者，亦起于跟中。"杨玄操曰："跷，捷疾也，是人行走之机要，动足之所由。"此命名正反映了跷脉与下肢运动灵便有关。⑥维脉：《说文解字》云："维，车盖维也。"段玉裁注曰："盖必有所受矣。引申之，凡相系者曰维。"《二十八难》云："阳维、阴维者，维络于身，溢畜不能环流灌溉诸经者也。"杨玄操曰："维者，维持之义也。此脉为诸脉之纲维，故曰维脉也。"维脉在人身主要行使对阳经及阴经的维络调节作用。

2. 循行特点 十二正经各有两条，行于人体两侧。奇经中阴、阳跷脉和阴、阳维脉分别有两条，任、督、冲、带都仅有一条。十二经脉经气按阴阳、手足首尾相接的规律转相流注，如环无端。据《二十八难》所述，奇经中除带脉是环腰而行外，其他几条都是从下向上纵行。各经脉虽不像十二经有固定的流注规律，但奇经在循行中也有并行、交会、交叉等联系。不仅奇经间有沟通，其与正经也存在着并行、交会的关系。例如，督脉、阳维、阳跷脉与人体的阳经相连；任脉、阴维、阴跷脉与人体的阴经相连；冲脉与阴经、阳经皆有联络；带脉环行于腰部，与多条阴经、阳经交叉。所以，奇经与正经通过这些交叉、交会形成了一个错综复杂的经络体系。

十二正经皆由对应的脏或腑发出，经脉与脏腑是一一络属关系，并且相邻的阴经、阳经之间又表里相应，通过经别及络脉的沟通，表里二经经气相通。奇经间无表里关系，与五脏六腑的联系也多是借助分支或他经的交会而实现。任、督、冲三脉皆起于胞中，督脉"并于脊里""入属于脑"；冲脉为十二经之海，渗贯气血，与脉相连；带脉"起于季胁"，与胆经循带脉穴回身一周。可见，奇经与脑、髓、骨、脉、胆、女子胞这些奇恒之腑联系较为密切。

3. 功能特点

(1) 联络、主导：奇经八脉多条是从十二经脉中分出，在循行中与其他奇经及十二正经发生交会，如此加强了人体经脉之间的联系。奇经在各经脉间的沟通、联络中还常常起到一种统帅主导作用。例如，督脉能联络手足三阳经，故督脉具有总督阳经的功能，被称为"阳脉之海"；任脉行于腹侧，与三阴经联系密切，所以任脉主持协调阴经，被称为"阴脉之海"；冲脉循行路线多且长，与任、督、足少阴、足阳明等经脉相交，故被称为"十二经脉之海"；阴、阳维脉及阴、阳跷脉也在输布中与多条阴经和阳经相联络；带脉则环绕腰腹部，贯通各纵行经脉。十二正经在循行中也借助经别、络脉相互沟通，而各个奇经在其间的联络贯穿，进一步加强了经脉间的阴阳、上下、左右、内外的联络，与十二经共同建构了网状的经络系统，使人体气血能够均匀的输达至全身各处。

(2) 蓄溢、调节：《二十八难》曰："比于圣人图设沟渠，沟渠满溢，流于深湖，故圣人不能拘通也。而人脉隆盛，入于八脉，而不环周。故十二经亦不能拘之。"此处以沟渠与深湖蓄溢水流的功能关系为喻，类比十二经与奇经八脉之间的气血转输与调节机制。人体经脉内气血并非时刻等量的，十二经气血满溢时则会归藏于奇经之中，犹如降水较多时水流则会循沟渠储藏至湖泊中一样。同样，当人身需要大量气血之时，奇经就会将所存气血外输充养周身。奇经通过藏纳、外泄功能对十二经气血进行调节，故《二十七难》云："此络脉满溢，诸经不能复拘也。"即奇经自成体系，具有独立的功能。滑伯仁在《二十七难》注释中说："或曰'此络脉'三字，越人正指奇经而言也。"《二十六难》在十五络的探讨中说："阳络者，阳跷之络也。阴络者，阴跷之络也。"《二十三难》在度量脉之长短时同《内经》一样左右仅计两条，《灵枢·脉度》言："跷脉有阴阳，何脉当其数？岐伯曰：男子数其阳，女子数其阴。当数者为经，其不当数者为络也。"奇经与络脉都具有沟通联络十二经，渗灌气血至周身各处的作用，故《内经》《难经》之中常将奇经与络脉并提，奇经兼有经脉和络脉的双重作用。后世医家在临证中也常将奇经与络互称。叶天士认为"初病邪气在经"，久则"由经脉继及络脉"，故叶氏常奇络同治。

4. 治疗特点 《二十八难》云："其受邪气，蓄则肿热，砭射之也。"奇经如人身之湖泊，对十二经中气血进行蓄溢调节。然而，奇经自身气血并不能如十二经一样转相灌注、环流不休，故当有邪气入袭奇经时，正邪交争于内，脉络阻滞不通，郁积而化热，故奇经主病中常会出现肿热之证。治疗当以疏通经络气血、外泄郁热为主，故《二十八难》提出采用砭石刺射放血的疗法。针对奇经气血瘀滞的实证，现代临床中也常使用此法，如使用三棱针点刺督脉、任脉等穴位，泄越经络积聚之气，治疗壅实之证。

二、奇经的循行及主病

《二十八难》中系统描述了各条奇经的循行，较之《内经》更为规范、完整。并在《二十九难》中对各条奇经的主病进行了探讨，对后世认识奇经病变具有重要的指导作用。

1. 督脉

（1）循行：《难经》在《内经》基础上将督脉的循行加以凝练概括，《二十八难》曰："督脉者，起于下极之腧，并于脊里，上至风府，入属于脑。"描述了督脉起于少腹下部的会阴部，沿着脊柱上行，至项后风府穴，进入脑部的循行分布。明确指出督脉起于下极、夹脊上行、入络于脑的主要循行特点，并在《二十九难》督脉主病中强调脊部和脑部的主要病症。

《难经》之前的《内经》也有督脉循行的记载。《素问·骨空论》所述督脉循行路线约有4条："起于少腹以下骨中央……其络循阴器合篡间……与太阳起于目内眦……其少腹直上者。"《内经》中的督脉循行方向有上行也有下行，经气发出部位不止一处。《难经》明确了督脉的循行起止，后世多沿用《难经》督脉循行的描述，并在其基础上加以补充完善。例如，《针灸甲乙经》增加了"上颠，循额，至鼻柱"的循行；《奇经八脉考》又强调督脉与手三阳经、足三阳经、阳维脉、任脉的交会，关于其循行又增加了"经素髎、水沟……至兑端，入龈交"的路线。基于《难经》对督脉循行规律的明确描述，后世医家在脊髓、脑、生殖相关疾病的治疗中常会将调解督脉作为重要治则。因督脉夹脊上行中分别于会阳、长强、风门、大椎、神庭等穴位处，与手足三阳经、阳维脉交会，故认为督脉具有总督全身阳经气血的功能，将之称为"阳脉之海"。

（2）病候：督脉主病与其循行关系密切。《二十九难》云："督之为病，脊强而厥。"督脉，循脊背中央，上络于脑，故其病变多在沿经所过的腰、脊、项、颠、脑等部位，加之作为"阳脉之海"总督一身之阳经的功能特点。当邪中督脉时，常因经气阻滞筋脉，肢体、头项官窍失于温养，表现出腰脊强直疼痛、俯仰辗转不便、头痛项强、神昏等症；久病精气亏虚还会出现脑髓亏虚、头晕目眩、腰脊酸软等虚候。督脉过会阴处，支别联络少腹及肾脏，故又与男女生殖功能关系密切。《素问·骨空论》云："督脉为病，脊强反折。"《素问·风论》论述了风邪由经脉入脑可发生"脑风"。《脉经·平奇经八脉病》云："腰脊强痛，不得俯仰，大人癫疾，小人风痫疾。"因此，督脉经气异常时，可发生腰脊强痛、痉、痿病、震颤、头痛项强、眩晕、癫痫、狂、眩晕、中风、女子不孕、男子不育、癃闭、遗尿等疾病。

【医案举隅】

督脉主病案

《二十九难》云："督之为病，脊强而厥。"

孙，二四，肾气攻背，项强，溺频且多，督脉不摄，腰重头痛，难以转侧。先与通阳，宗许学士法。川椒（炒出汗）三分，川桂枝一钱，川附子一钱，茯苓一钱半，生白术一钱，生远志一钱。凡冲气攻痛，从背而上者，系督脉主病，治在少阴。从腹而上者，治在厥阴，系冲任主病，或填补阳明，此治病之宗旨也。（清·叶天士.临证指南医案.北京：华夏出版社，1995：454.）

2. 任脉

（1）循行：《二十八难》曰："任脉者，起于中极之下，以上毛际，循腹里，上关元，至喉咽。"《素问·骨空论》《灵枢·五音五味》两篇都记载了任脉循行，但两篇所述任脉发出部位、循行路线又都不同。《二十八难》明确了任脉由少腹部中极穴之下，沿腹部至胸部的正中线上循达咽喉的循行路径，后世多宗此说，并补充完善了从咽再上颊部，经面而进入眼的循行部分。《奇经八脉考》详细记载了任脉与其他经脉的交会情况："起于中极之下，少腹之内，会阴之分……至中极，同足厥阴、太阴、少阴并行腹里，循关元……会足少阴、冲脉于阴交……会足太阴于下脘……会手太阴、少阴、足阳明于中脘……上喉咙，会阴维于天突、廉泉，上颐，循承浆，与手足阳明、督脉会，环唇上至下龈交。"任脉行于胸腹部正中，而手之三阴均起于胸中，足之三阴经皆从足走胸腹，故任脉于胸腹部和手足三阴经相贯通，且在天突穴还和阴维脉相交，故任脉被称为"阴脉之海"，是阴经经气汇聚之处。

（2）病候：《二十九难》曰："任之为病，其内苦结，男子为七疝，女子为瘕聚。"徐大椿说："结，坚结凝滞也。任脉起胞门行腹，故为内结。"任脉经气阻滞，表现为腹部急结不舒的症状，在男子表现为"疝"，在女子表现为"瘕聚"。关于七疝，历代医家所释不同，各有所指。《说文解字》："疝，腹痛也。"疝主要包括三种情况：①体内器官一部分离开原位，从人体间隙或薄弱处进入另一部位的情况，如小肠气疝等。②指睾丸、阴囊肿胀疼痛，甚至痛引少腹的病症，如寒疝、水疝、狐疝、气疝、癫疝、血疝等。③指腹部疼痛剧烈，且伴有二便不通的病症。《素问·长刺节论》云："腹痛不得大小便，病名曰疝。"《难经经释》注曰："七疝者，一厥、二盘、三寒、四癥、五附、六脉、七气。或云：寒、水、筋、血、气、狐、癫也。"瘕聚主要是腹部包块类疾病，其特点是包块时聚时散，推之可移，痛无定处，多由气滞血淤所致。关于任脉病变除《难经》所言七疝、瘕聚外，《素问·骨空论》还有"带下"之症。《素问·上古天真论》也强调了冲任气血亏虚则"地道不通，形坏而无子也"。《脉经·平奇经八脉病》云："苦少腹绕脐，下引横骨，阴中切痛。"《医学入门·总看三部脉法》云："主胸中有寒，妇人瘕疝绝产。"根据任脉循行规律，多认为任脉病症主要涉及腹部、男女生殖器官、咽喉等处，主要病症有疝气、带下、瘕聚、月经不调、不孕、少腹拘急、痔、阴部肿痛、腹部气冲、咽喉疾病、产后疾病等。

【医案举隅】

任脉主病案

《二十九难》云："任之为病，其内苦结，男子为七疝，女子为瘕聚。"

滑伯仁治一妇，寒疝。自脐下上至心，皆胀满攻痛，而胁疼尤甚。呕吐烦懑，不进饮食，脉两手沉结不调。此由寒在下焦，宜亟攻其下，毋攻其上。为灸章门、气海、中脘，服延胡、桂、椒，佐以茴木诸香、茯苓、青皮等。十日一服温利丸药，聚而散之也，果效。（清·俞震，纂辑，达美君等校注．古今医案按．北京：中国中医药出版社，2008：117．）

3. 冲脉

（1）循行：《内经》多篇阐述了冲脉的循行，但各篇内容出入较大，路径也较复杂。《难经》化繁为简，在《二十八难》中云："冲脉者，起于气冲，并足阳明之经，夹脐上行，至胸中而散也。"描述了冲脉由气冲穴出体表，沿脐旁两侧上行抵达胸部而布散的主要循行路线。后世关于冲脉循行的认识多将《内经》《难经》内容相结合加以补充，认为其主干线如《难经》所言由气冲上行至胸中，另有四条分支。分支一，由胸中上出至鼻之内窍"颃颡"；分支二，从气冲下行，循股内侧，进入腘窝，经胫骨内侧至内踝后，入足底；分支三，从内踝后，经足背循足大趾；分支四，从胞中分出，向上循于脊内，至于背部。如此，冲脉循行即如张景岳所言："其上自头，下自足，后自背，前自腹，内合溪谷，外自肌肉，阴阳表里无所不涉。"《灵枢·逆顺肥瘦》云："夫冲脉者，五脏六腑之海也，五脏六腑皆禀焉。"《灵枢·动输》云："冲脉者，十二经之海也。"冲脉与维络一身阴经的任脉并行，与总督一身阳经的督脉相通，贯穿全身上下各部，故冲脉能够调节十二经之气血，并且冲脉与足阳明经交会于气冲穴，又与足少阴经并行，故和气血生化之源的"后天之本"胃腑、藏纳精气的"先天之本"肾脏皆相联络。得先后天之养，冲脉气血满盈外泻，在女子则有月经来潮，与女子的月经、胎孕特殊生理功能关系密切。正如《素问·上古天真论》所言："女子……二七而天癸至，任脉通，太冲脉盛，月事以时下，故有子。"

（2）病候：《二十九难》云："冲之为病，逆气而里急。"因冲脉于腹部上行，且为气血丰盛之经脉，故受邪之后常致经气厥逆上冲，出现腹部胀满、拘急疼痛、气机向上攻冲等病症。后世医家依据冲脉循行，在《难经》基础上对冲脉的病候又不断补充完善。《圣济总录·虚劳里急》云："虚劳之人，肾气不足，伤于冲脉。其证腹里拘急，脐上至心下引痛，不能食，身寒而悗栗也。"《医学入门·奇经主病》云："其冲任二经，是又妇人乳血月候之所从出。"《脉经·平奇经八脉病》云："脉来中间坚实，径至关者，冲脉也。动苦少腹痛，上抢心，有瘕疝、绝孕、遗矢溺、胁支满烦也。"因冲脉为"十二经之海"，又从胞中分出，行腹部，布胸中，故冲脉病症主要包括两个方面：一是胸腹部的气机上逆病症，如胃胀、腹痛、呃逆、呕吐、吐血、咳喘、咳血、胸闷、心悸、头痛、鼻衄等。二是与冲脉气血循行相关的病症，如女子月经疾病、带下、漏胎、乳少、胞衣不下、大小便不利、疝气等。在男子因精血不能互化，宗筋失养，或寒邪阻滞，也可出现阳痿、精少、寒疝等疾病。

【医案举隅】

冲脉主病案

《二十九难》云："冲之为病，逆气而里急。"

赵，脉小，身不发热，非时气也。凡经水之至，必由冲脉而始下，此脉胃经所管。医药消导寒凉，不能中病，反伤胃口，致冲脉上冲，犯胃为呕，攻胸痞塞，升颠则昏厥。今小腹有形，兼有动气，其病显然。夫曰结、曰聚，皆奇经中不司宣畅流通之义。医不知络脉治法，所谓愈究愈穷矣。鹿角霜、淡苁蓉、炒当归、炒小茴、生杜仲、茯苓，用紫石英一两煎汤，煎药。（清·叶天士．临证指南医案．北京：华夏出版社，1995：544．）

4. 带脉

（1）循行：《二十八难》云："带脉者，起于季胁，回身一周。"即带脉如束带一般，环腰一周，是奇经中唯一横行的经脉。杨玄操注："带之为言，束也。言总束诸脉，使得调柔也。"《内经》在《灵枢·经别》篇中提到足少阴经别"上至肾，当十四椎，出属带脉。"除此之外，对带脉的具体循行没有记载。关于带脉的循行，后世皆宗《难经》所述。《奇经八脉考》云："带脉者，起于季胁足厥阴之章门穴，同足少阳循带脉穴，围身一周，如束带然。"在《二十八难》基础上又补充了带脉与足厥阴、足少阳的交会。因带脉横行腰间，与任脉、督脉、冲脉、足三阴经、足三阳经都有联络，故认为带脉具有约束诸经、调节经气的作用。《儒门事亲》云："冲任督三脉，同起而异行，一源而三歧，皆络带脉。"任、督、冲三脉脉气都由腹部发出，带脉通过对腰腹部的约束能够发挥固摄下元的作用。

（2）病候：《二十九难》曰："带之为病，腹满，腰痛溶溶若坐水中。"据带脉环绕腰身一周的循行特点，强调了带脉经气不利时会出现腹部胀满、腰部疼痛的症状。《素问·痿论》曰："阳明虚则宗筋纵，带脉不引，故足痿不用也。"指出带脉失于约束，可致下肢经脉弛缓，产生痿一类疾病。围绕《内经》《难经》中的带脉主病，后世医家又对带脉的病候加以补充完善，《脉经·平奇经八脉病》曰："左右绕脐腹，腰脊痛，冲阴股也。"《脉经·手检图三十一部》又曰："苦少腹痛引命门，女子月水不来，绝经复不止，阴辟寒，令人无子。男子苦少腹拘急或失精也。"《奇经八脉考·带脉为病》曰："冲任督三脉……皆络带脉，因诸经上下往来，遗热于带脉之间，客热郁抑，白物满溢，随溲而下，绵绵不绝，是为白带也。"所以，现代医家多认为带脉病候主要涉及腰腹部胀满疼痛、下元不固、生殖功能异常等几个方面，主要病症有腰痛、腹满、脐腹疼痛、带下、月经不调、不孕、失精、痿等。

【医案举隅】

带脉主病案

《二十九难》云："带之为病，腹满，腰痛溶溶若坐水中。"

范，询病情起于产褥，营虚，感受风邪，未经清彻而致外风引动，内风阳气鸱张，风阳旋扰不息，以致头痛，遇风为甚，腹痛休作，带下。此系肥人多湿多痰，流注于带脉使然。论证当以养营息风，佐以固摄其下，况有怀麟三月，必得根固蒂坚，不致胎元有损为妙。阿胶、白芍、天麻、生牡蛎、川桂、首乌、川断、白蒺、椿根皮。（清·沈菊人．沈菊人医案．上海：上海科学技术出版社，2004：183.）

5. 跷脉

（1）循行：《二十八难》曰："阳跷脉者，起于跟中，循外踝上行，入风池。阴跷脉者，亦起于跟中，循内踝上行，至咽喉，交贯冲脉。"即阳跷、阴跷都由跟中发出，分别循人体外内两侧上行，由此两经的循行规律完整地呈现于面前。《灵枢·脉度》篇主论阴跷脉的循行，阳跷脉循行部位仅于《灵枢·寒热病》篇有所涉及："足太阳有通项入于脑者……阴跷、阳跷，阴阳相交，阳入阴，阴出阳，交于目锐（应作'内'）眦。"提及阳跷与阴跷交于目内眦。《针灸甲乙经》《奇经八脉考》据《内经》《难经》所论，更加详细描述了阴、阳跷脉循行中的交会穴位。阴、阳跷脉皆起于跟中，从下肢的内外两侧上行至头面，能够调节肢体肌肉的运动，二经交会于目内眦，脉气濡养于目，故与目之开合、人的睡眠密切相关。

（2）病候：《二十九难》云："阴跷为病，阳缓而阴急；阳跷为病，阴缓而阳急。"强调了跷脉对肢体运动的影响。输布于下肢内外侧的阴、阳跷脉，若经脉之气不调则会影响内外侧肌肉筋脉的濡润营养，于病侧会出现肌肉筋脉痉挛拘急，或弛缓痿废的病症。《太平圣惠方·辨奇经八脉法》亦说："夫跷脉者，捷疾也，言此脉是人行走之机要，动作之所由也。"因阴、阳跷脉交于目内眦，若脉气不能养目"气不荣，则目不合"（《灵枢·脉度》），若脉气壅盛，则会"阳气盛则瞋目，阴气盛则瞑目"（《灵枢·寒热病》）。可见，阴、阳跷脉也与人的睡眠关系密切。阴、阳跷脉作为足少阴、足太阳经的经别，经气与之相通，故与腰、脊部疾病，前后阴部疾病也多有关，当阴阳跷脉经气失调之时，常会出现下肢痉挛、足内翻或外翻、腰脊强痛、阴疝、目痛、失眠、嗜睡、漏下等病症。

【医案举隅】

跷脉主病案

《二十九难》云："阴跷为病，阳缓而阴急；阳跷为病，阴缓而阳急。"

患者孔某，男，52岁，工人。因言语不利，伴左侧肢体活动不灵1天，于1990年11月5日收入我院。头颅CT扫描示"脑梗死"。经中西药物治疗6天后，自觉症状稍好转，可下床持手杖缓慢行走，但左足外翻严重，影响功能锻炼，邀余会诊治疗。查：BP20/12Kpa，神志清楚，左上肢肌力Ⅲ级，腱反射亢进，左下肢肌力Ⅳ级，腱反射亢进，左侧巴宾斯基征阳性，右侧肢体肌力、肌张力正常，腱反射稍活跃。治疗：针刺左侧照海、申脉穴，补照海穴，泻申脉穴，治疗5次后，足外翻症状明显改善，继续治疗10次后，足外翻症状消失，呈正常步态，下肢功能恢复良好，康复锻炼进展迅速。随访1年，疗效巩固。[桂清民.平调阴阳跷脉治疗中风后遗症足内外翻110例临床观察.针灸临床杂志.1994，10（3）：18.]

6. 维脉

（1）循行：《二十八难》曰："阳维、阴维者，维络于身，溢畜不能环流灌溉诸经者也。故阳维起于诸阳会也，阴维起于诸阴交也。"维，即维络调节之意。阴、阳维脉在循行中通过交会穴位和任脉、督脉、手足阴阳经脉相交。即如《难经》所言，阴、阳维脉能够维络阴经、阳经，蓄溢调节气血分布。《内经》中虽有阴、阳维脉名称，但对其循行部位记述粗略模糊，仅在《素问·刺腰痛》中云："阳维之脉令人腰痛，痛上怫然肿，刺阳维之脉，脉与太阳合腨下间，去地一尺所……刺飞阳之脉，在内踝上五寸，少阴之前，与阴维之会。"《针灸甲乙经》依据《内经》《难经》所述又完善了阴、阳维脉的各自穴位，之后李时珍于《奇经八脉考》中详细描述了阴、阳维脉的循行部位。即阳维脉起于诸阳经交会处，循行于小腿外侧和头肩的外侧，后与督脉交会于风府、哑门；阴维脉起于诸阴经交会处，布行于小腿内侧和腹部，在颈部与任脉交会于天突、廉泉。

（2）病候：《二十九难》曰："阳维维于阳，阴维维于阴，阴阳不能自相维，则怅然失志，溶溶不能自收持。阳维为病苦寒热，阴维为病苦心痛。"阴、阳维脉分别维络调节人体阴经和阳经的气血，故当阴阳维脉功能不相协调时则会阴阳失衡，营卫失调，脏腑功能不相协调，而出现形体弛缓懈怠、精神恍惚、情志抑郁之症。阳主外，阴主内，阳维脉循行中与足太阳、足少阳经多有交通，太阳主一身之表，少阳主半表半里之证，故当阳维发病时常表现为卫气失调的寒热表证；阴维脉循行中与下肢和足之三阴经多有联络，三阴经布散

NOTE

于胸腹部，故当阴维脉功能异常时多出现营气不调的心痛里证。《脉经·平奇经八脉病》曰："诊得阳维脉浮者，暂起目眩，阳盛实者，苦肩息，洒洒如寒。诊得阴维脉沉大而实者，苦胸中痛，胁下支满，心痛。"所以，阴、阳维脉主病多见寒热、心痛、神疲、抑郁、目眩、肩痛、胸腹疼痛等病症。

【医案举隅】

维脉主病案

《二十九难》云："阳维维于阳，阴维维于阴，阴阳不能自相维，则怅然失志，溶溶不能自收持。阳维为病苦寒热，阴维为病苦心痛。"

钱，内则阴虚有火，外则寒邪深袭。失血咳嗽，又兼三疟，病已数月。疟来心口酸痛，胸腹空豁难过。经云：阳维为病苦寒热，阴维为病苦心痛。此阴阳营卫之偏虚也。拟黄芪建中法，和中脏之阴阳而调营卫。复合生脉保肺之阴，复脉保肾之阴。通盘合局，头头是道矣。归身炭、炙甘草、大生地（砂仁炒）、五味子、鳖甲、黄芪、青蒿、沙参、白芍（桂枝三分，拌炒）、阿胶、麦冬、煨生姜、红枣。（清·王旭高．王旭高临证医案．太原：山西科学技术出版社，2009：301．）

三、奇经理论的学术价值

《内经》虽然已有八脉的相关论述，但内容多散见于各篇，未成体系，且各篇所论述内容之间常有不同。《二十七难》至《二十九难》集中探讨了奇经的概念、作用、循行起止及主病内容。自此，奇经八脉理论作为一个独立的体系呈现于中医学理论之中。

1. 首倡奇经之名，明晰奇经的概念与功能　《内经》有关八脉的论述散见于各篇之中，未将八条经脉归为一类。《二十七难》曰："有阳维，有阴维，有阳跷，有阴跷，有冲，有督，有任，有带之脉。凡此八脉者，皆不拘于经，故曰奇经八脉也。"首次提出了"奇经八脉"的概念，明确其所包含的经脉，并指出此八脉是独立的体系"不拘于经"。且在后文论述中以古人治水的原理比拟奇经在人体中行使的功能。《二十七难》曰："圣人图设沟渠，通利水道，以备不然。天雨降下，沟渠溢满，当此之时，霶霈妄行，圣人不能复图也。此络脉满溢，诸经不能复拘也。"将十二经比作沟渠，当其气血满溢时则归藏于奇经之中，奇经就犹如人身之中的湖泊，能够对十二经气血起到溢则藏之、虚则补之的调节作用。李时珍《奇经八脉考》对《难经》这一论述给予高度的评价："正经犹夫沟渠，奇经犹夫湖泽。正经之脉隆盛，则溢于奇经，故秦越人比之天雨降下，沟渠溢满，霶霈妄行，流于湖泽，此发《灵》《素》未发之秘旨也。"

2. 概括督脉、任脉、冲脉的循行　《内经》对督脉、任脉、冲脉的循行虽有论述，但所述路径较为复杂且各篇描述内容之间常有出入。《难经》明确了督脉主要布行于人体背部正中线，任脉主要布行于人体的腹部正中线，冲脉则起于气冲后夹脐循腹上行布胸中。《难经》在《内经》论述基础上简化了这三条经脉的繁杂路径，使其循行规律更加明晰。

3. 补充带脉、跷脉、维脉的循行　《内经》关于带脉、跷脉、维脉的循行记述简单粗略，仅涉及这些经脉交会他经的一些部位，故难以窥得其循行路径与规律。《二十八难》云："带脉者，起于季胁，回身一周。阳跷脉者，起于跟中，循外踝上行，入风池。阴跷脉者，亦起于跟中，循内踝上行，至咽喉，交贯冲脉。阳维、阴维者，维络于身，溢蓄不能环流灌溉诸经者也。故阳维起于诸阳会也，阴维起于诸阴交也。"详细描述了带脉、跷脉、维脉的循行，后世医家多以《难经》所论为依据，对带脉、跷脉、维脉的循行和主病理论进行补充、发挥和运用。

4. 完善奇经主病理论　在督脉、任脉、冲脉主病认识方面，《难经》继承了《内经》理论，即"冲之为病，逆气而里急。督之为病，脊强而厥。任之为病，其内苦结，男子为七疝，女子为瘕聚。"关于带脉、阴阳维脉、阴阳跷脉的主病，《难经》则多有发挥，如"阳维维于阳，阴维维于阴，阴阳不能自相维，则怅然失志，溶溶不能自收持。阳维为病苦寒热，阴维为病苦心痛"。"阴跷为病，阳缓而阴急；阳跷为病，阴缓而阳急"。"带之为病，腹满，腰溶溶若坐水中"。补充了《内经》之不足，为奇经主病理论的后世发挥奠定了基础。

四、奇经理论的历代研究

在《难经》之前，奇经理论主要集中于《内经》，内容主要涉及四个方面：其一，提出了八脉的名称，并对冲、任、督、阴跷脉循行起止进行阐述。对带脉、阳跷脉、阴阳维脉循行部位虽有提及，但描述粗略。其二，探讨了部分奇经的功能，如提出冲脉为十二经之海、跷脉主目之开合等。其三，讨论了八脉的主病，如督脉为病，脊强反折；任脉为病，男子内结七疝，女子带下瘕聚；冲脉为病，逆气里急等。其四，谈及八脉在诊治中的作用，如《灵枢·百病始生》说邪积于伏冲之脉时云："揣之应手而动，发手则热气下于两股，如汤沃之状。"《素问·刺腰痛论》云："腰痛，痛处怫然肿，刺阳维与足太阳交会穴承山。"《难经》在《内经》基础上，明确奇经的概念，阐述奇经的功能，探讨奇经循行、主病规律，从而建立了奇经理论体系。后世医家多据《难经》理论，不断深入研究，对奇经理论进行补充完善，并于临证中加以发挥运用。

1. 晋隋唐——理论整理、完善时期　王叔和《脉经》专门论述了奇经八脉脉象，并将脉象与病症相联系。例如，督脉脉象与主病为"尺寸俱浮，直上直下，此为督脉。腰背强痛，不得俯仰，大人癫病，小人风痫疾。脉来中央浮，直上下痛者，督脉也。动苦腰背膝寒，大人癫，小儿痫也"（《脉经·平奇经八脉病》）。这是奇经脉象的首次描述，后世《脉诀》《医学入门》等，均从其说。皇甫谧依据《内经》《难经》内容进一步完善了奇经的循行、主病等相关内容，更加详细地描述了跷脉的循行起止，如《针灸甲乙经·奇经八脉第二》云："跷脉者，少阴之别，起于然骨之后，上内踝之上，直上循阴股，入阴，上循胸里入缺盆，上循人迎之前，上入鼽，属目内眦，合于太阳、阳跷而上行。"除此之外，《针灸甲乙经》还明确记载了奇经相关交会穴的分布情况，以及奇经理论在临证治疗中的运用，如"绝子灸脐中，令有子"，"女子漏血，太冲主之"（《针灸甲乙经·妇人杂病第十》）。巢元方的《诸病源候论》依据《素问·上古天真论》冲任二脉与女子生长、发育、生殖关系理论，明确提出冲任和女子生理、病理的密切联系，并将调理冲任作为妇科疾病治疗的重要方法，同时还记载了督脉、跷脉的病候。唐代孙思邈的《备急千金要方》开始了奇经方药的记载，如"小牛角䚡散，治带下五贲；一曰热病下血……四曰经来举重，伤任脉下血……外实内虚方"。王焘的《外台秘要方》也记载了"深师小酸枣汤""《小品》流水汤""千里流水汤方""延年酸枣饮"等治疗跷脉病虚劳虚烦不得眠的方剂。

NOTE

2. 宋金元——应用发挥时期   北宋时期出现了大量的方书，许多书籍如《太平圣惠方》《太平惠民和剂局方》《圣济总录》《普济本事方》《妇人大全良方》等，均继承了《诸病源候论》关于妇科"冲任主病说"，记载了大量调节冲任的方剂，如胶艾汤、暖宫丸、温经汤、人参养血丸、内补丸等。《圣济总录》提出"脑风"一病当属于督脉，并于书中首次记载了督脉相关方药"必捷散方""神圣散方"。李杲于《脾胃论》中提出黄柏、黄连可治疗冲脉气逆。明清以后的本草著作中渐有奇经的专药记载。滑寿著《十四经发挥》，对《内经》《难经》《针灸甲乙经》的奇经理论进行了系统的整理和概括。例如，"督之为言都也，行背之中行，为阳脉之都纲……以人之脉络，周流于诸阳之分，譬犹水也，而督脉则为之督纲，故曰阳脉之海"。"任之为言妊也，行腹部中行，为妇人生养之本……亦以人之脉络，周流于诸阴之分，譬犹水也，而任脉则为之总任焉，故曰阴脉之海"。"夫人身之有任督，犹天地之有子午也。人身之任督以腹背言，天地之子午以南北言，可以分，可以合者也。分之于以见阴阳之不杂，合之于以见浑沦之无间，一而二，二而一也"。此以人体阴阳的总任与都纲比拟任督二脉的生理功能，开拓了奇经理论在养生、临床应用方面的思路。《妇人大全良方·引博济方论》云："故妇人病有三十六种，皆由冲任劳损而致。"将冲任学说作为妇科病症治疗的准则。明代《女科证治准绳》《济阴纲目》等皆继承其说。

3. 明清——快速发展、成熟时期   明清时期是奇经理论快速发展时期，大量的资料不断涌现，如对《内经》《难经》注释的书籍、本草、方书、医论、医案等。明代的眼科专著《原机启微》《审视瑶函》先后提出眼部疾病与跷脉有关，将之称为"奇经客邪"，如《审视瑶函》言："奇经客邪，非十二经之治也。十二经之外，别有治奇经之法也。"《难经集注》辑丁德用之注曰："奇经八脉者，乃圣人图设沟渠之理，以备通水道焉。非自生其病，尽诸经隆盛而散入也。"以此解释《二十八难》关于奇经受邪宜"砭射"治之的原理。并且举例阐述阴、阳跷脉或缓或急病候即是经络感受邪气的虚实表现："其阴阳缓急者，即是虚实之义。阴跷为病，则阳缓而阴急，即病阴厥，足胫直而五络不通；阳跷为病，则阴缓而阳急，即狂走不卧死。"《古今医鉴·疔疮》提出："阴头肿痛生疮者，名为下疳也。乃督、任、冲三脉之属……皆由气血大热，有毒有风，故生此疮。"这是外科病症从奇经辨证诊治的最早论述。王肯堂《证治准绳》探讨了缠腰火丹与带脉的关系，提出五噎是由任脉不润所致，瘀胀是因十二经清浊不分流溢奇经而致。《景岳全书》认为鼻渊是因太阳、督脉之火上于脑所致。《医灯续焰》认为龟背属于督脉病变。这些散在于各个医籍的奇经理论，扩大了奇经的临证运用范畴。

李时珍所著的《奇经八脉考》是古籍中论述奇经理论最系统、最完整的文献，全面记载了奇经的循行、功能、病候、用药等内容，其成书标志着奇经八脉理论体系的完整与成熟。该书主要贡献有：其一，详细阐述了奇经的循行路径，考证了与奇经有关的交会穴，据此可描绘详细的奇经线路。其二，在滑氏任督二脉为人体子午说基础上，进一步强调奇经是十二经阴阳纲维的统帅。其三，扩展了维脉主病与营卫二气间的关系，并确立"因病药之"之法，如"至于阴维为病，主心痛……凡寒痛，兼少阴及任脉者，四逆汤……凡热痛，兼少阴及任脉者，金铃散、延胡索散"。其四，详细考证八脉病症，并以症选方，为后世奇经理论在临床运用提供参考。其五，阐述了养生、气功与奇经八脉理论的关系。李时珍的《本草纲目》明确记载了多条奇经病症的用药，可谓第一部记载奇经用药的本草著作。其后的许多本草著作和医著也开始了奇经用药的研究和探讨，如《明医指掌》《济阴纲目》《本草征要》等。

　　至清代，医家更为重视奇经理论在临证中的运用，奇经的辨治理论不断得到扩展完善。张志聪在《伤寒论纲目》中提出少腹瘀血属于冲任病候；《医方集解》以滋肾丸治疗肾虚蒸热，冲脉上冲而喘之证，并对奇经病候多有发挥；《石室秘录》强调任督二脉与男女生殖功能有关，二脉宜补不宜泻，提出冲任督带脉的专方，主张奇经病宜用奇经药等观点；《脉理求真》阐述了伤寒与奇经的关系，提出"正经邪溢，转入于奇"的观点；《目经大成》描述了任督二脉头痛的证候；《张氏医通》较为系统地记载了奇经病候的理法方药。奇经用药理论在清代也得到了很大的发展与完善，如《得配本草》中设置了奇经用药专论，共载奇经药 43 味；《要药分剂》《本草分经》也是记载奇经用药的重要本草著作；《女科指要》《傅青主女科》两部专著对冲、任、带脉的用药做了深入的研究探讨。

　　清代临床中运用奇经理论最为突出的代表人物当属叶天士，他的五部医案著作保存了大量奇经医案。叶氏在复杂病症诊治中，每从奇经立论，常获良效，他的许多独特见解及丰富经验，为后世从奇经论治内伤杂病开辟了新的途径。他在医案中探讨了奇经与脏腑间的联系，认为肝肾脾胃与奇经联系最为密切。提出先后天不足和久病迁延都可致奇经发病，奇经主病可分虚、实、虚实夹杂几种证候，但无论补虚泻实均当用"通因"一法，虚候当用血肉有情之品峻补之等观点。叶氏之后的许多医家也于医著中记载了大量的奇经辨治医案，如《吴鞠通医案》《类证治裁》《程杏轩医案》《一得集》等，其中《类证治裁》中奇经医案最多，广涉冲、任、督、带、维脉。以叶天士医案为代表的大量奇经医案的出现，标志着奇经辨治体系的建立。

　　4. 近现代——深入研究时期　1840 年至民国初年，奇经相关医论虽减少，但临床应用却仍在不断探索中。其间许多医家的奇经辨治医案为后学者提供了宝贵资料。例如，《医学衷中参西录》中论述了降冲、镇冲、敛冲、补冲等多种用药法则，冲脉用药也多为重镇潜降之品，书中仅主治冲任病变的方剂就有 17 首。王旭高提出久疟当温督脉、遗精淋浊是奇经无以固涩、经带胎产疾病责之冲任等观点。

　　现代学者在奇经理论研究中对古代医家经验进行了总结，并结合现代医学理论探讨奇经的循行、生理及病理表现，使奇经理论更加系统、规范，便于指导临床实践。例如，《奇经证治条辨》论述了奇经证治理论的沿革，奇经辨证论治方法及用药特点，详细阐述了八脉的循行、腧穴、生理、病症、病机、治则、用药等内容。该书依据古代医家观点结合著者体会，联系临床实践，颇为实用。

五、奇经理论的临床运用

　　《难经》一书明确了奇经的概念内涵，并对奇经的循行、功能、主病等理论进行了系统的阐述，为后世奇经理论研究及临床运用奠定了基础。在《难经》奇经理论基础上，经历代医家不断深入研究，奇经理论被广泛应用于临床诊断、治疗之中。

（一）奇经与疾病辨治

　　奇经八脉各有不同的主病范围，在疾病诊断治疗时可依据奇经的循行规律和功能特点对疾病及其证候加以辨别，并依据奇经病变规律选择相应的治疗原则和方法。

　　1. 依据奇经循行辨疾病　奇经能够输布、储藏、调节人体气血，与十二经脉、脏腑器官有着密切的联系。奇经各有循行分布的区域，当奇经发病时会在其所过之处表现出相应的症状。所以，临证可依据奇经的循行规律，对许多疾病进行诊断。例如，督脉起于下极之俞，循脊上至于脑，故督脉主病多涉及头项腰背、妇科、前后二阴等部位的病症；任脉起于中极之下，循腹上行至咽喉，主病多涉及脘腹、胸膈、咽喉、妇科、男科、前后二阴等部位的病症；冲脉起于气冲，循腹夹脐上至胸中，主病多涉及胸腹、胃脘、妇科、男科等病症；带脉环腰一周，主病多涉及腹部、腰部、下肢、妇科、男科等病症；阴、阳跷脉起于跟中，分别沿下肢内外两侧上行之颈项、咽喉、两目处，主病多涉及两目、头部、下肢、腰背等部位的病症；阴、阳维脉分别起于小腿内侧和足跟外侧，阴维循下肢内侧经胸腹至颈部，阳维循下肢外侧经胁肋上肩至额，再到项部，如此阴维脉主病多涉及下肢、腰部、心胸部病症，阳维主病多涉及下肢、腰部、肩部、头面部病症。

此外，奇经在循行中又错综于十二经脉之间，对十二正经气血加以蓄溢调节，故在病理状态下也常常表现为奇经与正经有共同主证，或者病邪循经脉而传。一些证候复杂的疾病可同时累及奇经和正经，辨证之时则当考虑奇经与十二经的交会情况，如冲脉与足少阴、足阳明皆有交会，冲脉病痿躄可由少阴、阳明虚衰传变而致。

2. 依据奇经功能辨病机　各条奇经皆有其独特的功能特点，因此不同主证也各有特点。例如，督脉作为"阳脉之海"，总督一身之阳气，主病可见阳气或实或虚两类病候，阳气亢盛则见目赤肿痛、头痛、发狂、脊强反折等病症，阳气不足则多表现为经脉失煦，腰脊冷痛、头晕、神疲等。任脉为"阴脉之海"，主一身之阴，司妊养胞胎之功，病变多由任脉气血亏虚或瘀滞所致，任脉空虚则月经失调、不孕不育、滑胎等，气血瘀滞则易现癥瘕、积聚类病症。冲脉为"十二经脉之海"，亦称为"血海"，病变常表现为气血冲逆之状，气逆则呕恶、心悸，血逆则吐衄、崩漏等。带脉犹如腰带约束诸经，具有固摄升提的作用，带脉失约则常出现带下、崩漏、滑胎、遗精、足痿等下焦不固病症。阴、阳跷脉具有沟通一身阴阳之气的作用，又因行于下肢，交会于目内眦，主病多见下肢运动不便、阴阳不相交通的睡眠异常类病症。阴、阳维脉主要起到维络全身阴阳经脉的作用，病变多表现为营卫功能失调之证。临证可根据各经的功能特点对其所主病症的病变机理进行分析判断。

3. 依据奇经特点定治则　奇经病症也不外乎寒热虚实证候，治疗也要遵守虚实补泻之原则，但奇经因其特有的功能特点，在治疗中与脏腑病症、十二正经病症也有不同之处。《难经》依据奇经为正经蓄溢气血的功能将其比作人身的深湖，提出当邪入奇经时，常会稽留而化为"肿热"类实热证，故要"砭射之也"。正经主要是输布气血，而奇经在输布气血的同时还要储存气血，临证或由外邪，或由内因所致的病变常可导致气血瘀滞，故奇经病变治疗中常需寓泻于补，或寓补于泄之中。叶天士《临证指南医案·产后》谓："奇经为病，通因一法，为古圣贤之定例。"又言："治奇经之结实者，古人必用苦辛和芳香以通脉络。"而针对奇经的虚候，叶氏也提出首先要分阴损或阳亏，《临证指南医案·虚劳》云："须知填补精血、精气之分，益火滋阴之异。或静摄任阴，温理奇阳之妙处。"然而补阳要忌燥烈之品，补阴要忌阴寒涩滞之药，只有顺应奇经特点而治才能于临证中取得显著疗效，不生他变。

4. 依据奇经交会选腧穴　奇经八脉中唯有任脉、督脉有专属的腧穴，其他六条经脉的腧穴皆依附于相关十二经经脉上。任脉维系诸阴经，督脉总督诸阳经，任、督二脉腧穴的主治范围包含了其所统属经脉的合并病症。在针灸治疗中，可通过任、督经脉的腧穴调治全身多种病症。其他奇经虽无直属腧穴，但在循行之中与他经多有交会，故临床常选择交会穴来治疗各经相关病症。阳经与阳经相交，阴经与阴经相交，如阳维脉与督脉会于风府、哑门；阴维与任脉会于天突、廉泉等。在四肢肘膝以下还分布着奇经八脉与十二正经脉气相通的八个腧穴，也被称为八脉交会穴，其通会关系为：后溪—手太阳—督脉，列缺—手太阴—任脉，外关—手少阳—阳维，内关—手厥阴—阴维，申脉—足太阳—阳跷，照海—足少阴—阴跷，临泣—足少阳—带脉，公孙—足太阴—冲脉。这些腧穴体现了奇经与正经间的相通相应，故临证中可通过八脉交会穴调治相通经脉的有关病症。例如，公孙通冲脉，故公孙既能治疗足太阴脾经病症，又能治冲脉病症，在临床上常采取上下相应的配穴法，如下肢公孙配上肢内关治疗胃、心、胸部病症。

（二）奇经与用药

中药之中并无奇经的专属药物，但奇经各有其功能和主病特点，故用药选方也多有不同，历代医家于临证中不断归纳总结奇经的用药规律。叶天士说："治奇脉之结实者，古人必用苦辛和芳香以通脉络。"强调以辛香走窜之品深入奇经。而对于奇经虚证，叶氏《临证指南医案·产后》说："其虚者，必辛甘温补，佐以流行脉络。"认为奇经虚证当以宣畅通补为法，切忌壅塞脉络。清代严洁对前人的奇经用药认识进行了归纳，于《得配本草》中专列"奇经药考"一篇，记录了42味奇经用药。其中，入冲脉药物有：巴戟、香附、川芎、黄芩、鳖甲、木香、当归、黄柏、白术、芦荟、槟榔、吴茱萸、王不留行、甘草、丹参、鹿衔、枸杞子。入督脉药物有：苍耳子、细辛、附子、羊脊骨、白果、鹿角霜、鹿茸、鹿角胶、藁本、鹿衔、杞子、肉桂、黄芪。入任脉药物有：龟板、王不留行、丹参。入阳维脉药物有：黄芪、白芍、桂枝。入带脉药物有：当归、白芍、川断、艾叶、龙骨、升麻、甘草。入阳跷脉药物有：防己、穿山甲、虎骨。入阴跷脉药物有：肉桂、穿山甲、虎骨。此外，茴香、秋葵子、马鞭草、泽兰也入奇经。对于奇经用药，此后医家也多有发挥与完善。

自《备急千金要方》治疗任脉病的"小牛角䚡散"开始，历代奇经用方也不断涌现。例如，《外台秘要方》中治疗跷脉病的《深师》小酸枣汤、《小品》流水汤、千里流水汤方、延年酸枣饮等；《医心方》收载的主治冲任病方剂有龟甲牡蛎汤、鹿茸当归蒲黄汤、长血芎劳丸方等；出现于宋代医著中主治冲任病的四物汤、温经汤、胶艾汤、温经汤、暖宫丸、人参养血丸、内补丸、交加散等。《普济方》首载奇经八脉病身肿治方"神化利机丸"。直至现代，学者们仍旧对奇经病症的组方用药不断进行着深入研究。

第七章 疾 病

《难经》中有关疾病的论述，从《四十八难》到《六十一难》，主要包括病因、病机、病传规律、诊断等方面内容，并选若干病症示范应用。《难经》论病因，根据病因对人体伤害部位的不同，以伤五脏为病论病因，将病因分为"正经自病"和"五邪所伤"两类，还运用五行生克理论提出邪气有虚邪、实邪、正邪、微邪、贼邪之分，并确定了各自病邪的特性，分类上更加执纲提要。论病机以五脏为核心，将阴阳之理、五行之法贯穿其中，用虚邪、实邪、贼邪、微邪、正邪之名，论述了五脏间的病传规律，论证简要、特点突出。《难经》就伤寒、积聚、泄泻、癫狂及头痛、心痛等几种常见病症进行分析，作为临床辨证的范例，在理论和临床上都具有一定意义。

第一节 病因病机

病因是指导致人体产生疾病的原因，又称为致病因素。诸如七情所伤、饮食失宜、劳逸不当、跌扑金刃、持重努伤、虫兽所伤等，均可成为致病因素。另外，医源性因素、药物性因素、先天遗传性因素，还有疾病发展到某一阶段形成的病理产物，如水湿、痰饮、瘀血、结石等，皆属于病因范畴。

病机是指疾病发生、发展及其变化的机理，包括病因、病性、证候、脏腑气血虚实变化及其机理等方面。《内经》对疾病的病因、发病机制、基本病理机制及具体疾病的病理变化，都有较为详细的论述，形成了系统的病因病机理论，奠定了中医病因学与病机学基础，有效指导中医防治疾病的临床实践。《难经》论病因病机，既深化了《内经》的相关内容，又具有自己的特色，极大地丰富了中医学对病因病机的认识。

一、病因

中医学对病因的认识较早，远在春秋时代的秦国名医医和即指出"六气，曰阴、阳、风、雨、晦、明也。分为四时，序为五节，过则为灾。阴淫寒疾，阳淫热疾，风淫末疾，雨淫腹疾，晦淫惑疾，明淫心疾"（《左传·昭公元年》）。将阴、阳、风、雨、晦、明视为引起疾病的"六气"。六气病因说既是中医病因理论的先导，也是最早的病因分类法。约成书于战国时代的《五十二病方》，载有"蛇噬人"的外伤病因，对其他方面的病因尚缺乏明确的记载。《内经》奠定了病因理论的坚实基础，其根据病因始发途径的内外，将病因与发病部位结合起来，以阴阳为总纲，将病因明确划分为阴阳两大类，如《素问·调经论》提出"夫邪之生也，或生于阴，或生于阳。其生于阳者，得之风雨寒暑；其生于阴者，得之饮食居处，阴阳喜怒"，开创了外感、内伤病因分类的先河。《内经》还根据病因的性质，按照伤人部位的特异性将病因分为三类，如《灵枢·百病始生》云："夫百病之始生也，皆生于风雨寒暑，清湿喜怒。喜怒不节则伤脏，风雨则伤上，清湿则伤下。三部之气，所伤异类。"指出邪气性质不同，伤害人体的途径与部位也不同。其病因归类体系，已初步形成了中医病因学说的框架，为后世"三因学说"的形成奠定了基础。张仲景在三部分类法的基础上，依据不同病因的致病途径、发病特征和传变规律，将其归纳为内所因、外皮肤所中、其他三类，即《金匮要略·脏腑经络先后病脉证》所说："千般疢难，不越三条：一者，经络受邪入脏腑，为内所因也；二者，四肢九窍，血脉相传，壅塞不通，为外皮肤所中也；三者，房室、金刃、虫兽所伤。以此详之，病由都尽。"陈无择在前人对病因分类研究的基础上，将病因与发病途径结合起来，创立了"三因学说"，使中医病因学理论更趋成熟，对后世影响较大。在病因理论漫长的形成过程中，《难经》发挥了承前启后的作用，其病因学说既与《内经》一脉相承，又独具特色。其根据病因对人体伤害部位的不同将病因分为"正经自病"和"五邪所伤"两类，还运用五行生克理论提出邪气有虚邪、实邪、正邪、微邪、贼邪之分，并确定了各自病邪的特性。《难经》在病因方面的论述，极大地丰富了中医病因学内容。

（一）正经自病

《内经》无"正经"一词，所提"正"是指十二经别，言十二经别是别行之正经，如《灵枢·经别》所云"足太阳之正""足少阳之正""足阳明之正"等，杨上善注曰："正，谓六阳大经别行，还合腑经。""正经"一词首见于《难经·四十九难》，指与奇经八脉相对而言的连属十二脏腑的十二经脉。《四十九难》云："忧愁思虑则伤心；形寒饮冷则伤肺；恚怒气逆，上而不下则伤肝；饮食劳倦则伤脾；久坐湿地，强力入水则伤肾。是正经之自病也。"提出了"正经自病"的概念，指出不同的病邪所伤脏器不同，病邪直接伤及相应之脏或因脏器本身过用而受损，由十二经内连的脏腑直接发病，非由他脏传变而来，即为"正经自病"。所谓伤心、伤肺、伤肝、伤脾、伤肾，其真正病位在于与五脏紧密相关的经脉和经别，并非真伤本脏，只是影响了五脏的功能，明确提出了致病因素伤脏有伤本脏与伤脏之经的区别，使人茅塞顿开，豁然开朗。

1. 忧愁思虑则伤心　心主神明，凡人忧愁思虑等情志过激均可影响心神而发生病变。《灵枢·邪气脏腑病形》云："愁忧恐惧则伤心。"《灵枢·百病始生》云："忧思伤心。"《灵枢·口问》云："悲哀愁忧则心动，心动则五脏六腑皆摇。"均与《四十九难》略有不同，虽云"忧思"，实可指代各种情志因素。心为"任物"之器官，有接受外来刺激并做出反应的功能，一旦情志过激，首先会伤及"任物"之心，正如张景岳《类经·疾病类·情志九气》所云："情志之伤，虽五脏各有所属，然求其所由，则无不从心而发……心为五脏六腑之大主，而总统魂魄，兼赅志意，故忧动于心则肺应，思动于心则脾应，怒动于心则肝应，恐动于心则肾应，此所以五志唯心所使也。"说明各种情志均可作用于心，而后再及于他脏。

2. 形寒饮冷则伤肺　肺主身之皮毛，皮毛为肺之外合，风寒之邪易从皮毛入侵而伤肺，同时寒入中焦，易沿肺脉上传至肺，导致肺失于宣肃，肺气上逆而发为咳喘一类的病症，即本难所言之"形寒饮冷则伤肺"，也即《灵枢·百病始生》所说"重寒伤肺"之意。《内经》对"重寒伤肺"的机理有较详细的阐释，如《灵枢·邪气脏腑病形》曰："形寒寒饮则伤肺，以其两寒相感，中外皆伤，故气逆而上行。"《素问·咳论》云："皮毛者，肺之合也，皮毛先受邪气，邪气以从其合。其寒饮食入胃，从肺脉上至于肺则肺寒，肺寒则外内合邪，因而客之，则为肺咳。"可见，《难经》与《内经》在此问题上一脉相承，相互补充。《伤寒论》小青龙汤为治外寒内饮之咳喘常用方剂，其功用即为外散寒邪，内化寒饮。

3. 恚怒气逆则伤肝　大怒气血上逆，气逆不下则伤肝。《四十九难》的论述与《灵枢·百病始生》"忿怒伤肝"基本同义，而增加了对"气逆"病机的解释，明确气逆乃气"上而不下"。《灵枢·邪气脏腑病形》不但阐释了怒伤肝的病机，而且提出"有所堕坠，恶血留内"亦可伤肝，补充了外伤因素导致瘀血内停伤肝的病因病机。外伤后局部多有气滞血瘀，往往会影响气机疏泄，导致肝气郁滞，故后世治疗此类病症，常佐以疏肝理气之品，如治疗跌打损伤的复元活血汤中使用柴胡之用意即在于此。

4. 饮食劳倦则伤脾　脾胃为饮食水谷消化吸收的主要脏腑，饮食失宜首伤脾胃。《四十九难》与《内经》文字差别较大。《灵枢·邪气脏腑病形》云："有所击仆，若醉入房，汗出当风，则伤脾。"《灵枢·百病始生》则云："醉以入房，汗出当风伤脾。"从临床来看，"有所击仆"多伤肝，"入房"过度则多伤肾，《内经》又言伤脾，有重复之嫌。而本难创新性地提出"饮食劳倦则伤脾"，与临床实际更相贴切。脾主运化水谷，饮食失调则伤脾；脾主四肢，摇体劳苦导致肢体过用，亦伤脾气。另外，《素问·调经论》云："有所劳倦，形气衰少，谷气不盛，上焦不行，下脘不通，胃气热，热气熏胸中，故内热。"此处"有所劳倦"而导致的"阴虚内热"，其本质是劳倦伤脾而引起的脾虚内热，从而印证了本难所提出的劳倦伤脾的观点。《难经》"饮食劳倦则伤脾"与《内经》相参互证，相互补充，使临床对伤脾病因的认识趋于完善。

5. 久坐湿地、强力入水则伤肾　肾藏精，为寒水之脏，主骨生髓。水湿之邪属阴，易伤阳气，易走下焦，故久坐湿地、强力入水均可导致肾脏及筋骨受损。这与《灵枢·邪气脏腑病形》"有所用力举重，若入房过度，汗出浴水，则伤肾"，以及《灵枢·百病始生》"用力过度，若入房汗出浴，则伤肾"的论述有相通之处。但是，《内经》更强调"用力举重""汗出浴水"等因素对肾的影响，而《难经》则补充了"久坐湿地"的致病因素。"强力"是指强用其力，可包括举负过重、强力入房等，与《内经》之义相同，房劳过度则伤精，体劳过度则伤骨，皆有损于肾。而久坐湿地、入水伤肾，则因寒湿之邪易伤肾阳，久之亦可浸淫筋骨而发为骨痹。可见，湿邪不仅伤脾，还可伤肾，为临床湿邪辨治提供了理论依据。

综上可知，其一，"正经自病"论述的是伤及五脏最常见的致病因素，指明了病因与五脏的对应规律，其内容与《内经》中的《灵枢·邪气脏腑病形》和《灵枢·百病始生》有相通之处。《灵枢·邪气脏腑病形》云："愁忧恐惧则伤心；形寒寒饮则伤肺……若有所大怒，气上而不下，积于胁下则伤肝；有所击仆，若醉入房，汗出当风，则伤脾；有所用力举重，若入房过度，汗出浴水，则伤肾。"《灵枢·百病始生》亦云："忧思伤心；重寒伤肺；忿怒伤肝；醉以入房，汗出当风伤脾；用力过度，若入房汗出浴，则伤肾。"其二，"正经自病"，涉及多种病因复合致病，归纳起来有以下两种：一是同类病因的复合，如忧愁与思虑相合，均属情志致病因素；饮食与劳倦相合，同为内伤致病因素。二是不同类病因的复合，如外感寒邪与内伤寒凉饮食，两者相合则可损伤肺脏。

（二）五邪所伤

《四十九难》云："有五邪所伤……何谓五邪？然：有中风，有伤暑，有饮食劳倦，有伤寒，有中湿，此之谓五邪。"明确提出五邪为风、寒、暑、湿及饮食劳倦五种致病因素。本难举心病为例，以五脏与五色、五臭、五味、五声、五液的对应关系为依据来论述五邪对人体的损伤，归纳了五邪所伤的临床证候规律，体现了《难经》以五脏为中心、内外统一的藏象学说在病因学中的应用。正如徐大椿《难经经释》所云："此以一经为主病，而以各证验其所从来……以一经为例，而余则准此推广，使其无所不贯，不特五脏互受五邪凿然可晓，凡百病现证，皆当类测。"

五邪中之风、寒、暑、湿，均为四时不正之气，《内经》称之为"天之邪气"，《素问·阴阳应象大论》云："天之邪气，感则害人五脏。"五邪内通五脏，伤人多先伤与之相通之本脏，如风易伤肝、寒易伤肺、暑易伤心、湿易伤肾等。同时，五邪伤人还可累及他脏，如风邪伤肝而面见赤色，为肝邪犯心；饮食劳倦伤脾而喜苦味，为脾邪入心等。《四十九难》所述之五邪所伤内容，说明不同邪气具有不同的性质和致病特点，入侵人体时易于侵犯相应的脏腑，强调了病因的五行特性及其与五脏的对应关系。五邪伤本脏的同时，也可影响他脏，而在色、臭、味、声、液及其他兼证和脉象上反映出来。这对于临床辨证论治具有重要的指导意义，临证时一脏有病往往波及其他一脏或多脏，故在诊察时须全面了解病情，辨清主次症状，详查病因，才能治疗得当。

五邪所伤与正经自病有何区别？《四十九难》云："有正经自病，有五邪所伤，何以别之？"五邪所伤是与"正经自病"相对的致病因素。从性质来看，正经自病强调情志饮食、日常居处、生活习惯等对人体的影响，多属内伤致病因素，性质属阴；五邪所伤多从六淫而论，强调天时运转、气候异常对人体的影响，多为外感致病因素，性质属阳；从邪气所伤部位来看，正经自病所伤部位多在内在里，五邪所伤病位多在外在表。

五邪所伤与正经自病中均有湿邪，"五邪所伤"中的"中湿"，言湿与肾关系密切；"正经自病"则言"久坐湿地、强力入水则伤肾"，明确指出湿与肾相应。就五气之"湿"与五脏的关系而言，《素问·阴阳应象大论》言湿应脾，但又指出"雨气通于肾"，雨气即为湿气所聚。就湿邪的病位而言，湿邪浸淫，上下内外均可侵袭，《灵枢·百病始生》曰："风雨则伤上，清湿则伤下。"风雨乃天之邪气，包括湿邪在内。湿邪客于肌表，阻滞气机，困阻清阳，可见头身困重、四肢酸楚沉重、头重如裹等上部、外部症状。就湿邪伤人的特点而言，湿与水同类，具有向下流注的特点，故湿邪致病，一般多从下部侵袭人体。《素问·太阴阳明论》云："伤于湿者，下先受之。"《灵枢·邪气脏腑病形》亦云："身半已上者，邪中之也；身半已下者，湿中之也。"《素问·阴阳应象大论》云："天之邪气，感则害人五脏……地之湿气，感则害皮肉筋脉。"《素问·痿论》云："肉痿者，得之湿地也。"肾位于人体下部，《难经》将湿与肾相应，拓展了《内经》湿伤于下的认识，深化了对湿邪致病特点的理解。湿气作为水气的弥散状态，其性趋下，湿从地出，隐匿缓慢，故湿邪为病，起病缓慢隐藏，症状来势缓慢，常无表证，伤人之时无明显感知，传变持久，病程较长，往往反复发作，缠绵难愈。例如，着痹、湿疹等均因湿邪为患，而多表现出缠绵难愈的特点；湿温的发热症状，往往时起时伏，缠绵不愈，明显具有病程长、难以速愈的特点。可见，中医学对病因的认识，是多角度、多层次地进行综合分析，如此才能把握精髓，抓住疾病的本质，举一反三。

关于"饮食劳倦"，在"正经自病"和"五邪所伤"中均有出现，对此，后世医家说法不一。有疑其原文有误者，徐大椿《难经经释》曰："此必传写以来，几经讹误，或者妄人又有窜改，决非周秦旧本。"亦有随文解释者，如虞庶《难经集注》曰："正经病，谓正经虚，又伤饮食；五邪病，谓饮食伤于脾而致病也。"

（三）五邪命名与传变

《难经》还有一类致病因素后世医家统称之为"五邪"，即虚邪、实邪、贼邪、正邪、微邪，与"五邪所伤"的"五邪"有着不同的内涵，是从不同角度对致病因素的认识。《五十难》云："病有虚邪，有实邪，有贼邪，有微邪，有正邪，何以别之？然：从后来者为虚邪，从前来者为实邪，从所不胜来者为贼邪，从所胜来者为微邪，自病者为正邪。何以言之？假令心病，中风得之为虚邪，伤暑得之为正邪，饮食劳倦得之为实邪，伤寒得之为微邪，中湿得之为贼邪。"本难以五行为纲，根据病邪的来路，结合病邪与五脏病位，运用五行生克关系区分病邪，提出虚邪、实邪、贼邪、正邪、微邪五种病邪之名，将每一种邪气赋予了特定的医学含义，认为邪气之间可按照五行关系相互传化而发生关联，形成一个五行病因系统，从而说明邪气性质、病情轻重，并以此推测疾病的预后，形成了《难经》独特的病因学说，本难以心为例进行了具体阐释。

1. 虚邪与实邪 "从后来者为虚邪"，徐大椿注曰："后，谓生我者也。"虚邪即为从生我之母脏传来的邪气。以心为例，风邪伤肝，传及于心，肝木为心火之母，故对心而言，"中风得之为虚邪"。

"从前来者为实邪"，徐大椿注曰："前，我生者也。"实邪即为从我生之子脏传来的邪气。以心为例，饮食劳倦伤脾，传及于心，脾土为心火之子，对心而言，"饮食劳倦得之为实邪"。

虚邪引起的病症为母病及子，一般病情轻，预后较好；实邪引起的病症为子病及母，一般病情重，预后较差。正如徐大椿所说："邪夹生气而来，则虽进而易退，故为虚邪……受我之气者，其力方旺，还而相克，其势必甚，故为实邪。"

2. 贼邪、微邪与正邪 "从所不胜来者为贼邪"，贼邪即指从克我之脏传来的邪气。以心为例，湿邪伤肾，传及于心，肾水克心火，故对心而言，"中湿得之为贼邪"。

"从所胜来者为微邪"，微邪即指从我克之脏传来的邪气，以心为例，寒邪伤肺，肺金的寒邪传至心火，火克金，故对心来说，"伤寒得之为微邪"。

"自病者为正邪"，正邪即指直接伤及本脏的邪气，其与发病之脏的五行属性一致，非他脏传来之邪。例如，暑邪五行属火，受病的心脏亦属火，故对心而言，"中暑得之为正邪"。

贼邪所引起的病症为相乘传变，一般病情较重，而微邪所引起的病症为反侮传变，一般病情较轻，徐大椿曰："所不胜，克我者也。脏气本已相制，而邪气夹其力而来，残削必甚，故为贼邪。所胜，我所克也。脏气既受制于我，则邪气亦不能深入，故为微邪。"

病因既有原发又有继发，上述五邪显然属于后者。五邪与痰饮、瘀血等病理产物，虽均为继发性致病因素，但两者关注点不同，五邪是病位变化所形成的致病因素，既有病邪属性，又说明了病传次序；痰饮、瘀血等以病理产物为命名依据，是前病之果，后病之因。五邪，部分亦见述于《内经》，如虚邪、贼邪、正邪等，但与《难经》含义迥异。《内经》论虚邪，《素问·上古天真论》云："虚邪贼风，避之有时。"《灵枢·邪气脏腑病形》云："虚邪之中身也，洒淅动形。"认为虚邪为致病较重，需要及时规避的不正之邪气。《内经》无"实邪"一词，然有"实风"一说，与"虚风"相对。例如，《灵枢·九宫八风》云："风从其所居之乡来为实风，主生，长养万物；从其冲后来为虚风，伤人者也，主杀，主害者。"认为实风为有益于自然万物与人体的正常气候，而虚风为可伤害人与万物的异常气候，含义与"虚邪"类似。

《内经》论"正邪"，是相对虚邪而言。《素问·八正神明论》曰："虚邪者，八正之虚邪气也；正邪者，身形若用力汗出，腠理开，逢虚风，其中人也微。"说明正邪为正常气候，也可以伤人，然伤人轻微。

"贼邪"一词，仅见于《素问·生气通天论》："苍天之气，清静则志意治，顺之则阳气固，虽有贼邪，弗能害也，此因时之序。"这里泛指伤人之邪气。《内经》还有"贼风"一词，且常与"虚邪"连用，如《素问·上古天真论》云："虚邪贼风，避之有时。"均是泛指可以伤人的不正之气。

《内经》无"微邪"一词，在《素问·调经论》提及"微风"，"形有余则腹胀，泾溲不利，不足则四支不用。血气未并，五脏安定，肌肉蠕动，命曰微风"。但并非指病因，而是指证名，此处指脾之微病，即脾病的初始阶段。

可见，《内经》所论诸邪，含义广泛，界定模糊，并无五行生克的内在联系。《难经》所论五邪，与《内经》截然不同，理解时须注意两者之间的差别，不可混为一谈。《难经》之五邪，有其特定的医学内涵，明确了邪气在五行系统中传变的方向，说明了五脏之间邪气传变的关系。不难发现，以心为例的心病五行传变，包括了心的自身病变和在其发展过程中，遵循五行生克及胜复规律而受其余四脏的波及影响而发病的方式。每一脏既受他脏影响，又会影响他脏，从而形成一个复杂的《难经》五行发病模式。这种发病模式，丰富了中医的病因病机学说，对于临床把握邪气致病的特点、病症性质和预后，诊断和治疗疾病，均有重要指导意义。

二、病机

病机之名，首见于《素问·至真要大论》，该篇首先强调了掌握病机的重要性，指出"审察病机，无失气宜"；"谨守病机，各司其属"，并总结有"病机十九条"，作为分析病机方法之示范。《内经》论病机，着眼于邪正胜负论发病，以阴阳失调、邪正盛衰、气血逆乱论述疾病的基本病机，根据临床表现来推求、研究疾病发生的机理，奠定了中医病机学基础。《难经》继承了《内经》的病机理论，所阐述的病机，主要有阴阳失调病机、五脏虚损病机、营卫气血失和病机、十二经脉失调病机，以及奇经八脉病机等。《难经》论病机主要以脏腑为中心，以阴阳为纲，运用五行生克理论来揭示脏腑之间的相互影响及疾病的传变规律，脉络清晰，简明扼要，具有重要的临床实用价值。

（一）以五行为纲释病机

《难经》以五行为纲阐释疾病的病机，主要是依据五行互藏理论说明五脏病变的复杂病理，以五行生克理论阐释五脏疾病的传变规律和预后，补充了《内经》之不足。

1. 以五行互藏之理阐释五脏病变的复杂病理 所谓五行互藏，就是五行之中复有五行，五脏中的每一脏及其功能可渗透到其他四脏之中，在大五行中各形成一个小五行，即五行中的每一行中又有五行。《难经》运用五行互藏之理说明复杂的病理关系，如《四十九难》所论"五邪所伤"病因，即风、寒、暑、湿及饮食劳倦五种致病因素，以五行理论归纳其临床病变规律。一是五邪伤人多先伤及与之相通之本脏，如风易伤肝、寒易伤肺、暑易伤心、湿易伤肾等；二是伤本脏的同时，因五行互藏之理可影响他脏，即一脏有病，其病理信息可渗透到其他四脏之中。

例如，青、赤、黄、白、黑，五色之变在于肝木，"肝主色"的功能可渗透于五脏之中，而有"入心为赤，入脾为黄，入肺为白，入肾为黑，自入为青"；臊、臭、香、腥、腐，五臭之变在于心火，"心主臭"的功能渗透五脏之中，而有"入肝为臊臭，入脾为香臭，入肺为腥臭，入肾为腐臭，自入为焦臭"；酸、苦、甘、辛、咸，五味之变在于脾土，"脾主味"的功能渗透于五脏中则为"入肝为酸，入心为苦，入肺为辛，入肾为咸，自入为甘"；呼、哭、歌、言、呻，五音发自肺金，"肺主音"的功能渗透五脏之中，则有"入肝为呼，入心为言，入脾为歌，入肾为呻，自入为哭"；泣、汗、涎、涕、唾，五液之变在于肾水，"肾主液"的功能渗透五脏中，而有"入肝为泣，入心为汗，入脾为涎，入肺为涕，自入为唾"。人体的五色、五臭、五味、五音、五液虽各由一脏所主，但可兼入其他四脏而化生，五行互藏理论说明五脏虽分为五，然实为不可分割之统一整体。因此，肝木主色，肝邪伤诸脏，可从五色变化表现出来；心火主臭，心邪伤诸脏，可从五臭变化表现出来；脾土主味，脾邪伤诸脏，可从五味变化表现出来；肺金主声，肺邪伤诸脏，可从五声变化表现出来；肾水主液，肾邪伤诸脏，可从五液变化表现出来。而每一脏所主脉证不同，各具特点，一脏有病，也可表现出诸脏的脉证特点。因此，每一脏的病变，均可在色、臭、味、声、液及其他兼证和脉象上反映出来。

《四十九难》举心病为例，说明中风、伤暑、伤寒、饮食劳倦、中湿等病邪的发病规律：中风受肝邪，"肝主色……肝为心邪，故知当赤色也。其病身热，胁下满痛，其脉浮大而弦"。伤暑受心邪，"心主臭……故知心病伤暑得之也，当恶臭，其病身热而烦，心痛。其脉浮大而散"。饮食劳倦受脾邪，"脾主味……故知脾邪入心，为喜苦味也。其病身热而体重，嗜卧，四肢不收，其脉浮大而缓"。伤寒受肺邪，"肺主声……故知肺邪入心，为谵言妄语也。其病身热，洒洒恶寒，甚则喘咳。其脉浮大而涩"。中湿受肾邪，"肾主湿……故知肾邪入心，为汗出不可止也。其病身热而小腹痛，足胫寒而逆。其脉沉濡而大"。这种古朴经典的病机分析方法，层层明晰，提纲挈领，简便易行，独具学术特色，值得研究。

2. 以五行生克论五脏病传 应用五行生克阐释疾病病机，《难经》继承了《内经》关于五脏病传的研究成果，主要充实了脏病的相乘和相生传变规律。

五脏疾病之间的传变形式虽然多种多样，但不外乎生克乘侮的关系，《素问·玉机真脏论》云："五脏受气于其所生，传之于其所胜，气舍于其所生，死于其所不胜……肝受气于心，传之于脾，气舍于肾，至肺而死。"《难经》继承了《内经》五脏病传的精神，且有所发扬，明确了三种传变方式，一是七传，二是间脏传，三是五邪传变。

所谓"七传"，当为次传，是按五行相克顺序依次相传。《五十三难》云："经言七传者死，间脏者生，何谓也？然：七传者，传其所胜也……假令心病传肺，肺传肝，肝传脾，脾传肾，肾传心，一脏不再伤，故言七传者死也。"《难经集注》吕广注曰："七，当为次字之误也，此下有间字，即知'七'为次。"次传，五脏病变依火、金、木、土、水次序相乘传变，即"心病传肺，肺传肝，肝传脾，脾传肾，肾传心"，其病预后较差而难治，因为"一脏不再伤"，如经文举心为例，心本已有病，长期不愈，经过传变，又遭受了所不胜的肾水之脏的攻击，故预后不良。此即《内经》所论之"顺传"，如《素问·玉机真脏论》云："五脏相通，移皆有次，五脏有病，则各传其所胜。不治，法三月若六月，若三日若六日，传五脏而当死，是顺传所胜之次。"《难经》在论述五脏积的发生时，便运用了五行相乘方式进行阐释。例如，肝积"肥气"，多由肺病传肝，而肝当传脾，但因脾旺季夏多不受邪，此时肝邪欲还肺而肺不受，留结于肝而形成"肥气"，即《五十六难》所云："肺病传于肝，肝当传脾，脾季夏适王，王者不受邪，肝复欲还肺，肺不肯受，故留结为积。"

所谓间脏传，即五脏病变以相生次序而传。《五十三难》云："间脏者，传其所生也。假令心病传脾，脾传肺，肺传肾，肾传肝，肝传心，是母子相传，竟而复始，如环无端，故曰生也。"母子相传，其病易治而生，因为由母及子，传其所生，邪夹生气而来，虽有邪气，亦有正气不断来复之机，故预后良好。

所谓五邪传变，特指《五十难》所云虚邪、实邪、贼邪、正邪、微邪五种具有特定内涵的邪气及相伴的五脏病变规律。病因既有初始的原发因素，又有继发因素，五邪显然属于后者。这些继发性因素形成的前提是病位的变化，是以病位变化作为继发性致病因素的命名依据。正如《五十难》所云："从后来为虚邪，从前来者为实邪，从所不胜来者为贼邪，从所胜来者为微邪。"病位的变化即为病传，必然伴随着疾病整体发展趋势的变化。因此，邪气之间按照五行关系相互传化，既形成了五种性质不同、所致病情轻重有别的邪气，也导致了五脏病变的传变。因此，五邪既是一类致病因素，又说明了五脏病变的病传。其传变规律有母病及子（虚邪）、子病及母（实邪）、相乘传变（贼邪）、反侮传变（微邪）几种形式，病情轻重不同，预后好坏各异，具有重要的诊断学意义。

（二）以脏腑为中心析病机

《难经》论病机始终以脏腑为中心，强调病机的脏腑定位、定性及预后。

1. 以患者喜恶和病位固定与否辨脏病、腑病　《五十一难》《五十二难》分别从患者对寒温、动静的喜恶，病变部位的固定与游走来辨病在脏、在腑及阴阳属性。

《五十一难》云："病有欲得温者，有欲得寒者，有欲得见人者，有不欲得见人者，而各不同，病在何脏腑也？然：病欲得寒而欲见人者，病在腑也；病欲得温而不欲见人者，病在脏也。何以言之？腑者，阳也，阳病欲得寒，又欲见人；脏者，阴也，阴病欲得温，又欲闭户独处，恶闻人声。故以别知脏腑之病也。"以患者日常生活中的喜恶辨病症性质，主要是从脏腑阴阳属性角度来辨别。此与《四难》《九难》以脉象迟数来辨脏病、腑病一样，是阴阳学说在审察病机中的运用。脏为阴，腑为阳，故一般认为脏病多阴证而主静，腑病多阳证而主动，阴病欲得温而济之，阳证欲得寒而和之，故喜温喜静者多为脏病，喜寒喜动者多为腑病。《灵枢·师传》有"临病人问所便"之说，病人的日常喜恶是脏腑机能活动失调后自我需求的反映，具有重要的临床参考价值。但在实际临床中，脏病亦有热证，腑病亦有寒证，故不可拘泥于此。

《五十二难》云："脏病者，止而不移，其病不离其处；腑病者，仿佛贲响，上下行流，居处无常。故以此知脏腑根本不同也。"明确提出以病变部位固定还是游走来判断脏病和腑病。脏属阴，主藏敛，腑属阳，主通降，故脏病则部位固定不移，即"止而不移"；腑病则部位游走不定，即"上下行流，居处无常"。本难所论实为脏腑功能失调所致之癥瘕、积聚。癥与积为固定有形的肿块，多为血结，属脏病；瘕与聚则时有时无，部位变动不居，多为气聚，属腑病。需要注意的是，并非脏病皆固定不移，腑病皆游走不定，临床需仔细辨识。

上述以患者对寒温的喜恶、是否欲见人、病位的固定与游走来论脏腑病机，实际上是基于《内经》"阴静阳躁""阳盛则热，阴盛则寒"的阴阳理论发展而来的。《难经》脏腑病机特点的归纳，可以说是对《内经》病机学说的进一步发展。

NOTE

2. 以脏腑阴阳论积聚病机　积聚是以腹内结块，或胀或痛为主要症状的疾病，多为正气亏虚，脏腑失和，气滞、血瘀、痰浊凝聚腹内所致。积聚之名，首见于《内经》，常概指腹中有形之物，尚未严格区分"积"与"聚"。《难经》则将二者做了明确界定，并以脏腑阴阳别其病机，自此，"积""聚"两病有了明晰的内涵。

《五十五难》曰："病有积、有聚，何以别之？然：积者，阴气也；聚者，阳气也。故阴沉而伏，阳浮而动。气之所积名曰积，气之所聚名曰聚。故积者，五脏所生；聚者，六腑所成也。积者，阴气也，其始发有常处，其痛不离其部，上下有所终始，左右有所穷处；聚者，阳气也，其始发无根本，上下无所留止，其痛无常处，谓之聚。故以是别知积聚也。"此难明确提出积、聚有别，且说明二者病机有阴阳之分和在脏、在腑之不同。积，病性属阴，部位固定不移，按之有形，界限清楚，痛有定处，多为有形的凝痰败血久积而成，病属五脏；聚，病性属阳，部位不固定，时聚时散，痛无定处，多为无形之气聚合而成，病属六腑。

《内经》对积聚的论述，详于积而略于聚，且未论及其阴阳属性、活动度的区别，《难经》则在这方面补充了《内经》之未备。

3. 以五脏四时论五脏之积　《五十六难》以五脏为纲完整地论述了五脏积的名称、部位、形态、继发病症和传变等，并结合四时讨论了发病的时日。根据积发生的部位，将之归属于五脏，又根据其形态特征和证候特点对其进行命名。积的继发病症则是五脏功能失调所致，如肝积之咳逆是因肝气犯肺；心积之烦心是因心神受扰；脾积之四肢不收、发黄疸、饮食不为肌肤是因脾失健运，湿热内蕴；肺积之洒淅寒热、喘咳、发肺痈，是因肺主皮毛，主气功能失常；肾积之喘逆、骨痿、少气则是因肾不纳气，骨髓不充所致。

五脏积的传变和形成的时日，则是结合四时从五脏病邪生克相传的角度来进行推导的。五脏皆有其所主之时令季节，即各有旺时，若某脏在其所克之脏的时令受邪，因主时之脏气旺，旺者不受邪，邪无法传给其所克之脏，则积于本脏，导致该脏气血郁滞，久乃成积。例如，"肺病传于肝，肝当传脾，脾季夏适王，王者不受邪，肝复欲还肺，肺不肯受，故留结为积。故知肥气以季夏戊己日得之"。

《难经》举"积"为例，在论述五脏积证形成机理时，以五脏为纲，结合四时传变来进行讨论。这种五脏四时相结合来阐释人体生理病理机制的方式即是中医"四时五脏阴阳"整体观的具体运用。对五脏积而言，不同季节时令对脏腑的影响是五脏积形成的一个重要因素，说明了五脏四时在审察病机中的重要意义。对此，临证时须灵活变通，不可生搬硬套。正如滑寿所云："读者但以所胜传不胜，及王者不受邪，遂留结而为积观之，则不以辞害志，而思过半矣。"

（三）以病位浅深辨病机

致病因素侵犯人体，有伤经、伤脏之别，病位深浅、病情轻重不同，其病机变化各异。例如头痛、心痛是临床常见的病症，《内经》《难经》均有厥头痛、真头痛，以及厥心痛、真心痛之分。《灵枢·厥病》篇对其证候特点及针刺治疗描述甚详，对临床确有指导作用，但对其机理并未阐述。《六十难》在病机上补《内经》之不足，认为"头心之病，有厥痛，有真痛，何谓也？然：手三阳之脉，受风寒，伏留而不去者，则名厥头痛；入连在脑者，名真头痛。其五脏气相干，名厥心痛；其痛甚，但在心，手足青者，即名真心痛。其真心痛者，旦发夕死，夕发旦死"。指出厥头痛有手三阳经之辨，认为病因多为风寒之邪，为外邪侵犯手之三阳，致经气逆乱而发病，即所谓"手三阳之脉，受风寒，伏留而不去"则发生厥头痛；同时指出"其五脏气相干"则发生厥心痛，为其他脏气逆乱波及心而发病。

由此可见，所谓厥痛，无论是头病还是心病，其基本病机均在于邪气侵犯经脉或脏腑而导致气机逆乱所致，病邪随经流动，若伏留于手三阳而不去，则可发为厥头痛；若扰乱五脏气机则发为厥心痛。厥痛之疼痛较缓而病情较轻。所谓真痛，乃邪气直中脏器，盖心、头为重要脏器，《素问·脉要精微论》云："头者，精明之府。"《灵枢·大惑论》云："五脏六腑之精气，皆上注于目而为之精……裹撷筋骨血气之精而与脉并为系，上属于脑。"可知头为五脏六腑精气会聚之处，不容邪气侵犯，若邪气直犯于头部，则可发为真头痛。而五脏之中，"心者，五脏六腑之大主，精神之所舍也，其脏坚固，邪弗能容也，容之则心伤，心伤则神去，神去则死矣"（《灵枢·邪客》）。因此，邪气直犯于心，可发为严重的真心痛，"旦发夕死，夕发旦死"。邪气直犯头、心而致真头痛、真心痛，部位固定，多疼痛剧烈而病情较重。

《难经》关于厥痛、真痛有伤经、伤脏之别的病位浅深病机分析，具有重要意义。中医学以五脏为核心，在以经脉沟通联络的人体生命活动系统中，五脏是生命中枢，经脉沟联内外，属于外围。病邪伤人，始侵经脉，逐步内传，至五脏则危及根本，预后不良。《内经》有多篇以病变部位论预后，如《素问·阴阳应象大论》论病邪传变时说："邪风之至，疾如风雨。故善治者治皮毛，其次治肌肤，其次治筋脉，其次治六腑，其次治五脏。治五脏者，半死半生也。"说明邪在肌肤筋脉，病情较轻，邪入五脏六腑，病情较重。《素问·痹论》论及痹证预后时也说："其入脏者死，其留连筋骨间者疼久，其留皮肤间者易已。"《素问·阳明脉解》论阳明之脉病时亦云："厥逆连脏则死，连经则生。"《难经》举头痛、心痛为例，将两类病机不同而病症相同的病痛概况为"厥痛"和"真痛"，并提示病情有轻重，预后有差别。真痛者病邪深入，发作凶险，不可掉以轻心；厥痛者，当辨明经脉，详查其究。临证时，二者当审明病因病机，标本顺逆，不可有违。

【医案举隅】

精神抑郁案

《五十一难》云：脏病"欲闭户独处，恶闻人声。"

某化工厂厂长之独生女，17岁。自幼娇生惯养，说一不二。1981年3月，因其父调动工作，耽误学习，未考取高中，羞愤、郁怒成病。始则不饥不食，继则日食2.5公斤多而不能饱，却日见消瘦，未及百日体重下降15公斤。嗜食甜、咸味厚之物。情怀抑郁，时时悲伤啼哭，或无故暴怒。喜静恶动，不欲见人。经闭3个月，面色暗黑。6月7日晚，邀余诊视。按脉沉涩，舌红无苔。某医院查神经系统，无异常发现；山医二院、省人民医院查甲功、血糖、尿糖正常；中医按中消治，亦无效。细思此症，乃情志为病，五行生克制化乖乱。郁怒伤肝，肝气郁久化火克制脾土，脾胃受克，乃引食自救其虚。口淡、嗜食甜咸，便是脾虚证据，故多食逾常。又因壮火食气，故虽多食却日益消瘦。且忧思伤肺，金本克木，今脾胃虚而不能上供于肺，土不生金，肺虚日甚，时时悲伤欲哭，故木旺无制而脾愈虚。乃疏一方，逍遥散合甘麦大枣汤重加百合、知母、生麦芽，以补肺疏肝，益气扶脾而解土之围：柴胡10g，当归、白芍、茯苓、白术各30g，红参（另炖）、丹皮、黑栀子各10g，薄荷3g，炙草、百合、知母各30g，小麦、生麦芽各60g，煨姜5g，大枣10枚。

后余提前出院返县，此事已逐渐淡忘。1982 年元月 15 日该厂科长受托向余致谢。始知该女服上方 3 剂后诸症均减，并给找一临时工作，改变了孤独处境，原方又服 4 剂，日见好转，精神复常，体重复原而愈。（李可．李可老中医急危重症疑难病经验专辑．太原：山西科学技术出版社，2002：62.）

小腹厥气上冲案

《五十二难》云："腑病者，彷佛贲响，上下行流。"

马元仪治袁玉行，小腹厥气上冲，即吐，得饮则吐愈甚，诸药不效。马诊之，两脉虚涩，右尺独见弦急，此下焦浊气上腾，则胸中阳气不布，故饮入于胃，上壅而不下达，宜通其地道。用调胃承气汤，下宿秽甚多，继渐培中气而愈。

震按：凡病皆有虚实，勿谓气冲证皆系阴虚气虚也。故选此条，别开一例。然必是暴病或便秘，乃从右尺脉印其机耳。（清·俞震．古今医案按．北京：中国中医药出版社，1998：123.）

厥头痛案

王某，男，34 岁，1977 年 1 月诊治。天气严寒，夜降大雪，晨起到院中扫雪，约 10 分钟，即感眼前冒金花，视物不清，旋即头剧痛。遂卧床并服止痛片无效，半小时后痛势越甚，邀余诊治。患者平素身体健康，无头痛史，脉沉，舌苔薄白。此寒邪外中之证，急以散风寒之法治疗，予川芎茶调散（汤）加减：川芎 12g，荆芥 10g，防风 6g，白芷 5g，羌活 10g，薄荷 4g（后下），大枣 7 枚，生姜 5 片，细辛 3g。1 剂，水煎立饮，饮后覆被取微汗。20 分钟后微汗出，头痛止。病愈。（翟双庆．王洪图内经临证发挥．北京：人民卫生出版社，2006：138.）

真心痛案

张某，男，61 岁。初诊：1977 年 7 月 8 日。主诉：昨日中午突感左胸疼痛，抽引肩背，状如针刺，呼吸短促，大汗淋漓，时时欲哕，寸步难移，急诊入院。心电图报告：①冠心病；②急性后壁心肌梗死。诊查：观患者形体肥胖，舌质淡、苔薄白，诊脉结代。辨证：证属心阳不振，营卫不调，痰湿阻滞，气血不畅，心血瘀阻。治法：宣通心阳，活血脉，化痰湿，兼以益气养阴。方用生脉散加味。处方：红参 6g，麦冬 12g，五味 10g，丹参 30g，桂枝 12g，红花 5g，香附 10g，半夏 10g，片姜黄 8g，炙甘草 10g。上方加减连续服药二月，胸痛减轻，次数减少，饮食增加，二便尚调，行动时稍感短气，脉微细略结代。改服丸药以收其效。处方：红参 30g，丹参 90g，麦冬 45g，五味 25g，生地 45g，龙骨 45g，牡蛎 30g，石斛 30g，白芍 30g，红花 25g，炙草 25g。蜜丸 10g 重，早晚各服 1 丸。［董建华．中国现代名中医医案精华（二）．北京：北京出版社，1990：1487.］

第二节　疾病诊察

《难经》对于疾病的诊察，重视诊断的准确性和综合运用，强调诸诊合参、脉证合参。诊察疾病以虚实为纲，通过患者的临床表现，如，神、色、形、态、声音、疼痛的性质，以及情志、饮食所宜、病势的发展等来判断疾病的虚实。明确提出了四诊的概念及其应用原则，对中医诊断学的发展产生了深远影响。

一、诊察原则

《难经》诊察疾病的原则，突出表现在两个方面：一是诸诊合参，二是脉证合参。

（一）诸诊合参

疾病是复杂的，疾病所表现出的病理之象往往是多层次、多方位的，而诊断疾病的手段和方法也是多种多样的，医生必须全面掌握这些诊法以"诸诊合参"，才不至于误诊。

诸诊合参的思想早在《内经》已经提出，如《素问·脉要精微论》云："切脉动静，而视精明，察五色，观五脏有余不足，六腑强弱，形之盛衰，以此参伍，决死生之分。"强调诸诊参伍，方能判断疾病的预后吉凶。《灵枢·邪气脏腑病形》曰："能参合而行之者，可以为上工。"《素问·五脏生成》亦云："能合色脉，可以万全。"指出能够诸诊合参、善于对病情进行综合分析而后施治者，就可以成为上工。诸诊合参，全面掌握病情，是取得满意临床疗效的关键。可见，《内经》将诸诊合参作为医生诊断技术水平和施治效果的判断标准。《难经》引用《灵枢·邪气脏腑病形》之旨，在《十三难》中指出："色之与脉当参相应……五脏各有声、色、臭、味，当与寸口、尺内相应，其不应者病也。"以"知一""知二""知三"，将医生水平分为"下工""中工""上工"三个层次，即将能否全面掌握和运用多种诊法作为判断医生水平的依据，上工能够熟练运用多种诊法，达到十人九愈的疗效，从而强调了诸诊合参的重要性，与《内经》诊法思想一脉相承。

然而，《内经》虽然强调临证时要运用切脉、观神、察色望目、闻声问疾等多种方法，广泛收集临床资料，综合分析，以审察脏腑的强弱和形体的盛衰，从而对疾病做出正确的判断，但并没有明确和系统界定望、闻、问、切四诊的概念，仅在《素问·举痛论》中提及"言而可知，视而可见，扪而可得"，对问诊、望诊、切诊做了简单说明。《难经》对望、闻、问、切四诊的阐释是对《内经》诊断理论的有力补充。自此，"四诊"成为中医诊察疾病方法的概称。

《难经》系统提出望、闻、问、切四诊的概念及其具体运用原则。《六十一难》云："望而知之谓之神，闻而知之谓之圣，问而知之谓之工，切脉而知之谓之巧。"望、闻、问、切四诊作为中医学诊察疾病的主要方法被明确而完整地提出，本难为肇端。四种方法各有独特作用而不能相互取代，故临证运用时，必须将四者有机相结合，才能全面系统地认识疾病，也才能对疾病做出正确诊断。

在明确四诊概念基础上，《六十一难》还指出了四诊的具体运用原则："望而知之者，望见其五色以知其病。闻而知之者，闻其五音以别其病。问而知之者，问其所欲五味，以知其病所起所在也。切脉而知之者，诊其寸口，视其虚实，以知其病，病在何脏腑也。"

望诊，是指医生对病人神、色、形态、五官、舌象等进行有目的地观察，借以了解健康状况，测知病情的方法。徐大椿注云："望，谓望病人之五色而知其病之所在，如《素问·五脏生成篇》《灵·五色篇》所云是也。"人体是一个有机的整体，体内的气血阴阳、脏腑经络等生理和病理变化，必然在其体表相应的部位反映出来。因此，通过对体表的观察，可作为了解体内病变的客观依据。《灵枢·本脏》说："视其外应，以知其内脏，则知所病矣。"《灵枢·五色》曰："青黑为痛，黄赤为热，白为寒。"指出通过望诊可以判断疾病性质。《素问·五脏生成》云："色见青如草兹者死，黄如枳实者死，黑如炲者死，赤如衃血者死，白如枯骨者死，此五色之见死也；青如翠羽者生，赤如鸡冠者生，黄如蟹腹者生，白如豕膏者生，黑如乌羽者生，此五色之见生也。生于心，如以缟裹朱；生于肺，如以缟裹红；生于肝，如以缟裹绀；生于脾，如以缟裹栝楼实；生于肾，如以缟裹紫。"论述了如何通过望诊判断疾病的预后吉凶。《内经》强调了望诊的重要性及望诊的内容，《六十一难》又对望诊的要点进行了补充，共同确立望诊在诊病中的重要地位。后世医家在《内经》《难经》的基础上，将望诊分为整体望诊和局部望诊。整体望诊，察病人的神、色、形、态；局部望诊，也称分部望诊，包括头面五官、舌象、颈项、胸胁脘腹、腰背四肢、皮肤脉络、二阴及排出物等的诊察等。

闻诊，指通过听觉和嗅觉，了解病人的五声（呼、笑、歌、哭、呻）和五音（角、徵、宫、商、羽），以及气味情况来辨别病症的方法。《六十一难》强调"闻其五音，以别其病"，滑寿《难经本义》注曰："闻五脏五声以应五音之清浊，或互相胜负，或其音嘶嗄之类，别其病也。此一节，当于《素问·阴阳应象论》《金匮真言》诸篇，言五脏声音，及《三十四难》云云求之，则闻其声，足以别其病也。"现代中医闻诊在《内经》《难经》基础上，分为听声音和嗅气味两方面，听声音包括听病人的发声、语言、呼吸、咳嗽、呕吐、呃逆、嗳气、太息、肠鸣等声音，根据声音的大小、高低、强弱、清浊，以区别病症的寒热虚实；嗅气味可分为嗅闻病室气味、病体气味及排出物的气味，并据此辨别脏腑气血的寒热虚实、邪气的所在及其性质。

问诊，是医生通过询问病人或陪诊者，了解疾病的发生、发展、治疗经过、现在症状，以及其他相关情况，作为诊病方法。《内经》十分重视问诊，《素问·疏五过论》就明确指出"凡未诊病者，必问尝贵后贱"；"凡欲诊病者，必问饮食居处"；"诊有三常，必问贵贱"，否则就是医生最大的过失。《难经》继承《内经》经旨，在《六十一难》中强调"问其所欲五味，以知其病所起所在"，即通过患者对酸、苦、甘、辛、咸五味的喜好来判断五脏病位之所在。饮食物是人体赖以生存的基本条件，是五脏精气的来源，故《素问·五运行大论》认为"酸生肝""苦生心""甘生脾""辛生肺""咸生肾"，但五味偏嗜也可以导致脏腑功能失调而发病。正如《素问·五脏生成》所说："多食咸，则脉凝泣而变色；多食苦，则皮槁而毛拔；多食辛，则筋急而爪枯；多食酸，则肉胝䐢而唇揭；多食甘，则骨痛而发落。此五味之所伤也。"对此，叶霖在《难经正义》中进一步发挥："问而知之者，问察其原委也。夫工于问者，非徒问其证，殆欲即其证以求其病因耳。脱营失精，可于贵贱贫富间问之，更当次第问其人。平昔有无宿疾，有无恚怒忧思、食喜淡喜浓喜燥喜润、嗜茶嗜酒。再问其病初起何因，前见何证，后变何证。恶寒恶热，孰重孰轻。有汗无汗，汗多汗少，汗起何处，汗止何处。头痛身痛，痛在何时，痛在何处。口淡口苦，渴与不渴，思饮不思饮，饮多饮少，喜热喜凉，思食不思食，能食不能食，食多食少，化速化迟。胸心胁腹，有无胀痛。二便通涩，大便为燥为溏，小便为清为浊，色黄色淡。妇人则问其有无胎产，月事先期后期，有无胀痛，可有带下，是赤是白，或多或少。种种详诘，就其见证，审其病因，方得治病求本之旨也。"因此，临证时问诊，除问五味所欲外，尚需要询问一般情况、生活史、家族病史、既往病史，既及问起病原因，着重要询问现在症状。

切诊，是医生用手在病人体表的一定部位进行触、摸、按、压，以获取病理信息，了解疾病内在变化和体表反应的一种诊察方法，分脉诊和按诊两部分。脉诊法在《内经》有全身遍诊法、人迎寸口二部诊脉法，以及寸口诊脉法等；《难经》以寸口诊脉法为主，论述甚详，见于《一难》至《二十一难》。《六十一难》云："切脉而知之者，诊其寸口，视其虚实，以知其病在何脏腑也。"叶霖《难经正义》注曰："诊寸口，即第《一难》之义；视虚实，见《六难》并《四十八难》。"徐大椿《难经经释》注云："别其何脏腑之脉象，则知其病在何脏腑也。"按诊又分为按肌肤、按手足、按尺肤、按胸腹、按虚里等，各有不同的内容及其意义。

望、闻、问、切四诊，是从不同角度对疾病进行诊察，医生在临床诊断时只有做到望、闻、问、切俱全，才能见微知著，见病知源。如若四诊不全，便无从全面而详细地掌握疾病资料，辨证就难准确。为有助于医生掌握其方法，《难经》将四诊信息的获得途径分为两类，即将望诊、闻诊归为一类，问诊、切诊归为一类。望诊、闻诊主要通过眼目、耳鼻等感觉器官从外部诊察疾病的客观情况，方法相对简单，易于掌握；问诊、切诊主要通过手的触、摸、按、压、叩，以及语言交流，了解疾病内在变化和体表反应，操作难度相对较大，较难掌握。正如《六十一难》所云："以外知之曰圣，以内知之曰神。"叶霖《难经正义》注曰："视色闻声者，以外知之，故曰圣。问因切脉者，以内知之也，故曰神。"《十三难》引《灵枢·邪气脏腑病形》"见其色而不得其脉，反得相胜之脉，则死矣；得相生之脉，则病已矣"之论，示范了色脉参应、诸诊合参的应用，云："经言见其色而不得其脉，反得相胜之脉者，即死；得相生之脉者，病即自已。色之与脉，当参相应，为之奈何？然：五脏有五色，皆见于面，亦当与寸口、尺内相应。假令色青，其脉当弦而急；色赤，其脉浮大而散；色黄，其脉中缓而大；色白，其脉浮涩而短；色黑，其脉沉濡而滑。此所谓五色之与脉，当参相应也……脉涩，尺之皮肤亦涩；脉滑，尺之皮肤亦滑。五脏各有声、色、臭、味，当与寸口、尺内相应，其不应者病也。假令色青，其脉浮涩而短，若大而缓为相胜；浮大而散，若小而滑为相生也。"运用五行生克理论论述了色脉相应、尺脉相应，以及声、色、臭、味与寸口的相应关系，阐释了诸诊合参以推断病情和预后的诊法应用，丰富了《内经》诸诊合参的诊法思想，为中医诊法理论的发展做出了贡献。

（二）脉证合参

《难经》在强调脉诊重要性的基础上，要求医生在临床上还必须脉证合参，即在辨证时，或从脉，或从证，综合辨析疾病。《十六难》云："假令得肝脉，其外证善洁、面青、善怒；其内证：脐左有动气，按之牢若痛；其病：四肢满、闭淋、溲便难、转筋。有是者肝也，无是者非也……假令得肾脉，其外证面黑，善恐欠；其内证：脐下有动气，按之牢若痛；其病：逆气，小腹急痛，泄如下重，足胫寒而逆。有是者肾也，无是者非也。"将五脏病脉所主病症分为外证和内证，分别进行叙述，指出五脏疾病的判断，一是具有该脏的病脉特征，二是有该脏相应的内证和外证，三是应用了脐诊法。需要说明的是，此处所言"证"，非证候之证，而是指疾病的临床表现，可以是证据之证，也可以是主观感觉之症状。五脏病脉所主的外证，为视而可见者，如面色、神志或情志等；内证多为触而可得者，如动气、按之牢若痛等；其病多为言而可知的自觉症状，如四肢满、食不消、洒淅寒热、小腹急痛、泄如下重、足胫寒、心痛、烦心、腹胀满、溲便难等；也有一些客观表现，如喘咳、逆气、转筋等。强调各脏病脉特征加上其相应的内证和外证便是该脏病症的鉴别要点，正如原文所说："有是者"即可判断该脏病变，"无是者非也"，仅有该脏相应的病脉，而无相应的内证、外证，就不能妄下诊断。

《难经》在中医诊法中首次运用了脐诊法。脐诊法是中医诊法的组成部分，既重视局部反应与整体的联系，又注重局部表现在辨证中的特殊意义，同时强调与其他诊法并用，自觉症状

（如搏动感、疼痛）与他觉症状（如按之坚硬）并举，局部表现与全身症状（如色青、色赤、泄泻、闭淋等）合参。脐诊法至今仍有重要的临床应用价值。操作时，其以脐为中心，将脐之上下左右中按照五行五方理论配属于五脏，脐左属肝，脐上属心，脐中属脾，脐右属肺，脐下属肾。所谓"动气"，即医生触摸或病人自觉脐部动脉有搏动感，通过问诊和切诊察知，故又称为脐脉法。"按之牢若痛"，是医生用手按其有搏动感的部位处，坚硬而有压痛感，此"痛"，是在医生按压脐部时病人的反应，要求医生边按边问，了解病人的感觉。

在脉证相参中，若脉象能反映疾病的本质，此时在辨证中就要凭脉审病，若症能反映疾病的本质而脉象不能，此时则要凭症审病。但疾病是复杂的，在其演变过程中，有脉证相符者，即脉证相应；也有脉证不符的复杂情况，即脉证不相应。如果脉和症虽然不相应，但却都从不同角度反映着复杂病症的不同层面，辨证时既要从脉，也要从症；如果脉与症二者存在一真一假时，则要舍假存真，这就是后世所说的"舍脉从症"和"舍症从脉"的思辨方法。《十六难》是"舍脉从症"思辨方法的始祖，所谓舍脉从症，就是指在脉象不能反映疾病本质，而症状才是疾病内在本质真实体现的情况下，对四诊所收集的资料在辨证时的取舍方法。这时的辨证，必须以症状作为依据，而脉象资料则不予考虑，即谓之"舍"去。这就是《十六难》反复强调，有其相应证据，才能判定所诊之脉的主病。否则，仅见相应肝之病脉，而无相应脏之表现于外的症状，就不能仅据脉而定其病位。这一"舍脉从症"的辨证思路，对后世有很大的影响，于今之临床辨证，仍不乏其重要的指导作用。

根据脉证关系中的相应与相逆，还可以判断和预测疾病的预后吉凶。脉证相符，如，实性病见实脉，虚病见虚脉，热病见阳脉，寒病见阴脉，此皆为脉病相应，说明病情单纯，邪实而正未衰或正虚未衰竭，易治，预后较好；若脉证不符，如阳证见阴脉，阴证见阳脉，实证见虚脉，虚证见实脉，提示病情复杂，邪盛正衰，阴阳格拒，难治，预后较差。例如，《十七难》论述了五脏疾病中的脉证顺逆问题：其一，脉证相符，本难列举了闭目不欲见人的肝病，诊得弦脉；身热口渴，心下坚实的心病实热证，诊得坚实而数之心脉；若吐血后又有鼻塞，鼻出血，是为阴血损伤，当得沉细脉，是虚证见虚脉；如果症见谵语妄言，应当有发热，洪大之脉，是热证见数脉；如果腹胀泄泻，是为正伤，其脉应当微细而涩，是虚证见虚脉等，皆为脉证相应。其二，脉证不符，本难列举了肝病见浮短而涩之肺脉，此为肺金乘肝木，脉证相逆；目开而渴是阳热证，反见沉涩而微之阴脉，是为脉证相逆；吐血衄血，必见血虚之证，反而有浮大而牢之阳脉，是脉证相逆；谵语身热，是阳热表现，反见手足逆冷，脉象沉细而微之阴脉，是脉证相逆；腹大泄泻，是为阳虚之象，反见紧大而滑之实脉，是脉证相逆。

脉证关系总是通过形病脉病关系体现出来，《二十一难》云："《经》言人形病脉不病曰生，脉病形不病曰死，何谓也？然：人形病脉不病，非有不病者也，谓息数不应脉数也。此大法。"这里所言的"形病"，指形体出现的症状，故形病脉病关系实质上是脉证的关系，从诊断学意义来看，"形病脉不病""脉病形不病"二者都属于脉证不符，是疾病在特殊情况下的表现。"形病脉不病曰生"，指形体已经出现症状，但相应的病理脉象还未出现，预后佳。徐大椿注云："形病脉不病，乃邪之受伤犹浅，不能变乱气血，故生。"张寿颐注云："盖谓其人形体虽有病态，而脉来安和，则气血自调，必非沉困之候。""脉病形不病曰死"，指脉象已显现出病理的形态，而形体症状却不明显，这种情况预后差。徐大椿注云："脉病人不病，则邪气已盛，伏而未发，血气先乱，故死。"张寿颐注云："若其脉已不循常度，则其人脏腑阴阳，必有乖牾，纵使其时尚无病态发现，可决其不久必将病不可支，仲景所以谓之行尸者，即与此节互为发明。""息数不应脉数"，指病人呼吸与脉搏次数的比例不相符合。徐大椿注："若其人既病，则呼吸不齐，不能与脉数相应。或脉迟而其人之息适缓，或脉数而其人之息适促。医者不能审之，遂以为无病，而实不然也。"《难经》脉证相参的理论具有重要的指导意义，是临床常用的法则。张仲景即将这种"脉证合参"诊断学思想运用于临床实践，在《伤寒论·平脉法》中发挥说："脉病人不病，名曰行尸，以无王气，卒眩作不识人事者，短命则死。人病脉不病，名曰内虚，以无谷气，虽困无苦。"

二、察三虚三实

疾病发生的因素虽然十分复杂，但总其大要，不外乎人体自身正气和致病邪气两个方面。邪正斗争的消长盛衰是疾病的基本矛盾，不仅关系到疾病的发展与转归，同时还决定着疾病的虚实病理变化。因此，从一定意义上说，任何疾病的发展演变过程，也就是邪正斗争及其盛衰变化的过程。虚实辨证是八纲辨证内容之一，用以辨别邪正盛衰情况，从而指导补泻治疗方法的运用。《难经》对疾病的诊察以虚实为纲，《四十八难》认为病有"三虚三实"，指出："脉之虚实者，濡者为虚，紧牢者为实。病之虚实者，出者为虚，入者为实；言者为虚，不言者为实；缓者为虚，急者为实。诊之虚实者，濡者为虚，牢者为实；痒者为虚，痛者为实。"从脉之虚实、病之虚实、诊之虚实三个方面，对脉象、发病缓急、病传过程、局部症状反应诸方面进行诊察，辨别疾病的虚实。

（一）脉之虚实

《难经》根据脉象特征辨虚实。在生理情况下，脉象的强弱是人体气血盛衰的表现，而在病理状态下，脉象的强弱既可反映正气的盛衰，也可反映邪气的强弱。凡气血不足，正气虚衰之病，其脉多细弱无力，故曰"濡者为虚"；若气血充足，邪气亦盛，正邪交争剧烈，其脉必然表现为坚、紧、弦、长、牢而有力，故曰"紧牢者为实"。这就是据脉以辨虚实的方法。

（二）病之虚实

疾病的虚实，《四十八难》主要从发病、症状、病势三方面进行辨别。

1. 据发病辨虚实 《四十八难》云："出者为虚，入者为实。"医家对此句的阐释有二：其一，言内伤脏腑之病为虚，可由内传外；外感六淫邪气多为实证，自外而传内。滑寿《难经本义》注云："出者为虚，是五脏自病，由内而之外……入者为实，是五邪所伤，由外而之内。"其二，指大汗、呕吐、泄泻、遗精等精气外耗者为内"出"，属"虚"；便秘、少尿、无汗等邪气内结者为外"入"，属实。徐大椿《难经经释》注云："出，谓精气外耗，如汗、吐、泻之类，凡从内出者皆是。入，谓邪气内结，如能食便闭、感受风寒之类，凡从外入者皆是。"可见，医家虽有争议，但却都体现了发病与虚实的关系。若据《难经本义》，则指内伤七情为患，积久不愈，其正多虚，病多由内而外，故曰"出者为虚"；外感六淫为患，病发肌表，邪盛正不虚，其病多实，病多为由外内入，故曰"入者为实"。显然指外感为实，内伤为虚。若据《难经经释》而论，汗、吐、泻利，或亡血失精所致之病，正气必然大伤，此必见虚，故曰"出者为虚"；而六淫邪气伤人，外邪偏盛，必为实证，故曰"入者为实"。显然，两说虽然有别，但从发病角度论虚实的精神是一致的。

2. 据症状辨虚实 《四十八难》之"言者为虚，不言者为实"，是以疾病过程中有无语言障碍的症状为例，强调依据症状辨别病症虚实的思路。正虚的慢性疾病，病情轻浅，邪正斗争不甚激烈，尚未累及神明，神志清醒，无语言障碍者，多为虚证，故曰"言者为虚"；而邪气壅盛的急性病患，邪气犯扰神明而致语言障碍者，多为邪盛之实证，故曰"不言者为实"。

3. 据病势缓急辨虚实　《四十八难》云："缓者为虚，急者为实。"黄竹斋《难经会通》注云："缓，谓病热之来也渐，由精气夺，故为虚。急，谓病势之来也骤，由邪气盛，故为实。"指病来势缓的多属虚证，病来急骤的多为实证。临证中虚证之病，其势多缓，如气虚、血虚、阴虚、阳虚者是；而实证之病，其势多急，如实热、食滞、虫积者是。

（三）诊之虚实

《四十八难》所论辨虚实的诊察方法，主要从切诊和患者自觉症状等方面举例进行阐述。

1. 据痛痒辨虚实　《四十八难》云："痒者为虚，痛者为实。"痒，多为气血不足，肌肤失荣而致，故曰"虚"。痛，不通之故也，多为邪气壅塞，经络气血闭阻不通而致，故曰"实"。

2. 据按压软硬辨虚实　《四十八难》云："濡者为虚，牢者为实。"是指医生在行按诊时的手下感觉。凡所按压的部位柔软者，其病多虚；所按压的部位坚实者，必有气血瘀滞，或者邪气聚积，故多为实证。

3. 据局部反应辨虚实　《四十八难》云："外痛内快，为外实内虚；内痛外快，为内实外虚。"从对患者局部按压的反应辨病症的虚实。如果在按压过程中，表浅层疼痛而深层反觉得舒适（即喜按）者，是"外实内虚"；反之，在按压过程中，表浅层感到舒适而深层疼痛者，是"外虚内实"。

《难经》的核心观点是论述病症的虚实，其分别从脉象、发病的缓急、病传过程、局部症状反应诸方面，揭示了病症性质的虚和实，属于诊断学中八纲辨证的内容。关于虚实的理论早在《内经》中就有很多论述，《素问·通评虚实论》中以邪正关系论病机时明确提出："邪气盛则实，精气夺则虚。"被视为"虚""实"病机的经典定义，为历代医家所遵循。此处"邪气"指六淫及气滞、瘀血、痰饮、积食、诸虫等，"精气"即正气，包括营卫、宗气、脏气、经气及精、血、津液、神等。邪气方盛，正气未衰，邪正抗争剧烈，故脉、症、体征等均表现为有余之象，是为实证；精气脱失，正气亏损，无力抗邪，故脉、症、体征等均出现不足的特点，是为虚证。《难经》在此基础上进一步发挥完善，并从脉象、症候、体征等方面举例示范临床上如何辨别虚实证候，成为后世辨别虚实的主要内容，为诊断学的发展做出了贡献。

后世医家在《内经》《难经》虚实理论的基础上，进行了发挥，目前对病症的虚实认识主要有四种观点：一是从矛盾的主次关系辨虚实。认为实是以邪气亢盛为矛盾主要方面的一种病理状态；虚是以正气不足为矛盾主要方面的病理状态。二是从病理反应的亢抑辨虚实。认为凡体质壮实，抗病力强，对邪气呈亢奋性反应者属实；凡正气不足，功能减退，抗病力低下，对邪气呈衰减性反应者为虚。三是综合邪正力量对比论虚实。所谓"实"，虽然表现为邪气亢盛，但正气并未虚衰，即以邪正俱盛所形成的争持局面；所谓"虚"，则表现为正气对于邪气的抗争无力，病症反应不足。四是单就邪气的有无论虚实。认为凡有邪气的存在，无论其微与盛，皆为实；凡无邪气存在，无论是精亏、气虚、血少，还是属气属血、在脏在腑，皆为虚。

关于虚实证候的临床表现，后世医家也在《内经》《难经》的基础上进行了系统梳理。概而言之，虚证的常见症状有面色淡白或萎黄，精神萎靡，身疲无力，心悸气短，隐痛喜按，形寒肢冷，自汗，大便滑脱，小便失禁，或五心烦热，骨蒸劳热，午后低热，消瘦，颧红，盗汗，咽干，舌淡胖嫩，或舌红少津少苔，脉虚沉迟，或脉虚细而数等。实证的表现可因邪气的性质及所在部位的不同，表现极不一致，常见的症状如发热，疼痛拒按，胸脘胀闷，烦躁，甚或神昏谵语，呼吸气粗，大便秘结，或下利，里急后重，小便不利，或淋沥涩痛，舌质苍老，舌苔厚腻，脉实有力等。

【医案举隅】

"痒者为虚"案

杨某，男，68岁，1994年12月20日诊，患皮肤瘙痒4年，每于冬季频发，春秋偶发，夏季极少发作，发则短暂轻微。阵发性瘙痒，每于晚间加重，因搔痒而失眠，皮肤搔破，苦不堪言。诊见形瘦神疲，周身皮肤抓痕、血痂、色素沉着俱存，舌淡红、少津，无苔，脉沉细弦。证为血虚瘙痒。药用何首乌30g，阿胶（烊化）15g，防风、甘草各10g，大枣4枚。水煎服，每日1剂。上方2剂痒减，3剂入寐转常，5剂痒止，10剂乃愈。随访2年无复发。

按语：老年人生理功能衰退，先后天俱虚，脾为生血之源，肾主藏精，精血同源，故脾肾两虚，血源匮乏，血不养肤，同时血虚易生风，风胜则燥，燥则肌肤失于荣养而发瘙痒。冬天气候寒冷，毛窍闭塞，血流不畅，皮肤失于荣养，故干燥益甚，瘙痒易于复发。本案运用滋养脾肾、益精养血之品，使血脉充盈，皮肤得以濡养润泽，其瘙痒则自止矣。[刘同珍.首乌汤可治老年性皮肤瘙痒症.新中医，1998，30（5）：55.]

"痛者为实"案

马某，男，菜农，一日顿食马肉三斤，当夜胃脘胀痛不安，口渴，索食西瓜二斤，胀痛愈甚，食不能入，病延二十六日，缠绵床褥，痛苦难忍。脉沉，左关独见滑大，舌淡白。痛在中脘，喜轻摩，拒重按。拒按属实，属邪之可攻，投备急丸方加减：巴豆仁（不去油）5粒，大黄15g，枳实12g，三棱12g。白蜜45g。研末为丸，每日2次，温水吞服。服药2日，便下秽物甚多，痛胀愈其大半。继服原方，改为日服1次，7日而病瘥。

按语：本例患者由于饮食不节，暴食大量马肉，损伤中焦水谷之海，腐熟消化不及，导致胃脘胀痛，切而拒按，属于"阳明实证"。病本在胃，投备急丸以通胃腑，使宿食秽浊之积聚得驱，恢复胃腑腐熟消化之功能，胃腑通畅则病得愈。（陈明.黄帝内经临证指要.北京：学苑出版社，2006：281.）

第三节 疾病防治

人类生活在一定的自然环境和社会环境之中，不可避免地要受到各种致病因素的侵袭而发生疾病，疾病可以削弱人体的脏腑机能，耗散体内的精气，缩短人的寿命，对健康的危害是显而易见的。因此，如何有效地预防疾病的发生和治疗疾病，也是《难经》关注的问题。《难经》在《内经》的基础上，提出了"先传而治"的治未病预防思想及富有特色的治疗方法，丰富和发展了中医学的疾病防治理论。

一、治未病的预防思想

"治未病"一词首见于《内经》，其含义有二：其一，未病先防。就是在疾病未发生之前，采取各种预防措施，以防止疾病的发生。《素问·四气调神大论》在论述了顺应四时养生的方法后指出："是故圣人不治已病治未病，不治已乱治未乱，此之谓也。夫病已成而后药之，乱已成而后治之，譬犹渴而穿井，斗而铸锥，不亦晚乎？"强调未病先防，未雨绸缪，通过养生保健来增强正气，避免邪气侵犯，从而防止疾病的发生。其二，既病防变。如果疾病已经发生，应争取早期诊断、早期治疗，及时控制疾病的传变，防止病情的进一步发展，以达到早日治愈疾病的目的。《内经》中"既病防变"包括以下几方面内容：一是已病早治。《素问·刺热》则云："肝热病者，左颊先赤；心热病者，颜先赤；脾热病者，鼻先赤；肺热病者，右颊先赤；肾热病者，颐先赤。病虽未发，见赤色者刺之，名曰治未病。"提出在疾病早期发现某些症状就可以及时治疗，避免病情发展加重。二是防止传变。《素问·阴阳应象大论》曰："邪风之至，疾如风雨，故善治者治皮毛，其次治肌肤，其次治筋脉，其次治六腑，其次治五脏。治五脏者，半死半生也。"指出外邪伤人的传变规律是由表入里，由浅入深，强调要早期诊治，防微杜渐，防止其向更深层次发展。三是病后防复。《素问·热论》论述有热病复发的原因、机理，以及热病的饮食禁忌等，反映了病后防复的治未病思想。《内经》未病先防、既病防变的治未病思想要求在具体实施时要准确把握时机，《灵枢·逆顺》在论述针刺治疗时明确指出："上工，刺其未生者也；其次，刺其未盛者也；其次，刺其已衰者也……上工治未病，不治已病，此之谓也。"将能否准确把握病未发作而邪气尚浅、病虽发作而邪气未盛、邪气已衰而正气欲复等时机而刺治的"治未病"方法，作为判断"上工""下工"的依据。

《难经》继承了《内经》的治未病思想，并对"既病防变"的内容通过举例而予以发挥。例如，《七十七难》曰："所谓治未病者，见肝之病，则知肝当传之与脾，故先实其脾气，无令得受肝之邪，故曰治未病焉。中工者，见肝之病，不晓相传，但一心治肝，故曰治已病也。"以肝病传脾为例，提出了先传而治的治未病思想，强调掌握疾病传变规律，先安未受邪之地，从而主动有效地控制病情的发展，截断其传变途径，补充了《内经》治未病的内涵，对后世产生了深远影响。张仲景《金匮要略》开篇即将先安未受邪之地作为治未病的重要措施，在《金匮要略·脏腑经络先后病脉证》中指出："夫治未病者，见肝之病，知肝传脾，当先实脾，四季脾旺不受邪，即勿补之。中工不晓相传，见肝之病，不解实脾，唯治肝也。"即临床上治疗肝病时，可配合健脾和胃之法，使脾气旺盛而不致受邪。并进一步指出："若人能养慎，不令邪风干忤经络，适中经络，未流传脏腑，即医治之。四肢才觉重滞，即导引吐纳，针灸膏摩，勿令九窍闭塞，更能无犯王法，禽兽灾伤，房室勿令竭乏，服食节其冷热苦酸辛甘，不遗形体有衰，病则无由入其腠理。"提出了一些具体的治未病措施和要求，如告诫人们要"养慎"，"不令邪风干忤经络"；要避免"禽兽灾伤、房室竭乏"；饮食要"节其冷热苦酸辛甘"；要早期治疗，"适中经络，未流传脏腑，即医治之"。在具体治疗中，张仲景既强调要果断地驱邪以保护正气，创三承气汤治阳明腑实证，急下存阴以防传变。同时又警示医生应谨慎治疗，以免耗伤正气，如"淋家不可发汗，复汗必便血"，"亡血家不可发汗"，"疮家不可发汗"，且专设"辨阴阳易差后劳复病脉证并治"一节，分析伤寒初愈后劳复、食复的机制及预防方法。结合实践，极大地丰富了《内经》和《难经》的治未病理论。

其后，历代医家不断充实和完善《内经》和《难经》所建立的治未病理论和方法，使治未病成为中医学理论体系的重要组成部分。葛洪《肘后备急方·治瘴气疫疠温毒诸方》载有"辟瘟疫药干散……正旦以井华水，举家各服方寸匕，疫极则三服，日一服"；"疫瘴散，辟山瘴恶气，若有黑雾郁勃及西南温风，皆为疫疠之候方"；"常用辟温病散……岁旦服方寸匕，若岁中多病，可月月朔望服之，有病即愈。病人服者，当可大效"。《诸病源候论》的温病候和疫疠病诸候，载养生方导引法，以辟除病邪。这些论述继承了《内经》《难经》的治未病原则，紧密结合临床实践，阐发经义。

唐及其以后医家，对早期治疗原则在理论上加以阐述和引申发挥者众多。孙思邈既是临床大家，又是治未病的著名养生家，他在《备急千金要方·序例·诊候第四》中指出："夫欲理病，先察其源，候其病机。五脏未虚，六腑未竭，血脉未乱，精神未散，服药必活；若病已成，可得半愈；病势已过，命将难全。"将疾病分为"未病""欲病""已病"三个阶段，非常重视治未病。他认为"上医医未病之病，中医医欲病之病，下医医已病之病"，故提倡"消未起之患，治未病之疾，医之于无事之先，不追于既逝之后"。并基于养生防病和欲病早治的治未病思想，创建了多种行之有效的预防保健、养生延年方法。

成无己《注解伤寒论·伤寒例》有云："凡作汤药，不可避晨夜，觉病须臾，即宜便治，不等早晚，则易愈矣。"又云："若或差迟，病即传变，虽欲除治，必难为力。"朱震亨对"治未病"的理解深刻，在《丹溪心法》中专设"不治已病治未病"一节论述治未病，指出"与其救疗于有疾之后，不若摄养于无疾之先。盖疾成而后药者，徒劳而已。是故已病而不治，所以为医家之法；未病而先治，所以明摄生之理"。强调医生的任务不仅是治疗已病，更重要的是居安思危，治未病。

徐大椿《医学源流论·防微论》告诫世医："故凡人少有不适，必当即时调治，断不可忽为小病，以致渐深，更不可勉强支持，使病更增，以贻无穷之害。此则凡人所当深省，而医者亦必询明其得病之故，更加意体察也。"叶天士在《临证指南医案》中也发展了《难经》这一学术思想，提出治疗要掌握疾病传变规律，"务在先安未受邪之地"的思想。

21世纪，随着医学模式从生物医学模式向生物 - 心理 - 社会医学模式的转变，医学发展由以"病"为中心向以"人"为中心转变，诊疗方式也从群体医学向个体医学转变，由重视"人之所病"向重视"患病之人"转变，由"治病"向"防病"转变。世界卫生组织在《迎接21世纪的挑战》报告中指出："21世纪的医学，不应继续以疾病为主要对象，而应以人类健康作为医学研究的主要方向。"因此，医学目的不仅仅是治好病，而是如何使人不生病。"治未病"既是古代医家的真知灼见，也是现代医家认识的理想境界，更是衡量医学水平的重要标志。《内经》《难经》构建的"治未病"的理论和实践受到进一步认识和重视，治未病思想逐步深入人心，必将会有更广阔的发展前景。

二、疾病的治疗

在疾病的治疗方面，《难经》虽然涉猎较少，但亦提出了具有特色的治疗方法。

(一)五脏虚损的治疗

《十四难》曰："损其肺者，益其气；损其心者，调其荣卫；损其脾者，调其饮食，适其寒温；损其肝者，缓其中；损其肾者，益其精。"提出了临床治疗五脏虚损的治疗原则，为后世治疗五脏虚证提供了理论依据。

1. 损其肺者，益其气　肺者，气之本，主宗气的生成。肺损日久，肺气虚，气化无力，无力将吸入之气与脾转输的水谷精气转化为宗气，全身得不到宗气的营养而见气虚。因此，肺脏虚损，首当补益肺气。肺气虚则肌表不固，易受外邪侵袭，常见咳嗽、气喘、肌肤干燥不润、毛发枯槁易脱等症。临证多用补肺汤、玉屏风散、保元汤等治疗。当然，损肺者亦常见伤其阴液者，缘肺为娇脏，喜润恶燥，故肺阴受损者当用钱乙的补肺阿胶汤（阿胶、甘草、牛蒡子、杏仁、马兜铃）。

2. 损其心者，调其荣卫　心者，生之本，主身之血脉，人身营卫气血运行赖心脉之输送，心血、心阴之充盈，心气之推动，心阳之温煦；营卫气血充足，运行正常，又能促进心脏生理功能的发挥。因此，心脏虚损，治当调理营卫气血。《难经集注》吕广曰："心者，营卫之本也。"营卫失调，多与心脏有密切关系，临证中心气、心阳、心血、心阴失常，均可引起营卫失调。反之，营卫失调亦可引起心脏的损伤，如《伤寒论》治疗气阴双损，心动悸、脉结代之证者所用的炙甘草汤，就具有调和营卫的功能。此外，桂枝甘草汤、桂枝加附子汤、桂枝加桂汤、桂枝加龙骨牡蛎汤，均以调和营卫的桂枝汤为基础，都有调治心脏功能失常的作用。

3. 损其脾者，调其饮食，适其寒温　脾为后天之本，主运化水谷，脾与胃升降相因，纳运配合，燥湿相济，阴阳相合，共同完成饮食水谷的消化及精微物质的吸收运送，化生气血津液，以营养脏腑，充养肌肉，故为气血化生之源。脾胃损伤的主要原因是饮食失宜，如，饥饱失常、饮食不洁、饮食过寒过热、五味偏嗜等。因此，治疗脾损之法，重在调其饮食，适其寒温。要尽量做到饮食结构合理，饥饱适度，五味和调，寒热适中，无所偏嗜。饮食调节得宜，脾气健运，脾的整体功能才能得以正常发挥。需要指出的是，"适其寒温"的本意指饮食的寒热要适宜，但也有人认为要顺应气候寒温变化而注意饮食的生冷温度及食物的温凉之性。同时，中焦脾胃之病多有寒热错杂，提出治脾宜温，当以参、术、芪、草甘温益气，佐以升麻、柴胡以升脾阳，伍以陈皮、砂仁、白蔻、佩兰以醒脾。因胃为燥土而喜润，故多有胃阴不足，当用益胃汤、养胃汤、增液汤等甘寒养阴之剂。若脾胃俱损者，多虚实互见，寒热错杂，治宜辛开苦降，寒热兼施，以助脾升胃降，以救脾湿胃燥，方如半夏泻心汤者是。

4. 损其肝者，缓其中　肝藏血，主疏泄，主筋，性喜条达而恶抑郁，为罢极之本，体阴用阳，体柔而用刚，苦于急而喜舒缓。因此，肝气郁、肝阳上亢、肝气虚、肝阴虚、肝血虚等肝脏受损之疾，常见筋脉拘急挛缩或弛纵不舒病候，故治疗肝损要本着"缓其中"的原则。正如《素问·脏气法时论》所说："肝苦急，急食甘以缓之。""缓"者，使肝之"急"得以舒缓，故有柔肝、平肝、敛肝之意。"缓其中"，目的在于使肝体柔和，肝气条达，肝的生理功能得以正常发挥。临床肝阳气偏亢者，宜用甘寒阴柔之品，佐以辛散之味，顺其条达之性，方如一贯煎、六味地黄丸、芍药汤、补肝汤者是。

5. 损其肾者，益其精　肾为先天之本，《素问·六节藏象论》曰："肾者，主蛰，封藏之本，精之处也。"肾的藏精功能是肾脏一切功能的基础，肾所藏之精有先天之精和后天之精，有生殖之精和脏腑之精，融为一体，相互依存，相互资生，相互促进，藏于肾中，构成肾脏所藏之精。肾精化生肾气、肾阴、肾阳、肾精，具有极其重要的生理效应，在维持机体的生命活动和生殖能力中发挥着重要作用。肾精不足，精不化气，即见肾气虚、肾阴虚、肾阳虚、肾精亏虚诸证。因此，肾脏虚损，当以补精为务。《素问·阴阳应象大论》云："精不足者，补之以味。"临证补精着重在于滋补肾中阴精，以六味地黄丸、左归丸为主治疗，以此为基础，兼肾气、肾阳虚者，以金匮肾气丸化裁。

（二）外感病的治疗

关于外感病的治疗，《素问·热论》确立了汗、泄两法，提出"其未满三日者，可汗而已；其满三日者，可泄而已"，即邪在表用汗法，在里用泄法。《难经》在此基础上，进一步明确了在表宜汗、在里宜下的适应证，以及在表忌下、在里忌汗之禁忌证。《五十八难》曰："伤寒有汗出而愈，下之而死者；有汗出而死，下之而愈者，何也？然：阳虚阴盛，汗出而愈，下之即死；阳盛阴虚，汗出而死，下之而愈。"强调对于伤寒病的治疗，应该判断是阳虚阴盛还是阳盛阴虚，正确采取汗法和下法，二法错用，后果严重。告诫人们正确诊断疾病，并采取正确的治疗方法，避免因判断失误而发生失治、误治。这为中医学对外感病的治疗做出了贡献，具体内容见本章第四节"伤寒"病。

（三）疾病的针刺治疗

在疾病治疗方面，《难经》全书八十一难有三十多难涉及针刺治疗，主要对针刺治疗原则与方法进行了深入探讨，创造和总结了一系列针刺治疗原则和方法，尤其在针刺技术上有更加实用的发明，为针刺治疗学的发展做出了突出贡献，为历代医家特别是针灸学家所推崇。《难经》主要有以下四方面的贡献：其一，提出"虚者补之，实者泻之，不实不虚，以经取之"的辨证施治原则（《六十九难》），以及因时施针原则（《七十难》）。其二，阐述候气、催气、进针、出针、补泻、得气等整个施治过程中左右双手的配合方法，以及"从卫取气，从荣置气"，"推而内之，动而伸之"，"随其逆顺，迎随而取之"等针刺补泻原理与操作方法。其三，以五输穴为基础，依据五行生克的关系，论述针刺补泻方法的应用，提出通过子母补泻、刺井泻荥、泻南补北等配穴形式，达到补虚泻实，治疗疾病的目的。其四，讨论针刺补泻效果的判断。详细内容见第九章刺法。

【医案举隅】

疮痈案

《十四难》云："损其心者，调其营卫。"

孙某，男，30岁，1991年3月15日诊治。下颌左侧生疮，红肿热痛，肿势使口显歪斜，疮局部高起如核桃大小，按之硬，病已五日，大便三日未解。舌尖红，脉弦滑数。血热生疮，治以清心凉血。胡黄连10g，赤芍药5g，丹皮15g，地丁草15g，金银花15g，连翘12g，生大黄3g，炒栀子10g，防风5g，广木香4g，粉甘草6g，藿香8g。4剂，水煎服，3日服尽。忌辛辣油腻。药后红肿消退，节饮食数日而愈……疮痈之见红、肿、热、痛者为阳证，其病多由毒热侵犯，使营血运行失调，卫气被阻于分肉之间而发热，营卫逆乱于是先发生局部肿起疼痛，继则可见周身发热，或兼有恶寒。病因病机既明，治法用药则当谨守病机，因而使用黄连清心经火热，用胡黄连者，以其尤能泻皮表火邪；用赤芍、丹皮凉血活血，以通调营血。（王洪图.黄帝医术临证切要.北京：华夏出版社，1993：186.）

心悸案

《十四难》云："损其心者，调其营卫。"

许某，男，某学院教授，于60多岁时感胸闷、心悸，且经常出现心脏早搏，血压偏高，西医诊为高血压、冠心病，迭服多种西药，效果均不佳，舌苔薄腻，脉弦。病久不愈，本虚标实，拟益气养血、调和荣卫。方用潞党参 150g，炙黄芪 150g，全当归 90g，生白芍 90g，桂枝 30g，紫丹参 150g，炙甘草 30g，肥玉竹 120g，白蒺藜 120g，女贞子 90g，黑料豆 120g，鸡血藤 150g，桑椹子 120g，决明子 150g，清阿胶 60g。上药研粉用红枣 120g、夏枯草 120g 煎汤泛丸如梧桐子大，每日服两次，每次服 5g。药后诸症均有明显好转，渐至消失。以后，每年秋季开始服上方丸剂，夏季天热停服，前后有十年之久，随访治疗期间未服其他任何西药，而患者一直血压不高，胸闷、心悸、早搏等症未再复发。[许善．"损其心者，调其荣卫"在心经病症中的应用．江苏理工大学学报，1994. 15（3）：24.]

胁痛案

《十四难》云："损其肝者，缓其中。"

一人六月途行，受热，过劳，性又躁暴，忽右胁痛。皮肤上一片红如碗大，发水泡疮三五点。脉七至而弦，夜重于昼。医作肝经郁火治之，以黄连、青皮、香附、川芎、柴胡之类，进一服，其夜痛极。且憎热，次早视之，皮肤上红如大盘，水泡疮又加至三十余粒。医教以水调白矾末敷，仍于前药加青黛、龙胆草进之，夜痛益甚，胁中如钩摘之状。次早视之，红及半身矣，水泡又增至百数。乃求王古罜为订一方。以大瓜蒌一枚，重一二两者，连皮捣烂，加粉草二钱，红花五分。进药少顷，即得睡，此觉已不痛矣，盖痛势已急，而时医执寻常泻肝正治之剂，又多苦寒，愈添其燥，故病转增剧。水泡疮发于外者，肝郁既久，不得发越，乃侮所不胜，故皮腠为之溃也。瓜蒌味甘寒，《经》云：泄其肝者缓其中，且其为物，柔而滑润，于郁不逆，甘缓润下，又如油之洗物，未尝不洁，此所以奏效之捷也欤。（清·俞震．古今医案按．北京：中国医药科技出版社，1998：310.）

第四节   疾病举要

在疾病方面，《难经》列举了伤寒、头痛、心痛、泄泻、积聚、癫狂等常见病，并进行了较为概括性的论述。所论病症虽然不多，但其影响却极为深远，旨在为临床辨识疾病提供示范。

一、伤寒

（一）界定伤寒及所属病症

"伤寒"之名，始见于《内经》。《素问·热论》云："今夫热病者，皆伤寒之类也。"明确指出临床上诸多以发热为主症的疾病大都属于感受寒邪的范畴。换言之，外感热性病的病因是感受了以寒为主的外邪，临床以发热为主症。在物质条件匮乏和生活条件简陋的古代，因感受外邪所致的疾病远远超过现代，其中又以寒邪致病最为普遍，感受六淫邪气后人体多以发热为常见症状并贯穿始终。所以，《素问》把热病作为常见病、多发病，以专篇形式进行多角度大篇幅专门论述。为突出感受寒邪与发热症状的相关性，《素问·热论》还着重写道"人之伤于寒也，则为病热"。可见，《内经》所言伤寒与热病是从两个角度对外感病的称谓，即伤寒是从病因言；热病是从症状言。

关于外感病的分类，除了"今夫热病者，皆伤寒之类也"之外，《素问·热论》在篇末还有"凡病伤寒而成温者，先夏至日者为病温，后夏至日者为病暑"的论述。据林亿在校订时记载，上述经文原在全元起本《奇病论》中，后由王冰迁移至《素问·热论》，此举使该篇的完整性得到进一步提升。

对于《素问·热论》上述原文的理解，在《伤寒论·伤寒例》中王叔和引述了《阴阳大论》的论述："春气温和，夏气暑热，秋气清凉，冬气冷冽，此则四时正气之序也。冬时严寒，万类深藏，君子固密，则不伤于寒。触冒之者，乃名伤寒耳。"是将感触冬季寒邪这一疾病称为伤寒。王叔和认为："其伤于四时之气，皆能为病。以伤寒为毒者，以其最成杀厉之气也。中而即病者，名曰伤寒；不即病者，寒毒藏于肌肤，至春变为温病，至夏变为暑病。暑病者，热极重于温也。"这样阐述既符合经旨且与临床相合。

从《素问·热论》来看，伤寒分为广义与狭义或已雏形初具，即广义伤寒下辖三个子病症，即热病（可视为狭义伤寒）、温病（夏至日之前发病者）、暑病（夏至日之后发病者）。与《难经》相比，中风和湿温两者不在其列。中风与伤寒就病因和病性而言，除轻重有异外，其于病性并无本质区别，均为受到外感风寒邪气所伤，邪轻者伤卫而不及营，即为中风；邪重者伤卫且及营，即为伤寒。在《伤寒论》中同列于《太阳病篇》中，治疗所用桂枝汤和麻黄汤同属辛温解表之剂。

《难经》则延续《素问·热论》的伤寒话题，明确地将伤寒分为广义与狭义两个概念。《五十八难》指出："伤寒有五：有中风，有伤寒，有湿温，有热病，有温病。其所苦各不同。"毫无疑义，"伤寒有五"之伤寒，系广义伤寒，是外感热病的总称；而与中风等同列的伤寒，为狭义伤寒，即感受寒邪引起的外感性热病的一种。自此，广义伤寒和狭义伤寒之概念分明。

《难经》将伤寒分为广义与狭义，对中医学的发展和学术流派的形成起了巨大的推动作用。张仲景在《伤寒论》中对伤于寒邪的狭义伤寒进行了充分的发挥，刘完素开始对广义伤寒中的温热病进行深入研究，提出温病需用苦寒药物治疗。至明清，以吴又可、叶天士、吴鞠通、王孟英、薛生白为代表的温病学名家进一步发挥，形成成就卓著的温病学派。温病学派的形成与发展，《难经》起到了举足轻重的奠基作用。

（二）分述伤寒五病的脉象

《内经》对具体病症脉象的记载较少，外感病脉象也不例外，尤其对外感病分类及其脉象的专篇记载就更少。《难经》专论脉法，《五十八难》对外感病的分类脉象做了详细描述，切合临证，为后世医家所重视。现将该难所述外感病的脉象机理及其价值论述如下。

1. 中风脉象 《五十八难》曰："中风之脉，阳浮而滑，阴濡而弱。"阳为寸部脉，阴为尺部脉。风为阳邪，易袭阳位，寸部属阳，故寸部脉浮而滑；风性开泄，腠理受风，因而开泄，营阴因汗出而不能内守，营阴弱于内，尺脉按之不足则细软无力。正如叶霖《难经正义》所说："中风者，风寒直伤肌腠也。风无定体，偏寒即从寒化，风寒之邪，直入肌肉而伤其营，营血伤则血脉弱。"《伤寒论·太阳病篇》的"太阳病……脉缓者，名为中风"；"太阳中风，阳浮而阴弱"，可视为仲景对本难脉象的凝练。

2. 湿温脉象 《五十八难》曰："湿温之脉，阳濡而弱，阴小而急。"湿温是湿邪与暑热之邪夹杂伤人所致疾患。湿为阴邪，易阻阳气；暑为阳邪，其性升散，易伤津耗气，故其寸脉濡弱。而湿与暑热之邪郁遏内蒸，故尺脉小而急。正如叶霖《难经正义》所说："先受暑后受湿，热为湿遏者，则其脉阳濡而弱，阴小而急。濡弱见于阳部，湿气搏暑也。小急见于阴部，暑气蒸湿也。"

3. 伤寒脉象　《五十八难》曰："伤寒之脉，阴阳俱盛而紧涩。"寒邪中人，营卫被遏；寒性收引、凝滞，气血运行不畅，故脉尺寸俱盛而紧涩。正如徐大椿《难经经释》所言："寒邪中人，营卫皆伤，故阴阳俱盛紧者，阴脉之象。《伤寒论》云：脉阴阳俱紧者，名曰伤寒。又云：诸紧为寒。涩者，血气为寒所凝，不和利也。《灵枢·邪气脏腑病形》：涩者多血少气，微有寒。"

4. 热病脉象　《五十八难》曰："热病之脉，阴阳俱浮，浮之而滑，沉之散涩。"热病是温热之邪伤人所致的一类疾病。热属阳邪，其性蒸腾，鼓动气血，故其脉"阴阳俱浮，浮之而滑"。又因热邪易伤阴津，故沉取而"散涩"。正如叶霖《难经正义》所说："热病者，温热病概伏气外感而言也。脉阴阳俱浮者，《金匮要略》云：浮脉则热，阳气盛故也。浮之而滑，沉之散涩者，滑则阳盛于外，涩则阴衰于内也。"

5. 温病脉象　"温病之脉，行在诸经，不知何经之动也，各随其经所在而取之。"温病是春季（夏至以前）感受温热邪气所致的温热病。由于温病的病位广泛，不能以具体的特征性脉象概述，故要结合温热邪气所侵部位来决定。正如叶霖《难经正义》所说："夫温者热之渐，热者温之甚，其实一而已矣，然内外微甚间，不可不辨也。"

《五十八难》所论五种外感病的脉象，对外感病诊断有重要指导意义，如其所述中风、伤寒脉象，为仲景所采信，如上述太阳中风和太阳伤寒的脉象与《五十八难》几乎相同，并作为应用桂枝汤、麻黄汤的脉象依据。至于说温病脉象复杂，甚合临床实际，因为温病发病范围很广，病因、病位不定，故其脉象多以数为主，且兼他脉，如风温脉见浮数、春温脉见大数等，应根据具体病情具体分析。

（三）秉承皮、肌、骨辨证方法

对于伤寒的辨证，《难经》继承了《灵枢·寒热病》的皮、肌、骨辨证方法，即通过寒热在皮、在肌、在骨来区分病位之深浅和病情之轻重。

邪中皮毛，症情最轻，因皮毛为人体的表层，肺主皮毛，开窍于鼻，故可见皮灼热不可近席，毛发焦，鼻槁，不得汗等；邪在肌肉，较之邪在皮毛更深一层，脾主肌肉，开窍于口，故可见肌肉痛，唇舌槁，尤汗等；邪入在骨，病情最为深重，肾主骨，又主液，齿为骨之余，故齿根枯槁而疼痛，汗注不休。

这种辨证方法尽管比较粗犷，但为后世外感热病的治疗提供了启示。丁锦《古本难经阐注》指出了具体治法："皮寒热者，即仲景所谓太阳之表，风用桂枝汤，寒用麻黄汤，汗之而愈。肌寒热者，即仲景所谓邪在半表半里，用小柴胡汤和解而愈。骨寒热者，里发寒热也，即仲景所谓正阳阳明里证，用承气汤，下之而愈。"

（四）申明伤寒病治法忌宜

关于外感病的治法，《素问·热论》中只有两处言及：一是"三阳经络皆受其病，而未入于脏者，可汗而已"。另一处是"治之各通其脏脉……其未满三日者，可汗而已；其满三日者，可泄而已"。这与《灵枢·热病》以针刺为主治疗方案是一致的。"其未满三日"可以理解为邪在三阳，"其满三日"可以理解为邪在三阴。三阳为表，故宜汗法；三阴为里，故宜泄法。《难经》在此基础上，提出邪在表应用汗法、在里应用下法的明确标准，是对《内经》热病治法的补充和拓展。

《五十八难》云：“伤寒有汗出而愈，下之而死者；有汗出而死，下之而愈者，何也？然：阳虚阴盛，汗出而愈，下之即死；阳盛阴虚，汗出而死，下之而愈。”这里“阳虚阴盛”之“阴盛”是指阴寒之邪从肌表侵犯人体；而“阳虚”则是指因为寒邪客于肌表，卫阳被遏，相对不足，失于温煦护卫肌表的作用，属于外感病初期阶段，治疗当用汗法，施以辛温解表之剂即可治愈。若误用下法，表邪没有出路，反而会因泻下而损伤正气，正虚无力祛邪，外邪就会深入，酿成大患。因此，《难经》告诫，对“阳虚阴盛”者宜用汗法，若误用下法则死。“阳盛阴虚”之阳盛并非指感受六淫中火热邪气，当指外邪不解入里化热之阳热邪气，邪热炽盛，不断耗伤阴液，故“阳盛阴虚”，此时若用汗法，会使津液枯竭，病情加重，需用下法，方能泄热“存阴”，固护正气，治愈疾病。《难经》对外感病使用汗、下之法的论述，不仅进一步明确了在表宜汗、在里宜下的适应证，而且还告诫在表忌下、在里忌汗之禁忌证，同时挣脱了限用针刺的束缚，为中医学在外感病治疗方面孕育着学术突破。

二、头痛

头痛是临床常见病症，《灵枢·厥病》将头痛分为厥痛和真痛。对于厥头痛，该篇分为六种，分列症状、选经施治；而论及真头痛，则语焉未详，仅简述其症状与不良预后。与《内经》所述相比，《难经》则更为简约。

（一）厥头痛

《六十难》曰：“手三阳之脉，受风寒，伏留而不去者，则名厥头痛。”《难经》弥补了《内经》厥头痛仅发生在足经的局限，指出风寒之邪通过经脉侵犯手三阳经，邪气滞留而不去，厥逆于头则痛。由于经脉不同，故头痛特点各不相同。《冷庐医话·头痛》指出：“头痛属太阳者，自脑后上至颠顶，其痛连项。属阳明者，上连目珠，痛在额前。属少阳者，上至两角，痛在头角。”在治疗方面，《内经》偏于针法，而《难经》未列治法，后世多用方药。《兰室秘藏·头痛论》提供了手三阳经头痛的用药经验：“太阳经头痛，恶风寒，脉浮紧，川芎、羌活、独活、麻黄之类为主。少阳经头痛，脉弦细，往来寒热，柴胡为主。阳明经头痛，自汗，发热，不恶寒，脉浮缓长实者，升麻、葛根、石膏、白芷为主。”

（二）真头痛

《难经》论真头痛仅述及其病发部位在脑，并未列出症状。《灵枢·厥病》云：“真头痛，头痛甚，脑尽痛，手足寒至节，死不治。”此邪入脑髓，导致脏真之气闭阻不通，元阳之气衰败，故疼痛剧烈，病情危重，死亡率高，多属于西医学的高血压脑病、蛛网膜下腔出血、颅内肿瘤之类疾病。

由于受到医学水平的限制，历代医家对真头痛无可奈何，认定是不治之症。如《世医得效方·集治说》云：“真头痛者，上穿风府，陷入泥丸，非药能愈。”尽管在古医籍也偶可寻得治疗真头痛的方剂，诸如《伤寒论·阳明病篇》的吴茱萸汤、《普济方·头门》的黑锡丹等，但疗效尚不确切。王肯堂《证治准绳·杂病》指出：“真头痛，天门真痛，上引泥丸，夕发旦死，以脑为髓海，真气之所聚，卒不受邪，受邪则死不可治。古方云：与黑锡丹，灸百会，猛进参、沉、乌、附，或可生。”唐宗海《本草问答》亦阐述：“寒入脑髓名‘真头痛’，用细辛以引经上达，用附子以助阳上行，皆入督脉以上入于脑也。肝脉亦入脑髓，故仲景用吴茱萸治

NOTE

脑髓寒痛。"

《难经》对头痛的论述虽然简约，但细论详析，仍有以下特点：一是《难经》虽述症不详，但能把握要点，切中病机。明确指出厥头痛是由经脉之气逆乱所致，系手三阳受风寒之邪袭扰，经气厥逆于头而生，病位在颅腔之外。而述及真头痛则不然，明确指出此病直中人命要害大脑本脏，遏闭元气，脏真暴毙，故预后极其险恶。二是为头痛病提示了诊治纲领。临床头痛并非专病，其证候复杂，准确辨别其致病原因、病变性质、转归预后，难度较大。《难经》明确厥头痛属经，预后良好，宜从经气逆乱辨治；真头痛属脏，预后险恶，宜峻补或通达真元之气。

【医案举隅】

厥头痛案

患者，女，42 岁。1991 年 8 月 6 日诊。患偏头痛 18 年，每于气候变化或劳累时诱发，月经前后加剧，做脑电图、脑血流图、X 线摄片等检查均正常。就诊时适值经期，头痛剧作，右侧颞部跳痛，痛连目眶，患者精神委顿，面色暗滞，经来不畅、色暗夹块、伴有腹痛，舌紫苔薄白，脉沉涩。证属邪风久羁入络，血瘀阻于清窍。治宜祛风活血。药用：羌活 9g，川芎 9g，生地黄 15g，赤芍药 9g，桃仁 9g，当归 9g，红花 9g。每日 1 剂，水煎服。5 剂后经来见畅，色也较鲜，旋即腹痛减轻，头痛小安，唯脉沉涩未起，舌紫未退，宿瘀久伏之证，原方加石楠叶 9g，露蜂房 9g，乌梢蛇 9g，全蝎粉 15g，蜈蚣粉 15g，研末和匀另吞。再服 1 周，头痛即止，脉沉涩也起，舌紫见淡。随访 1 年，病未再发。[高尚社. 国医大师颜德馨教授治疗头痛验案赏析. 中国中医药现代远程教育，2013，11（16）：3.]

真头痛案

患者，女，52 岁。1986 年 11 月 23 日诊。患者于 1 周前突然晕仆，不省人事。约半小时始苏，遂感剧烈头痛，并伴呕吐。某医院确诊为蛛网膜下腔出血，曾用西药脱水剂、止血剂、抗生素等治疗未见好转，故延中医会诊。刻下头痛如劈，颈强板滞，不能转侧，壮热有汗，呕吐不食，神思恍惚，里滞 3 日未行。舌边红、苔焦黑欠津且有裂纹，脉象弦数有力。显属肝阳过亢，化火生风，风火相煽，痰热交炽，邪势鸱张，症情险重。治以息风攻下，清热泻火，谨防津伤液耗，再致昏厥痰涌。处方：羚羊角 3g（分 2 次磨冲），嫩钩藤 30g，石决明 30g（先煎），龙胆草 6g，生大黄 10g（后下），枳实 10g，玄明粉 10g（冲服），夏枯草 10g，甘菊花 10g，淡黄芩 10g，鲜竹茹 15g，生地黄 15g，生石膏 150g（打碎先煎）。进服 1 剂。翌日大便 2 次，粪水夹杂。热势稍挫，头痛仍剧。原方加苦丁茶 15g，川牛膝 10g，去枳实、玄明粉。连投 2 剂，头痛大减，大便畅行，热退汗少，神清气爽，能进糜粥，唯夜寐欠安。舌边红、苔黑转灰润，脉弦。再诊处方：羚羊角 3g（分 2 次磨服），夏枯草 15g，鲜竹茹 15g，苦丁茶 15g，朱茯神 15g，嫩钩藤 30g，石决明 30g（先煎），冬桑叶 10g，甘菊花 10g，明天麻 10g，川牛膝 10g，炙甘草 6g。稍有增损，续服 10 余剂而愈。[郭毅. 郭建中治疗脑血管病的临床经验. 江苏中医，1993，28（11）：5.]

三、心痛

心痛是临床常见病症，《灵枢·厥病》将其分为厥心痛和真心痛。其中，厥心痛又分为肾心痛、胃心痛、脾心痛、肝心痛和肺心痛 5 种类型，分述其症，选穴针刺施治。而论及真心痛，该篇则语焉不详，仅简述其症状与不良预后。《难经》对心痛的论述十分简单，但抓住了要点，明确指出厥心痛的病机及真心痛的主症与险恶预后。

（一）厥心痛

《六十难》曰："其五脏气相干，名厥心痛。"明确指出厥心痛是因五脏气机逆乱波及于心所致。杨玄操《难经集注》注云："诸经络皆属于心，若一经有病，其脉逆行，逆则乘心，乘心则心痛，故曰厥心痛。是五脏气冲逆致痛，非心家自痛也。"结合《灵枢·厥病》记载，厥心痛的症状当既有心痛，又兼诸脏症状。

由于心是人体最为重要的脏器，故《素问·灵兰秘典论》有"心者，君主之官也，神明出焉"的论述，同时《灵枢·邪客》强调："心者，五脏六腑之大主也，精神之所舍也。其脏坚固，邪弗能容也。容之则心伤，心伤则神去，神去则死矣。故诸邪之在于心者，皆在于心之包络，包络者，心主之脉也。"可见，厥心痛的病位可能并不是在实质的心，而是在心包络（与今之所谓冠状动脉相似）。另外，除了表示实质的心脏之外，心还常用于代表胸腹腔的中心部位，这一部位的内部恰好是六腑之一的胃，故有"当心者胃也"的说法。临床上因五脏气乱而导致胃脘痛者也极为常见。尽管胃脘痛与心痛并非同病，然而由于两者疼痛位置重叠，故因胃脘痛而掩盖心绞痛甚至心肌梗死的情况也时有发生。

对厥心痛的治疗《难经》没有提及，《灵枢·厥病》指出应根据本经、表里经取穴原则，取远端穴位针刺以调理脏腑功能，如表7-1所示。林佩琴在《类证治裁·心痛论治》中列有治疗五种厥心痛有效方剂：肾心痛由阴火上冲所致，用神保丸（木香、胡椒、巴豆、干蝎）；胃心痛由胃中停滞所致，用草豆蔻丸（草豆蔻、炒枳实、白术、大麦蘖、半夏、黄芩、炒神曲、干姜、橘皮、青皮）；脾心痛由中焦寒逆所致，用诃子散（炮诃子、炙甘草、厚朴、炮姜、草果、橘皮、炒良姜、茯苓、炒神曲、炒麦芽）、复元通气散（木香、茴香、青皮、炙山甲、陈皮、白芷、甘草、贝母、漏芦）；肝心痛由火郁血分所致，用金铃子散（川楝子、玄胡索）加紫降香；肺心痛由上焦气分不清所致，用七气汤（半夏、厚朴、桂心、茯苓、白芍、苏叶、橘皮、人参）加枳壳、郁金。另外，肝心痛也可选用柴胡疏肝散（橘皮、柴胡、川芎、炒枳壳、芍药、炙甘草、香附），肾心痛也可选用附子汤（炮附子、茯苓、人参、白术、芍药）合枳实薤白桂枝汤加减。

表7-1 《灵枢·厥病》厥心痛证治表

类型	主症	兼症	针刺选穴
肝心痛		色苍苍如死状，终日不得太息	行间、太冲
脾心痛		痛如以锥针刺其心，心痛甚	然谷、太溪
胃心痛	心痛	腹胀胸满，心尤痛甚	大都、太白
肺心痛		卧若徒居，心痛间，动作痛益甚，色不变	鱼际、太渊
肾心痛		与背相控，善瘛，如从后触其心，伛偻	京骨、昆仑

（二）真心痛

《六十难》曰："其痛甚，但在心，手足青者，即名真心痛。其真心痛者，旦发夕死，夕发旦死。"此病为邪气直犯心脏，伤及脏真之气，心脉瘀阻，心阳暴脱，故在剧烈心痛的同时伴有四肢厥冷，旦发夕死，夕发旦死，预后不良。《素问·痹论》曾有"其入脏者死"的预后判断，《素问·阴阳应象大论》中也有"治五脏者，半死半生也"的告诫。"入五脏"尚且如此，何况作为"五脏六腑之大主"的心受到伤害，其危险性和急迫性便不言而喻了。《内经》《难经》中关于真心痛症状的描述，与西医学的冠心病、心肌梗死相近。

在《难经》时代由于救治心脏急症的手段和经验既不完备也未必有效，故不能提供确切治疗方案。然而从所述症状来看，真心痛属危重症，肯定会危及生命，必须及时采取措施予以救治。治当遵循"急则治其标，缓则治其本"的原则，对真心痛实施分期治疗（表7-2）。

表7-2　真心痛辨证施治简表

分期	证型	临床表现	治则与方药
急性期	心阳虚脱	心前区剧烈疼痛，胸痛彻背，背痛彻心，持续不解或频繁发作，面色苍白，冷汗淋漓，短气心悸，四肢发冷，脉微欲绝，舌黯淡，苔白	回阳救逆，四逆加人参汤送服苏合香丸
	热结腑实	剧烈心痛，面赤，烦躁不安，气喘不能平卧，痰多，腹胀，大便干结，舌紫黯，苔黄腻而干，脉弦滑数	清热通腑，瓜蒌薤白半夏汤合调胃承气汤加丹参、桃仁、红花
	气滞血瘀	剧烈心痛，胸闷憋气，胁肋胀满，嗳气频频，烦躁易怒，舌质黯有瘀斑，脉沉弦涩	理气活血，血府逐瘀汤加减
缓解期	气虚血瘀	心绞痛，胸闷，活动加重，休息减轻，伴见短气乏力、汗出心悸，舌体胖大，有齿痕、瘀斑或瘀点，或舌色黯淡，苔薄白，脉弦细无力	益气活血，补阳还五汤加味
	气阴两虚	心绞痛，短气乏力，心烦，口咽干燥，大便干燥，或有低热，舌红，脉细数无力或见结代脉	补气益阴化瘀，生脉散加味
	阴虚阳亢	头目眩晕，面赤，烦躁易怒，五心烦热，大便干结，脉弦滑数，舌红，苔薄黄干	滋阴潜阳，镇肝熄风汤加减

以上证型均可配合灯盏细辛注射液、丹参多酚注射液等静脉给药，并酌情选用复方丹参滴丸、麝香保心滴丸、速效救心丸等，以期迅速控制病情。

【医案举隅】

厥心痛案

患者，男，72岁，退休高校教师。主诉：腰痛、胸闷、胸痛。患者数年前诊断为冠心病，偶有胸闷，今年发现一侧肾脏结石。经常腰痛，痛时只得扶腰而行，叩击背部则疼痛加剧，时常引发左胸前区刺痛。B超：左肾结石0.4cm。心电图：T波改变。诊断：心脉瘀阻，膀胱湿热。治法：活血宽胸止痛，清热通淋补肾。处方：丹参15g，红花6g，瓜蒌皮12g，薤白9g，制延胡索15g，木通6g，瞿麦12g，石韦12g，海金沙12g，萹蓄12g，琥珀粉0.5g，补骨脂9g。治疗1个月后，疼痛明显减轻。[陈一江. 脏腑心痛的临床验案. 中华中医药杂志，2007，22（9）：651-652.]

真心痛案

患者，男，64岁。1997年9月20日入院，冠心病史6年余，近日频发心绞痛。此次因心绞痛加重，含服硝酸甘油片不缓解而入院。症见：胸骨后压榨性疼痛，向左上肢内侧放射，伴冷汗、心悸、气促、烦躁，大便3天未解。查：T 38.5℃，P 105次/分，R 24次/分，BP 18/12kPa（135/90mmHg）。精神紧张，痛苦病容，心音低，心律不齐，心界不大，未闻及病理性杂音，腹稍胀，舌质红、苔黄腻，脉促弦滑。心肌酶谱：CK 21.2U/L，LDH 947U/L，AST 346U/L。ECG 提示：急性前壁心肌梗死，偶发室性早搏，给予吸氧、极化液、川芎嗪注射液静滴，利多卡因100mg肌肉注射。中医诊为真心痛，治以宣痹活血通腑。处方：大黄15g（后下），川厚朴15g，瓜蒌15g，薤白15g，枳实10g，姜半夏10g，郁金10g，胆南星10g，丹参30g，苦参30g。日1剂，水煎服。药后大便即通，身热亦退，心烦、胸痛、腹胀减轻，心律齐，舌苔转为薄黄。2剂后上方大黄、枳实量减半，加麦冬、五味子，继服4剂后复查心肌酶谱接近正常，精神转佳，病情稳定，3周后出院。［段景文．李松林运用下法治疗急重病验案4则．陕西中医，2001，22（2）：103 - 104.］

四、泄泻

（一）泄泻的临床分型

泄泻指排便次数增多，粪便稀薄，甚至泻出如水样的病症。在古代，泄泻有时也包括痢疾在内，痢疾是以腹痛、里急后重、下痢赤白脓血为主症的病症。《内经》《难经》均无痢疾。《内经》论泄泻，名称有多种，如将完谷不化者称为"飧泄"，将大便稀薄性状如泥者称为"溏泄"，将完谷不化、泄下急流者称为"洞泄"，将泄下如注者称为"注下"，将湿气内盛或寒邪入侵所致泄下如水者称为"濡泄"，将泄出物状如鸭便者称"鹜溏"。另有"肠澼"，《素问·通评虚实论》说"肠澼便血""肠澼下白沫""肠澼下脓血"，究竟是否为痢疾难以定论，现多认为可能是多种肠道末端的慢性疾病。这些都说明《内经》在泄泻病症方面有丰富的论述，但尚未对泄泻做系统分类，更未将普通泄泻与痢疾另加区别。

《难经》则将泄泻分为五种，《五十七难》云："泄凡有几，皆有名不？然，泄凡有五，其名不同。有胃泄，有脾泄，有大肠泄，有小肠泄，有大瘕泄，名曰后重。胃泄者，饮食不化，色黄。脾泄者，腹胀满，泄注，食即呕吐逆。大肠泄者，食已窘迫，大便色白，肠鸣切痛。小肠泄者，溲而便脓血，少腹痛。大瘕泄者，里急后重，数至圊而不能便，茎中痛。此五泄之要法也。"前四种按肠胃分类，而大瘕泄未示部位。胃泄、脾泄、大肠泄属泄泻，而小肠泄便脓血与《内经》肠澼类似。"里急后重"是大瘕泄与其他泄泻的最大区别，故徐大椿注云："名曰后重一句，专指大瘕泄而言。"其临床特点，正如文中描述"数至圊而不能便"，与今含义相同。此外，大瘕泄虽未提到脓血便，但从文义分析当为省文，前述小肠泄已有"溲而便脓血，少腹痛"，后在大瘕泄中只述其与小肠泄的区别在"里急后重"，因此可知，《难经》首次将痢疾与普通泄泻病进行了明确区分。其后，《圣济总录·下痢里急后重》即引本难论痢云："论曰：下痢里急后重者，有瘕聚也。经所谓大瘕泄者，里急后重，数至圊而不能便，茎中痛是矣。法当和气而祛蕴滞，则脾胃和平，饮食腐化，其脓自消，大肠自固也。"后世无论将痢疾称为下痢还是滞下，均以里急后重为典型症状。

除上述将泄泻分为普通腹泻与痢疾外，《难经》按脾、胃及大肠、小肠分类，也有其学术价值。胃泄、脾泄、大肠泄以大便稀薄为特征，同时多有消化不良症状，或有轻度里急后重，但很少夹杂脓血。病理上多为脾胃腐熟、运化功能减弱所致。病因则多寒湿、饮食不节等，通过调理脾胃多能治愈。而小肠泄少腹痛、便脓血等，应由多种疾病所致，诸如慢性溃疡性结肠炎、结肠息肉、直肠息肉、肿瘤等，则病情复杂，治疗较难，临证还应仔细分析，找到原发病灶，进行有针对性的辨证论治。

（二）五泄的诊治

《五十七难》对泄泻病的命名，已见对此类病症的定位准确，属于消化道疾病，病在脾、胃及大肠、小肠。其次，十分重视对患者临床症状、排泄物性状的对比观察，在鉴别诊断方面有重要指导意义。

1. 胃泄 胃泄之名首见于《难经》。《五十七难》云："胃泄者，饮食不化，色黄。"临床表现以完谷不化、下利色黄为特征。从症状上看，胃泄与《内经》中"飧泄"较为相似。究其机理，胃有受纳腐熟水谷、主通降的功能，若饮食失宜或外感寒湿之邪，则胃腑受伤，不能腐熟水谷，故完谷不化。正如叶霖所说："胃泄者，甲木之克戊土也。胃主纳谷，风木之邪乘之，胃腑郁迫，水谷不化，必脉弦肠鸣。黄者，胃土之色。经曰'春伤于风，夏生飧泄'者是也。"结合临床，若感受湿热也常会有黄褐色大便。现临床食滞肠胃、风寒湿邪犯胃、湿热邪气或暑湿之邪伤及肠胃所致的泄泻均属胃泄范畴。治疗方面，食滞肠胃之泄泻可选用保和丸（焦山楂、炒神曲、炒麦芽、炒莱菔子、橘皮、制半夏、茯苓、连翘）；寒湿泄泻常用藿香正气散（藿香、大腹皮、紫苏、白芷、陈皮、半夏曲、茯苓、白术、厚朴、苦桔梗、炙甘草）或胃苓汤（苍术、陈皮、姜厚朴、炙甘草、泽泻、猪苓、赤茯苓、白术、肉桂），湿热泄泻多用葛根芩连汤（葛根、黄芩、黄连、炙甘草）。

【医案举隅】

患者，男，18岁，2011年4月21日初诊。主诉：腹痛泄泻1年余，每日泄泻6~7次，泻下急迫，便质呈水样，粪色黄褐，气味臭秽，西医检查无病理性改变。伴肛门灼热，大便不爽，小便短黄，口渴，口淡无味，不欲饮食。舌红苔黄腻，脉滑数。诊断：湿热泄泻。给予自拟方当归导滞汤：当归10g，白芍20g，枳壳10g，槟榔片10g，黄连10g，黄芩10g，肉桂10g，吴茱萸10g，焦山楂15g，厚朴10g，陈皮10g，木香10g，甘草10g，4剂。4月25日复诊，大便每日3次，饮食有所增加，但每日晨起腹痛即便，便后痛减，当归导滞汤改白芍35g，加柴胡10g，防风15g，7剂。5月2日三诊，晨起腹痛减轻，大便基本成形，每日1~2次，无臭秽味道，排气增多，效不更方，继服前方，15剂而愈。[尹伟，李敬孝. 李敬孝教授临床验案举隅. 中医药学报，2012，40（3）：134.]

2. 脾泄 脾泄之名首见于《难经》。《五十七难》云："脾泄者，腹胀满，泄注，食即呕吐逆。"临床表现以腹部胀满、泄如水注、食即呕吐为特征。探其机理，脾司运化、主升清。若饮食失宜、肝旺乘脾等均可导致脾运失职，升降紊乱而见此证。《难经本义》引四明陈氏曰："脾泄，即濡泄也。"脾泄与西医学之慢性肠炎、肠易激综合征较为相似。目前临证主要分为脾胃虚弱和肝气乘脾两型，治疗前者多用参苓白术散（人参、茯苓、白术、炙甘草、白扁豆、莲子、薏苡仁、山药、砂仁、桔梗），后者多用痛泻要方（炒白术、炒白芍、炒陈皮、防风）。

【医案举隅】

患者，女，57岁，2012年9月6日初诊。水样便17年，每天大便2~3次，腹痛。有糖尿病史，荨麻疹病史，过敏史。20年不敢吃鸡蛋。近1年水泻加重，以为是肛门失禁，求医多次，也曾自服单味马齿苋泡水，均无效或效果不显。近来睡眠质量不好，睡后易醒。就诊时患者面色萎黄透青，晦暗无光泽。舌淡苔白腻，微黄。左脉弦弱，右脉弦细，两尺均沉。经四诊合参，辨证为土虚木乘，脾虚水谷杂下，清浊不分，水湿下注。治宜补脾柔肝，利湿涩肠止泻。痛泻要方加味：杭芍 30g，炒白术 20g，陈皮 12g，防风 10g，猪苓 30g，茯苓 30g，泽泻 30g，干姜 12g，川连 12g，木香 12g，马齿苋 30g，芡实 30g，诃子肉 30g，米壳 12g，砂仁 12g，白豆蔻 12g，赤石脂 12g，吴茱萸 6g，合欢皮 30g，夜交藤 30g，7 剂，每日 1 剂，早晚口服。2012 年 9 月 13 日二诊，服药后大便 1 日 1 行，血糖 8.3mmol/L，餐后未验。大便仍不成形，1 剂后大便呈粥状，2 剂后大便黏，水冲不下。睡眠佳。问诊得知足凉，无论何时都要穿袜子，光脚沾地便泄泻。左脉弦弱，右脉略滑，尺脉沉。舌质淡，面色有所改善。二诊方去诃子、米壳，加炮姜 12g，制附子 10g（久煎）。7 剂，服法如前。去诃子，米壳防止收涩太过。炮姜，附子温中散寒，补虚温阳。2012 年 9 月 20 日三诊，大便 1 日 1 行，成形。并述入夜后不穿袜子即可入睡。面色微萎黄。舌苔白微腻，脉象略弦左尺沉滑，右脉略滑。三诊方加秦皮 12g，肉蔻 10g，7 剂巩固善后。[沈双，张洪义. 痛泻要方治疗泄泻验案举隅. 实用中医内科杂志，2013，27（6）：5.]

3. 大肠泄 大肠泄之名首见于《难经》。《五十七难》云："大肠泄者，食已窘迫，大便色白，肠鸣切痛。"临床以食后急欲排便、迫不及待、大便稀薄、其色浅淡、腹中肠鸣并伴腹痛、泄后痛止为特征。有人认为大肠泄与《内经》所谓"洞泄"相当（《难经本义》引四明陈氏说）。大肠泄与西医学之急慢性肠炎相似。大肠的功能是传导糟粕，大肠素虚复又感寒，传导功能失调，津随糟粕传下，而为泄泻；寒主收引，故肠鸣切痛。诚如滑寿注曰："食方已，即窘迫欲利也，白者金之色。谢氏曰：此肠寒之证也。"大肠泄当属脾阳虚弱之寒湿泄泻，治当温补脾阳，散寒止痛。治疗方面，可据证酌选附子理中丸（制附子、党参、炒白术、干姜、炙甘草），或温中健胃丸（党参、炒白术、茯苓、炮姜、制附子、橘红、炒杏仁、法半夏、当归身、炒川芎、炙甘草、炙紫菀、上元桂），或二陈汤加党参、白术、干姜、吴茱萸等。

【医案举隅】

患者，男，20 岁，教师。3 年前患急性肠炎，服西药后基本治愈，次年因食不洁之物突然复发，服中西药物多剂未见明显好转，致腹泻反复发作，持续两年余。两天前因过食生冷，又致腹泻发作，日 4~5 次，便带黏液，小腹冷痛，腹胀肠鸣，食欲差，四肢不温，服西药未效，故来院就诊。检查：面色淡白无华，精神欠佳，腹部无压痛，四肢欠温，舌苔白滑，脉弦滑而数。此为中焦虚寒，脾阳不运，郁热内伏之象。治宜温中散寒，益气健脾，佐以清热，方予理中汤加味。处方：白术 15g，炮姜 12g，党参 15g，炙甘草 6g，附片 12g，乌梅 12g，黄连 3g。每日 1 剂，水煎服。共进 3 剂，腹泻停止，后以理中丸调理月余，告愈。[高尚社. 国医大师郭子光教授治疗泄泻验案赏析. 中国中医药现代远程教育，2011，9（3）：6.]

4. 小肠泄 小肠泄之名首见于《难经》。《五十七难》云："小肠泄者，溲而便脓血，少腹痛。"溲，即小便。小肠泄以小便时即欲大便、下痢脓血、少腹疼痛为主症。小肠主受盛化物，泌别清浊。若湿热浊邪蕴结小肠，损伤血络，阻滞气机，则会出现便脓血而兼少腹痛。小肠泄与西医学之慢性溃疡性结肠炎较为相似。治疗方面，刘完素用承气汤（枳实、大黄、芒硝、甘草），加减平胃散（白术、厚朴、陈皮、甘草、槟榔、木香、桃仁、黄连、人参、阿胶、茯苓），七宣丸（大黄、炒枳壳、柴胡、诃黎勒皮、槟榔仁、青木香），香连丸（木香、炒黄连、炙甘草、肉豆蔻），芍药柏皮丸（白芍、柏皮）等。

NOTE

【医案举隅】

患者，女，56 岁。2004 年 9 月初因饮食不节，食生冷水果、油腻食物及饮啤酒后发病，腹痛，痛则腹泻，腹泻黏液脓血便，多至每日 10 次，疲倦畏寒，四肢乏力，舌体胖大、苔白腻，脉沉细。肠镜检查示：符合溃疡性结肠炎改变。辨证：脾虚湿滞，脾肾阳虚。治则：健脾利湿，温补脾肾。处方：炒白术 10g，茯苓 15g，泽泻 12g，猪苓 10g，桂枝 5g，苍术 10g，川厚朴 10g，五味子 20g，补骨脂 20g，吴茱萸 5g，煨豆蔻 10g，薏苡仁 30g，诃子肉 12g，木香 6g，黄连 6g，黑地榆 15g，海螵蛸 10g，干姜 8g，甘草 3g，大枣 5 枚。每日 1 剂，水煎服。上方连续服用 20 剂，患者精神明显好转，小便利，大便次数逐渐减少，脓血便消失，舌象有改善。减去黑地榆，守方又服用 20 剂，患者腹痛消失，黏液便消失，每日大便 1 次，大便成形，食欲、精神等均恢复正常。治疗期间及康复后嘱患者忌食辛辣、油腻、生冷和不易消化食物。继服四神丸 2 个月，近期随访一切正常。[刘淑红，高尚社. 国医大师李振华教授辨治溃疡性结肠炎验案赏析. 光明中医，2011，26（8）：1540.]

5. 大瘕泄　"大瘕泄"之名首见于《难经》。杨玄操《难经集注》云"瘕，结也。少腹有结而又下利者是也"，故"瘕"有"结"义。遗憾的是，杨氏未明确指出此"结"系属湿热秽浊积滞蕴结。另有考证，认为"瘕"古与"蛊"通，如张纲《中医百病名源考·肠澼》云："瘕，本当作蛊。大瘕泄之名，本应为大蛊泄者，乃言其痢血瘀黑如病蛊也。"结合《五十七难》"大瘕泄者，里急后重，数至圊而不能便，茎中痛"的症状描述，学界一致认为大瘕泄即痢疾的别名，与西医学的细菌性痢疾及阿米巴痢疾较为相似。

鉴于《五十七难》对大瘕泄的临床描述较为简略，后世医家结合实践观察进行了补充，赵献可《医贯·痢疾论》云："大小便牵痛，愈痛则愈便，愈便则愈痛，其症红白相杂，里急后重，悉似痢疾，必小便短涩而痛，或不通而痛，或欲小便而大便先脱，或欲大便而小便自遗。"文中"红白相杂"即今之所谓"脓血便"，补充了《难经》之所未备。

大瘕泄的发病与湿热毒邪重浊、黏滞不爽，阻遏气机有关。治疗方面，《圣济总录·下痢里急后重》用当归散（当归、黄连、炮姜、黄柏），当归黄连汤（当归、黄连、赤茯苓、地榆）。在《难经》大瘕泄论述基础上，后世医家不断补充完善，逐渐将痢疾证型扩展为湿热痢、疫毒痢、寒湿痢、阴虚痢、虚寒痢、休息痢等，并积累了许多经验效方。

【医案举隅】

患者，男，72 岁，宝鸡岐山人，1964 年秋诊治。患者腹部坠痛，泻下黏白冻，在当地医院诊为痢疾，静脉注射糖盐水、庆大霉素，中药服用芍药汤等鲜效。适逢先生返里，故来求诊。患者泻下黏白冻 1 周，伴腹部坠痛，困倦乏力，纳呆厌食，时有呕恶，现大便日 4~6 次，便溏夹有白冻及脓血，舌质淡苔白，脉缓无力。证属寒湿滞留，气机不畅之寒湿痢。治法：温化寒湿，佐以行气畅中。方药：藿香 10g，白术 15g，肉桂 3g，云苓 15g，泽泻 10g，厚朴 10g，陈皮 9g，枳壳 9g，木香 6g。服药仅 2 付，诸症告愈。[王焕生，蔡国良. 王正宇治疗痢疾经验. 陕西中医学院学报，1997，20（4）：19.]

综上所述，泄泻的病因不外乎感受外邪，特别是湿邪，正如《素问·阴阳应象大论》所云"湿胜则濡泄"，病机不外乎脾胃升降失常，传导失司，清浊不分，混杂而下。丁锦《古本难经阐注》指出："五泄名虽不同，然必由胃及脾。"

五、积聚

积聚是指腹内结块。积与聚常并称，但二者有别，积有形，固定不移，痛有定处；聚无形，聚散无常，痛无定处。由于积、聚形成病因大多相同、病机相关，故常称积聚。《内经》对积聚的记载也很丰富，具体名称有伏梁、息贲、肥气、血瘕、肠瘤、肠覃、石瘕等；对积聚的病因、病位、发病机理等论述散于多篇。《难经》在《十八难》《五十五难》《五十六难》中论述积聚病，除《五十六难》述五脏之积的名称及基本内容与《内经》类似外，《难经》所论积聚的阴阳属性、诊察要点、脉象特征及预后等，均为《内经》所未及，在理论和临床上有重要意义（表7-3）。

表7-3 《难经》积聚鉴别表

病名	属性	病位	形质	动静	病机
积	阴	属五脏，在血分	有形	痛有定处	痰瘀裹结
聚	阳	属六腑，在气分	无形	痛无定处	气滞气结

（一）积聚的阴阳属性

《五十五难》云："病有积、有聚，何以别之？然：积者，阴气也；聚者，阳气也。故阴沉而伏，阳浮而动。气之所积名曰积，气之所聚名曰聚。故积者，五脏所生；聚者，六腑所成也。积者，阴气也，其始发有常处，其痛不离其部，上下有所终始，左右有所穷处；聚者，阳气也，其始发无根本，上下无所留止，其痛无常处，谓之聚。故以是别知积聚也。"指出积病、聚病的阴阳属性不同，"积者，阴气也；聚者，阳气也"，此阴气、阳气，从后文分析，当指脏腑。积多因有形湿浊败血瘀积而成，属脏；聚多由无形之气郁滞所致，属腑。盖脏阴、腑阳，血阴、气阳，阴静而阳动，阴重浊有形、阳轻清无形，故有"阴沉而伏，阳浮而动"之论。积属阴，故"其始发有常处，其痛不离其部，上下有所终始，左右有所穷处"；而聚属阳，故"其始发无根本，上下无所留止，其痛无常处"。此外，后世医家多从气血论积聚，亦受《难经》启发。《二十二难》云："气主呴之，血主濡之。"气无形主动，属阳，有温煦的作用；血有形主静，属阴，有濡养的作用。积聚的病变特点，正当归于气分、血分，为临床以理气、行气、破气法治疗气分聚证，以化痰、化瘀、散结治疗血分积证提供了依据。《难经》从阴阳的基本属性判断积聚的性质，不仅具有示范作用，而且还能有效指导临床。

（二）积聚的诊脉要点

《灵枢·百病始生》虽详论积证，但脉象描述阙如。《素问·平人气象论》云："结而横，有积矣。"这是对积证脉象的简要记载。《难经》详于脉法，以结脉为积聚的脉象，《十八难》云："人病有沉滞久积聚，可切脉而知之耶？然：诊在右胁有积气，得肺脉结，脉结甚则积甚，结微则气微。"结脉是脉来结涩迟缓，时有一止，《十八难》也有记述："结者，脉来去时一止，无常数，名曰结也。"正是积聚之气滞血瘀机理的表现。为了说明结脉与积聚相关，《十八难》又云："假令脉结伏者，内无积聚；脉浮结者，外无痼疾；有积聚脉不结伏，有痼疾脉不浮结，为脉不应病。病不应脉，是为死病也。"结脉兼浮脉、伏脉，说明积聚病位，浮结而积在内，结伏则积在外，如果有结脉而无积聚，或有积聚而无结脉，则是脉证不应，标志邪盛正衰，预后不良。《难经》从脉象来推断积聚病位和预后，对临床有重要的指导价值。

（三）后世继承与发展

《难经》对积聚病的理论与鉴别方法为后世所尊崇，巢元方《诸病源候论·癥瘕候》云："癥瘕者……其病不动者，直名为癥，若病虽有结瘕而可推移者，名为癥瘕。瘕者假也，谓虚假可动也。"现今本科教材《中医诊断学》也说："凡肿块推之不移，肿块痛有定处者，为癥积，病属血分；肿块推之可移，或痛无定处，聚散不定者，为瘕聚，病属气分。"从而为临床提示了治疗大法。后世医家在《难经》对积聚认识基础上，创制了多首行之有效的治疗方剂，如《金匮要略》鳖甲煎丸、大黄䗪虫丸等专治积聚；葛洪在《肘后方》中收载了内服、外用的治积聚方16首；孙思邈在《千金要方》中收载治积聚方44首；王焘《外台秘要方》收载治积聚方38首，并有不少单验方。就治疗积聚病的思路而言，王肯堂《证治准绳·杂病·积聚》提出了本病"治疗必分初、中、末三法"的主张，始者"其始感之邪与留结之客者，除之、散之、行之，虚者补之"，中期"当祛湿热之邪，其块之坚者削之，咸以软之，此时因病邪久踞，正气尤虚，必以补泻迭相为用"，末则当"补益其气，兼导达经脉，使荣卫流通，则块自消矣"。张景岳对运用攻补兼施之法治疗本病的体会尤为深刻，其在《景岳全书·杂证谟·积聚》指出："治积之要，在知攻补之宜，而攻补之宜，当于孰缓孰急中辨之。凡积聚未久而元气未损者，治不宜缓，盖缓之则养成其势，反以难制，此所急在积，速攻可也。若积聚渐久，元气日虚，此而攻之，则积气本远，攻不易及，胃气切近，先受其伤，愈攻愈虚。"

现代对积聚病的认识，在正气不足，脏腑失和的基础上，强调气滞、血瘀、痰凝、邪毒蕴结，治疗方法包括理气止痛、活血化瘀、逐痰软坚、清热解毒等，在逐邪攻积基础上，又强调扶正固本，并运用现代科技对其病理和治疗药物进行了深入研究，深化对本病的认识与辨治思路，疗效有所提高，但追根溯源，不离《内经》与《难经》。

【医案举隅】

脾虚痰瘀互结积聚案

患者，男，26岁，工人。10个月前因右下腹疼痛入某医院，拟诊为"阑尾炎"而动手术。术中发现回盲部有结核病变，乃缝合腹壁，7天切口愈合良好。半月后切口处出现1瘘管，流出分泌物，经扩创2次，并用多种抗痨药治疗，未能愈合，乃来诊。检查：右下腹切口处有1瘘孔，有淡黄色清稀分泌物，回盲部及脐左下方各有肿块1个，其大如掌，质地较硬，按之疼痛。患者形体羸瘦，面色㿠白，午后发热（体温38℃），纳谷减少，大便稀溏，日三四行，舌苔白，质淡红，脉细弱而数。凡此种种，谅由病久元气伤残，脾胃虚弱，毒痰不化，瘀血停聚，阻于腹中，而成癥积。兹拟补消兼施法，内外并治。炙黄芪30g，桂枝4.5g，白芍18g，炙甘草4.5g，白术14g，大枣3枚，党参30g，茯苓30g，陈皮14g，1日1帖，煎服2次。另：五味龙虎散（参三七、血竭、地鳖虫、炙蜈蚣、炙全蝎等分，研细末），每服1.5g，每日2次，温开水送下。外治法：用拔毒药（红升、黄升、血竭等分，共研细末）掺于瘘口上。再以黄连油膏纱布盖贴，每日换药1次。分泌物减少后改掺黄连粉，仍以黄连油膏纱布盖贴。内外并治1个月，瘘孔已收敛，内服药仍继续服用。及至5个多月，形体渐丰，便溏告止，发热全除，纳食增加，腹部之包块亦缩小。以后单服五味龙虎散，经过半年，癥积全消，恢复工作。随访1年，未见复发。[许履和，徐福松. 症积验案四则. 辽宁中医杂志，1980（1）：3.]

肝郁气滞痰凝积聚案

患者，女，不惑之年。因家事不遂，心中不悦，抑郁忧虑，动辄怒气填膺。1955年2月间觉乳房胀痛，扪之有豆粒大小包块，边界欠清，且随喜怒消长。伴胸闷胁胀、脘满纳呆、烦躁口苦诸症。诊其舌苔薄黄，脉弦滑。纵观形证舌脉，当系内伤七情，肝郁痰凝，积劳成疾。治宜疏理肝气，软坚散结，兼以荡涤痰饮、行瘀通络之法为妥。方予蠲癖散结汤：柴胡12g，白芍12g，郁金10g，青皮10g，橘核仁10g，浙贝母10g，海藻9g，牡蛎9g，薏米仁9g，谷芽9g，丹参9g，桃仁9g，皂荚子9g。水煎，每日1剂，其间配合心理疏导。服药15剂，心烦口苦已祛，胸闷胁胀亦除，双乳包块尚未消散。继前方，穿山甲12g，川楝子9g，易薏米仁、谷芽，续服20余剂，乳癖尽消。[陈成，陈英. 陈应贤教授治验撷粹. 医学信息，2011，24（5）：2673.]

（四）分论五脏之积

《五十六难》论述了五脏积病的名称、发生部位、形态、继发病症，以及发病机理等问题，所论虽与《灵枢·邪气脏腑病形》《灵枢·经筋》及《素问·腹中论》《素问·奇病论》等篇多有相似，但《难经》亦有所发明，有所贡献。

1. 肥气　为肝之积，指左胁下有肿块，伴有咳嗽或寒热往来之疟疾。其形成机理为肺病传肝，而脾气充实，邪滞结于肝而成。其肿块位于左胁下，形如倒过来的杯子，边缘清晰，好像有头有足一样，日久不愈。类似于西医学的肝脾肿大（表7-4）。《五十六难》曰："肝之积，名曰肥气。在左胁下，如覆杯，有头足。久不愈，令人发咳逆，疟疾，连岁不已。"《灵枢·邪气脏腑病形》曰："肝脉……微急为肥气，在胁下，若覆杯。"《济生方》云："肥气之状，诊其脉，弦而细，其色青，其病两胁下痛，牵引小腹，足寒转筋，男子为积疝，女子为瘕聚。"

表7-4　肥气分证简表

证型	临床表现	治则	方药
肝脾瘀滞	左胁下及腹部积块明显肿大，硬痛不移，腹部青筋暴露，可见齿衄、鼻衄或紫斑，时有寒热，女子可有月事不下，舌质紫暗或见瘀斑，脉弦涩	疏肝通络，化瘀消积	肥气丸（炒青皮、当归须、苍术、煅蛇含石、蓬莪术、三棱、铁孕粉）
血虚挟瘀	左胁下及腹部积块坚硬压痛，饮食大减，神疲，气短、乏力，面色萎黄，唇甲无华，消瘦脱形，舌质淡紫少苔，脉细弱或弦细	补益气血，活血化瘀	温白丸（紫菀、九节菖蒲、吴茱萸、柴胡、厚朴、桔梗、茯苓、炙皂荚、桂枝、炒干姜、黄连、川椒、巴豆、人参、炮川乌）

【医案举隅】

患者，男，61岁，1981年3月5日初诊。右上腹肝胆区有一包块，有鸡蛋大，其形椭圆，扪之石硬，不痛不移，已有3年余。脉左小而弦，右细弱，苔浅黄，精神欠佳，大便干结，小便短黄。拟方如下：牡蛎30g（先煎），鳖甲24g（先煎），白芍18g，生地黄20g，黄芪15g，茵陈15g，郁金15g，丹皮12g，三棱9g，莪术9g，昆布30g，海藻30g，红枣12g。连服6剂。3月24日复诊，精神转佳，癥块如前，大便仍燥结，小便黄，舌苔黄厚，脉左弦小右濡。前方去黄芪、红枣，加枳实9g，大黄6g。连服6剂。4月11日三诊，二便已恢复正常，癥块渐软，略微缩小，苔浅黄微腻，脉濡微滑。用第1次方去生地、黄芪、丹皮、红枣，加甲珠15g，川楝子12g，金钱草20g，木通12g。连服6剂。5月6日四诊，病情继续好转，苔微黄，脉濡微滑。将三诊的方药用 5 倍剂量，研末，做蜜丸如梧子大，每次服 9g，每日 2~3 次，连服 1 个月。嘱注意饮食起居，戒烟酒。6 月 8 日五诊，病情明显好转，癥块已缩小三分之一，质亦变软。续服药丸 1 个月，癥块已缩小十之八九。再服 1 个月，病即痊愈。1988 年元月随访，一直未见复发，且精神、食纳俱佳。［骆继军，李勇华．名医钟益生验案 6 则．辽宁中医杂志，2012，39（12）：2481．］

2. 伏梁　伏梁为心之积。《五十六难》曰："心之积，名曰伏梁，起脐上，大如臂，上至心下。久不愈，令人病烦心，以秋庚辛日得之。何以言之？肾病传心，心当传肺，肺以秋适王，王者不受邪，心复欲还肾，肾不肯受，故留结为积，故知伏梁以秋庚辛日得之。"本难所言伏梁指心气郁滞不畅，瘀血凝结于心下所致，以心下脐上有肿块如臂，能上下移动的病症。该病的形成机理为肾病邪气传至于心而成，多在秋季庚辛金气旺盛时发生，心的病邪无以传于肺，滞留于心，日久成积。其临床症状为心下有肿块，上下移动，日久不愈，可伴有烦心的症状。《内经》也有关于伏梁病的论述，所指有三：一指内痈，主要表现为下腹部坚硬胀满，有包块在腹腔肠胃的外面，推之不移，内有脓血瘀积，脐周围疼痛，身肿，下肢浮肿，忌切按。《素问·腹中论》云："病有少腹盛，上下左右皆有根，此为何病？可治不？岐伯曰：病名曰伏梁。帝曰：伏梁何因而得之？岐伯曰：裹大脓血，居肠胃之外，不可治，治之每切按之致死。帝曰：何以然？岐伯曰：此下则因阴，必下脓血，上则迫胃脘，生膈，侠胃脘内痈。此久病也，难治。居脐上为逆，居脐下为从。勿动亟夺，论在《刺法》中。"相当于腹腔内脏化脓穿孔所致的腹膜炎。二指气溢于大肠而致的全身高度浮肿，伴有脐腹疼痛的病症。《素问·腹中论》云："帝曰：人有身体髀股胻皆肿，环脐而痛，是为何病？岐伯曰：病名伏梁，此风根也。其气溢于大肠而著于肓，肓之原在脐下，故环脐而痛也，不可动之，动之为水溺涩之病。"相当于今之肾病综合征。三指心气郁滞，瘀血内阻，症见心下肿块，上下可移动，兼见唾血的一类病症。《灵枢·邪气脏腑病形》云："心脉……微缓为伏梁，在心下，上下行，时唾血。"相当于胃部的肿瘤，与《五十六难》所指相同。可见，《内经》《难经》所言之伏梁，均以其形态特征好像房梁之状命名，所指疾病有异，临证需仔细辨析（表 7-5）。

表 7-5　伏梁分证简表

证名	临床表现	治则
肠道湿热	右少腹或脐周疼痛，肠鸣腹泻，大便呈糊状，肛门灼热，恶心呕吐，纳差，口干，或有发热，舌红，苔黄腻，脉濡数	清利湿热
肝郁脾虚	右少腹或脐周疼痛，痛则欲便，便后痛减，大便稀溏，胸胁胀满，嗳气纳少，口干且苦，舌淡苔薄，脉弦缓	疏肝健脾
肠道瘀滞	右少腹或脐下疼痛，扪及包块，固定不移，大便稀溏或呈黑色，形体消瘦，舌质紫暗或有瘀点、瘀斑，脉弦细涩	活血化瘀，行气通络
脾肾阳虚	病程迁延，反复发作，黎明腹痛，肠鸣即泻，泻后痛减，形寒肢冷，腰膝酸软，舌淡苔白，脉弱	温补脾肾

【医案举隅】

患者，男，19 岁。脐上一埂，历时半年，食前腹部作痛，以手按之则痛减，稍劳则心烦，阅览书报则神倦，经西医检查无特殊，治疗无效。一诊书案：脐上一埂，直上直下，有如梁木，历时半载，食前后腹部作痛，按之缓解，劳则心烦，亦不喜饮，面色赤，舌质赤，尿色赤，脉缓。此伏梁疾也，拟枳实栀子豉汤加味。炒枳实9g（打碎），豆豉9g，炒栀子12g，黄连6g，土明参9g（四川产参药），茯苓9g，槟榔9g，甘草梢6g，服2剂。二诊书案：服上方后，心烦稍减，小便色赤减淡，食前腹部仍痛，伏梁如故，仍照原法出入。炒枳实9g（打碎），香豉6g，炒栀子9g，黄连4.5g，厚朴12g，丹参12g，茯苓9g，麦冬12g，知母9g，甘草6g，针奇经公孙，客取关元、巨虚下廉。三诊书案：连服上方2剂，兼用针法，心烦、腹痛稍觉减轻，小便时黄时白，伏梁一埂，两头缩短，仍照前法出入。百合24g，台乌药9g，炒枳实6g（打碎），炒栀子9g，麦冬12g，厚朴9g，丹参9g，知母9g，车前子9g，针奇经内关，客取下脘、关元。四诊书案：连服上方2剂，兼用针法，心烦减轻，食前后仍胃部作痛，鼻中微寒，微咳，新增外风，先治新病，拟止嗽散加味。桔梗9g，陈皮9g，紫菀12g，百部12g，白前12g，杏仁9g，薄荷6g，甘草6g，服1剂。五诊书案：服止嗽散加味，外邪已瘥，偶有心烦欲吐之状，腹部时而隐痛，伏梁较前缩短，拟栀子干姜汤加减治之。栀子12g，干姜4.5g，炒枳实6g（打碎），石菖蒲9g，黄连6g，槟榔片9g，厚朴9g，杏仁9g，甘草6g，针奇经内关，客取中脘、关元、巨虚下廉。六诊书案：连服栀子干姜汤加味2剂，兼用针法，食后偶觉腹痛，心烦大减，已能阅读书报约1小时，伏梁痼疾缩小，时隐时现，脉象和平，不足虑也。丹参18g，砂仁3g，栀子9g，檀香木3g，九节菖蒲9g，炒枳实9g（打碎），厚朴12g，麦冬12g，黄连9g，槟榔片9g，甘草6g，针奇经足临泣，客取内关、关元。七诊书案：连服丹参饮加味2剂，兼用针法，心烦已未再现，食前后腹部偶有胀痛，伏梁缩小，小便正常，仍照前法出入。丹参18g，砂仁9g，槟榔9g，檀木香3g，台乌9g，百合18g，黄连6g，知母9g，针奇经照海，客取关元、中脘。八诊书案：连服枳实栀子豉汤等方药10余剂，兼用针法，舌色、小便正常，脐上一埂未再现，伏梁痼疾已瘥。仍有心中微烦，头微汗自出，再拟栀子豉汤加味善后。炒栀子12g，香豉9g，土明参12g，百合18g，知母9g。随访痊愈，已复学。［唐玉枢．吴棹仙临床验案举隅．实用中医药杂志．2007，23（6）：346.］

3. 痞气 痞气为脾之积。《五十六难》曰："脾之积，名曰痞气，在胃脘，覆大如盘。久不愈，令人四肢不收，发黄疸，饮食不为肌肤，以冬壬癸日得之。何以言之？肝病传脾，脾当传肾，肾以冬适王，王者不受邪，脾复欲还肝，肝不肯受，故留结为积，故知痞气以冬壬癸日得之。"可见本病是因肝病传脾，导致脾气郁滞而成。多在冬季的壬癸日水旺之时，脾脏邪气不能传之于肾，滞留于脾，日久成积。临床以胃脘部肿块凸起如覆盘、痞塞不通、饥则减而饱则见、腹满呕泄、脚肿肉削、日久不愈令人四肢乏力、身发黄疸、脉微大而长为主要表现。本病与西医学的上腹部肿瘤相似。治疗多从脾胃入手。《内经》无此病记载。

【医案举隅】

患者，女，34岁，1996年5月18日初诊。因形体肥胖、B超查见脂肪肝而就诊。测体重78kg，身高165cm。平素食欲一般，肢体经常浮肿，月经周期正常，但经行量少色黑。舌质暗红，舌苔黄腻。此为脂膏不归正化，脾湿生痰，血瘀水停。治拟燥湿化痰，活血利水。药物组成：炒苍术10g，法半夏10g，制南星10g，海藻10g，泽兰10g，泽泻20g，僵蚕10g，炒莱菔子20g，荷叶10g，生山楂15g，鬼箭羽15g，天仙藤15g，马鞭草15g。每日1剂，水煎服。二诊：上药连服1月，体重下降5kg，肢体浮肿消退，稍有头昏，经行量少色黑。前方从脂浊内聚、痰瘀痹阻、水湿内停治疗有效。原方加决明子 15g。三诊：继续服药 1 月，体重又见下降 3kg，头昏近平，食纳欠香，近来大便溏薄，日行 2 ~ 3 次，腹痛。再予燥湿化痰，活血利水。药物组成：炒苍术 10g，法半夏 10g，海藻 20g，天仙藤 15g，泽兰 15g，泽泻 15g，炙僵蚕 10g，生山楂 15g，鬼箭羽 12g，荷叶 15g，稽豆衣 20g，路路通 10g。每日 1 剂，水煎服。四诊：药治 3 月，体重下降 10kg，但经行仍然量少，2 天即净。原方去海藻、稽豆衣，加大腹皮 10g，茯苓 10g，14 剂。因去外地工作，停药 3 月，体重未见增长，保持 68kg。后来下肢浮肿，小便少，口干欲饮，B 超复查肝脏未见明显异常，舌苔黄腻，脉濡。仍守原方调治。[刘淑红，高尚社. 国医大师周仲瑛教授辨治脂肪肝验案赏析. 光明中医，2011，26（7）：1319.]

4. 息贲　为肺之积。《五十六难》曰："肺之积，名曰息贲，在右胁下，覆大如杯。久不已，令人洒淅寒热，喘咳，发肺壅，以春甲乙日得之。何以言之？心病传肺，肺当传肝，肝以春适王，王者不受邪，肺复欲还心，心不肯受，故留结为积，故知息贲以春甲乙日得之。"本病乃心邪传肺所致肺气郁滞，血行不畅，且多在春季的甲乙日木旺之时发生，肺脏邪气欲传于肝而不能，则滞留于肺而成。症见右胁下有肿块，如覆杯状，伴有发热恶寒、胸闷呕逆、咳吐脓血、呼吸急促的病症。与右上腹急性炎症性包块及肺脓疡一类的疾患有关。治疗当以清降肺气，涤痰泻热散结为法。后世治疗此病的方剂，如《奇效良方》的息贲汤（半夏、桂心、人参、吴茱萸、桑白皮、葶苈、甘草），或《杂病源流犀烛》的五灵丸（五灵脂、川乌、没药、乳香）；若成肺痈，咳吐脓血痰时，可用《千金要方》苇茎汤，或《济生方》桔梗汤加鱼腥草。

【医案举隅】

患者，男，52 岁，1988 年 6 月 13 日就诊。因突发高热寒战，伴胸闷气急 4 日住院。住院后确诊肺脓疡，经用大剂量青霉素、氨苄青霉素静滴，并服用清热解毒之中药，治疗半月余无效。患者高热寒战，体温达 40℃，持续不下，胸痛且有异常之闷胀感，呼吸急促而咳嗽不甚，仅有少量黏液痰咳出。精神委顿，面色黯然，舌暗而晦，苔厚而干，脉细滑而数，寸口反濡，白细胞 24000/mm^3，中性 95%，胸片示大片浓密炎性阴影。石恩权先生会诊处方：生黄芪 18g，桔梗 30g，生甘草 18g，牛蒡子 18g，冬瓜仁 30g，皂角刺 30g，干姜 12g。浓煎连服 3 次，当日晚间咳嗽频频，咯出约 600mL 脓性粥样痰，腥臭异常。胸部窒闷之感略减，呼吸稍觉舒畅。次日体温渐退，寒战即失。方不变，减其一半份量，仍浓煎服之，此后每日均有脓痰咳出，然痰中之浊垢渐减，痰量日少。后辅以益养气阴之法，治疗月余，痊愈出院。[石恩骏. 石恩权先生治疗危重症验案三则. 贵阳中医学院学报，1993，15（2）：24.]

5. 贲豚　贲豚又称奔豚，为肾之积。《五十六难》曰"肾之积，名曰贲豚，发于少腹，上至心下，若豚状，或上或下无时。久不已，令人喘逆，骨痿少气，以夏丙丁日得之。何以言之？脾病传肾，肾当传心，心以夏适王，王者不受邪，肾复欲还脾，脾不肯受，故留结为积，故知贲豚以夏丙丁日得之。"系指肾脏阴寒之气上逆所致，症见从少腹有气上逆至心下，若奔豚状，或上或下无时，可伴随喘逆、骨痿乏力。该病是以脾病邪传之于肾而成，且多在夏季的丙丁日火旺之时发病，肾脏的病邪欲传于心而不能时形成。《灵枢·邪气脏腑病形》也有该病记载："肾脉……微急为沉厥，奔豚，足不收，不得前后。"与本难所指相同。其症状和形成机制后世也有阐述，如《金匮要略·奔豚气病脉证治》曰："奔豚病从少腹起，上冲咽喉，发作欲死,复还止,皆从惊恐得之。"认为此病是一种发作性疾病,因惊恐或情志不遂致肝肾气机逆乱而发。发作时先从少腹部开始,气撑作痛,继则自觉气从少腹上冲于心,极端痛苦。若冲气渐平,症状可为之缓解。对本病的治疗,属热并伴有往来寒热者,用奔豚汤;属寒者,用桂枝加桂汤或茯苓桂枝甘草大枣汤。

【医案举隅】

患者,男,54岁,广东省中山市人,2000年5月初诊。因患慢性浅表性胃炎、胃溃疡而入住本院。患者诉下腹胀时,旋即有气从少腹上冲胸咽,发作时伴头汗出、呃逆、淅淅恶寒,矢气后缓解,一天数发,心神不宁,顾虑重重。平日恶寒喜暖,舌暗、苔薄白,脉沉。前医数投疏肝和胃、清热化瘀之剂,获效不多,故更治法,予以桂枝加桂汤,平冲降逆。处方:桂枝20g,白芍12g,生姜3片,大枣10g,炙甘草6g。服2剂后感气上冲从咽喉平至胸部,信心大增,继进3剂,气上冲明显减少,发作程度亦轻,恶寒不明显。守方调理2月余,食纳、精神明显改善。由于其呃逆较甚,加用旋覆花、代赭石及苓桂甘枣汤。后诉发作前肛门紧缩不适,随之气上冲开始发作,而增芍药甘草汤。病愈恢复工作。[李赛美.验案四则.新中医,2002,34(2):63.]

综合上述,较之《内经》,《难经》关于五脏之积的论述具有如下特点:

一是有关五脏积证的论述,更加全面而系统。《内经》关于五脏积证的记述散载于多篇,其积之名称、病灶部位、临床症状等资料或存或阙,缺乏系统性。《难经》则将五脏之积汇聚于一篇,订正其名称,分述其病位、积块形状与病候,论述全面,有利于诊断与鉴别。

二是确定了五脏积块部位。肝之积在左胁下,肺之积在右胁下,心之积在脐上,脾之积在胃脘,肾之积在少腹,正是五脏在腹中的相应部位。这与《十六难》所论肝病"脐左有动气"、心病"脐上有动气"、肺病"脐右有动气"、肾病"脐下有动气"等,作为诊断五脏病的依据,其原则是一致的,同时也是古代方位观的反映。

三是重视腹部按诊,通过对患者腹部的触摸按压,了解包块大小形状,如肥气状如"覆杯"即如同倒置杯子,下大上小;伏梁形似房屋梁木;痞气状如盖着的盘子等。这是积病诊断的直接依据。

四是突出了脏气法时在积证形成中的重要作用。文中论及五脏积证是其所胜之脏当令季节形成的,原因是五脏各有旺时,脏气旺盛之时精气充实,故不受邪,于是邪气即积聚于所传之脏,导致该脏气血郁滞,致使积病发生。如肝积肥气病由肺脏病邪传来,肝邪本当继续传之于脾,但恰巧脾脏在长夏季节戊己日是精气最为旺盛的时候,拒邪入侵,故从肺而来的邪气就会积聚停留在肝脏成为肝之积。其义在于"实不受邪"之理,提示人们充实正气预防疾病。

六、癫狂

癫与狂都是以神识失常为主要特征的疾患。在《难经》之前的《内经》中不仅有《灵枢·癫狂》这样的专篇论述,并且有多篇零散论述,对癫狂的病因病机、症状及治疗、预后等方面进行补充。经过历代整理研究,确立了《内经》对癫狂病认识的学术基础地位。应当指出的是,《难经》对癫证的认识与《内经》是一脉相承的,即癫证实指癫痫(羊角风或羊癫疯)而言,与后世以沉默痴呆、语无伦次、静而多喜为特征的癫证截然不同。至于以喧扰不宁、躁妄打骂、动而多怒为特征的狂证，古今并无歧见。

（一）狂之症与脉

《五十九难》中描述了狂证的临床表现："狂疾之始发，少卧而不饥，自高贤也，自辨智也，自倨贵也，妄笑，好歌乐，妄行不休是也。"这段原文与《灵枢·癫狂》无异而内容更加简约。狂证患者在发病时毫无困倦之意，不食不饥，自诩高贤尊贵，傲慢而失谦和，喜笑高歌不止，逾垣跑跳不休，均为痰火炽盛所致。正如滑寿《难经本义》注云："狂疾发于阳，故其状皆自有余而主动。"本难虽未言及狂之病因病机，但结合《灵枢·癫狂》所述，狂证主要由七情所伤而致，如"得之忧饥""得之有所大喜""得之大恐"，是因剧烈的精神刺激扰动气机，五脏神气逆乱而导致狂证发生。

《二十难》中描述了狂证的脉象："重阳者狂。"滑寿解释道："'重'读如再重之重。""重阳"的本义是阳部（寸）见阳脉（弦、滑、数、实、洪、大）。透过脉象阐释病理是《难经》论脉的特点。此"重阳"以示阳之大盛，病变常应阳脏、阳经、阳分之火热、痰火作祟，如乱神志则病阳狂。正如黄竹斋《难经会通》所云："夫阳部见阳脉，宜也。设阴部亦见阳脉，尺寸皆阳，谓之重阳。重阳则阴部失滋燥之权，阳邪飞越而为狂，其状自高贤智，登高而歌，弃衣而走，骂詈不避亲疏，皆有余而主动。"另一种解释是"重阳"是指寸口脉尺寸均见阳脉，是阳气盛实的反映；阳气盛实多为阳热毒火扰心，痰火蒙闭神窍，"诸躁狂越，皆属于火"，于是心神错乱而为狂。此外，《二十难》云："脱阴者目盲。""脱阴"指尺部脉微细以至脱失，是纯阳无阴的反映。滑寿据脉象变化解释道："阳盛而极，阴之脱也，一水不能胜五火，故目盲。"所以，草刈三越曰："邪气积下部，久则其阴反虚脱而阴水不清，故其证发则必目盲，故僵仆真观。瞳子，真阴之所养也。"有人结合《灵枢·大惑论》"五脏六腑之精气皆上注于目而为之精"而形成视觉，认为阴精脱失，故出现目盲的病象，将"脱阴"之"阴"的含义从阴脉转化为阴精，据脉象变化而直论其病机和临床意义，从而拓展了其应用。

治疗狂病多以清心泻火、化痰通窍为法，《内经》曾以生铁落饮治疗狂证。《伤寒论》以抵当汤治疗热在下焦、瘀热在里的发狂；以大承气汤治疗邪热壅结、灼扰心神的发热谵语。后世则每以礞石滚痰丸等取效。

【医案举隅】

患者，女，20岁，2000年6月7日初诊。主诉：神志失常半年余。患者因半年前生活受挫，逐渐出现骂人、毁物、不避亲疏、不能自控等神志失常症状，被迫休学。夜眠差，有时彻夜不眠，需家人看护，月经正常，大便干结，4～7天1次，舌暗红、苔黄厚腻，脉弦滑。中医诊断为癫狂，证属痰热积滞，清窍被扰，兼有血瘀。治以泻热豁痰，行气活血，以礞石滚痰丸为主方加减。处方：礞石30g，桃仁30g，赭石30g，生大黄10g（后下），沉香10g，木香10g，黄芩15g，青皮15g，郁金15g，柴胡15g，麦冬15g，五味子15g，甘草15g，半夏20g，胆南星20g，香附20g，百合20g，生地黄20g，石菖蒲20g。每日1剂，水煎服。服药2剂后，大便即好转，每天1次，开始色黑臭秽，以后逐渐臭味转淡；睡眠转佳，每夜4～6小时，安静；舌暗，但黄苔大部分退去，脉弦滑。守前方加减治疗3个月，患者诸症好转，情绪能够自控而复学。[赵德喜．张琪教授以古方治疗神志病验案3则．新中医，2008，40（6）：117．]

（二）癫之症与脉

《五十九难》描述了癫证的临床表现："癫疾始发，意不乐，僵仆直视，其脉三部阴阳俱盛是也。"本段原文与《灵枢·癫狂》篇文似而约其义。其中"意不乐"类似于今之神情淡漠、反应迟钝。"僵仆直视"则与癫痫所见突然跌倒、不省人事、两眼直视、口吐白沫、声似猪羊等症相似。"其脉三部阴阳俱盛"，相对狂证之躁动不安、骂詈不休而言，癫痫属阴，阴主静，故其脉寸关尺三部均呈阴盛之脉，如沉紧或沉迟。《灵枢·癫狂》篇对癫痫的病因病机未见明确记载，但据证求因，并结合《素问·奇病论》《素问·通评虚实论》等相关原文分析，精神刺激、情志不遂、先天因素是形成的主因。出于七情所伤，气血郁滞，气不行津而生痰浊，痰气搏结，迷阻心窍，神明不得自主，遂成癫痫之疾。

《二十难》描述了癫证的脉象："重阴者癫。"本义是阴部（尺）见阴脉（迟、缓、弦、涩、细、弱）。此"重阴"以示阴之大盛，病变常应阴脏、阴经、阴分之湿浊、痰瘀作祟，如乱神志则病阴癫。正如黄竹斋《难经会通》所云："阴部而见阴脉，宜也。设阳部亦见阴脉，尺寸皆阴，谓之重阴，重阴则阳部失宣和之令。阴邪郁结而为癫，其状僵仆于地，闭目不醒，阴极阳复，良久却苏，皆自不足而主静。"另一种解释是："重阴"是指寸口脉尺寸均见阴脉，是阴气盛实的反映；阴气盛实多为浊气郁阻，阴浊蒙蔽神窍，于是心神失职而为癫。此外，《二十难》云："脱阳者见鬼。""脱阳"指寸部脉微细以至脱失，是纯阴无阳的反映，故出现见鬼的幻象。滑寿据脉象变化解释道："盖阴盛而极，阳之脱也，鬼为幽阴之物，故见之。"草刈三越曰："邪气积上部，久则元阳反虚脱而神气不守，故其证多见鬼，鬼非常之伏，仿佛而无定体者也。"

治疗癫痫常以舒肝解郁、豁痰开窍、活血逐瘀、定痫息风为法。方选龙胆泻肝汤、礞石滚痰丸、通窍活血汤、风引汤、定痫丸等。

【医案举隅】

患者，女，13岁，2007年7月8日初诊。间断上肢抽搐伴意识不清半年，共发作4次。患儿于半年前因学习压力较大，紧张后于寐中出现肢体抖动，双目上视，口吐涎沫，口周紫绀，意识不清，持续1分钟后自行缓解。此后无明显诱因再次发作，表现同前，共发作4次。诊时，患儿神清，精神可，任性胆怯，急躁易怒，纳可寐安，大便稍干，1~2天一行，小便调，舌红苔黄厚，脉滑。查EEG示中~高电位尖波，尖~慢综合波；CT（-）；MRI示脑室稍增宽。诊为痫证，证属肝郁痰热，上扰心神。治以疏郁清热，镇静化痰，宁心安神。以风引汤治疗：生大黄12g，干姜12g，桂枝6g，生龙骨12g，生牡蛎6g，生石膏18g，滑石粉18g，煅紫石英18g，煅赤石脂18g，煅寒水石18g，生甘草6g，白芍15g，黄连6g，黄芩10g，炒栀子10g，厚朴10g，焦三仙30g，炒僵蚕9g。水煎服200mL，每日1剂，每日2次。服药2周，发作次数较前减少，症状表现同前。再仿上方治疗6周，发作渐止。继上法巩固治疗两年半，未见复发。2010年5月22日复查EEG、肝肾功能，均示正常。[赵玉生，赵金生.马融教授运用风引汤治疗儿科病症验案2则.吉林中医药，2011，31（6）：564.]

第八章　腧　穴

　　腧穴是脏腑、经络之气血转输、灌注的特殊部位，也是针刺、艾灸、拔罐、药物贴敷、推拿等操作方法治疗的施术部位，并用于协助临床诊断疾病。在十四经腧穴中最具代表性、临床应用最广泛的腧穴是特定穴。特定穴是在十四经中具有特殊性能和治疗作用，并有特定称号的腧穴，包括五输穴、原穴、络穴、俞穴、募穴、八会穴、郄穴、八脉交会穴、下合穴和交会穴等。《难经》主要论述了特定穴中的五输穴、原穴、八会穴、俞穴和募穴，且有创造性贡献，为腧穴理论的发展和应用奠定了基础。

第一节　《难经》五输穴理论及其应用

　　五输穴，即十二经脉分布在肘、膝关节以下的井、荥、俞、经、合五个穴位。因为五输穴各有其五行特性，故又称为"五行穴"。其分布是从四肢末端向肘膝方向排列的。

　　《灵枢·九针二十原》曰："五脏五腧，五五二十五腧；六腑六腧，六六三十六腧。经脉十二，络脉十五，凡二十七气，以上下。所出为井，所溜为荥，所注为俞，所行为经，所入为合，二十七气所行，皆在五腧也。"仅指出井、荥、俞、经、合的称谓，但未指出具体的穴位。《灵枢·本输》指出了手太阴肺经、手阳明大肠经、足阳明胃经、足太阴脾经、手少阴心经、手太阳小肠经、足太阳膀胱经、足少阴肾经、手少阳三焦经、足少阳胆经、足厥阴肝经井、荥、俞、经、合的名称和位置，其中手少阴心经的中冲、劳宫、大陵、间使、曲泽，实则为手厥阴心包经的五输穴，故缺手少阴心经的五输。《内经》记载有名称的腧穴约有160个，其中五输穴占了55个，足以看出五输穴在早期腧穴中是很重要的。

　　《六十二难》至《六十五难》，以及《六十八难》《七十三难》《七十四难》论述了五输穴的内容，但均未指出五输穴的具体名称和位置。直至《针灸甲乙经》才将手少阴心经的五输穴补充完备。

一、五输穴的含义

　　《六十八难》曰："《经》言所出为井，所流为荥，所注为俞，所行为经，所入为合。"《难经经释》注《六十八难》云："出，始发源也；流，渐盛能流动也；注，流所向注也；行，通达条贯也；入，藏纳归宿也。"说明《难经》是运用取象类比的方法，以自然界水流大小和浅深的不同变化，来说明五输穴井、荥、俞、经、合的意义。

　　1. 所出为井　井穴位于指、趾之末端，如经气所出，像泉水的源头，称为"井"，其脉气浅小，犹如泉水之初生。《难经集注》杨曰："井者，谓谷井尔，非谓掘作之井。山谷之中，泉水初出之处，名之曰井。井者，主出之义也。"《难经本义》曰："井，谷井之井，水源之所出也。"

井、荥、俞、经、合中为何以"井"为开始呢？《六十三难》《六十五难》均做了解释和论述。《六十三难》曰："《十变》言，五脏六腑荥合，皆以井为始者，何也？然：井者，东方春也，万物之始生，诸蚑行喘息，蜎飞蠕动，当生之物，莫不以春生，故岁数始于春，日数始于甲，故以井为始也。"《难经正义》云："溪谷出水，从上注下，水常射焉。井之为道，以下给上者也。是则井者，经脉之所出也。"《六十五难》曰："所出为井，井者，东方春也，万物之始生，故言所出为井也。"即春天阳气回升，气候逐渐变暖，万物开始复苏萌生，万事万物均生于春，以年始于春，日始于甲，一日阳气始于东方为喻，五输穴始于"井穴"，谓之"所出"，为经脉之气运行的起始点，强调了井穴的重要性。马蒔在《黄帝内经》原注中说："其始所出之穴名为井穴，如水之所出，从山下之井始也。"杨继洲《针灸大成》继承了《难经》这一思想，将井穴列于经穴之首专论，详细记载其名称、部位、主治病症及针法、灸法等。

2. 所流为荥　荥穴位于掌指、跖趾关节之前，经脉之气稍盛，经气开始流行，如同刚出的泉水已成小流。《难经集注》杨注："泉水既生，留停于近，荥迂未成大流，故名之曰荥。荥者，小水之状也。"《难经本义》滑氏曰："荥，绝小水也。井之源本微，故所流尚小而为荥。"《难经正义》云："其既出荥荥，流利未畅，故谓之荥。"

3. 所注为俞　俞穴位于掌指、跖趾关节之后，经脉之气较盛，经气在此由浅渐深转输灌注他处，如水流渐大，由浅入深。《难经集注》杨注："留停既深，便有注射轮文之处，名之曰俞。俞者，委积逐流行。"《难经本义》曰："俞，输也，注也。自荥而注，乃为俞也。"《难经正义》云："水虽绝小，停留则深，便有抱注之处，潴则外泻，故谓之俞。俞，与输通。说文曰：输，委输也，即输泻之谓。"

4. 所行为经　行，流通的意思；经者，径也，泾也，言大水流淌。经穴位于腕、踝关节以上的臂、胫部，经脉之气充盛，经气流行较旺，像水在河谷中畅快地流淌。《难经本义》曰："由俞而经过于此，乃谓之经。"《难经正义》云："其既输泻，则纡徐逐流，历成渠径。径，与'经'通。径者，经也。"

5. 所入为合　合穴位于肘、膝关节附近，经脉之气盛大，经气由此向更深层次运行并汇聚此处，流向其所合的脏腑，恰如百川会合，最后流入大海一样。《难经本义》曰："由经而入于所合，谓之合。合者，会也。"《难经正义》云："经行既达，而会合于海，故谓之合。合者，会也。"

二、五输穴的五行属性与意义

1. 五输穴的五行属性　《灵枢·本输》曰："肺出于少商，少商者，手大指端内侧也，为井木……膀胱出于至阴，至阴者，足小趾之端也，为井金。"即指出十一经阴经的井穴五行属性为木，阳经的井穴为金，但未指出其他四个腧穴的五行属性，未对阴阳经五输穴的五行属性进行概括。

《六十四难》补全了十二经五输穴的五行属性，并加以概括。《六十四难》曰："阴井木，阳井金；阴荥火，阳荥水；阴俞土，阳俞木；阴经金，阳经火；阴合水，阳合土。"即阴经的井穴均以"木"为始，以下按相生关系，分别为荥火、俞土、经金、合水；而阳经的井穴则以

"金"为始，以下按相生关系，分别为荥水、俞木、经火、合土。六阴经、六阳经五输穴五行属性见表8-1、表8-2。

表8-1 阴经五输穴的五行属性

六阴经	井（木）	荥（火）	俞（土）	经（金）	合（水）
肝经（木）	大敦	行间	太冲	中封	曲泉
心经（火）	少冲	少府	神门	灵道	少海
脾经（土）	隐白	大都	太白	商丘	阴陵泉
肺经（金）	少商	鱼际	太渊	经渠	尺泽
肾经（水）	涌泉	然谷	太溪	复溜	阴谷
心包经（相火）	中冲	劳宫	大陵	间使	曲泽

表8-2 阳经五输穴的五行属性

六阳经	井（金）	荥（水）	俞（木）	经（火）	合（土）
胆经（木）	足窍阴	侠溪	足临泣	阳辅	阳陵泉
小肠经（火）	少泽	前谷	后溪	阳谷	小海
胃经（土）	厉兑	内庭	陷谷	解溪	足三里
大肠经（金）	商阳	二间	三间	阳溪	曲池
膀胱经（水）	至阴	通谷	束骨	昆仑	委中
三焦经（相火）	关冲	液门	中渚	支沟	天井

2. 五输穴配属五行的原理与意义 每一条阴经和阳经五输穴的五行之间呈相生关系，体现了井、荥、俞、经、合之脉气的依次增强和彼此之间互用互济的促进关系。而阴经和阳经同名的井、荥、俞、经、合则属性不同，阳经井穴为金，阴经井穴为木，五行金克木，体现了阴阳两经的对立制约关系。《六十四难》将这种关系，称之为"刚柔之事"，"刚柔"即阴阳。五输穴的五行配属，不仅蕴含着五行相生、相克规律，而且有阴阳相配关系，充分体现了阴阳五行化合运动的机理和规律。

天干的阴阳、五行化合运动规律，称为"五门十变"，是指天干的分合互用，十天干隔五相合为五，称为"五门"，即甲己合、乙庚合、丙辛合、丁壬合、戊癸合；分别为十，相合变化为"十变"。如此配合，阴阳经五输穴既能达到五行化合，又能体现阴阳刚柔相济。五输穴、天干与五行配属见表8-3。

表8-3 五输穴、天干与五行配属表

阳干	庚	壬	甲	丙	戊
阳经	金	水	木	火	土
五输穴	井	荥	俞	经	合
阴经	木	火	土	金	水
阴干	乙	丁	己	辛	癸

为何是"阴井木，阳井金"？《六十四难》解释为："阴井乙木，阳井庚金。阳井庚，庚者，乙之刚也。阴井乙，乙者，庚之柔也。乙为木，故言阴井木也。庚为金，故言阳井金也。"十天干的五行化合规律是乙庚合，阴经和阳经同名五输穴井穴正是体现了这一五行化合规

律。阴经井穴属木，为乙木，阴木，为柔性；阳经井穴属金，为阳金，即庚金，为刚性。乙为阴木合庚之阳金，庚为乙之刚，乙为庚之柔。这里将庚金与乙木就五行与天干相融合说明。天干的五行是甲乙木、丙丁火、戊己土、庚辛金、壬癸水，甲、丙、戊、庚、壬属阳干，乙、丁、己、辛、癸属阴干。阴与阳相对，刚与柔相对，金刚木柔，刚柔相济。其他五输穴的阴阳五行配属关系，都可以仿此类推。

五输穴配属阴阳五行，充分体现了五输穴之间的阴阳刚柔相济、五行生克制化规律，从而保证了经脉气血的正常流行输布，为五输穴"母子补泻"法及后世子午流注针法按时取穴和合日互用开穴规律提供了理论依据。

三、五输穴的临床应用

（一）据病症选用五输穴

《六十八难》曰："井主心下满，荥主身热，俞主体重节痛，经主喘咳寒热，合主逆气而泄。"这是根据五输穴五行配属，结合脏腑生理、病理总结出的，概括了五输穴不同的主治特点。

1. 井主心下满　是指井穴能治疗胃脘部痞满、郁证。井穴属木与肝相应，肝经的分布自足上行，上贯膈膜，散布胁肋，有分支联系胃。肝属于木而主疏泄，如果疏泄不利，则肝气横逆可见心下胀满、痞满。因此，胸胁胀满、郁郁不乐、多疑善虑、急躁易怒、小儿惊风、乳蛾、癫狂、头痛、头胀、呃逆、嗳气等，都可以取用肝经井穴大敦，以疏肝理气。若脾失健运，或胃失和降，中焦气机不畅可致心下（上腹部）胀满、纳呆、大便稀薄，可以取用脾经的井穴隐白治疗。井穴有阴经、阳经之分，五行分属木和金。泻属木之阴经井穴，可使肝气平而不乘脾，木不克土，则心下满症自愈；补属金之阳经井穴，则金旺来克肝木，使木平而不克土，通过"佐金以平木"亦可消除心下满症。井穴多用于急救，有醒脑开窍、清热解毒、息风止痉、交通阴阳、接气通经的功用，治疗神志昏迷、高热等急性病症，临床多采用点刺放血、针刺泻法，刺激强度较大。

2. 荥主身热　是指荥穴主要用于热证、火证。各经的荥穴可以治疗本经脏腑病变所致的热证。荥穴有阴经、阳经之分，五行分属火和水。荥穴属火，五脏中心亦属火，故邪气犯心易化火热，临床可见热伤神明，则心烦、心悸、失眠及神昏谵语、狂躁不宁等；热伤津液，则口燥舌干；热移小肠，则小便短黄；热伤血络，则吐血、衄血；热毒过盛，则舌红、脉数等，均可取心经荥穴少府以清心安神，泄热凉血。胃火牙痛、牙龈肿痛、口臭，可选胃经荥穴内庭以清泻胃火；身热、咽喉疼痛，为肺热，取肺经荥穴鱼际；肝火上炎，头晕、目痛、烦躁、易怒等，可取肝经荥穴行间治疗；咽喉干痛、午后潮热，为肾阴虚证，取肾经荥穴然谷治疗等。荥穴具有清湿热、清虚热、泻火、止血、镇痛的功用，针刺多用泻法。

3. 俞主体重节痛　是指俞穴主要用于寒湿、湿热而致的身体关节和肌肉的疼痛，以及脾虚而致的身体关节和肌肉的酸痛、倦怠嗜卧等。俞穴有阴经、阳经之分，五行分属土和木。外感风寒，可见肌肉关节酸楚、疼痛，取太渊治疗；脾虚湿困，可见全身酸痛、浮肿、乏力、倦怠嗜卧、大便溏稀，取太白、陷谷治疗；四肢关节红肿、疼痛、行走困难，可取大肠经的三间、肝经的太冲治疗。俞穴有健脾化湿、祛风散寒、清热通络、舒筋活血、镇痛通络的功用，针刺多用泻法，可艾灸。

NOTE

4. 经主喘咳寒热　是指经穴主要用于发热、恶寒、咳嗽、气喘之症。五脏六腑皆令人咳，要进行辨证选穴治疗。经穴有阴经、阳经之分，五行分属金和火。外感发热、咳嗽，取经渠；肾不纳气的咳嗽、气喘，取复溜；肝火灼肺的咳嗽、气喘，取中封；外感头痛，取昆仑治疗。经穴有清热散寒、宣肺止咳、理气镇咳、健脾化痰、滋阴降火、补益脏腑的功用，针刺补泻皆可，可艾灸。

5. 合主逆气而泄　是指合穴主要用于治疗脏腑气机升降失常而致的气机上逆、泄泻病症。合穴有阴经、阳经之分，五行分属水和土。胃气上逆的恶心、呃逆、呕吐，可取足三里治疗；肺气上逆的咳嗽、气喘，可取尺泽治疗；肝气上逆的头晕、头痛、目赤肿痛，可取曲泉治疗；脾虚泄泻、脱肛，可取阴陵泉、足三里治疗；肾虚而致的遗精、滑精、遗尿、滑胎，可取阴谷治疗；肝阳上亢而致的高血压，可取曲池、阳陵泉治疗。合穴有调理脏腑的功用，针刺补泻皆可，可艾灸。

后世医家对《六十八难》关于五输穴的论述进行了不同的阐释和应用。《难经集注》吕氏注曰："井者木，木者肝，肝主满也；荥者火，火者心，心主身热也；俞者土，土者脾，脾主体重也；经者金，金主肺，肺主寒热也；合者水，水者肾，肾主泄也。"《难经本义》曰："井主心下满，肝木病也。足厥阴之支，从肝别贯膈，上注肺，故井主心下满。荥主身热，心火病也。俞主体重节痛，脾土病也。经主喘咳寒热，肺金病也。合主逆气而泄，肾水病也。谢氏曰：此举五脏之病各一端为例，余病可以类推而互取也。不言六腑者，举脏足以该之。"从经文中可以看出，作者是把五输穴的主治与经脉所过、主治所及的理论联系起来的。《难经正义》曰："井主心下满者，井应木，木者肝，肝主满重节痛也。荥应火，火者心，心主身热也。俞应土，土者脾，脾主体重也。经主咳嗽寒热者，经应金，金者肺，肺主寒热也。合主气逆而泄者，合应水，水者肾，肾主泄也。此论五脏为病之一端耳。不言六腑者，举脏足以该腑也。"

（二）依四季取用五输穴

《七十四难》曰："春刺井，夏刺荥，季夏刺俞，秋刺经，冬刺合者，何谓也？然：春刺井者，邪在肝；夏刺荥者，邪在心；季夏刺俞者，邪在脾；秋刺经者，邪在肺；冬刺合者，邪在肾"。《难经》根据五脏应四季阴阳，以及五脏与五输的五行相属关系，提出了五脏、五输穴按照季节针刺的方法。春夏季节，邪在肝、心，人之阳气在表，可刺肌肤浅表处的井穴、荥穴，以应肝、心；秋冬季节，邪在肺肾，人之阴气在里，可刺肌肉深厚处的经穴、合穴，以应肺肾。这实质上是根据手足三阴经的五输穴均以井木为始，与一年的季节顺序相应而提出的季节选穴法。《难经经释》注云："此亦以五脏所属为言也。井与春皆属木，荥与夏皆属火，俞与秋皆属金，合与冬皆属水，故四时有病，则脏气亦与之相应，故刺法亦从时也。"

但是春刺井穴，是由于邪在肝，阴井属木主肝，故刺井穴，以泻肝经之邪。并非所有的疾病都要春刺井穴。《古本难经阐注》注云："此章言春、夏、秋、冬之刺井、荥、俞、经、合，非必春刺井。其邪在肝者，刺井也，井属木，春也，故云春刺井也，余脏皆然。"

此外，《难经》根据五输穴理论还创立了补母泻子法、泻南补北法、刺井泻荥法等针刺补泻方法，内容详见"刺法"一章。

【医案举隅】

俞主疼痛案

黄女，68 岁，门诊号：79388。初诊：1979 年 11 月 26 日。自觉牙龈疼痛已半月余，每在午后及劳累后加重。检查：无龋齿，牙龈无红肿，舌尖红无苔，脉细数。拟为阴虚牙痛，针太溪（双），3 次后疼痛消失。按牙痛之症多属胃经实火，症多见于牙龈肿痛，故临床上多取合谷、内庭等穴。本例患者本属阴虚之体，虚火上炎，午后及劳累后牙痛即发。取太溪以益滋肾阴，肾阳得复，则虚阳不致上扰为病。（高忻洙，张载义.古今针灸医案医话荟萃.合肥：安徽科学技术出版社，1990：73.）

合主逆气案

李女，21 岁，学生，住院号：0047。初诊日期：1964 年 3 月 8 日。患者于前一天下午参加集体劳动，烈日下工作数小时，同时喝了一杯冷水。今晨即觉身热，头部剧痛，头晕甚，并曾先后呕吐 5 次，中午 12 时开始发现神识不清，烦躁不宁，辗转反侧，两下肢厥冷已将近 1 小时，面色赤，舌苔淡黄，脉伏。诊断：厥证。治则：泄热开闭醒神。处方：曲泽、委中双侧，刺浮络出血泻之。并没用任何药物治疗。刺后即见安宁，烦躁减退，半小时后完全清醒，继续针灸治疗 4 天，痊愈出院。（高忻洙，张载义.古今针灸医案医话荟萃.合肥：安徽科学技术出版社，1990：28.）

第二节　《难经》原穴理论及其应用

一、原穴的概念

原穴，是元气经过、留止的部位，十二经脉各有一个原穴，故也称"十二原穴"。十二原穴以分布于腕、踝关节附近为特点。

《内经》《难经》均无"原穴"之名，具有原穴意义的"原"字，见于《灵枢·九针十二原》《灵枢·本输》《六十二难》《六十六难》及《针灸甲乙经》。

十二原穴的有关内容始见于《灵枢·九针十二原》，但仅论及五脏原穴，即肺的原穴太渊、心的原穴大陵、肝的原穴太冲、肾的原穴太溪，复有膏之原、肓之原，共 12 个穴位。在这里，原穴不同于后世所指的十二经各一原穴的十二原，心之原大陵，实属心包经，未载心的原穴和六腑之原。《灵枢·本输》除论述五脏原穴外，还指出六腑的原穴和位置，同时去除了膏、肓之原。在《灵枢·本输》中，心经的原穴仍用心包络的原穴大陵。《六十六难》中的原穴由《灵枢·本输》篇的 11 个穴位，发展到 12 个穴位，但"心之原"除"出于大陵"外，另增了"少阴之原出兑骨"，用"心"和"少阴"区分了心和心包经原穴。"肺之原，出于太渊；心之原，出于大陵；肝之原，出于太冲；脾之原，出于太白；肾之原，出于太溪；少阴之原，出于兑骨；胆之原，出于丘墟；胃之原，出于冲阳；三焦之原，出于阳池；膀胱之原，出于京骨；大肠之原，出于合谷；小肠之原，出于腕骨"《六十六难》。

《六十六难》解释了五脏"以俞为原"之理："十二经皆以俞为原者，何也？然：五脏俞者，三焦之所行，气之所留止也。三焦所行之俞为原者，何也？然：脐下肾间动气者，人之生命也，十二经之根本也，故名曰原。三焦者，原气之别使也，主通行三气，经历于五脏六腑。原者，三焦之尊号也，故所止辄为原。"张景岳《类经图翼·十二原解》所云"阴经之俞并于原"，便是"以俞代原"。《六十二难》说明了五脏"以俞代原"，六腑经脉专设原穴之理。腑独有六，乃因六腑属阳，三焦之气常运行在阳经之间，因而六腑设有原穴。《六十二难》云："腑者，阳也。三焦行于诸阳，故置一俞，名曰原。腑有六者，亦与三焦共一气也。"五脏阴经"以俞代原"，合五以应于地道；六腑阳经另置一原穴，合六以应于天道。因此，《难经集注》杨注云："六腑有六俞，亦以应六合于乾道也。然五脏亦有原，则以第三穴为原。所以不别立穴者，五脏法地，地卑，故三焦之气经过而已，所以无别穴。"《难经正义》曰："原者，元也。元气者，三焦之气也。盖三焦包络主相火，故列五行之外，而三焦所行者远，其气所流聚之处，五穴不足以尽之，故别置一穴，名曰原也。三焦为阳气之根，六腑属阳，其气皆三焦所出，故曰共一气也。"《难经会通》亦言："原气为人之根本，基于命门，发于三焦。三焦之气，行于诸阳，以像天之原气运行于五方。六腑之经，多一原穴者，以三焦统摄诸阳，六腑皆阳，三焦亦阳，故云共一气也。"

晋代皇甫谧在《针灸甲乙经》中明确指出心经的原穴为神门、心包经的原穴为大陵，共计 12 穴。至此，才完备了十二原理论，并为后世多数医家所遵从，一直沿用至今。

二、原穴与三焦及脏腑的关系

《八难》云："诸十二经脉者，皆系于生气之原。"原气是人体生命活动的原动力，也是十二经脉维持正常生理功能的根本。《六十六难》曰："脐下肾间动气者，人之生命也，十二经之根本也，名曰原（气）。三焦者，原气之别使也。主通行三（即上、中、下）气，经历于五脏六腑；原者，三焦之尊号也，故所止辄为原（穴）。"三焦为一身之大腑，通行上、中、下三焦之气，遍历五脏六腑，主通行元气，元气为三焦之别号，而三焦为元气之别使，通过三焦的布达而将元气散布到脏腑及十二经脉之中。因此，元气内至五脏六腑，外达肌肤腠理皮毛，所有的脏腑经络等人体组织器官必得元气，始能发挥各自的功能。十二经脉各腧穴均有元气布散，但原穴是元气分布最集中的腧穴，故"所止辄为原"。原穴最能反映人体元气之盛衰。如此，既指出其根源，又大致说明其通行途径和流经四肢的部位，还表达了原穴与原气（元气），以及与命门-元气-三焦的源流关系。因为原穴是元气输注流转聚集之处，故《六十六难》指出："五脏六腑之有病者，皆取其原也。"经脉元气入于脏腑，作用于内脏和躯干部位，故原穴和五脏六腑密切相连。原穴作为脏腑、经络元气经过和留止的部位，也最能反映脏腑的元气盛衰和变化状态，即脏腑的生理功能、病理变化均在原穴上有所反映。

三、原穴的临床应用

（一）五脏原穴主治本脏病症

《六十六难》曰："五脏六腑之有病者，皆取其原也。"因此，阴经的原穴可治疗内脏疾病，如咳嗽、气喘可取用肺经原穴太渊；肠鸣、泄泻可取用脾经原穴太白；黄疸、胁痛用肝经原穴太冲；遗精、阳痿、小便频数可取用肾经原穴太溪；惊悸、怔忡用心经原穴神门；烦躁不安、多梦、高热可取心包经原穴大陵。

（二）六腑原穴主治外经病症

阳经的原穴是元气经过之处，对六腑虚实的诊断治疗作用不如阴经原穴，根据"经脉所过，主治所及"的原理，六腑原穴多以治外经病症为主，如热病无汗、头痛项强、臂痛用小肠经原穴腕骨；头面五官、寒热、痛、痹可用大肠经原穴合谷；耳聋、寒热、疟疾及经脉病可用三焦经原穴阳池；癫狂、寒热、经脉病可用膀胱经原穴京骨；寒热、汗、经脉病可取胃经原穴冲阳；目赤肿痛、疟疾、疝、经脉病可取胆经原穴丘墟。

（三）原穴配伍方法

1. 脏腑原穴配伍法 取五脏与六腑的原穴进行配穴法的方法，称为脏腑原穴配伍法，适用于脏腑有病而症状主要反映在体表器官的病变。阴经原穴治内脏，阳经原穴治体表器官，内脏病症反映在体表器官时，取阳经原穴配阴经原穴，配穴原则是："少阴配少阳，太阴配太阳，厥阴配阳明"。例如，阴虚肝旺的头晕、目眩或郁怒伤肝的手足拘挛，则取肝经原穴太冲，配阳明经原穴合谷，二穴结合，称为"四关"，有养血理气、平肝息风、疏风解痉之功。此外还有五脏之间、六腑之间的配合，如肝郁之失眠，取心经原穴神门、肝经原穴太冲；肺虚咳嗽取脾经的太白、肺经的太渊；肾虚咳嗽，取肾经的太溪、肺经的太渊；寒热往来，取三焦经的阳池、胆经的丘墟等。

2. 原络配伍法 即取脏腑相关的原穴、络穴配合使用的方法。原穴与络穴配合应用有以下4种。

（1）本经的原穴与络穴相配：是取本经的原穴与络穴相配的一种配穴法。适用于由内伤、外感迁延而致的多种慢性疾病，两者有协同作用。例如，心悸胸痛，取心包经原穴大陵与内关相配，心包乃心之外卫，代心行令，可调畅心络，安神宁心；内关乃其络穴，心包络是心脏所主的经脉，为治疗心脏病变的要穴。再如，肺经有病，取手太阴肺经的太渊与列缺相配。

（2）本经的原穴与表里经的络穴相配：又称主客原络配穴法，是指本经原穴与其相表里经的络穴相互配合应用的方法。适用于表里经有病者，相表里脏腑经络同病，先病者为主，取本经原穴（主穴），后病者为客，取相表里经脉络穴（客穴）。例如，脾经病变出现胃脘胀痛、呕吐、上齿痛等，可以取脾经原穴太白为主，配以胃经络穴丰隆为客，反之如胃经病变出现舌强、水肿、腹胀泄泻等，则以取胃经原穴冲阳为主，配以脾经络穴公孙为客。再如，肺经有病，取肺经原穴太渊与大肠经络穴偏历相配；肝胆火旺偏头痛，取胆经原穴丘墟、肝经络穴蠡沟相配伍；肝血不足之眼球颤动，取肝经原穴太冲、胆经络穴光明相配伍。

（3）本经的原穴与同名经络穴相配：如肺经有病，取手太阴肺经的太渊与足太阴脾经的公孙相配。

（4）根据脏腑辨证取原络穴：如肝气犯胃之呃逆，取肝经的原穴太冲、心包经的原穴内关；心火独炽，心肾不交之失眠，取心经的穴神门、心包经络穴内关、肾经原穴太溪。

本经、表里经与同名经原络配伍见表8-4。

表8-4 原络配伍表

经脉	本经	表里经	同名经
手太阴肺经	太渊、列缺	太渊、偏历	太渊、公孙
手阳明大肠经	合谷、偏历	合谷、列缺	合谷、丰隆

NOTE

续表

经脉	本经	表里经	同名经
足阳明胃经	冲阳、丰隆	冲阳、公孙	冲阳、偏历
足太阴脾经	太白、公孙	太白、丰隆	太白、列缺
手少阴心经	神门、通里	神门、支正	神门、大钟
手太阳小肠经	腕骨、支正	腕骨、通里	腕骨、飞扬
足太阳膀胱经	京骨、飞扬	京骨、大钟	京骨、支正
足少阴肾经	太溪、大钟	太溪、飞扬	太溪、通里
手厥阴心包经	大陵、内关	大陵、外关	大陵、蠡沟
手少阳三焦经	阳池、外关	阳池、内关	阳池、光明
足少阳胆经	丘墟、光明	丘墟、蠡沟	丘墟、外关
足厥阴肝经	太冲、蠡沟	太冲、光明	太冲、内关

3. 俞原穴配伍法 即某一脏腑相关的俞、原穴配合使用的方法。由于背俞穴是脏腑之气直接输注于背、腰部之穴，而原穴是脏腑元气经过和留止的部位，故俞、原之穴与脏腑的关系较之其他经穴更为密切。而且，俞、原穴在主治上存在共性，二者配合，其协同之力更强。原穴擅扶正祛邪，以调脏器之实质；俞穴偏调和阴阳，以调脏器之功能，两者相配功效显著，对各脏腑之虚实、邪气之盛衰皆有调节作用，尤适用于脏证、虚证和寒证。例如，肺经病变咳嗽、气喘，取肺经原穴太渊配其背俞穴肺俞，治疗肺经的虚损性疾病；心俞配神门治疗心悸失眠、健忘；肝俞配太冲治疗肝郁胁痛、急躁易怒；脾俞配太白治疗腹胀纳差、消化不良；肺俞、脾俞、肾俞配太渊、太白、太溪治疗消渴等。

4. 原郄穴配伍法 即是取脏腑相关的原穴、郄穴配合使用的方法。郄穴功长止痛缓急，原穴善达三焦元气，调整内脏功能，采用郄原配穴法，可治疗急性痛证。例如，胆绞痛取足少阳胆经郄穴外丘、原穴丘墟，手少阳三焦经原穴阳池、郄穴会宗，足厥阴肝经原穴太冲、郄穴中都；肾绞痛取足少阴肾经原穴太溪、郄穴水泉，足太阳膀胱经原穴京骨、郄穴金门；急性胰腺炎取足阳明胃经郄穴梁丘、原穴冲阳，手阳明大肠经原穴合谷、郄穴温溜；输尿管结石腹痛牵及腰痛取足太阳膀胱经原穴京骨、郄穴金门，足少阴肾经原穴太溪、郄穴水泉；肝癌剧烈腹痛，取足厥阴肝经原穴太冲、郄穴中都，足少阳胆经原穴丘墟、郄穴外丘，足阳明胃经原穴冲阳、郄穴梁丘。

5. 原合（或下合）穴配伍法 即是取脏腑相关的原穴、合穴配合使用的方法。常分为表里经、同经、异经原合配伍3种形式。

（1）表里经原合相配：适应于相表里脏腑出现的病症。通常是取阴经原穴，配阳经合穴或下合穴。例如，脾胃不和所致恶心呕吐、腹胀腹泻，可取脾经原穴太白，配胃经合穴足三里，以健脾和胃，升清降浊。

（2）同经原合相配：适应于同一脏腑同时出现的病症。例如，取手阳明大肠经原穴合谷配合穴曲池，治疗头目疼痛、牙龈肿痛、咽干鼻衄等风热疾患，为双调气血、清理上焦之妙法。

（3）异经原合相配：适应于不同脏腑同时出现的病症。例如，大肠经原穴合谷，配胃经合穴足三里，调理胃肠、化滞通便之功颇著，为治疗便秘的效方；肝经原穴太冲，配胃经合穴足三里，多用于胃脘疼痛、肋胁窜痛、烦躁易怒，以疏肝理气，和胃止痛，为治疗肝气犯胃之验方。

6.　"原俞募"配穴法　在临床运用中，原穴、背俞穴、募穴往往配合运用，即"原俞募"配穴法，属前后配穴范围。在诊治方面，根据原俞募穴出现的反应点，可推知相应的脏腑病变。当某一脏腑有病时，可取所属的原俞募穴进行治疗。如，肺有病取肺俞、太渊、中府，大肠有病取大肠俞、合谷、天枢，胃有病取胃俞、冲阳、中脘穴；脾有病取脾俞、太白、章门，心有病取心俞、神门、巨阙；小肠有病取小肠俞、腕骨、关元；膀胱有病取膀胱俞、京骨、中极，肾有病取肾俞、太溪、京门；心包有病取厥阴俞、大陵、膻中，三焦有病取三焦俞、阳池、石门；胆有病取胆俞、丘墟、日月，肝有病取肝俞、太冲、期门。

7.　原募穴配伍法　即是取脏腑相关的原穴、募穴配合使用的方法。例如，肛肠病术后尿潴留，取肝经原穴太冲（肝经循阴器），膀胱经募穴中极；胆绞痛取丘墟、日月；心绞痛取大陵、膻中；泄泻、痢疾、便秘取合谷、天枢等。

【医案举隅】

大肠原穴主治外经病症案

留为郡吏时，镇南王妃卧疾，不可起坐，王府御医，皆不能愈。南台侍御史秃鲁，以文中名闻，即驰驿就吴郡召之。至则王以礼见，赐坐便殿，道妃所疾苦，延入诊视。王曰：疾可为乎？对曰：臣以针石，加于玉体，不痊其安用臣。遂请妃举手足，妃谢不能。文中因请诊候，按手合谷、曲池，而针随以入，妃不觉知。少选请举如前，妃复谢不能。文中曰：针气已行，请举玉手。妃不觉为一举，请足举。王大喜，明日妃起坐，王大设宴，赐赏赍无算，声震广陵，皆以为卢扁复出也。（丹波元胤．中国医籍考．北京：人民卫生出版社，1956：883．）

心经原穴主治失眠案

张某，女，24岁，职员。一向夜寐不深，两周前因情志不遂，精神怫郁，连续失眠，导致情绪不宁，近四五天又出现表情淡漠，行动迟钝，终日呆坐，自言自语，不思饮食，不知秽洁，苔白脉滑，曾于一医院诊断为精神分裂症。因服药后效果不显，故来针灸治疗。病由所求不遂，思虑太过，气郁生痰，痰迷心窍所致。处方：双侧神门、间使、肝俞、脾俞，操作：概用平补平泻手法，每穴行针1~2分钟。第一次针后，患者当夜睡眠转好，次日自言自语减少，至第三次针后，神志转清。以后改为隔日针治1次，共针10次而获痊愈。

按：精神分裂症按其临床表现，属中医学"癫症"的范畴，究其发病原因，主要是由思虑太过，所求不遂，以致肝气郁滞，脾气失运，痰浊上逆，神明失常而成，由于证现虚实兼有，故法用"平补平泻"，取肝俞、脾俞疏肝运脾以化痰浊，神门、间使疏通心经与包络经气，以开心窍而苏神明。（高忻洙，张载义．古今针灸医案医话荟萃．合肥：安徽科学技术出版社，1990：184．）

膀胱原穴主治高血压病案

曾某，男，65岁。患原发性高血压数年，尝试各种降压药未能稳定，并经常头痛难忍。现头痛欲裂，伴面色红赤，急躁易怒，口苦咽干，舌红，苔黄腻，脉弦数。诊为肝火上炎头痛，先以3寸毫针刺京骨透涌泉，留针5分钟，头痛即止，再泻行间、侠溪，留针15分钟。起针后膈俞埋锨针，留针3天，并嘱每日自按5次。经3次治疗，并配合降压药，血压得到控制，头痛一直未再发。（陈以国，王志义，王颖，等．临证选穴施针指南．沈阳：辽宁科学技术出版社，1999：102．）

肺脏原穴主治失音案

著名京剧艺术大师周信芳，曾因疲劳过度或感受风寒，常会出现发音嘶哑，甚则失音，以致无法登台演出，引为苦闷。闻杨老师善于针药并治，特来求治。杨老师在治疗时，常针刺双侧合谷、列缺、天鼎，用平补平泻法，留针15分钟，在留针期间加雀啄术2～3次，即见收效。另予内服中药：炙麻黄2.4g，玉蝴蝶4对，蝉衣2.4g，以宣肺化痰、清利咽喉，消除病痛而巩固其歌喉。经杨老师针药并用后疗效迅速，能立即登台演出。因此，周信芳对杨老师的医术也十分敬佩。（杨永璇．杨永璇中医针灸经验选．上海：上海科学技术出版社，1984：71．）

第三节　《难经》八会穴理论及其应用

一、八会穴的命名及意义

八会穴是指人体中脏、腑、气、血、筋、脉、骨、髓八者精气会聚的八个穴位，首见于《四十五难》："腑会太仓，脏会季胁，筋会阳陵泉，髓会绝骨，血会膈俞，骨会大杼，脉会太渊，气会三焦外一筋直两乳内也。热病在内者，取其会之气穴也。"明确指出八个会穴，即脏会章门，腑会中脘，气会膻中，血会膈俞，筋会阳陵泉，脉会太渊，骨会大杼，髓会绝骨。八会穴的位置，筋会阳陵泉、脉会太渊、髓会绝骨均在四肢；脏会章门、腑会中脘、气会膻中均在胸腹部；血会膈俞、骨会大杼均在背部。八会穴是根据人体生理特点和穴位的特点而命名的。

1. 腑会太仓　太仓，指中脘穴。中脘是胃之募穴，胃为水谷之海，居六腑之首，《素问·五脏别论》云："胃者，水谷之海，六腑之大源也。"六腑皆禀气于胃，又是小肠经、三焦经、胃经的交会穴，肝胆亦与中脘有联系，故中脘为腑之会穴。滑寿《难经本义》注云："太仓，一名中脘，在脐上四寸，六腑取禀于胃，故为腑会。"

2. 脏会季胁　季胁，指章门穴。章门穴位于第十一肋端，属肝经，内与肝、胆、脾、胃相近；又是脾之募穴，脾为后天之本，五脏之气皆禀于脾，也与肾、肺相关，故章门为脏之会穴。滑寿《难经本义》注云："季胁，章门穴也，在大横外，直脐季肋端，为脾之募，五脏取禀于脾，故为脏会。"

3. 筋会阳陵泉　阳陵泉，位于膝之下，腓骨小头前下方凹陷中，为胆之合穴，也是胆的下合穴。肝、胆脏腑相合，肝主身之筋膜，《素问·痿论》云"肝主身之筋膜"，《素问·五脏生成》云"诸筋者，皆属于节"，《素问·脉要精微论》云"膝者，筋之府"，故阳陵泉为筋之会穴。滑寿《难经本义》注云："足少阳之筋，结于膝外廉，阳陵泉也，在膝下一寸外廉陷中，又胆与肝为配，肝者筋之合，故为筋会。"

4. 髓会绝骨　绝骨又称悬钟，是胆经的腧穴。肝胆相表里，肝肾同源，肾主骨生髓，髓藏于骨，并可养骨，《灵枢·经脉》云胆"主骨所生病"，故绝骨为髓之会穴。叶霖《难经正义》注云："诸髓皆属于骨，少阳主骨，凡物极则反，骨绝于此，而少阳生之，故髓会于绝骨也。"

5. 血会膈俞　膈俞位于第七胸椎棘突下旁开1.5寸处，在心俞之下，肝俞之上，内为膈肌，膈上为心、肺之所在，膈下邻近脾、肝，又因心主血脉，肺朝百脉，肝藏血，脾统血，故膈俞为血之会穴。叶霖《难经正义》注云："膈俞属足太阳，在项后第七椎去脊两旁，各同身寸之一寸五分，在中焦之分，心俞下，肝俞上，心统血，肝藏血，能化精微，而为血之地，故为血会。"滑寿《难经本义》注云："血者心所统，肝所藏，膈俞在七椎下两旁，上则心俞，下则肝俞，故为血会。"

6. 骨会大杼　大杼穴位于背部第一胸椎棘突下，旁开1.5寸处，属于足太阳膀胱经穴。肾与膀胱相表里，肾主骨生髓，髓上聚于脑，脑向下灌注时，首先经过大杼，又因大杼接近脊柱，脊柱是人体主要的支撑骨骼，故大杼为骨之会穴。《灵枢·海论》云："冲脉者，为十二经之海，其输上在于大杼，下出于巨虚之上下廉。"滑寿《难经本义》注云："骨会大杼，骨者髓所养，髓自脑下注于大杼，大杼渗入脊心，下贯尾骶，渗诸骨节，故骨之气皆会于此。"

7. 脉会太渊　太渊位于手腕内侧寸口脉处，即腕掌侧横纹桡侧，桡动脉搏动处，是肺经的原穴和五输穴，因肺朝百脉，肺经为十二经脉气血流注之首，寸口为脉之大会，故太渊为脉会。

8. 气会三焦外一筋直两乳内　三焦外一筋直两乳内即膻中，属于任脉，位于两乳连线中间，内为肺居之处。肺主气司呼吸，为一身之气之本，又是宗气生成与汇聚之处，也是足太阴脾经、足少阴肾经、手太阳小肠经、手少阳三焦经与任脉的交会穴。并且，膻中为心包的募穴，心包与三焦相表里，三焦为气机升降出入的通道，《灵枢·海论》云："膻中者，为气之海。"故膻中为气之会穴。

二、八会穴的临床应用

(一) 主治热病

《难经》提出的八会穴的名称体现了这些穴位主治作用的内涵，《四十五难》云："热病在内者，取其会之气穴也。"指出八会穴主治热病。《难经经释》云："热病在内，则邪气已深，不可浅治，故必从其气所会聚之处攻取其邪，乃能已疾也。"八会穴是脏腑气血筋脉骨髓八种精气输注会聚之处，若邪壅精气不得流通而有热者，取八穴治之有效。八会穴具有祛邪清热之功效，是治疗内热病症的要穴。

(二) 主治脏腑、气血、筋脉、骨髓病

八会穴是人体脏、腑、筋、脉、气、血、骨、髓八者精气会聚之处，是治疗上述八者病症的主要穴位。八会穴分布在躯干部和四肢部，隶属于不同的经脉，并且是相关经脉的交会穴或俞、募、原等特定穴，故八会穴除用于热病外，后世医家将其主治范围进行扩展，使其成为临床常用的穴位。

1. 腑之会穴中脘　针刺中脘具有调理中焦、行气活血、清热化滞等功效。临证可治疗胃脘痛，腹胀，肠鸣，呕吐，吞酸嘈杂，呃逆，腹胀，纳呆，口臭，食欲不振，泄泻，便秘，痢疾，黄疸，脏躁，癫狂痫，失眠，产后血晕等病症。

2. 脏之会穴章门　针刺章门具有疏肝健脾、调气活血、消痞散结等功效。以治疗肺、肝、脾等内脏病为主。临证可治疗咳嗽，气喘，胁痛，黄疸，纳呆，呕吐，腹胀，胃痛，肠鸣，泄

泻，遗精，水肿，小儿疳积、痞块等病症。现代临床常取此穴治疗急慢性肝炎，急慢性胆囊，胆道疾患所致的胁痛，黄疸以及肝脾肿大，胆道包块等。

3. 筋之会阳陵泉　针刺阳陵泉有清肝利胆、和解少阳、祛除风邪、舒筋活络等功效。临证可治疗全身筋肉关节疼痛，筋肉缓纵不收，筋肉拘挛不舒，筋肉痉挛，以及胁痛，半身不遂，惊风，抽搐，头晕目眩，下肢痿痹，脚气，胁痛，口苦，破伤风，癫痫，小儿急惊风等病症。

4. 髓之会绝骨　针刺绝骨（又称悬钟）具有通经活络、强筋壮骨之功效。临证可治疗半身不遂，颈项强，胸腹胀满，足胫挛痛，脚气，痴呆，中风，五心烦热，失眠，健忘，脑鸣，耳鸣，五劳七损，以及白细胞减少症、血小板减少症等病症。

5. 血之会膈俞　针刺膈俞，具有清热凉血、益气补血、活血止血、宽胸快膈、理气和胃等功效。临证可治疗吐血，咯血，尿血，便血，崩漏，肌衄，皮衄，贫血，紫癜，痹证，以及胸闷，气喘，咳嗽，呕吐，呃逆，食欲不振，潮热，盗汗，胃痛，胁痛，瘾疹等病症。

6. 骨之会大杼　针刺大杼具有疏风清热、宣肺平喘、强筋骨、壮腰膝等功效。临证可治疗项强，颈椎病，肩胛骨痛，筋骨酸痛，关节屈伸不利，以及咳嗽，发热，鼻塞，头痛，项强，喉痛等病症。

7. 脉之会太渊　针刺太渊具有调肺止咳、通脉理血等功效。临证可治疗胸痛，胸痹，无脉证，以及咳嗽，气喘，咯血，呕血，咽喉肿痛，腕臂痛，血栓性静脉炎等病症。

8. 气之会膻中　针刺膻中具有宽胸理气、降逆化痰等功效。对气虚证、气逆证、气郁证、气滞证等均有明显的治疗作用。临证可治疗胸闷，气短，胸痛，胁肋胀痛，心悸，怔忡，咳嗽，气喘，呃逆，呕吐，噎膈，脏躁，目赤肿痛，面红目赤，善太息，吐血，咯血，梅核气，乳汁少，乳腺小叶增生症等病症。

（三）郄会配伍法

八会穴可与郄穴配伍应用，称为"郄会配伍法"。例如，咳嗽、气喘取孔最和膻中治疗；咳血、咯血取孔最和膈俞治疗；急性胃脘痛取梁丘和中脘治疗；项强、落枕取养老和绝骨治疗，肾结石取水泉和章门治疗；胆绞痛取外丘和中脘治疗等。

【医案举隅】

气会主治膈气案

壬申岁，行人虞绍东翁，患膈气之疾，形体羸瘦，药饵难愈。召视之，六脉沉涩。须取膻中，以调和其膈；再取气海，以保养其源，而元气充实，脉息自盛矣。后择时针上穴，行六阴之数，下穴行九阳之数，各灸七壮，遂痊愈。今任扬州府太守，庚辰过扬，复睹形体丰厚。（明·杨继洲. 针灸大成. 北京：人民卫生出版社，2006：429.）

脏会主治痞证案

己卯岁，因磁州一同乡欠俸资往取，道经临洛关，会旧知宋宪副公，云昨得一梦，有一真人至舍相淡而别，今欲故人相顾，举家甚喜。昨年长子得一痞疾，近因下第抑郁，疾转加增，诸药不效，如之奈何？予答曰：即刻可愈。公愕然曰：非唯吾子得安，而老母亦安矣。此公至孝，自奉至薄，神明感召。予即针章门等穴，饮食渐进，形体清爽，而腹块即消矣。欢治数日，偕亲友送至吕洞宾卢生祠，不忍分袂而别。（明·杨继洲. 针灸大成. 北京：人民卫生出版社，2006：430.）

气血腑会主治呃逆案

杨某，男，30 岁。主诉：呃逆有声 10 余天。现病史：11 天前，患者午餐后出现不自主的呃逆，其声连连，响亮有力，气短而促，昼夜不停，夜不能寐，伴脘腹痞闷，反酸烧心，头身、胸胁抽掣作痛，倦怠乏力。曾口服药物和肌肉注射哌甲酯（利他林）、地西泮（安定）、谷维素等药无效。检查：形体壮实，表情痛苦，呃声不断，影响呼吸和说话，舌苔薄白，脉象弦滑。诊断：呃逆。治则：宽胸理气，和中降逆。治疗：膻中、膈俞、中脘、内关、颈 3～4 夹脊穴、足三里。膻中沿皮直透中庭；膈俞针刺 1.5 寸，针向脊柱；内关透外关；颈椎夹脊穴，针向脊柱，斜刺 1.5 寸；中脘、足三里常规针刺。以上处方针罐同施，10 分钟后呃逆减少，30 分钟停止发作，当晚酣睡 10 小时。为了巩固疗效，翌日又针 1 次，观察 1 周，未再复发，痊愈出院。

按：本病古代称"哕"，因其气逆于上，呃逆有声，故明代末期始名"呃逆"。取膻中宽胸理气；膈俞宽胸利膈；中脘系腑之会、胃之募，调中和胃以降逆；内关透外关针感直达胸胁，疏调上中下三焦之气机；足三里乃胃之合穴，针刺通调腑气；颈椎夹脊穴疏胸快膈。（王宏才，刘朝晖，郑真真，等. 针灸名家医案解读. 北京：人民军医出版社，2011：22.）

第四节 《难经》俞募穴理论及其应用

一、俞募穴的概念

1. 俞穴 俞穴此即指"背俞穴"，是五脏六腑之气输注于背、腰部的穴位。俞穴首见于《灵枢·背腧》篇，文中记载了五脏俞穴的名称和位置，《素问·气府论》提到了六腑的俞穴，"夹背以下至尻尾二十一节十五间各一，五脏之俞各五，六腑之俞各六"，但未列出穴名，从文中理解六腑的俞穴应在背腰部脊柱二十一节范围之内。

《六十七难》仅提到"俞在阳"。《脉经》所述之五脏背俞与《灵枢·背腧》相同，又云"胆俞在背第十椎，胃俞在背第十二椎，大肠俞在背第十六椎，小肠俞在背第十八椎，膀胱俞在第十九椎"，既明确了肺俞、肾俞、肝俞、心俞、脾俞、大肠俞、膀胱俞、胆俞、小肠俞、胃俞 10 个俞穴的名称和位置，又对背俞的主治、刺灸法等做了详尽描述，但未列三焦俞和厥阴俞。皇甫谧《针灸甲乙经》在《灵枢·背腧》和《脉经》论述俞穴的基础上，补充了三焦俞，在"第十三椎下两旁"，即位于第一腰椎棘突下旁开 1.5 寸。《灵枢·邪客》云："诸邪之在于心者，皆在于心之包络，包络者，心主之脉者。"根据心包代心受邪理论，孙思邈《千金要方》在前人的基础上引扁鹊言补充了厥阴俞（厥俞），在"第四椎下两旁"。至此，十二俞穴才至完整。

2. 募穴 募穴是脏腑之气结聚于胸腹部的腧穴，又称为"腹募穴"。募穴首见于《素问·奇病论》，指出"此人者，数谋虑不决，故胆虚气上溢而口为之苦，治之以胆募、俞。"《素问·通评虚实论》云："腹暴满，按之不下，取手太阳经络者，胃之募也。"这是关于俞、募穴临床治疗疾病的最早记载，胃与胆均为腑，故《内经》以脏腑之气聚结之处为募穴。《六十七难》指出："五脏募皆在阴。"但《内经》《难经》两书均未列出其具体名称和位置。

《脉经》明确了除"三焦募"和"心包募"以外的 10 个募穴的名称和位置，《针灸甲乙经》记载了 11 个募穴，补充了三焦的募穴石门，但缺心包的募穴，并着重阐述了俞、募穴的定位和刺灸方法，为后世运用其治疗脏腑病症打下了基础。《千金翼方》《铜人腧穴针灸图经》《类经图翼》《针灸逢源》等书籍所载募穴数为 11 个，与《针灸甲乙经》相同。后人又补充了心包募为"膻中"。至此，五脏六腑十二募穴始臻完备。

二、俞募穴的位置及分布

俞穴分布在背、腰部，基本是按脏腑位置的高低分布的。例如，肺在五脏中位置最高，故肺俞穴在五脏俞穴中亦位居最高；膀胱在脏腑中的位置最低，膀胱俞的位置也最低。

募穴均位于本脏腑相邻近的部位。募穴位于胸、腹部，基本上分布在相应的脏腑体表部位，募穴与脏腑之气相通，胸腹为阴，阴者藏精而起亟，阳者卫外而为固。五脏主藏精，六腑主化物，为气血津液化生之源，其所贮藏的精气亦是经气活动的根本。胸、腹部的募穴不仅是脏腑经气结聚、汇集之处，也是脏腑经气输注之处，通过募穴，脏腑既接受他脏之气，又不断向他脏输送精微物质，从而达到脏腑功能的平衡。这是募穴治疗脏腑疾病的基础。募穴治疗脏腑疾病，也是腧穴近治作用的体现。

募穴的分布有在本经者，如分布于肺经的有本脏募中府，分布于胆经的有本腑募日月，分布于肝经的有本脏募期门；募穴的分布有在他经者，如分布于胆经的肾脏募京门，分布于肝经的脾脏募章门，分布于胃经的大肠募天枢。以上均为双穴，其余六个脏腑的募穴均分布在任脉上，心包募膻中，心募巨阙，胃募中脘，三焦募石门，小肠募关元，膀胱募中极，此为单穴。脏腑、募穴及归经见表 8-5。

表 8-5 脏腑、募穴及归经

脏腑	募穴	归经
肺	中府	本经，肺经
大肠	天枢	他经，胃经
胃	中脘	他经，任脉
脾	章门	他经，肝经
心	巨阙	他经，任脉
小肠	关元	他经，任脉
膀胱	中极	他经，任脉
肾	京门	本经，肾经
心包	膻中	他经，任脉
三焦	石门	他经，任脉
胆	日月	本经，胆经
肝	期门	本经，肝经

三、俞募穴与气街的关系

气街，是经气运行的公共通路，气街理论主要阐述人体头、胸、腹部前后联系的径路情况，是经络学说的重要组成部分。《灵枢·卫气》曰："胸气有街，腹气有街，头气有街，胫气有街。故气在头者，止之于脑。气在胸者，止之膺与背腧。气在腹者，止之背腧与冲脉于脐左右之动脉者。气在胫者，止之于气街与承山踝上以下。"《灵枢·动输》又指出："四街者，气之径路也。"可见，人身气街的分布有四个区域，即头、胫、胸、腹，说明头、胸、腹、胫部是经脉之气聚集循行的通路。

1. 气街具有加强人体以脏腑为中心整体联系的作用　气街具有横向为主、上下分部、紧邻脏腑、前后相连的特点。头、胫之气街以上下相连的纵向结构为特点，藏居于胸、腹腔内的五脏六腑，其精气既要上通于脑，又要下达于胫，通于脑则充养脑髓，为元神的活动提供必需的营养物质；下达于胫则营养下肢，使下肢能胜任并承担全身的负荷和行走的功能。胸、腹气街以前后相贯的横向结构为特点。五脏、六腑分别藏居于胸、腹腔内，胸、腹气街则将藏居于胸腹腔内的脏腑连前通后，使内脏在诸经脉上下连通的基础上，凭借气街加强前后的横向节段联系，使内脏与胸腹、腰背于深层发生了有机配合。其中，胸之气街加强了心、心包、肺与气海于胸背段的前后联系，腹之气街加强了横膈以下腹腔中所有内脏的腹骶段联系。可见，人身四街有纵有横，使经络系统表现为多层面、全方位的立体网络状结构，将人体各部分组织有机地联系在一起。气街以脏腑为中心，向全身呈辐射状结构，在头、胸、腹、胫四气街中以胸、腹气街为基点，上连头之气街，下通胫之气街，而胸腹气街又以藏居其内的五脏六腑为核心，从而使脏腑所化生的气血既可凭借经脉如环无端地环流于全身，又能依赖气街弥散于各组织器官。

2. 气街是俞募穴配伍并获得临床疗效的基础　其一，气街是脏腑组织与八会穴联系的通道。人身四街与四海相联系，人体虽然是一个有机的整体，但在有机整体活动之下各节段又有相对独立的功能，使人身"四街"与人身"四海"有机联系在一起，具体言之，头之气街与髓海相联系，胸之气街与气海相联系，腹之气街与水谷之海相联系，胫之气街与冲脉血海相联系。在八会穴中，脏会章门，腑会中脘，气会膻中，血会膈俞，筋会阳陵泉，脉会太渊，骨会大杼，髓会绝骨（即悬钟穴），其中胸、腹气街所辖有五，胫之气街所辖者二，气街又是脏腑、气血、筋骨的精气转输通路。其二，气街是沟通俞募与内脏间横向联系的通道。《六十七难》云："募在阴，俞在阳。"胸腹气街与俞募穴关系密切，五脏六腑的募穴都在属阴的前胸腹，其俞穴都在属阳的背部，各脏腑的募穴和俞穴是各脏腑精气聚积和转输的关键部位，是气血横向节段性运行的枢纽，也是治疗相关内脏疾病的重要俞穴。因此，胸、腹气街实现了募穴、背俞穴与脏腑之间特殊的节段性横向联系。滑寿在《难经本义》中说："阴阳经络，气相互贯；脏腑腹背，气相通应。"按"气街"理论，十二经脉气到达胸、腹、头面后，均通过"气街"而向前后扩布。其中，手三阴经的脉气通向胸部，内属于肺、心、心包，前应于胸膺，后应于背部；足三阴经的脉气通向腹部，内属于肝、脾、肾，前应于腹，后应于腰部。由于"气街"中脏腑之气的前后扩布比较弥散，在胸腹或背腰部与之通应的穴位除背腰部的膀胱经穴位、督脉穴位、华佗夹脊穴外，还有胸腹部的募穴和任脉的穴位，以及胃经、脾经、肝经、肾经、胆经的穴位；因此可知，俞穴、募穴在胸气街、腹气街中。因此，气街是临床针刺俞募配伍治疗内脏疾病并获得临床疗效的理论基础。

俞穴、募穴与"胸气街""腹气街"的关系，有形态学的基础。童氏等为探求俞、募穴与其相应脏腑之间的神经联系通路，选取大鼠的 10 对俞募穴及 4 个非穴点为实验用穴，应用荧光双标记法进行研究，各俞、募组及与脏腑位于同一神经节段的非穴点组分别在脊神经节内出现双标细胞。实验结果表明：俞穴－相应内脏和腹募穴－相应内脏出现标记细胞的脊神经节范围基本一致，说明俞穴和腹募穴与内脏都通过脊神经节形成直接的神经通路，从而解释了临床广泛应用俞募穴治疗脏腑病的部分神经学机理，从形态学细胞水平说明俞募穴与相应脏腑的特异性联系途径。从实验结果看，不论是哪一组，其标记细胞出现的范围均有一定的跨度，即同一穴区可向多个脊神经节传入冲动，但又有主要联系通路，在少数几个脊神经节集中。这种既有专一性又有节段分布的特征提供了重要的科学证据。实验证明了俞穴、募穴与相应脏腑有着特异性的联系途径，而其标记细胞出现范围有一定跨度则为俞穴、募穴既可治疗相应脏腑病又可治疗邻近脏腑病提供了依据。双标细胞的出现有力地说明了来自体表和内脏的信息在同一神经元汇聚，解释了司外揣内和从外调内，也解释了胸背部的同经异治和异经同治的现象。更重要的是，俞募穴与脏腑这种广泛的横向联系也解释了经络学中研究甚少的气街理论。

四、俞募穴的临床应用

（一）协助诊断

人体是一个有机的整体，局部病变可影响全身，内脏病变可通过体表反映出来。《丹溪心法》曰："欲知其内者，当以观乎外，诊于外，斯知其内。盖有诸内者，必形诸外。"当脏腑发生病变时，常在其相应的俞穴、募穴出现压痛、过敏、组织板硬、松软、凹陷、隆凸、变色、丘疹、结节状或条索状物、皮肤电阻降低、导电量增高等阳性反应，根据这些异常反应在临床上可用之协助诊断相关的脏腑病。例如，气管、支气管炎、肺结核等肺部疾患在肺俞、中府或其上、下常有压痛存在，胃脘痛在胃俞、中脘或其上、下可找到阳性反应点，胆囊炎、胆石症等胆道疾患在胆俞、日月或其上、下有阳性反应点等。诊察俞穴、募穴的同时，结合诊察原穴对协助诊断脏腑疾患有较高的临床意义，俞穴、原穴、募穴同用比单一运用俞穴或原穴、募穴协助诊断的符合率要高。

（二）用于疾病的治疗

《六十七难》云："五脏募皆在阴，而俞皆在阳者，何谓也？然：阴病行阳，阳病行阴，故令募在阴，俞在阳。"深刻揭示了俞募穴的治疗作用。盖人体阴阳相互贯通，脏腑经脉内外相互影响，因而脏腑经气可由俞、募穴由阴行阳，由阳行阴，阴阳互通，以维持脏腑经脉之气的协调。如果内脏或阴经有病，其病气也常出行于阳分的俞穴，故刺在阳的背俞穴，可治阴病；体表或阳经有病，其病气常出行于阴分的募穴，故刺在阴的募穴，可治阳病。这与《素问·阴阳应象大论》所云"阴病治阳，阳病治阴"和"从阴引阳，从阳引阴"的治疗思路一致。俞募穴是脏腑经气转输和聚结的枢纽，是内脏与体表病邪出入的门户，因此，俞穴、募穴能治疗该穴所在部位及临近部位组织、器官的病症，如俞穴均可治疗背脊痛、背部疮疡、腰痛等局部病症，募穴均可治疗胸闷、胸痛（含肋间神经痛）、腹部肥胖等局部病症。《难经》"阴病行阳，阳病行阴"的理论为后世医家的脏病取背俞、腑病取腹募及俞募配穴等治疗方法奠定了理论基础。

1. 主治特点

（1）俞穴治疗脏病，募穴治疗腑病：脏腑俞募分阴阳，脏为阴，腑为阳；募为阴，俞为阳。《六十七难》指出："阴病行阳，阳病行阴。""阴病行阳"突出了脏病阴病表现于阳位俞穴的特点；"阳病行阴"突出了腑病阳病表现于阴位募穴的特点。因此，"阳病治阴""阴病治阳"，五脏病多选背俞穴治疗，六腑病多取腹募穴治疗，即所谓"从阳引阴""从阴引阳"。

《图注八十一难经辨真》云："阴病行阳，当从阳引阴，其治在俞。"当某一脏、腑发生病变时可取其相应的俞穴施术治疗，五脏病多取俞穴治疗，即从阳引阴，六腑病亦可取相应的俞穴治疗。例如，心绞痛发作时每针内关穴急救，缓解后胸闷、胸部绞榨样紧缩感不易消除，针刺心俞持续均匀提插捻转，效果明显；阵发性心动过速、失眠、多寐等病症，中医辨证属心神不宁或心气不足者采用心俞埋针法；肺气肿、急慢性支气管炎等可取肺俞、大肠俞治之；肾绞痛取肾俞穴；肝病取肝俞穴；温针脾俞治疗慢性肠炎；小剂量黄连素等注射大肠俞治疗急性肠炎；深刺膀胱俞治疗遗尿及泌尿系感染等；肠腑湿热型便秘取大肠俞治疗。

《图注八十一难经辨真》说："阳病行阴，当从阴引阳，其治在募。"说明募穴属阴，对六腑病症有着特殊的疗效，是治疗六腑病症的重要腧穴。某一脏腑发生病变时可取其相应的募穴施术治疗，如肺结核、肺气肿、急慢性支气管炎等可取中府治之，遗尿、尿潴留可取中极治之，胃痛、呕吐多取中脘，痢疾、泄泻多取天枢等，胆绞痛取日月，肾绞痛取京门等。

（2）俞募穴治疗相表里的脏腑疾病：由于脏腑互为表里，经络联系密切，气血相互沟通，故针灸俞穴、募穴不仅能治疗相应本脏腑疾病，而且还能治疗相表里脏腑的疾病。相表里的脏腑同时发病，或某一脏腑病变影响相表里的脏腑功能时，可同时取相表里的俞穴进行治疗。例如，外感热性病出现发热咳嗽、哮喘、咽痛、胸闷、便秘，肺与大肠皆有郁热，取肺俞、大肠俞，用泻法，针后点刺加拔罐放血，宣泄肺与大肠热邪；心悸脉数、舌红尿赤者，泻心俞及小肠俞；脾俞、胃俞配合，用于治疗各种消化疾患，如慢性胃炎、肠炎、胃、十二指肠溃疡、消化不良综合征及体质虚弱、贫血等；肝俞、胆俞相伍，治疗各种肝胆系疾病；肾俞、膀胱俞相配治疗各种泌尿生殖系疾病；脾俞可以治疗胃脘痛，肺俞治疗便秘，大肠俞治疗哮喘、咳嗽；中脘也可以治疗脾气虚弱证；日月治疗肝经湿热证；天枢治疗实证哮喘等。

（3）治疗脏腑相关的肢体五官病症：运用俞穴、募穴治疗相应脏腑的五官（目、舌、口、鼻、耳）、五体（筋、脉、肌肉、皮毛、骨）病症。根据五脏与五官、五体在生理上的相互联系，五官、五体依赖脏腑气血濡养，当五脏发生病变时，常可影响到相应的五官、五体，故俞穴、募穴可以治疗相应脏腑的五官、五体病症。例如，目疾、筋脉挛急取肝俞、胆俞、期门、日月针刺或放血加拔罐治疗；耳鸣、耳聋、牙齿松动、脱发取肾俞、京门施补法；痿证取脾俞、胃俞、章门、中脘等；鼻干嗅觉减退、过敏性鼻炎取肺俞、中府、肾俞、脾俞、章门等穴位，采用天灸的方法治疗；口舌生疮、消化不良泻心俞、补脾俞，章门拔罐治疗。

2. 配伍方法

（1）相关俞穴配伍：其一，上、中、下三焦的俞穴配伍。若见肌肤肿胀，胸满腹胀小便不利，苔白滑，脉沉弱，为三焦虚寒，气化不利，水湿内停所致，上取肺俞既可宣散水湿、通调水道；中取脾俞、胃俞健脾利水，消胀除满；下取肾俞、膀胱俞补益肾气，泻除水湿；更取三焦俞温通三焦，疏利水道，促进气化，各脏腑发挥协同作用；加灸法可加强温化水湿的效果。若见身热口渴，气逆喘促，肌肤肿胀，大便干结，小便不利，苔黄，滑数，为三焦实热，水道不利，水液潴留所致。泻肺俞可清肺热，降肺气，利水道；泻脾俞、胃俞可清泻中焦郁热；泻大肠俞可通便泄热；取三焦俞、膀胱俞可宣泄三焦郁热，通利三焦水道，化气利水，使热退、湿利、水行、肿消。

其二，俞穴五行关系配伍。人是一个有机的整体，脏腑之间相互联系，生理上相互资助，病理上相互影响。慢性、顽固性疾病往往有多个脏腑同时受累，相互影响，常规治疗多顾此失彼或只能见效一时，而依据五行生克制化理论指导治疗，可协调脏腑之间的平衡，抑强扶弱，以补虚泻实。应用的基本原则是相生则旺之，相克则弱之，"虚则补其母，实则泻其子"。例如，患慢性气管炎，常年咳嗽气喘，甚则不能平卧，吐痰量多，色白有泡沫，下肢水肿，气短乏力，恶风怕冷，动则汗出湿衣，腰痛腿酸，或见月经不调、量多，舌体胖、有齿痕，舌质淡，苔白滑，脉沉无力等。治疗以取背俞穴为主，肺俞、定喘穴可止咳平喘敛汗，虚则补其母即补脾俞，以培土生金，健脾利湿，除生痰之源、益中气、摄经血；取肾俞施补法、灸法，以补肾、纳气、平喘、温阳散寒、利水调经；加取中府、太渊、中脘、关元、足三里、丰隆、三阴交、太溪。再如，更年期综合征，临床表现复杂，几乎各系统均可受累。此病乃本虚标实之证，肾虚是本，不能充骨养髓则腰酸腿软；肾阴不足，不能上济心阴，心火亢盛则心烦、失眠、心悸胸闷；肾水亏乏，肝阴无源，则肝阳上亢，见头痛、头晕、面赤耳鸣，血压时高；子盗母气，水亏金弱，加之火旺克金，木火刑金，见咽干咳嗽，心火旺盛引动胃火则消谷善饥，或见木旺克土腹胀、纳差等。治当平衡阴阳，调理脏腑，补虚泻实。补肾俞为治本之法，滋阴虚之源，灭火盛之根；泻心俞以消火旺之灾，断其伤金之路；泻肝俞以平肝阳之亢，除刑金克脾之弊，降心火；补脾俞可助气血生化，养诸脏之虚，又可抑肝火之旺；补肺俞可益肺气，止咳平喘，可制肝木之旺，滋肾水之亏。

其三，随季节取俞穴。五脏相应于四季，脏腑俞穴应随四季不同而选取，如春季刺肝俞、胆俞，夏季刺心俞、小肠俞，季夏刺脾俞、胃俞，秋季刺肺俞、大肠俞，冬季刺肾俞、膀胱俞。《千金要方·治脾风方》中记载："凡人脾俞无定所，随季月应病，即灸脏俞是脾穴，此法甚妙。"推究其用法，随季应病，当是冬取肾俞、春取肝俞、夏取心俞、秋取肺俞以取代脾俞穴。

（2）表里募穴配伍：相表里的脏腑同时发病，或某一脏腑病变影响相表里的脏腑功能时，可同时取相表里的募穴进行治疗。例如，外感热性病出现发热咳嗽、咽痛、胸闷伴大便干燥，肺与大肠皆有郁热，取中府、天枢，用泻法，天枢针后点刺加拔罐放血，宣泄肺与大肠热邪。中脘、章门配合，用于治疗各种消化疾患，如慢性胃炎、肠炎、胃、十二指肠溃疡、消化不良综合征及体质虚弱、贫血等；日月、期门相伍，治疗各种肝胆系疾病；中极、京门相配，治疗各种泌尿生殖系疾病。

（3）相关俞原穴配伍：某一脏腑相关的俞、原穴配合使用的方法称之为"俞原配穴法"。由于俞穴是脏腑之气直接输注于背、腰部之穴，而原穴是脏腑元气经过和留止的部位，故俞、原之穴与脏腑的关系较之其他经穴更为密切。并且，俞、原穴在主治上存在共性，二者配合，其协同之力更强，尤适用于脏证、虚证和寒证。

最早在《针灸甲乙经》中应用过"俞原配穴"，即"肾胀者，肾俞主之，亦取太溪；肝胀者，脾俞主之，亦取太白；肺胀者，肺俞主之，亦取太渊"。心俞配神门治疗心悸失眠、健忘，肝俞配太冲治疗肝郁胁痛、急躁易怒，脾俞配太白治疗腹胀纳差、消化不良，肺俞、脾俞、肾俞配太渊、太白、太溪，治疗消渴等。

（4）相关俞募穴配伍：某一脏腑相关的俞、募穴配合使用的方法称之为"俞募配穴法"。俞、募穴在人体上的分布有二个明显的特点：一是阴阳相对，二是紧邻脏腑。俞穴分布于背腰部，属阳主动，募穴分布于胸腹部，属阴主静。二者均不以各自经脉循行的位置排列，而是据其脏腑所在的解剖位置上、下依次排列（尤其是募穴与相应脏腑的位置更为接近）。《六十七难》提出的"阴病行阳，阳病行阴"理论，不仅高度概括了它们的生理、病理特性，还为后世医家的脏病取背俞、腑病取腹募及俞募配穴方法奠定了理论基础。

俞募穴是本脏、本腑气血流注形式中横向流注生理现象的具体体现，募穴—脏腑—俞穴三位一体，刚柔相济，阴阳相通，以脏腑为本，气街为径，形成了俞穴—脏腑—募穴的前后对应关系，使内与外、前与后、脏腑与体表脉气交贯通应，构成脏腑与俞募穴横向联系运行气血的直接通路。"俞募配穴法"临床运用甚广，如，肝部疾患取肝俞、期门，大肠疾患取大肠俞、天枢，胃脘痛取胃俞、中脘，肺病取中府、肺俞，遗尿、尿潴留取中极、膀胱俞，胆囊炎、胆结石取胆俞、日月，黄疸取期门、肝俞，肾结石取京门、肾俞等，皆属俞募配穴法。

（5）相关郄俞穴配伍：将同一脏腑的俞穴、郄穴配伍应用的方法称为"郄俞配穴法"，有调理脏腑气血、调整经脉经气的作用，达到缓急止痛的目的，主要用于急性痛症。例如，胃脘痛（急慢性胃炎、胃溃疡、胃痉挛）、上牙痛（牙周炎、智齿冠周炎）取梁丘、胃俞；下牙痛取大肠俞、温溜；腹痛（肠痉挛、急性单纯性阑尾炎、阑尾炎术后疼痛、慢性胰腺炎急性发作、痛经）取脾俞、地机；咽痛（急性咽炎、扁桃体炎）取肺俞、孔最；腰痛（急性腰扭伤、肾绞痛）取肾俞、金门；胆道蛔虫疼痛、胆绞痛取胆俞、外丘等。

（6）相关俞原募穴配伍：在临床运用中，原穴、俞穴、募穴往往配合运用，即"原俞募"配穴法，属前后配穴范围。在诊治方面，根据原俞募穴出现的反应点，可推知相应的脏腑病变。当某一脏腑有病时，可取所属的原俞募穴进行治疗，如肺有病取肺俞、太渊、中府；大肠有病取大肠俞、合谷、天枢；胃有病取胃俞、冲阳、中脘穴；脾有病取脾俞、太白、章门；心有病取心俞、神门、巨阙；小肠有病取小肠俞、腕骨、关元；膀胱有病取膀胱俞、京骨、中极；肾有病取肾俞、太溪、京门；心包有病取厥阴俞、大陵、膻中；三焦有病取三焦俞、阳池、石门；胆有病取胆俞、丘墟、日月；肝有病取肝俞、太冲、期门。

（7）相关合募穴配伍：合募配穴之"合"指下合穴（六腑下合穴、六合穴）而言，合募配穴主要是指将六腑的募穴与本经的下合穴相配。因其特点皆为治疗腑病，故合募配穴是取两者在主治上的共性，相互协调，以治疗六腑病症为主的一种配穴方法。下合穴在主治上偏于内腑，重在通降；募穴在主治上亦偏重内腑或阳经的病邪。因此，将合募相配，更适于治疗腑病、实证、热证。募穴位于胸腹部，在"胸、腹气街"中，其位在上，与脏腑有横向联系；下合穴位于下肢，在"胫气街"中，其位在下，与脏腑有纵向联系。二者相配属上下近远配穴，一升一降，升降相合，纵横协调，气机通畅，阴阳相续而腑病可除。例如，胃脘痛时取胃之募穴中脘、下合穴足三里为主穴治疗；湿热泄泻、湿热痢疾时取大肠之天枢、下巨虚治疗；尿潴留、尿道综合征时取中极、委中治疗；胆道疾患如胆囊炎、胆石症、胆绞痛时取日月、阳陵泉治疗；便秘取天枢、足三里治疗。

（8）相关俞募穴与五输穴配伍：王叔和《脉经·卷六》提出了俞、募穴与五输穴相配合：

"肝病，其色青，手足爰，胁下苦海，或时眩胃，其脉弦长，此为可治……春当刺大敦，夏刺行间，冬刺曲泉，皆补之，季夏刺太冲，秋刺中郄（封），皆泻之。又当灸期门百壮，背第九椎五十壮。"背部第九椎下即为肝俞穴，肝有病取期门、肝俞，春季发病加大敦，夏季发病加行间，冬季发病加曲泉，季夏发病加太冲，秋季发病加中封，余类推。此法对后世处方配穴、提高治疗效果有重要指导意义。

【医案举隅】

取肾俞治遗精案

有士人年少觅灸，梦遗，为点肾俞穴，令其灸而愈。（清·魏之琇．续名医类案．北京：中国中医药出版社，1997：623.）

取中府治咳嗽案

一人暑月饮食冷物，伤肺气，致咳嗽、胸膈不利。先服金液丹百粒，泄去一行，痛减三分；又服五膈散而安。但觉常发，后五年复大发，灸中府穴五百壮，方有极臭下气，难闻。自后永不再发。（宋·窦材．扁鹊心书．北京：中国医药科技出版社，2011：41.）

取中脘治痞证案

东垣治一贵妇，八月中，先因劳役、饮食失节，加之忧思，病结痞。心腹胀满，旦食则不能暮食，两胁刺痛。诊其脉，弦而细。至夜，浊阴之气当降而不降，膜胀尤甚。大抵阳主运化，饮食劳倦，损伤脾胃，阳气不能运化精微，聚而不散，故为胀满，先灸中脘，乃胃之募穴，引胃中生发之气上行阳道。又以木香顺气汤助之，使浊阴之气自此而降矣。（明·江瓘．名医类案．北京：中国中医药出版社，1997：88.）

取期门治呃逆案

陈良甫治许主簿痢疾呃逆不止，诸药无效，灸期门穴，不三壮而愈。（清·魏之琇．续名医类案．北京：中国中医药出版社，1997：533.）

取肺脾肾俞治水肿案

徐某，女，54岁。主诉：全身水肿。现病史：肿由下肢而起，渐延腹面水肿，神疲肢冷，脘闷腹胀，食欲缺乏，大便溏薄，小便短涩。检查：舌淡胖，苔白滑，脉沉细。诊断：水肿（脾肾阳虚）。治则：温阳健脾，行气利水。治疗：肺俞、脾俞、肾俞、气海、水分。水分用灸法，灸5~6分钟。余穴用补法。脾俞、肾俞提插捻转，温针灸；气海提插不留针。二诊：遍身水肿已去其半，主症减轻。仍有便溏，小便清长，舌淡苔白，脉沉细。一诊方加阴陵泉。阴陵泉先补后泻，温针灸。余穴用法同一诊。三诊：遍身水肿基本消失，饮食好转，精神好转，腹胀消失，二便正常，舌质略淡，苔薄白。再温阳和土以巩固之。脾俞、肾俞、气海、足三里，均用补法。脾俞、肾俞不留针，余穴温针灸。

按：本例患者，纳呆溲短，大便溏薄，脉沉细，舌淡胖，是脾肾阳虚之象。按脉证论是为阴水之候。陆老取肺俞以补肺行气；脾俞运土以治水；肾俞益肾而温阳；加用气海补益真元；灸水分利小便而洁净府，故诊后小便增多，水肿消退。二诊加阴陵泉，土经之水穴，补之以扶土，泻之以利水，补泻兼施，是陆老手法之妙用，故诊后小溲通利，水肿消失。三诊邪去正虚，增加培土之法巩固而愈。（王宏才，刘朝晖，郑真真，等．针灸名家医案解读．北京：人民军医出版社，2011：33）

取胆俞治胆绞痛案

李某，女，36岁，1987年9月7日因右上腹绞痛放射至胸背部，伴寒战发热、恶心呕吐、不能进食而入院。经抗炎、肌注654-2及吗啡阿托品、罗通定、杜冷丁等反复治疗3天，止痛时间最长仅6小时，短则2小时。第4天疼痛再发作时邀会诊。病人精神紧张，哭泣不止，面色潮红，口干，心悸，烦躁。用拇指按摩右胆俞穴及其周围部位，3分钟后疼痛缓解，10分钟后疼痛消失。持续按摩30分钟后病人恢复常态。以后每日按摩治疗1次，共3天。疼痛未再发作。治疗后经B超检查显示：胆道有条状光亮区。印象：胆道结石（蛔虫残体）。[梁承志．按摩胆俞穴治疗胆绞痛48例．广西中医药，1996，19（2）：21.]

第九章 刺 法

刺法是指针刺的操作技术，是运用针具刺激人体的腧穴，调节经气，调理脏腑气血阴阳，以扶正祛邪，除疾祛病的治疗方法。《难经》有 30 多篇涉及针刺问题，其中，《六十九难》至《八十一难》集中论述了针刺的原则、方法及其应用，阐述和发展了《内经》"实则泻之，虚则补之"和"生气通天"等补虚泻实、因时制宜的治疗思想和针刺原则，提出了"从卫取气，从荣置气"，"推而内之，动而伸之"，"随其逆顺迎随而取之"等针刺补泻原理和多种操作方法，以及运针手法和子母补泻、刺井泻荥、泻南补北等配穴补泻方法，极大地丰富和发展了针灸学术理论，使针刺疗法不仅随着藏象、经络、腧穴等理论的创新在学术上有所提高，而且对补泻手法、辅助手法等针刺技术也有创新，为刺法理论的发展奠定了重要基础。

第一节 针刺治疗原则

《难经》在针刺治疗中的原则主要体现在两个方面：一是辨证补泻，二是因时制宜。

一、辨证补泻

辨经、辨气与辨证是决定针刺补泻的重要依据，因人、因地、因时制宜是针刺治疗的法则，在《内经》有大量的论述与应用，《六十九难》强调"虚者补之，实者泻之，不实不虚，以经取之"，是医生要遵循的原则。

1. 虚者补之，实者泻之 《灵枢·经脉》云："盛则泻之，虚则补之。"指出针刺的原则是实证要用泻法，虚证要用补法。《六十九难》结合五行相生规律，对《内经》进行了发挥，提出补母泻子的配穴补泻方法。《六十九难》曰："经言，虚者补之，实者泻之，不实不虚，以经取之，何谓也？然：虚者补其母，实者泻其子。当先补之，然后泻之。不实不虚，以经取之者，是正经自生病，不中他邪也，当自取其经，故言以经取之。"在《内经》基础上明确指出补虚泻实的方法就是"虚则补其母，实则泻其子"。本难指出针对经脉虚实的病症，除了选用本经的腧穴进行补泻，也可以通过对其他经脉的补泻加以调治，这一观点对针灸取穴有重要的指导意义。并且，在补虚泻实法运用中强调要先补其虚，后泻其实。

《内经》除了虚补实泻的原则之外，还提出气血瘀滞不通时可采用刺络泻血之法。《灵枢·九针十二原》说："凡用针者，虚则实之，满则泄之，宛陈则除之，邪胜则虚之。"《难经》将奇经八脉喻为深湖，依其功能及气血运行特点，论述砭石刺血疗法原理。当人体经脉气血充盛的时候，便流入于奇经八脉，而不参加循环周流；如果奇经受到邪气侵犯，气血聚而发生肿与热，用砭石刺破放血，"其受邪气，畜则肿热，砭射之也"（《难经·二十八难》）。这是

《难经》的独特之处，不但为刺络放血疗法提供了又一理论依据，也为临床运用刺络放血疗法奠定了基础。有人对素髎穴刺络放血治疗酒皶鼻、嗅觉障碍、幻嗅症，三棱针点刺承浆穴放血治疗阿弗他性溃疡有效。

2. 不实不虚，以经取之　《难经·六十九难》对虚实不明显病症的治疗提出了"以经取之"的治疗原则。即不实不虚的病症，可取治于本经。这类证候多是本经脉自生病，故当取本经腧穴，正如本难所言："是正经自生病，不中他邪也。当自取其经，故言以经取之。"正经自病就是指本脏腑、本经脉病变引起的气血紊乱，而不涉及其他脏腑、经脉，故当在本经循经取穴。《灵枢·经脉》说："为此诸病，盛则泻之，虚则补之，热则疾之，寒则留之，陷下则灸之，不盛不虚，以经取之。"认为经脉病症的治疗原则是：脉盛者用泻法，脉虚者用补法，热证者可用速刺法，寒证者则宜留针，脉虚陷者宜用灸法。总之，不论实热或虚寒等证，皆当辨经论治。"不盛不虚，以经取之"即一般的不虚不实病症取治于本经。相比较而言，《难经》对"以经取之"的论述较《内经》更为详细、具体。

二、因时制宜

在疾病治疗、养生保健方面，《内经》反复强调要天人相应，因时制宜，如《素问·四气调神大论》中的"春夏养阳，秋冬养阴"，《素问·至真要大论》中的"无失气宜"等。《难经》从四时针刺深浅和四时分刺五输方面对《内经》的因时制宜原则进行了阐述。

1. 四时刺有深浅　人体阳气随着自然界气候不同，而有内外出入的变化。因此，《七十难》提出针刺时，"春夏者，阳气在上，人气亦在上，故当浅取之；秋冬者，阳气在下，人气亦在下，故当深取之"，认为人的气血活动与季节有关。春夏季，自然界的阳气向上，人体的阳气也趋向表浅处，所以针刺宜浅；秋冬季，自然界的阳气内藏，人体的阳气也内敛，故针刺宜深。《灵枢·终始》亦有相关论述："春气在毛，夏气在皮肤，秋气在分肉，冬气在筋骨。刺此病者，各以其时为齐。"《难经》不仅继承了该理论，并且更为详尽地探讨了深浅刺法的具体操作。《七十难》提出春夏宜从深层（肝肾之部）引出阴气（一阴），秋冬则宜从浅层（心肺之部）纳入阳气（一阳），"春夏温，必致一阴者，初下针，沉之至肾肝之部，得气，引持之阴也。秋冬寒，必致一阳者，初内针，浅而浮之至心肺之部，得气，推内之阳也。是谓春夏必致一阴，秋冬必致一阳。"本难四季深浅刺法也体现了《素问·阴阳应象大论》"从阴引阳，从阳引阴"的针刺法阴阳理论。这种顺应四时，取阴养阳、取阳养阴的方法，对调和阴阳、治疗疾病具有重要的指导意义。

2. 四时选穴有别　因为五脏应四时阴阳，邪随四时而入客相应之脏，如春病邪在肝、冬病邪在肾等，故临床治疗四时选穴有别。五输穴是脏腑经气由井穴发出，由小到大、由浅而深，归入合穴，与脏有密切联系，故五输亦各应其时。《难经·七十四难》认为井、荥、俞、经、合五输穴与季节是相联系的，五输穴应四时而刺，可治五脏病变。

四季之中，春天万物生发，喻之为"井"；冬天阳气内藏，喻之为"合"，《难经》以五行属性与五脏、五输穴相对应的关系，具体论述了四时的针刺取穴，从而形成四时选刺五输穴的取穴方法，《难经·七十四难》曰："春刺井者，邪在肝；夏刺荥者，邪在心；季夏刺俞者，邪在脾；秋刺经者，邪在肺；冬刺合者，邪在肾……四时有数，而并系于春夏秋冬者也。针之要妙在于秋毫者也。"关于四时取穴，《内经》也有论述，如《灵枢·顺气一日分为四时》云

"冬刺井""夏刺荥""长夏刺俞""秋刺合";《灵枢·四时气》云"春取经血脉分肉之间"，"夏取盛经孙络"，"秋取经俞，邪在府，取之合"，"冬取井荥"。较之《内经》所论，《七十四难》所述更为系统全面。

第二节　针刺操作方法

在针刺操作上，《难经》论及定穴及进针、候气、催气、得气、补泻、出针等整个行针过程，并强调要左右双手配合，在辨气的基础上解释了针刺补泻的原理与操作方法，并阐述了针刺的辅助手法，以便更好地得气和控制针感。

一、左右双手的配合

针灸临床把持针的右手称为"刺手"，辅助进针的左手称为"押手"。《难经》强调针刺时要左右双手配合，尤其不能忽视左手的作用，提出"知为针者，信其左；不知为针者，信其右"（《七十八难》），突出了左手在针刺时的重要性。

进针、出针的具体操作是：在进针的时候，先用左手按压所针的穴位，通过弹努、爪切等手法以宣导气血，当气来至，右手持针顺势刺入，待气尽后乃出针。《八十难》云："所谓有见如入者，谓左手见气来至，乃内针，针入见气尽，乃出针。是谓有见如入、有见如出也。"《七十八难》云："当刺之时，必先以左手厌按所针荥俞之处，弹而努之，爪而下之，其气之来如动脉之状，顺针而刺之。"

当针刺入腧穴后，通过行针使针刺部位产生特殊的反应和感觉，谓之得气。得气时，医者会感到针下有徐和或沉紧的感觉；同时，病人也会在穴位下出现相应的酸、麻、胀、重等感觉。《素问·离合真邪论》亦云："吸则内针，无令气忤，静以久留，无令邪布，吸则转针，以得气为故。"得气是针刺取效的基础，《难经》提出得气是施行补泻操作的前提。《七十八难》云："得气，因推而内之……动而伸之……不得气，乃与男外女内。"强调得气后才能进行补泻操作，如果不得气，就要运用手法，促使得气。《难经》所说"男外女内"，就是以男子浅提、女子深插的方法，激发经气，促使经气来至。《难经》反复提到"得气"，如《七十难》云："得气，引持之阴也……得气，推内之阳也。"强调凡针刺必须得气，然后方可施行补泻手法。

在定穴及进针、候气、催气、得气、补泻、出针等整个行针过程中，如能充分运用左右双手的协同配合，则可以探明穴位的所在，促使经气的聚散，以及感知穴位处的皮肉筋骨分布、气血经脉循行等情况，减轻病人进、出针时的不适感，稳定腧穴部位和针身，便于各种手法的施行。

为了更好地激发经气，从重视左右手的配合，到强调针刺手法的操作，逐步形成了针刺的辅助手法。辅助手法在定穴、进针、催气、候气、出针及补泻过程中均起着重要的作用。《灵枢·九针十二原》提出："右主推之，左持而御之，气至而去之。"《素问·离合真邪论》亦云："必先扪而循之，切而散之，推而按之，弹而努之，抓而下之，通而取之，外引其门，以闭其神，呼尽内针，静以久留，以气至为故。"这些都是在针刺过程中运用左手操作的辅助手法，有促使得气并达到"气至而有效"的作用。《七十八难》也论述了针刺辅助手法的重要性："补泻之法，非必呼吸出内针也。知为针者，信其左；不知为针者，信其右。"

后世医家在《内经》《难经》基础上进一步引申发挥，如窦汉卿对辅助手法加以发挥，强调左手（押手）在针刺过程中的重要性，补充了辅助手法。《针经指南·真言补泻手法》说："凡补泻，非必呼吸出纳，而在乎手指何谓也。故动、摇、进、退、搓、盘、弹、捻、循、扪、摄、按、爪、切者是也。"《针灸大全·梓岐风谷飞经走气撮要金针赋》进一步总结继承："是故爪而切之，下针之法；摇而退之，出针之法；动而进之，催针之法；循而摄之，行气之法；搓则去病，弹则补虚，肚腹盘旋，扪为穴闭。"

杨继洲运用左手在针刺腧穴的经络上做上下左右循行，促使气血往来以助得气。《针灸大成·三衢杨氏补泻》说："凡下针，若气不至，用指于所属部分经络之路，上下左右循之，使气血往来，上下均匀，针下自然气至沉紧。"下针后若未能得气，可运用辅助手法促使气至。汪机《针灸问对·十四法》说："下针后气不至，男左女右转而进之。"若下针得气后针感不强，又可采取辅助手法加强针感。《医学入门·附杂病穴法》说："将大指爪从针尾刮到针腰，此刮法也……病在上刮向上，病在下刮向下。"刮法是常用的一种催气、候气的辅助手法，凡下针后，若气不至，则可采用刮法促使气至。《医学入门·附杂病穴法》又说："以大指次指捻针，连搓三下，如手颤之状，谓之飞。"所谓"飞"即是搓法，也是辅助手法之一。《针经指南·真言补泻手法》说："凡补时可用大指甲轻弹针，使气候行。"这是弹法在施行补法时的作用。《针灸问对·十四法》说："下针之时，如气不行。将针摇之，如摇铃之状，动而振之。"这里汪机以摇法作为候气的辅助手法。《医学入门·附杂病穴法》又说："以大指、次指捻针，连搓三下，如手颤之状，谓之飞。"这里混合了捻法和搓法的复式辅助手法以加强针感。《针经指南·针经标幽赋》说："循扪弹弩，留吸母而坚长。"这是窦氏在行针过程中运用的辅助手法，目的也是要加强针刺疗效。在出针的过程中，主要的辅助手法有摇法、按法、扪法等，如《针经指南·真言补泻手法》记载："凡补时，用手扪闭其穴是也。"

历代医家在长期的医疗实践过程中，将前人的针刺补泻方法加以改良及发挥，创造出许多复式的补泻手法和辅助手法，以加强临床针刺疗效。无论在取穴、进针、行针、出针的过程中均有其重要的作用，大大发展了《难经》的学术思想。

二、针刺补泻原理与操作方法

1. 从卫取气，从荣置气 《难经》认为针刺补泻原理是调节营卫阴阳。卫在表，属阳，从卫分取气，让卫分阳气由浅层深入内部，为补法。营在里，属阴，由深部营分向浅层抽提散气，引邪气外出，为泻法。《七十六难》云："何谓补泻？当补之时，何所取气？当泻之时，何所置气？然：当补之时，从卫取气；当泻之时，从荣置气。其阳气不足阴气有余，当先补其阳，而后泻其阴；阴气不足，阳气有余，当先补其阴，而后泻其阳。荣卫通行，此其要也。"

在刺卫时，要卧针而刺，也就是要求浅刺。在刺营时，要以刺手与押手互相配合，"先以左手摄按所针荣俞之处"，就是在针刺之前用左手把将要针刺的腧穴部位做上下往来按压的辅助手法，"气散乃内针"。通过对穴位按压，使卫气宣散之后进针，这样做的目的是"刺荣无伤卫"。正如《七十一难》所言："经言刺荣无伤卫，刺卫无伤荣，何谓也？然：针阳者，卧针而刺之；刺阴者，先以左手摄按所针荥俞之处，气散乃内针。是谓刺荣无伤卫，刺卫无伤荣也。"

对补泻先后次序，《灵枢·终始》曰："阴盛而阳虚，先补其阳，后泻其阴而和之。阴虚而阳盛，先补其阴，后泻其阳而和之。"《七十六难》也要求"其阳气不足，阴气有余，当先补其阳，而后泻其阴；阴气不足，阳气有余，当先补其阴，而后泻其阳。荣卫通行，此其要也。"显然是对《内经》的继承和发展。

《难经》在《内经》"营行脉中，卫行脉外"的营卫理论指导下，阐述了营卫刺法、补泻原则，提出"刺荣无伤卫，刺卫无伤荣"和"当补之时，从卫取气；当泻之时，从荣置气"。后世医家就《难经》的营卫补泻理论又做了进一步的补充发挥，探讨了营卫刺法的操作技巧。何若愚、阎明广《子午流注针经·流注指微针赋》记载："卫者属阳，皮毛之分，当卧针而刺之。若深刺伤阴分，伤荣气也；夺血络者，取荣气也。荣气者，经隧也。"

李梴《医学入门·附杂病穴法》说："补则从卫取气"，"宜轻浅而针，从其卫气随之于后，而济益其虚也；泻则从荣弃置其气，宜重深而刺，取其荣气迎之于前，而泻夺其实也。然补之不可使太实，泻之不可使反虚，皆欲以平为期耳。""补则从卫取气"，"泻则从荣置气"是以《难经》所论为基础，再结合针刺的力度、深度来阐述。如补法用力宜轻，针刺深度宜浅，取得卫气后要配合随济的手法；泻法用力宜重，针刺深度宜深，取得荣气后再配合迎夺的手法。李氏认为，虚补实泻的原则应"以平为期"。

杨继洲《针灸大成·经络迎随设为问答》说："刺阳部者，从其浅也，系属心肺之分；刺阴部者，从其深也，系属肾肝之分。凡欲行阳，浅卧下针，循而扪之，令舒缓，弹而努之，令气隆盛而后转针，其气自张布矣，以阳部主动故也。凡欲行阴，必先按爪，令阳气散，直深纳针，得气则伸提之，其气自调畅矣，以阴部主静故也。"在施行浅深针法时，杨氏亦以《难经》营卫刺法为基础。针刺浅层的卫气时，要卧针浅刺，以免损伤营气。针刺深层的营气时，先按压针刺的腧穴，使浅表部的卫气散开，然后深刺，以免损伤卫气。在施针过程中，杨氏同样重视辅助手法的应用，如以循、扪、弹、努、爪、按等手法促使气至。

2. 推而内之，动而伸之 对补泻的操作，《七十八难》云："得气，因推而内之，是谓补；动而伸之，是谓泻。"指出在进针得气后，将针推进下插为补法，动伸上提为泻法。通过"推而内之"的操作，使在表的阳气，深入体内；通过动而伸之，使脉中之邪气，向外排出。对《难经》阐述的补法从卫分取气、由浅向深处按插，泻法从营分散气、由深向浅抽提的学术论点，《医学入门·附杂病穴法》又加以阐发："补则从卫取气，宜轻浅而针，从其卫气随之于后而济其虚也。泻则从荣弃置其气，宜重深而刺，取其荣气迎之于前而泻夺其实也。"这是用迎随的概念解释补泻的原理。

《难经》所说的"推而内之"（以按为主）和"动而伸之"（以提为主）是对《灵枢》补泻法的发挥。《灵枢·官能》记载补法"微旋而徐推之"，"气下而疾出之"，出针按之，泻法"切而转之，其气乃行，疾而徐出"，"摇大其穴"，出针勿按。后世则演变为：补法用先浅后深，紧按慢提法；泻法用先深后浅，紧提慢按法。"一曰烧山火，治顽麻冷痹，先浅后深，凡九阳而三进三退，慢提紧按，热至，紧闭插针，除寒之有准。二曰透天凉，治肌热骨蒸，先深后浅，用六阴而三出三入，紧提慢按，徐徐举针，退热之可凭。皆细细搓之，去病准绳。"《七十八难》强调补泻操作一定要先得气，假如针刺时未能得气，男子可在卫分用浅提法候气，女子可在营分用深插法候气。如久求而不得气，说明营卫之气衰竭，病情较为危重。故本难云："不得气，乃与男外女内；不得气，是谓十死不治也。"

后世医家在《七十八难》"得气，因推而内之是谓补，动而伸之是谓泻"基础上对提插补泻进一步发挥，如《针灸大全·梓岐风谷飞经走气撮要金针赋》说："重沉豆许曰按，轻浮豆许曰提。"又说："男子……提针为热，插针为寒；女子……插针为热，提针为寒。"同是施行提插补泻法，但是男、女所获得的针刺效应却完全相反，这是《难经》中没有谈及的内容。《针灸大全·梓岐风谷飞经走气撮要金针赋》还提出："补者一退三飞（进），真气自归；泻者一飞（进）三退，邪气自避。"对比《难经》的提插手法，这种提插法是分层操作为主，即一退（提）三进（插）者为补法；一进（插）三退（提）者为泻法。

方贤《奇效良方·针灸门》说："假令此穴合针五分，先针入二分，候得气，再入二分，至四分，候得气，更针一分，插五分止，然后急出其针，便以左手大指按其针穴，勿令出血，是为补法。假令此穴合针五分，先针入五分，候得气，便起针二分，少停又起二分，少停候得气，又起针慢出，不用左手闭针孔，令其气出，是为泻法。"方贤的针刺手法虽未有提及"提插"二字，但从其操作术式可见，这是结合了出针速度和开阖针孔的提插补泻法。在提插时，每次入针或起针时都要求"候得气"，认同针刺时得气的重要性。

李梴将腧穴分为天、人、地三层，《医学入门·附杂病穴法》说："伸者，提也；按者，插也……提者，自地部提至人部天部；插者，自天部插至人部地部。病轻提插初九数，病重者提插三九二十七数，或老阳数，愈多愈好。"提法是先将针体深刺至地部而后退至人部、天部；插法是先将针体浅刺到天部而后深刺至人部、地部。李氏认为，病情较轻者提插次数较少，即提插初九数。病情较重者提插次数愈多愈好。李梴在该篇中提到："凡言九者，即子阳也……言初九数者，即一九也……老阳数者，九九八十一数，每次二十七数少停，共行三次。"又说："凡补先浅入而后深，泻针先深入而后浅，凡提插，急提慢按如冰冷，泻也，慢提急按火烧身，补也。"对施行提插补泻后病人的感觉做补充，补法有温补的作用，针刺后病人有"火烧身"的温热感觉；泻法有泻热的作用，针刺后病人有"如冰冷"的寒冷感觉。除描述了下针的力度和速度外，同时说明了提插补泻的主治病，充实了《难经》的内容。

杨继洲《针灸大成·经络迎随设为问答》说："泻者先深而后浅，从内引持而出之；补者先浅而后深，从外推内而入之。"

3. 随其逆顺，迎随而取之　《灵枢·终始》认为迎随补泻是针刺治病时调节气血阴阳的重要方法，"泻者迎之，补者随之，知迎知随，气可令和"。《难经·七十二难》对迎随进行阐述，并进一步发挥，认为"随其逆顺而取之"；"经言能知迎随之气，可令调之；调气之方，必在阴阳。何谓也？然：所谓迎随者，知荣卫之流行，经脉之往来也，随其逆顺而取之，故曰迎随。调气之方，必在阴阳者，知其内外表里，随其阴阳而调之，故曰调气之方，必在阴阳。"疾病的产生是阴阳失衡的缘故，针刺调气也必须以阴阳为基础，以人体内外表里之间的关系为依据，对阴阳的盛衰进行调治。《难经》根据营卫气血、表里阴阳理论，提出的"从卫取气""从荣置气"的补泻理论是对迎随的发挥。落实在迎随的具体操作上，《难经》提出了"补母泻子"法。《七十九难》曰："迎而夺之者，泻其子也；随而济之者，补其母也。假令心病，泻手心主俞，是谓迎而夺之者也；补手心主井，是谓随而济之者也。"

正确地使用迎随补泻法，须察知十二经循行方向、阴阳表里虚实病候，才能达到补虚泻实的目的。结合各经营卫之气的运行方向逆顺去调理气血，形成了迎随补泻针法。《七十九难》说："迎而夺之，安得无虚；随而济之，安得无实。"可见迎随能调节经脉气血营卫运行，再结合对病症阴阳表里的准确诊断，就是"识其内外表里，随其阴阳而调之"。

《灵枢·九针十二原》曰："逆而夺之，恶得无虚？追而济之，恶得无实？迎之随之，以意和之，针道毕矣。"论述了迎随之法在补泻疗法中的重要作用。《七十二难》则对迎随补泻之法进行了详细的阐述。张壁《洁古云歧针法》又有进一步的发挥："能知迎随，可令调之，调气之方，必别阴阳。阴阳者，知荣卫之流行逆顺、经脉往来终始。凡用针，顺经而刺之，为之补；迎经而夺之，为之泻。故迎而夺之，安得无虚，随而取之，安得无实，此谓迎随补泻之法也。"这里的迎随补泻明确指出顺经而刺是补，逆经而刺是泻。窦汉卿则将迎随释为左右捻转，其在《标幽赋》中说："动退空歇，迎夺右而泻凉；推内进搓，随济左而补暖。"

丁德用根据《七十二难》提出迎随补泻有三种解释：其一，在十二经经气开始之时，取其气为"迎而夺之"，在十二经经气终结之时针刺，出针时按压针孔为"随而济之"。其二，虚者补其母，为"随而济之"；实者泻其子，为"迎而夺之"。其三，随呼吸进出针，也称"迎随补泻"。"夫荣卫通流，散行十二经之内，即有始有终。其始自中焦，注手太阴一经一络，然后注手阳明一经一络，其经络有二十四，日有二十四时皆相合。此凡气始至而用针取之，名曰迎而夺之。其气流注终而内针，出针扪穴，名曰随而济之。又补其母亦名随而补之，泻其子亦名迎而夺之。又随呼吸出内针亦曰迎随也。"

高武指出在经气旺盛时泻夺其气谓之迎，在经气虚弱时补益其气谓之随。《针灸聚英·附辨》说："迎者，逢其气之方来，如寅时气来注于肺，卯时气来注于大肠。此时肺、大肠气方盛而夺泻之也；随者，随其气之方去，如卯时气去注大肠，辰时气去注于胃，肺与大肠此时正虚而补济之也。余皆仿此。"丁氏与高氏分别将十二经脉与十二地支（二十四小时）相配而进行迎随补泻，为后世的子午流注"纳子法"奠定了理论基础。

张世贤根据十二经的循行走向，说明若顺着手三阳经及足三阴经的经气走向而刺，针头从外往上而刺者为随，针头从内往下而刺者为迎。若顺着手三阴及足三阳经的经气走向而刺，针头从内往下而刺者为随，针头从外往上而刺者为迎，《图注八十一难经》云："手三阳从手至头，针芒从外，往上为随，针芒从内，往下为迎；足三阳从头至足，针芒从内，往下为随，针芒从外，往上为迎。足三阴从足至腹，针芒从外，往上为随，针芒从内，往下为迎；手三阴从胸至手，针芒从内，往下为随，针芒从外，往上为迎。"《针灸大成·补泻雪心歌》说："补泻又要认迎随，随则为补迎为泻……随则针头随经行，迎则针头迎经夺。"可见，迎随补泻发展到明代，演变为针头顺经脉循行方向而刺为随济，针头逆经脉循行方向而刺为迎夺。

杨继洲的迎随补泻法除根据经脉运行的走向而刺外，同时亦配合提插补泻法、徐疾补泻法及开阖补泻法，把迎随补泻由单式手法演变为复式混合手法。《针灸大成·经络迎随设为问答》说："随而济之是为补，迎而夺之是为泻……补，随其经脉，推而按内之，停针一二时，稍久，凡起针，左手闭针穴，徐出针而疾按之。泻，迎其经脉，提而动伸之，停针稍久，凡起针，左手开针穴，疾出针而徐按之。"杨氏亦将针尖逆经而刺定为迎，针尖顺经而刺定为随，并用母子补泻解释迎随，如《针灸大成·三衢杨氏补泻》说："得气以针头逆其经络之所来，动而伸之，即是迎；以针头顺其经脉之所往，推而内之，即是随。"又说："凡针逆而迎夺，即泻其子也。如心之热病，必泻于脾胃之分。针顺而随济，即补其母也，如心之虚病，必补于肝胆之分。"

第三节 针刺补泻方法的应用

针刺补泻方法的疗效除了与针刺手法操作有关外，还与人体的功能状态、腧穴的选择有密切联系。《难经》以五输穴为基础，依据五行生克关系，提出通过"补母泻子""泻南补北"的配穴形式，达到补虚泻实、调节阴阳的目的。

一、子母补泻法

子母补泻法是通过穴位配伍达到补泻目的的一种补泻法，分为本经取穴法和异经取穴法。

1. 本经取穴法 《六十四难》根据《灵枢·本输》的记载，据阴阳刚柔相济的原理，用五输穴配属五行。阴经，井配木、荥配火、俞配土、经配金、合配水；阳经，井配金、荥配水、俞配木、经配火、合配土。五行、天干配脏腑，则肺属辛金，大肠属庚金；肾属癸水，膀胱属壬水；胆属甲木，肝属乙木；心、心包属丁火，小肠、三焦属丙火；脾属己土，胃属戊土。

按照五行相生关系，每条经各有一个"母穴"和一个"子穴"。"母能令子虚，子能令母实"，故《六十九难》提出了"虚者补其母，实者泻其子"的补泻法。例如，肺属金，肺虚可补其母穴，俞（土）穴太渊，土生金；肺实可泻其子穴，合（水）穴尺泽，金生水。《七十九难》云："迎而夺之者，泻其子也；随而济之者，补其母也。假令心病，泻手心主俞，是谓迎而夺之者也；补手心主井，是谓随而济之者也。"泻法，取心包（火）经的俞（土）穴大陵，火生土，土为火之子；补法，取心包（火）经的井（木）穴中冲，木生火，木为火之母。

杨继洲在治疗脏腑虚实病症时也遵循《难经》"虚者补其母，实者泻其子"的原则。《针灸大成·通玄指要赋》曰："夫疗病之法，全在识见；痒麻为虚，虚当补其母；疼痛为实，实当泻其子。且如肝实，泻行间二穴，火乃肝木之子；肝虚，补曲泉二穴，水乃肝木之母。胃实，泻厉兑二穴，金乃胃土之子；胃虚，补解溪二穴，火乃胃土之母。三焦实，泻天井二穴；三焦虚，补中渚二穴。膀胱实，泻束骨二穴；膀胱虚，补至阴二穴。故经云：虚羸痒麻，气弱者补之；丰肥坚硬，疼痛肿满者泻之。凡刺之要，只就本经，取井荥俞原经合，行子母补泻之法，乃为枢要。深知血气往来多少之道，取穴之法，各明其部分，即依本经而刺，无不效也。"

2. 异经取穴法 是后世医家根据十二经脉之间的五行关系，依据《六十九难》的"虚者补其母，实者泻其子"补泻原则，在病变经脉的母经或子经选穴补泻，如肺虚可用脾（土）经穴位，或补脾经俞（土）穴太白；肺实可用肾（水）经穴位，或泻肾经合（水）穴阴谷。

窦汉卿提出如本经、本脏有病时，除了取本经的子、母穴外，还可根据五行相生的关系，选取相应的子经或母经上的腧穴。《针经指南·真言补泻手法》说："经云：东方实而西方虚，泻南方而补北方，何谓也？此实母泻子之法，非只刺一经而已。假令肝木之病实，泻心火之子，补肾水之母，其肝经自得其平矣。五脏皆仿此而行之。"指出如肝实证，实则泻其子，治疗应取肝经的子穴行间（荥火），但同时又可取肝经的子经心经的子穴少府（荥火）。窦氏将《难经》本经的母子配穴演变为他经的母子配穴，扩大了配穴的范围。

治疗脏病的实证，杨继洲提出如某脏（心）实证，可泻其子经（脾经）及其表里经（胃经）的子穴。如《针灸大成·经络迎随设为问答》曰："凡针逆而迎夺，即泻其子也。如心之热病，必泻于脾胃之分；针顺而随济，即补其母也。如心之虚病，必补于肝胆之分。"

择时补母泻子法，高武将十二经脉与十二地支相配，再结合《难经》"虚者补其母，实者泻其子"的补泻原则，按经脉气血流注顺序，一个时辰开取一经，将《难经》母子补泻法演变为按时辰地支开穴的针法，这便是后世的子午流注"纳支法"。《针灸聚英·十二经病井荥俞经合补虚泻实》云："手太阴肺经属辛金，起中府，终少商；多气少血，寅时注此。是动病（邪在气，气为是动病）肺胀满。所生病（邪在血，血为所生病）咳嗽上气。补（虚则补之）用卯时（随而济之）太渊（穴在掌后陷中为经、土，土生金为母。经曰：虚则补其母）。泻（盛则泻之）用寅时（迎而夺之）尺泽（为合、水，金生水。实则泻其子，穴在肘中约纹动脉中）。"即大肠经，补用辰时曲池，泻用卯时二间；胃经，补用巳时解溪，泻用辰时厉兑；脾经，补用午时大都，泻用巳时商丘；心经，补用未时少冲，泻用午时神门；小肠经，补用申时后溪，泻用未时小海，余依此类推（表9-1）。

表9-1 十二经子母配穴一览表

肺（金）	补土	太渊	太白	泻水	尺泽	阴谷
大肠（金）	补土	曲池	足三里	泻水	二间	通谷
小肠（火）	补木	后溪	足临泣	泻土	小海	足三里
心（火）	补木	少冲	大敦	泻土	神门	太白
肾（水）	补金	复溜	经渠	泻水	涌泉	大敦
膀胱（水）	补金	至阴	商阳	泻水	束骨	足临泣
脾（土）	补火	大都	少府	泻金	商丘	经渠
胃（土）	补火	解溪	阳谷	泻金	厉兑	商阳
肝（木）	补水	曲泉	阴谷	泻火	行间	少府
胆（木）	补水	侠溪	通谷	泻火	阳辅	阳谷
心包（相火）	补木	中冲	大敦	泻土	大陵	太白
三焦（相火）	补木	中渚	足临泣	泻土	天井	足三里

二、刺井泻荥法

所谓刺井泻荥法，是指实热证需泻井穴时，可以根据"实者泻其子"的原则，改以荥穴来代替。

在运用五输穴进行子母补泻时，常遇到井穴补泻施术的困难，如《七十三难》说："诸井者，肌肉浅薄，气少，不足使也。"盖诸井穴在手足指梢，肌肉浅薄，而气藏于肌肉之内，肌肉浅薄则经气亦微，不便使用针刺手法，故《难经》提出了"刺井泻荥"的变通之法。按五输穴的排列次序，井穴属木，荥穴属火，《七十三难》说："火者木之子，当刺井者，以荥泻之。"泻荥相当于泻井，如胃经实证当泻其井穴厉兑，可改用其荥穴内庭。

后世医家仿此又提出"补井补合"的方法。滑寿《难经本义》认为：井穴属木，合穴属水，水者木之母，故"若当补井，则必补其合"；汪机《针灸问对·卷之上》也说："此者为泻井者言也，若当补井，则必补其合。"因此，有"泻井须泻荥，补井当补合"之说。

三、泻南补北法

《七十五难》曰："东方实，西方虚，泻南方，补北方。"根据五行生克关系，指出对肝实肺虚之证，要用泻心火，补肾水的方法治疗。东方属木代表肝，西方属金代表肺，南方属火代表心，北方属水代表肾。东方实，西方虚，即肝（木）实、肺（金）虚，是一种"木实侮金"的反克表现，补北（肾）泻南（心）就是益水制火，即补肾泻心。

火（心）为木（肝）之子，泻火能抑木，可夺肝（母）之实，又能减少其克金（肺）之力。水（肾）为金（肺）之子，补水可以制火（心），使火不能刑金，又能济金以资肺（母）之虚，使金实得以制木。泻南补北法可以说是对"虚者补其母，实者泻其子"的补充。

肝实肺虚证的"常治之法"应当补金泻木，但《七十五难》却以泻火补水法治疗，这是运用"虚者补其母，实者泻其子"原理而制定的变通之法。肝木实，应泻其子心火；肺金虚，当补其母脾土，但肝木正盛，肝木克土，虽每日补脾，终不能敌肝木正盛之势；虽然土能生金，但金受火克，补脾仍显杯水车薪，得不偿失。所以，《难经》不补土，不补金，而是泻南方，泻肝之子以夺其肝气，使肝木无过，肺金不虚，使金生水，则肾水得补；补北方，专补肾水，一则可制心火，二则可生肺金，心火受抑，不克肺金，以济其肺气，使金自平，金生水，故能补水。水足金旺，则金能平木。临证如水亏火旺，木火刑金之咳嗽吐血证，用泻火补水法多取效。

【医案举隅】

实者泻其子案

患者，女，42岁，2012年5月21日就诊。主诉：右大腿内侧瘙痒疼痛5天，因疼痛不能下蹲，不能行走，内服抗过敏西药治疗3天，并外用皮炎平，非但无效，反而更加严重，剧烈疼痛瘙痒，以致彻夜不眠。现大腿内侧多发水泡，皮肤红肿热痛，触之微热，舌尖红、苔白，脉滑数微浮，辨为心火炽盛。取足三里穴，取40mm长毫针针刺20～30mm，施泻法。次日复诊肿退热消，已能行走下蹲，稍觉痛痒，大腿内侧水泡消失，皮肤也无红肿发热，二诊痊愈。

按：此患者辨为心火炽盛，"实者泻其子"。心为火，其子为土，根据"异经母子补泻法"及"阴病治阳"，在五行为阳土的胃经上取五行为土的合穴（足三里）。临床验证多年，疗效可靠。[肖红玲．补母泻子法运用三则．中国针灸，2013，33（4）：37.]

虚者补其母案

患者，男，39岁，2012年7月3日就诊。自述近来全身汗多，头汗尤甚，稍动则汗湿衣裤。刻诊：面色㿠白，说话声低气微，乏力嗜睡，舌淡苔薄白，脉沉缓。辨为心气不足，取少冲穴和足临泣穴，用15mm长毫针直刺5～13mm，留针20分钟，5分钟行针1次，每日1次。治疗1次后汗出明显缓解，治疗5次后患者自诉无异常出汗，随访半月，无复发。

按：本案为自汗，汗为心之液，结合全身症状，辨为心气不足。心五行为火，其母为木。根据"虚者补其母"，应补木行，若在本经上取穴，即"本经母子补泻法"，应取心经五输穴中五行为木的井穴（少冲穴）；若在相为母子经的经脉上取穴，即"异经母子补泻法"，应取肝经和胆经的木穴；又因"阴病治阳"，故在五行为阳木的胆经上取五行为木的俞穴（足临泣）。临床多次验证，疗效颇佳。[肖红玲．补母泻子法运用三则．中国针灸，2013，33（4）：37.]

第四节 针刺补泻效果

《难经》运用针刺补泻方法治疗疾病，十分重视对治疗效果的分析与评价，并指导临床治疗思路的进一步调整，以期达到更佳的疗效。

一、补泻效果的判断

《七十九难》对针刺补泻后的效果也进行了探讨，指出："虚之与实，若得若失；实之与虚，若有若无。"

1. 虚之与实，若得若失 指针刺补泻实施后，病人自我感觉而言。得，指正气得到补益，病情好转，如有所得。失，指邪气得以祛除，病情减轻，如有所失。

从病人而言，虚证用补法后，病人感觉正气充实，症状好转，若有所得；实证用泻法后，病人感觉邪气衰退，症状减轻，若有所失。因此，《灵枢·小针解》云："为虚为实，若得若失者，言补者佖然若有得也，泻则怅然若有失也。"

2. 实之与虚，若有若无 有，指有邪气；无，指正气不足。对实证进行针刺时，医生指下有坚紧充实的感觉为有气；针刺治疗虚证时，医生指下会有松软空虚的感觉，就是无气。《灵枢·小针解》曰："言实与虚若有若无者，言实者有气，虚者无气也。"

医者还可依据得气、脉气的"若有若无"来判断补泻是否正确。针刺时左手以候脉气，右手以候得气，"脉气""得气"来而应手，这就是《七十九难》的"若有"。留针至得气消失，或至脉气消失，这就是《七十九难》的"若无"。

《七十九难》关于针刺补泻后虚实变化的论述主要继承了《内经》的相关理论。《灵枢·九针十二原》曰："徐而疾则实，疾而徐则虚。言实与虚，若有若无，察后与先，若存若亡，为虚与实，若得若失。"《灵枢·终始》阐释了已补而实、已泻而虚的表现："所谓气至而有效者，泻则益虚，虚者脉大如其故而不坚也，坚如其故者，适虽言故，病未去也。补则益实，实者脉大如其故而益坚也，夫如其故而不坚者，适虽言快，病未去也。故补则实，泻则虚，痛虽不随针，病必衰去。"

3. 以平为期 人与自然合为整体，人体的生命活动遵循着阴阳的消长运动规律，疾病的产生也是由阴阳失衡所致，故诊疗的最终目的就是调节阴阳并使其达于平衡。《素问·至真要大论》曰："谨察阴阳所在而调之，以平为期。"《七十五难》中多次阐述了该理论，如"金木水火土，当更相平"；"木欲实，金当平之"。《八十一难》亦曰："假令肝实而肺虚，肝者木也，肺者金也，金木当更相平，当知金平木。"针刺的目的同样是"以平为期"，即调节阴阳以致平衡。正如《灵枢·根结》所言："用针之要，在于知调阴与阳。调阴与阳，精气乃光，合形与气，使神内藏……上工平气，中工乱脉，下工绝气危生。"这段话是对中工、下工所造成的针刺危害的具体阐述，故曰"下工不可不慎也，必审五脏变化之病，五脉之应，经络之实虚，皮之柔粗，而后取之也"。

二、补泻的失误

关于补泻失误，《内经》已有相关论述，如《灵枢·九针十二原》曰："五脏之气，已绝于内，而用针者反实其外"；"五脏之气，已绝于外，而用针者反实其内"。《难经》对此亦非常重视，在《十二难》中举例探讨了下工误用针刺补泻造成绝气危生的严重后果，指出"经言五脏脉已绝于内，用针者反实其外；五脏脉已绝于外，用针者反实其内。内外之绝，何以别之？然：五脏脉已绝于内者，肾肝气已绝于内也，而医反补其心肺；五脏脉已绝于外者，其心肺气已绝于外也，而医反补其肾肝。阳绝补阴，阴绝补阳，是谓实实虚虚，损不足益有余。如此死者，医杀之耳"。

《难经》提出要根据五脏刚柔、生克关系，辨别病症的虚实，施以补泻。《八十一难》曰："经言无实实虚虚，损不足而益有余，是寸口脉耶？将病自有虚实耶？其损益奈何？然：是病，非谓寸口脉也，谓病自有虚实也。假令肝实肺虚，肝者木也，肺者金也，金木当更相平，当知金平木。假令肺实而肝虚微少气，用针不补其肝，而反重实其肺，故曰实实虚虚，损不足而益有余。此者中工之所害也。"文中举例探讨了肝实肺虚当佐金平木，如果肝虚肺实，则当补肝泻肺。若仍补肺泻肝则犯"实实虚虚，损不足而益有余"之戒，轻者会造成乱脉，虽不能绝其命而"倾其寿"（《灵枢·玉版》），但会严重损害病人的健康，严重者会竭其阴阳，使病人绝气危生。

NOTE

下篇 《黄帝八十一难经》原文简注

一难　论独取寸口诊脉的原理

【原文】

一難曰：十二經皆有動脈[1]，獨取寸口[2]，以決[3]五藏六府死生吉凶之法，何謂也？

然[4]：寸口者，脈之大會[5]，手太陰之脈動[6]也。人一呼脈行三寸，一吸脈行三寸，呼吸定息，脈行六寸。人一日一夜，凡一萬三千五百息，脈行五十度，周於身。漏水下百刻[7]，營衛行陽[8]二十五度，行陰[8]亦二十五度，爲一周[9]也，故五十度復會於手太陰。寸口者，五藏六府之所終始[10]，故法[11]取於寸口也。

【注释】

[1] 动脉：指经脉循行部位上的搏动应手处。十二经皆有动脉，如滑寿注云："手太阴脉动中府、云门、天府、侠白，手阳明脉动合谷、阳溪，手少阴脉动极泉，手太阳脉动天窗，手厥阴脉动劳宫，手少阳脉动禾髎，足太阴脉动箕门、冲门，足阳明脉动冲阳、大迎、人迎、气冲，足少阴脉动太溪、阴谷，足太阳脉动委中，足厥阴脉动太冲、五里、阴廉，足少阳脉动下关、听会之类也。"

[2] 独取寸口：独，专也。寸口，即气口、脉口，位于腕横纹桡侧动脉搏动处，其脉位长度为一寸九分，包括寸、关、尺三部。

[3] 决：同诀。《史记·孔子世家》索隐云："诀，别也。"引申有分析之意。

[4] 然：答辞，表示答应，应诺。《广雅·释诂一》云："然，应也。"《说文·言部》云："应，以言对也。"

[5] 会：会聚。叶霖注："手太阴，肺之经，言肺主气，十二经之动脉，皆肺气鼓之，故肺朝百脉，而大会于寸口。"

[6] 脉动：《脉经》《千金要方》《类说》均作"动脉"，以与上文"皆有动脉"相合，历代注家多从之。

[7] 漏水下百刻：即一昼夜的时间。古代以铜壶贮水，水滴下漏于受水壶，壶中有铜人抱漏箭，箭上刻一百度数作为计时标准，漏水下百刻，即一昼夜。徐大椿注云："按《隋志》刻漏始于黄帝。一昼一夜定为百刻，浮箭于壶内，以水减刻出，分昼夜之长短。"

[8] 阴、阳：指昼、夜。白昼为阳，夜晚属阴，故谓之阴、阳。加藤宗博注云："行阳、行阴，谓行昼、行夜。"荣卫相随而行，始于中焦，注手太阴，运行于经脉之中，白昼循行周身二十五次，黑夜循行周身二十五次，共五十次又会合于手太阴。

[9] 一周：此指脉中气血在一昼夜环绕人身五十次后，在手太阴肺经于夜半子时大会一次，故曰一周。正如《灵枢·营卫生会》所云："行于阳二十五度，行于阴亦二十五度，一周也，故五十度而复大会于手太阴矣。"

[10] 终始：此指五脏六腑气血循环运行的起止点。气血营养五脏六腑，是沿经脉循行的，手太阴肺经是其循环的起始点，也是各脏腑经脉环流的终止点。而寸口既是大会，又是手太阴且之脉动处，为脉气变化的敏感点，故谓其为"五脏六腑之所终始"。

[11] 法：叶霖注云："法，诊法也。"

二难　论寸口分部及其阴阳属性

【原文】

二難曰：脈有尺寸[1]，何謂也？

然：尺寸者，脈之大要會[2]也。從關[3]至尺[4]是尺內，陰之所治[5]也；從關至魚際[6]是寸[7]內，陽之所治[5]也。故分寸爲尺，分尺爲寸[8]。故陰得尺內一寸，陽得寸內九分[9]。尺寸終始[10]一寸九分，故曰尺寸也。

【注释】

[1] 尺寸：指寸口脉的寸、关、尺三部，非仅指尺脉和寸脉。

[2] 脉之大要会：即"脉之大会"之意。玄医注云："大要会者，诸阳经病皆验于寸，诸阴经病皆验于尺，故阴阳病脉平脉，其气来会在尺寸，其要大也。"

[3] 关：即关隘。此指关脉。是寸脉与尺脉的分界，在掌后高骨（桡骨茎突）内侧下方，又称界上门。

[4] 尺：指尺泽穴，在肘横纹大筋（肱二头肌）外侧，这里指肘横纹。

[5] 治：治理，管理。从鱼际至关，属于寸部脉范围，属阳，主候心肺，故为阳之所治；从关后到尺泽，属于尺部脉范围，属阴，主候肾，故为阴之所治。

[6] 鱼际：手大指本节后手掌肌肉隆起处，因形状像鱼，故称鱼，其边缘赤白肉连接处称鱼际，这里指腕横纹。

[7] 寸：《难经本义》作"寸口"，可参。

[8] 分寸为尺，分尺为寸：从鱼际至尺泽总计长为一尺一寸（寸，谓同身寸，以下均同），若以关脉为界，至鱼际为一寸，至尺泽为一尺。正如叶霖所注云："言分寸为尺，分尺为寸者，谓关上分去一寸，则余者为尺；关下分去一尺，则余者为寸，此明尺寸之所以得名也。"

[9] 阴得尺内一寸，阳得寸内九分：从鱼际至尺泽总计长为一尺一寸，但诊寸口脉并不需要这样的长度，按实际需要，结合阴阳的道理，只取尺部一寸，取寸部九分，以合阴阳之数。滑寿注："老阴之数终于十，故阴得尺内之一寸；老阳之数极于九，故阳得寸内之九分。"徐大椿注："关以下至尺泽皆谓之尺，而诊脉则止候关以下之一寸；关以上至鱼际皆谓之寸，而诊脉则止候关以上之九分，故曰尺内一寸，寸内九分。"

[10] 终始：起止的意思。滑寿注云："寸为尺之始，尺者寸之终。云尺寸者，以终始对待而言，其实则寸得九分，尺得一寸，皆阴阳之盈数也。"

三难　论尺寸太过不及的覆溢脉象

【原文】

三難曰：脈有太過，有不及，有陰陽相乘，有覆有溢，有關有格，何謂也？

然：關之前者，陽之動也，脈當見九分而浮[1]。過者[2]，法[3]曰太過；減者[2]，法[3]曰不及。遂[4]上魚爲溢[5]，爲外關內格[6]，此陰乘之脈[7]也。關之後者，陰之動也，脈當見一寸而沈[8]。過者，法曰太過；減者，法曰不及。遂入尺爲覆[9]，爲內關外格[10]，此陽乘之脈[11]也。故曰覆溢，是其眞藏之脈[12]，人不病而死也。

【注释】

[1] 关之前，阳之动也，脉当见九分而浮："阳之动"的"阳"，指寸脉。此指寸部的正常脉象，长度为九分，脉搏显现的部位应当是浮的特点。滑寿注云："关前为阳，寸脉所动之位，脉见九分而浮。九，阳数；寸之位浮，阳脉，是其常也。"

[2] 过者，减者：过者，指寸脉搏动的长度超过了九分的脉象。减者，指不足九分的脉象。滑寿注云："过，谓过于本位，过于常脉；不及，谓不及本位，不及常脉，是皆病脉也。"

[3] 法：指切脉的法则、规范。

[4] 遂：形容过盛之脉直行无阻的状态。滑寿注云："遂者，隧也，径行而直前也。"

[5] 溢：指上盛冲达鱼际部的脉象。溢，满溢、泛溢，有自下而上之意。滑寿注云："溢，如水之溢，由内而出乎外也。"

[6] 外关内格：指寸脉太过，超过其九分之位，泛溢于鱼际的脉象所反映的病机，是阳气被关闭于外而阴气格拒于内。滑寿注云："阴气太盛，则阳气不得相营也，以阳气不得营于阴，阴遂上出而溢于鱼际之分，为外关内格也。外关内格，谓阳外闭而不下，阴从而内出以格拒之，此阴乘阳位之脉也。"

[7] 阴乘之脉：即阴乘阳位之脉，尺部上乘于寸部，寸部上乘于鱼际。

[8] 关之后者，阴之动也，脉当见一寸而沉：此指关后属阴的尺脉之正常脉象，特征是脉长一寸，超过一寸为太过，反之为不及。脉搏显现的部位应当是沉的特点。滑寿注云："关后为阴，尺脉所动之位，脉见一寸而沉。寸，阴数；尺之位沉，阴脉，是其常也。"

[9] 覆：指下盛尺部垂长的脉象。覆，覆盖，有自上向下盖掩之意。滑寿注云："覆，如物之覆，由上而倾于下也。"

[10] 内关外格：指尺脉太过，超过尺脉正常的一寸，这是阳气被关闭于内而阴气被格阻于外的结果，此即阳盛乘阴的脉象。滑寿注云："阳气太盛，则阴气不得相营也。以阴气不得营于阳，阳遂下陷而覆于尺之分，为内关外格也。内关外格，谓阴内闭而不上，阳从而外入以格拒之，此阳乘阴位之脉也。"

[11] 阳乘之脉：指阳乘阴位之脉。寸部下乘于尺部，尺部下乘于尺泽。

[12] 真脏之脉：即无胃气的脉，指脉象毫无和缓之态，多见于病人濒临死亡前，是阴阳离决、脏腑精气衰败之象，预后不良。滑寿注云："复溢之脉，乃孤阴独阳，上下相离之诊，故曰真脏之脉，谓无胃气以和之也。凡人得此脉，虽不病犹死也。"叶霖注云："覆溢之脉，乃阴阳离决之征。若覆溢之微，虽关格重证，犹或未至危殆。若覆溢之甚，为真脏之脉。真脏者，谓脏气已绝，其真形独现于外，不必有疾病，而可决其必死也。"

四难　论脉象阴阳

【原文】

四難曰：脈有陰陽之法[1]，何謂也？

然：呼出心與肺，吸入腎與肝，呼吸之間，脾受穀味也，其脈在中[2]。浮者陽也，沈者陰也，故曰陰陽也。

心肺俱浮，何以別之？

然：浮而大散者心也，浮而短濇者肺也[3]。

腎肝俱沈，何以別之？

然：牢而長者肝也，按之濡，舉指來實者腎也[4]。脾者中州，故其脈在中[5]。是陰陽之法也。

脈有一陰一陽，一陰二陽，一陰三陽；有一陽一陰，一陽二陰，一陽三陰。如此之言，寸口有六脈俱動耶？

然：此言者，非有六脈俱動也，謂浮、沈、長、短、滑、濇也。浮者陽也，滑者陽也，長者陽也；沈者陰也，短者陰也，濇者陰也。所謂一陰一陽者，謂脈來沈而滑也，一陰二陽者，謂脈來沈滑而長也，一陰三陽者，謂脈來浮滑而長，時一沈也；所謂一陽一陰者，謂脈來浮而濇也；一陽二陰者，謂脈來長而沈濇也；一陽三陰者，謂脈來沈濇而短，時一浮也。各以其經所在，名病逆順[6]也。

【注释】

[1] 脉有阴阳之法：指寸口脉象变化可以用阴阳进行归类划分。法，方法。阴阳，此指脉象的阴阳属性。

[2] 呼出心与肺……脾受谷味也，其脉在中：此指平息诊脉方法，实乃指力的运用，指出了浮取以候心肺，沉取以候肝肾，中取以候脾胃。叶霖注云："此言脉之阴阳虽在于尺寸，其阴阳之气又在浮沉。如心肺居膈上，阳也，呼出必由之；肾肝居膈下，阴也，吸入必归之；脾受谷味，为生脉之原而在中，而呼出吸入，无不因之，故诊脉之法，浮取乎心肺，沉取乎肾肝，而中应乎脾胃也。"

[3] 浮而大散者心也，浮而短涩者肺也：脉位表浅，兼有或大或散之感的，为心脉；脉位表浅，兼有或短或涩之感的，为肺脉。滑寿注云："心肺俱浮而有别也。心为阳中之阳，故其脉浮大而散；肺为阳中之阴，其脉浮而短涩。"张寿颐注云："心肺在上，故其脉俱浮。唯心气发皇，如夏季畅茂之象，合德于火，故脉大而散，言其飞扬腾达，如火焰之飙举，

非涣散不收之散脉。肺气肃降，如秋令收敛之状，合德于金，故脉短而涩，言其抑降静穆，如金体之凝重，非涩而不流之涩脉。"互参。

[4] 牢而长者肝也，按之濡，举指来实者肾也：脉位深，脉形端直而长者为肝脉；脉位深，但按之柔软，举指轻按而脉形依旧饱满有力者为肾脉。徐大椿注云："肝属木，故其象牢而长。肾属水，故其象濡而实，水体外柔而内刚也。"张寿颐注云："肝禀春生之性，合德于木，故脉坚。牢，以其坚固不摇，非三部沉实之牢脉；长，以状其挺秀端直，亦非上鱼入尺之长脉。肾禀冬藏之性，合德于水，故其脉而外柔内刚。以言其态度之冲，非弱萎靡之脉；实，以言其体质之沉著，亦非实大坚强之实脉。"按之濡、举指来实，形容脉象重按时柔软，而手指上举轻按时又较有力，即张氏所说"外柔内刚"之象。濡，同耎、软。

[5] 脾者中州，故其脉在中：指由于脾脏居中焦，因此它的脉位于中间位置，不浮不沉。叶霖注云："脾属土居中，旺于四季，生养四脏，其脉来从容和缓，不沉不浮，故曰其脉在中也。"

[6] 各以其经所在，名病逆顺：指根据各脏腑在寸口六部的相应部位之脉象变化，就能判断该脏是正常或异常、病轻或病重、主吉或主凶。经，即十二经脉，在此指代五脏六腑。逆顺，指疾病的轻重和预后吉凶。滑寿注云："夫脉之所至，病之所在也。以脉与病及经络脏腑参之，某为宜，某为不宜，四时相应不相应，以名病之逆顺也。"

五难　论持脉的指力轻重

【原文】

五難曰：脈有輕重[1]，何謂也？

然：初持脈[2]，如三菽之重，與皮毛相得者[3]，肺部也。如六菽之重，與血脈相得者，心部也。如九菽之重，與肌肉相得者，脾部也。如十二菽之重，與筋平者，肝部也。按之至骨，舉指來疾者，腎部也。故曰輕重也。

【注释】

[1] 脉有轻重：指诊脉时所运用指力的轻重。张寿颐注云："此节言诊脉时下指轻重之分，即所以辨别五脏之气。"草刈三越注云："脉有轻重者，浮、中、沉之别候也。"

[2] 持脉：指诊脉、切脉。徐大椿注："持脉，即按脉也。"

[3] 三菽之重，与皮毛相得者：菽，豆之总称，此指黄豆。三菽之重，即指力如三粒黄豆的重量。与皮毛相得者，即轻按皮毛就可触到的脉象。徐大椿注云："三菽之重，言其力与三菽等也；皮毛相得，言其浮至皮毛之分也。肺脉最轻，故其象如此。"其余六菽、九菽、十二菽重之候心、脾、肝部义同。叶霖注云："菽，豆之总名。肺位最高而主皮毛，故其脉如三菽之重。心在肺下主血脉，故其脉如六菽之重。脾在心下主肌肉，故其脉如九菽之重。肝在脾之下主筋，故其脉如十二菽之重。肾在肝下主骨，故其脉按之至骨，沉之至也。"

六难　论脉之阴阳虚实

【原文】

六難曰：脈有陰盛陽虛，陽盛陰虛，何謂也？

然：浮之損小，沈之實大，故曰陰盛陽虛[1]；沈之損小，浮之實大，故曰陽盛陰虛[2]。是陰陽虛實之意也。

【注释】

[1] 浮之损小，沉之实大，故曰阴盛阳虚：浮取脉体细小而软弱，是阳分不足，故曰阳虚；沉取实大，是阴分有余，故曰阴盛。滑寿注云："浮沉以下指轻重言，盛虚以阴阳盈亏言。轻手取之而见减小，重手取之而见实大，知其为阴盛阳虚也……大抵轻手取之阳之分，重手取之阴之分。不拘何部，率以是推之。"

[2] 沉之损小，浮之实大，故曰阳盛阴虚：指沉取则脉细小而软弱，是阴不足；浮取脉实大，是阳分有余，是阳盛。滑寿注云："浮沉以下指轻重言，盛虚以阴阳盈亏言……重手取之而见损小，轻手取之而见实大，知其为阳盛阴虚也。大抵轻手取之阳之分，重手取之阴之分。不拘何部，率以是推之。"

七难　论六气旺脉

【原文】

七難曰：經[1]言少陽之至，乍大乍小，乍短乍長[2]；陽明之至，浮大而短[3]；太陽之至，洪大而長[4]；太陰之至，緊細而長[5]；少陰之至，緊細而微[6]；厥陰之至，沈短而敦[7]。此六者，是平脈耶？將病脈耶？

然：皆王脈[8]也。

其氣以何月，各王幾日？

然：冬至之後，得甲子[9]少陽王，復得甲子陽明王，復得甲子太陽王，復得甲子太陰王，復得甲子少陰王，復得甲子厥陰王。王各六十日，六六三百六十日，以成一歲。此三陽三陰之王時日大要[10]也。

【注释】

[1] 经：据文义似指《素问·平人气象论》篇。

[2] 少阳之至，乍大乍小，乍短乍长：乍，忽然的意思。此指少阳之气主时，人的脉象体现出忽大忽小、忽短忽长的特点。因少阳王于正月二月，阳气微小。滑寿注云："少阳之至，阳气尚微，故其脉乍大乍小、乍短乍长。"徐大椿注云："少阳阳气尚微，离阴未远，故其脉无定。"

[3] 阳明之至，浮大而短：指阳明之气主时，人的脉象体现出浮大而短的特点。因阳明王于

三月四月，阳气始萌未盛。滑寿注云："阳明之至，犹有阴也，故其脉浮大而短。"徐大椿注云："阳明之阳已盛，然尚未极，故浮大而短。"

[4] 太阳之至，洪大而长：指太阳之气主时，人的脉象体现出洪大而长的特点。因太阳王于五月六月，阳气最盛。滑寿注云："太阳之至，阳气而极也，故其脉洪大而长。"徐大椿注云："太阳之阳极盛，故洪大而长。"

[5] 太阴之至，紧细而长：指太阴之气主时，人的脉象体现出紧细而长的特点。因太阴王于七月八月，阳气始衰，阴气未盛。滑寿注云："太阴之至，阴气尚微，故其脉紧细而长。"徐大椿注云："太阴为阴之始，故有紧象，而尚有长大之阳脉也。"

[6] 少阴之至，紧细而微：指少阴之气主时，人的脉象体现出紧细而微的特点。因少阴王于九月十月，阳气渐衰，阴气渐盛。滑寿注云："少阴之至，阴渐盛也，故其脉紧细而微。"徐大椿注云："少阴之阴渐盛，故紧细而微。"

[7] 厥阴之至，沉短而敦：指厥阴之气主时，人的脉象体现出沉短而紧的特点。因厥阴王于十一月十二月，阴气最盛。滑寿注云："厥阴之至，阴盛而极也，故其脉沉短以敦。"徐大椿注云："厥阴阴之至，故沉短而敦，阴脉之极也。"据《脉经》卷五第二，"敦"作"紧"。

[8] 王脉：指与时令相适应的正常脉象。人与自然相通应，各季节均有其相应的脉象特征，此即各季的旺脉。王，通旺，旺盛之意。

[9] 得甲子：即遇甲子日。甲为十天干之首，子为十二地支之首，此处以十天干配十二地支，干支组合以纪日，从甲子日起，到癸亥日止，六十天为一循环。

[10] 此三阳三阴之王时日大要：大要，大概情况。这就是三阳三阴当王时日的大概情况。张寿颐注云："此又以一年四季分为六节，就时令之阴阳盛衰，而言脉象应时之盈缩。"滑寿注云："上文言三阳三阴之王脉，此言三阳三阴之王时，当其时则见其脉也。"

八难   论寸口"脉平而死"的原理

【原文】

八難曰：寸口脈平而死[1]者，何謂也？

然：諸十二經脈者，皆繫於生氣之原[2]。所謂生氣之原者，謂十二經之根本也[3]，謂腎間動氣[4]也。此五藏六府之本，十二經脈之根，呼吸之門[5]，三焦之原[6]。一名守邪之神[7]。故氣[8]者，人之根本也，根絕則莖葉枯矣。寸口脈平而死者，生氣獨絕於內也。

【注释】

[1] 寸口脉平而死：指寸口脉的寸部脉象没有显著的异常，类似于平脉，而尺部脉却有显著的异常变化，提示病情危重，故曰"死"。

[2] 皆系（jì记）于生气之原：指手足三阴三阳、十二经脉均连属于下焦元气这一生命之根源。

[3] 谓十二经之根本也：孙鼎宜注云："'谓十'八字疑衍文。《脉经》卷四第一'谓'上有

'非'字，亦不可通。"可参。

[4] 肾间动气：指两肾之间所藏的真气，是命门之火的体现。人体五脏六腑、十二经脉、四肢百骸之气及三焦的气化活动，均赖之以鼓动、激发。实乃指肾所藏的真元之气。

[5] 呼吸之门：指肾间动气是主宰呼吸运动的关键。门，门户，引申为事物的关键。

[6] 三焦之原：指肾间动气是三焦气化活动的动力源泉。

[7] 守邪之神：肾间动气是具有卫外御邪之功能的正气。守，防御。神，指人体的正气，《灵枢·小针解》云："神者，正气也。"

[8] 气：即肾间动气。

九难　论脉象迟数与脏腑病性

【原文】

九難曰：何以别知藏府之病耶？

然：數[1]者府也，遲[2]者藏也。數則爲熱，遲則爲寒。諸陽爲熱，諸陰爲寒，故以别知藏府之病也。

【注释】

[1] 数：脉象名，即数脉。

[2] 迟：脉象名，即迟脉。

十难　论一脏十脉

【原文】

十難曰：一脈爲十變[1]者，何謂也？

然：五邪剛柔相逢之意[2]也。假令心脈急[3]甚者，肝邪干[4]心也；心脈微急者，膽邪干小腸也。心脈大甚者，心邪自干心也[5]；心脈微大者，小腸邪自干小腸也。心脈緩甚者，脾邪干心也；心脈微緩者，胃邪干小腸也。心脈濇甚者，肺邪干心也；心脈微濇者，大腸邪干小腸也。心脈沈甚者，腎邪干心也；心脈微沈者，膀胱邪干小腸也。五藏各有剛柔邪，故令一脈輒[6]變爲十也。

【注释】

[1] 一脉为十变：为，即有。指一脏的病理脉象可随病情演变而有十种不同的脉象。

[2] 五邪刚柔相逢之意：指脏腑阴阳的病邪彼此相传影响。五邪，指五脏、五腑的病邪。刚柔，即脏腑阴阳，刚为阳、为腑；柔为阴、为脏。相逢，即彼此影响。《八十一难经集解》引张寿颐注曰："此以五脏之气，征之于脉，各有偏胜，则谓之邪，故曰五邪。而又以五腑配之，则一脏而相乘得十，故曰刚柔相逢，犹言脏腑相胜云尔。"

[3] 急：脉象名，即急脉。指脉象急迫有力，似弦、紧之脉。但《难经集注》吕广引作"弦"

解，似是。

[4] 干：侵犯，干扰。《难经集注》虞庶注曰："于本位见他脉，故曰相逢干也。"

[5] 心邪自干心也：指心脏自病，非他脏他腑之邪所传而病者。

[6] 辄：副词，每每、往往、总是。《古今韵会举要·叶韵》曰："辄，每事即然。"

十一难　论脉律与脏气的关系

【原文】

十一難曰：經[1]言，脈不滿五十動而一止[2]，一藏無氣者，何藏也？

然：人吸者隨陰入[3]，呼者因陽出[4]。今吸不能至腎，至肝而還[5]，故知一藏無氣者，腎氣先盡[6]也。

【注释】

[1] 经：据文义当指《灵枢·根结》篇。

[2] 止：指脉搏的歇止、停顿。

[3] 吸者随阴入：指吸入之气由上向下，入于肝肾，为肾所纳。阴，指在下的肝肾。

[4] 呼者因阳出：呼出之气自下而上，由内向外，从口鼻而出。阳，指在上的心肺。

[5] 至肝而还：指吸入之气不能深达于肾，为肾所纳，浅及至肝而返。

[6] 尽：竭也。滑寿注云："五脏肾在最下，吸气最远。若五十动不满而一止者，知肾无所资，气当先尽。尽，犹衰竭也。衰竭则不能随诸脏气而上矣。"

十二难　论五脏脉绝的虚实误治

【原文】

十二難曰：經[1]言，五藏脈已絕[2]於內[3]，用鍼者反實其外[4]；五藏脈已絕於外，用鍼者反實其內。內外之絕，何以別之？

然：五藏脈已絕於內者，腎肝氣已絕於內也，而醫反補其心肺；五藏脈已絕於外者，其心肺氣[5]已絕於外也，而醫反補其腎肝。陽絕補陰，陰絕補陽，是謂實實虛虛[6]，損不足益有餘。如此死者，醫殺之耳。

【注释】

[1] 经：据文义当指《灵枢·九针十二原》篇。

[2] 五脏脉已绝：五脏中的某些脏气已经虚损不足。绝，虚损不足之意。

[3] 内：阴也。指下文之"阴"，即属阴的肝肾。

[4] 外：阳也。指下文之"阳"，即属阳的心肺。

[5] 气：原作"脉"，据《灵枢·九针十二原》"五脏之气，已绝于外"文，及上下文律，"脉"当作"气"字义胜，据改。

[6] 实实虚虚：即用补法治疗实证，用泻法治疗虚证。也即下文之"损不足益有余"。

十三难　论色脉尺肤诸诊合参

【原文】

十三難曰：經[1]言，見其色而不得其脈，反得相勝之脈[2]者，即死，得相生之脈[2]者，病即自已。色之與脈當相參相應，爲之奈何？

然：五藏有五色，皆見於面，亦當與寸口、尺内[3]相應。假令色青，其脈當弦而急；色赤，其脈浮大而散；色黄，其脈中緩而大；色白，其脈浮濇而短；色黑，其脈沈濡而滑。此所謂五色之與脈，當參相應也。脈數，尺之皮膚亦數[4]；脈急，尺之皮膚亦急[5]；脈緩，尺之皮膚亦緩[6]；脈濇，尺之皮膚亦濇[7]；脈滑，尺之皮膚亦滑[8]。

五藏各有聲、色、臭、味[9]，當與寸口、尺内相應。其不應者病也。假令色青，其脈浮濇而短，若大而緩爲相勝；浮大而散，若小而滑爲相生也。經[10]言，知一[11]爲下工，知二[11]爲中工，知三[11]爲上工。上工者十全[12]九，中工者十全七，下工者十全六。此之謂也。

【注释】

[1] 经：据文义当指《灵枢·邪气脏腑病形》篇。

[2] 相胜之脉，相生之脉：这是运用五行生克理论说明五脏的色脉关系。脉克色或色克脉为"相胜（即相克）之脉"；脉生色或色生脉为"相生之脉"。

[3] 尺内：指尺肤诊法，是通过观察、触按、抚摸腕肘之间皮肤的大小、缓急、滑涩、坚脆及温度变化了解疾病的寒热、虚实、表里及脏腑身形的病变。

[4] 尺之皮肤亦数：数，当为"热"字之误。徐大椿曰："《灵枢》谓调其脉之缓、急、大、小、滑、涩，今去大、小二字，而易以'数'字。数者，一息六七至之谓，若皮肤则如何能数？此必传写之误，不然则文义且难通矣。"又《难经集注》丁德用曰："数即心也，所以臂皮肤热也。"

[5] 尺之皮肤亦急：指尺内皮肤拘急紧绷。

[6] 尺之皮肤亦缓：指尺内皮肤松软弛缓。

[7] 尺之皮肤亦涩：指尺内皮肤滞涩。

[8] 尺之皮肤亦滑：指尺内皮肤滑利润泽。

[9] 声、色、臭（xiù嗅）、味：指五声（呼、笑、歌、哭、呻）、五色（青、赤、黄、白、黑）、五臭（臊、焦、香、腥、腐）、五味（酸、苦、甘、辛、咸）。

[10] 经：上古文献，无所考。

[11] 知一，知二，知三：三，指色诊、寸口脉诊、尺脉诊三种诊病方法。能掌握其中一种者称为"知一"，是下工的水平；能掌握其中两种者，称为"知二"，是中工的水平；对三种诊法都能熟练掌握称为"知三"，是上工的水平。知，此指通晓并能熟练地运用诊断方法。

[12] 全：通"痊"，病愈也。

十四难　论脉率损至的主病和治疗

【原文】

十四難曰：脈有損至[1]，何謂也？

然：至之脈，一呼再至曰平[2]，三至曰離經[3]，四至曰奪精[4]，五至曰死[5]，六至曰命絕[6]。此至之脈也。何謂損？一呼一至曰離經[3]，再呼一至曰奪精[4]，三呼一至曰死[5]，四呼一至曰命絕[6]。此損之脈也。至脈從下上，損脈從上下[7]也。

損脈之爲病奈何？

然：一損損於皮毛，皮聚而毛落[8]；二損損於血脈，血脈虛少，不能榮於五藏六府；三損損於肌肉，肌肉消瘦，飲食不能爲肌膚[9]；四損損於筋，筋緩不能自收持[10]；五損損於骨，骨痿不能起於床。反此者，至脈之病也。從上下者，骨痿不能起於床者死；從下上者，皮聚而毛落者死。

治損之法奈何？

然：損其肺者，益其氣；損其心者，調其榮衛；損其脾者，調其飲食；適其寒溫；損其肝者，緩其中[11]；損其腎者，益其精，此治損之法也。

脈有一呼再至，一吸再至；有一呼三至，一吸三至；有一呼四至，一吸四至；有一呼五至，一吸五至；一呼六至，一吸六至。有一呼一至，一吸一至；有再呼一至，再吸一至；有呼吸再至[12]。脈來如此，何以別知其病也？

然：脈來一呼再至，一吸再至，不大不小曰平，一呼三至，一吸三至，爲適得病[13]。前大後小[14]，即頭痛、目眩；前小後大[14]，即胸滿、短氣。一呼四至，一吸四至，病欲甚，脈洪大者，苦煩滿；沈細者，腹中痛；滑者，傷熱；濇者，中霧露。一呼五至，一吸五至，其人當困[15]，沈細夜加，浮大晝加[16]，不大不小，雖困可治，其有大小者，爲難治[17]。一呼六至，一吸六至，爲死脈也，沈細夜死，浮大晝死。一呼一至，一吸一至，名曰損，人雖能行，猶當著床[18]，所以然者，血氣皆不足故也。再呼一至，再吸一至，呼吸再至，名曰無魂[19]，無魂者當死也，人雖能行，名曰行屍[20]。

上部有脈，下部無脈[21]，其人當吐，不吐者死。上部無脈，下部有脈，雖困無能爲害[22]。所以然者，譬如[23]人之有尺，樹之有根，枝葉雖枯槁，根本將自生。脈有根本，人有元氣，故知不死。

【注释】

[1] 损至：指脉率的减少或增加。脉率少于常人之脉者，为损脉；脉率多于常人之脉者，为至脉。损，减少；至，众多，增加。

[2] 一呼再至曰平：指一呼脉动两次，一吸脉动两次者为常脉。再，两次。至，此处作"到""来"解，即脉应指下。

[3] 离经：指脉率背离正常人的脉率。经，正常的规律。叶霖注云："离经者，脉呼吸六至，已离其经常之度也。"

[4] 夺精：指精气严重耗散。叶霖注云："一呼四至，一吸四至，则一息八至，乃阳气乱，故脉数。数则气为热耗，耗则精竭，故曰夺精也。"

[5] 死：此指病情严重，预后不良。

[6] 命绝：生命之气竭绝。熊宗立注云："命绝者，脏败神去气绝则死矣。"

[7] 至脉从下上，损脉从上下：言疾病传变顺序。指至脉之病，随着脉搏至数的增加，病变由下向上传变，从肾至肺；损脉之病，随着脉搏至数的减少，病变由上向下传变，从肺至肾。

[8] 皮聚而毛落：指出现皮肤皱缩，毛发脱落的病理表现。黄竹斋注云："皮聚，谓皮枯而缩也。毛落，谓毛脱也。"

[9] 饮食不能为肌肤：指脾受损而失于运化，水谷精微不能营养肌肤，所以肌肉消瘦。

[10] 筋缓不能自收持：筋病则肢体运动失灵，不能做随意运动。收，指肢体收拢，收缩；持，支撑。

[11] 缓其中：用甘味之药以缓和其里急。《素问·脏气法时论》云："肝苦急，急食甘以缓之。"

[12] 有呼吸再至：丁锦《难经阐注》"呼吸再至"作"呼吸不至"。滑寿注云："其曰呼吸再至，即一呼一至，一吸一至之谓，疑衍文也。"可参。

[13] 为适得病：指刚刚得的病，即新病。适，副词，刚刚，方才。《词诠·卷五》云："适，今言刚才。"

[14] 前大后小、前小后大：前、后，指关脉前部之寸脉，后部的尺脉。大、小指脉象。大，指脉浮大；小，指脉沉细。徐大椿注云："前指寸，后指尺。前大后小，病气在阳，故头目眩；后小前大，病气在阴，故胸满短气。"

[15] 困：病情加剧而危重。黄竹斋注云："困者，势危而近于死也。"《广雅·释诂一》云："困，极也。"

[16] 沉细夜加，浮大昼加：若脉现沉细，则病情多在夜间加重。若脉浮大，病情多白天加重。叶霖注云："夜为阴，昼为阳，沉细阴盛，故加于夜；浮大阳盛，故加于昼。大即浮大，小即沉细。"加，指病情加剧。

[17] 其有大小者，为难治：指病人的脉象如果有浮大沉细不齐的现象时，是病情极其严重的难治表现。

[18] 犹当著床：指病人应当卧床休息。有作病人终将发展到卧床不起的严重阶段，如叶霖注云："虽能进步，久当不起于床也。"也有认为是尚未卧床之误，如《脉经·卷四·诊损至脉》校注云："'犹当'一作'独未'。"

[19] 无魂：即失神。

[20] 行尸：病至濒死阶段，虽然尚能活动，但其根本已绝，犹如行走的尸体一样。叶霖注云："若再呼一至，再吸一至，迟之极矣，则其人魂气已离，生道已绝，如尸之行，故曰行尸。"

[21] 上部有脉，下部无脉：指寸部有脉，尺部无脉。此处有脉、无脉有两种情况：一指寸部出现有邪之脉，尺部未出现病邪之脉，那是病位在上，所以曰"其人当吐"。二指寸部还尚有脉动，尺部已无脉动，为肾中元气衰竭，故曰"不吐者死"。

[22] 上部无脉，下部有脉，虽困无能为害：指寸部无脉动，尺部尚有脉动，说明肾中元气未绝，脉尚有根，病虽危重，但不至于死亡，故曰"虽困无能为害"。

［22］譬如：滑寿注云："譬如二字，当在'人之有尺'下。"可从。

十五难　论四时五脏的平脉、病脉、死脉

【原文】

十五難曰：經[1]言春脈弦，夏脈鉤，秋脈毛，冬脈石。是王脈耶？將病脈也？

然：弦、鉤、毛、石者，四時之脈也。春脈弦者，肝東方木也，萬物始生，未有枝葉，故其脈之來，濡弱而長，故曰弦。夏脈鉤者，心南方火也，萬物之所茂，垂枝布葉，皆下曲如鉤，故其脈之來疾去遲[2]，故曰鉤。秋脈毛者，肺西方金也，萬物之所終，草木華葉，皆秋而落，其枝獨在，若毫毛也。故其脈之來，輕虛以浮，故曰毛。冬脈石者，腎北方水也，萬物之所藏也，盛冬之時，水凝如石，故其脈之來，沈濡而滑，故曰石。

此四時之脈也，如有變奈何？

然：春脈弦，反者爲病。何謂反？然：其氣來實強，是謂太過，病在外；氣來虛微，是謂不及，病在內。氣來厭厭聶聶[3]，如循榆葉曰平；益實而滑，如循長竿曰病；急而勁益強，如新張弓弦曰死。春脈微弦曰平，弦多胃氣少曰病，但弦無胃氣[4]曰死。春以胃氣爲本。

夏脈鉤，反者爲病。何謂反？然：其氣來實強，是謂太過，病在外；氣來虛微，是謂不及，病在內。其脈來累累如環[5]，如循琅玕[6]曰平；來而益數，如雞舉足者曰病；前曲後居，如操帶鉤[7]曰死。夏脈微鉤曰平，鉤多胃氣少曰病，但鉤無胃氣曰死。夏以胃氣爲本。

秋脈毛，反者爲病。何謂反？然：其氣來實強，是謂太過，病在外；氣來虛微，是謂不及，病在內。其脈來藹藹如車蓋[8]，按之益大曰平；不上不下，如循雞羽[9]曰病；按之蕭索，如風吹毛曰死。秋脈微毛曰平，毛多胃氣少曰病，但毛無胃氣曰死。秋以胃氣爲本。

冬脈石，反者爲病。何謂反？然：其氣來實強，是謂太過，病在外；氣來虛微，是謂不及，病在內。脈來上大下兌[10]，濡滑如雀之喙[11]曰平；啄啄連屬，其中微曲曰病；來如解索，去如彈石[12]曰死。冬脈微石曰平，石多胃氣少曰病，但石無胃氣曰死。冬以胃氣爲本。

胃者，水穀之海也，主稟[13]。四時皆以胃氣爲本，是謂四時之變病，死生之要會也。脾者，中州也，其平和不可得見，衰乃見耳。來如雀之啄，如水之下漏[14]，是脾之衰見也。

【注释】

［1］经：据文义似指《素问·平人气象论》篇。

［2］来疾去迟：指脉来势急速，而去势迟缓。

［3］厌厌聶聶（zhe 摺）：形容脉象轻缓柔和。厌厌，软弱貌；聶聶，柔和貌。

［4］胃气：脉学术语，指具冲和、从容之气象，为正气充沛、功能正常的表现。

［5］累累如环：形容脉来连续不断，如环滚动。

［6］如循琅玕："循"，按寻；"琅玕"，如玉之石，形容脉象滑利。

［7］前曲后居，如操带钩：居，同"倨"，指器物弯曲的形状，曲度较小，似钝角的为"倨"；操，持也；带钩，指古代用于将衣带挂在衣服上的钩子，形容脉来势弯曲而去势强硬棘手。

［8］藹藹如车盖：形容轻按脉来轻盈，重按盛大有力。藹藹，盛大貌；车盖，古代置于车上的

伞状车篷。

[9] 如循鸡羽：形容中央坚实、两旁空虚无力的脉象。

[10] 上大下兑：指脉来轻按宽大，重按尖锐。兑，同"锐"。

[11] 如雀之喙：形容脉象濡滑有力。喙，鸟嘴。

[12] 来如解索，去如弹石：形容脉来忽紧忽松，如解绳索，去则急促坚实如石弹指。

[13] 主禀："禀"，同"廪"，赐人谷食曰"禀"。指胃具有把水谷精微供养全身的功能。

[14] 如水之下漏：指脉来如屋漏水般，时断时续不均匀，即后世所言"十怪脉"中的屋漏脉。

十六难　论五脏病脉与内证、外证

【原文】

十六難曰：脈有三部九候[1]，有陰陽，有輕重，有六十首[2]，一脈變爲四時[3]，離聖久遠，各自是其法[4]，何以別之？

然：是其病，有內外證。

其病爲之奈何？

然：假令得肝脈，其外證：善潔[5]，面青，善怒；其內證：臍左有動氣，按之牢若痛[6]；其病：四肢滿，閉癃[7]，溲便難[8]，轉筋。有是者肝也，無是者非也。

假令得心脈，其外證：面赤，口乾，喜笑；其內證：臍上有動氣，按之牢若痛；其病：煩心、心痛，掌中熱而啘[9]。有是者心也，無是者非也。

假令得脾脈，其外證：面黃，善噫[10]，善思，善味[11]；其內證：當臍有動氣，按之牢若痛；其病：腹脹滿，食不消，體重節痛，怠惰嗜臥，四肢不收。有是者脾也，無是者非也。

假令得肺脈，其外證：面白，善嚏，悲愁不樂，欲哭；其內證：臍右有動氣，按之牢若痛；其病：喘欬，洒淅[12]寒熱。有是者肺也，無是者非也。

假令得腎脈，其外證：面黑，善恐欠；其內證：臍下有動氣，按之牢若痛。其病：逆氣，小腹急痛，泄如下重[13]，足脛寒而逆。有是者腎也，無是者非也。

【注释】

[1] 三部九候：指诊脉部位。三部，指寸口脉寸、关、尺三部。九候，指每部有浮、中、沉三候，共九候。

[2] 六十首：可能是有关脉学的著作，现已佚亡。《素问·方盛衰论》王冰注云："奇恒六十首，今世不存。"

[3] 一脉变为四时：句前疑脱一"有"字，即谓还有一脉随四时阴阳变化的理论。

[4] 离圣久远，各自是其法：距离创立这些脉法理论的古代圣人已经很久远了，各人都认为自己的诊法正确，没有统一标准。

[5] 善洁：凌耀星注云："言容易发生筋脉瞤动或肢体搐搦等症状。'洁'即'絜'，通'挈'，'挈'为'瘈'的省字，'瘈'通'瘛'，译为抽搐、瞤动等症状。"

[6] 牢若痛：牢，坚硬固定。若，而。

[7] 癃：《难经本义》作"淋"。

[8] 溲便难：此处指大便困难，不畅通。

[9] 啘：同"哕"，干呕。另同《内经》，心在变动为"噫"，按《玉篇·口部》引《老子》"终日号而不嚘"句，训为"气逆"，为气逆声嘶哑之义。又释：按《说文·口部》云："嚘，语未定貌，从口憂声。"则嚘为言语吞吐反复不定，盖"心主言"，心神不宁则言语反复不清。

[10] 噫：嗳气。

[11] 善味：喜欢味道较浓郁的食物。

[12] 洒（xiǎn 险）淅（xī 息）：洒和淅均为恶寒貌，为双声连绵词。

[13] 泄如下重：指泄泻伴有肛门重坠感。如，而。下重，排便时肛门重坠感。

十七难　论脉证顺逆与疾病预后

【原文】

十七难曰：經[1]言病或有死，或有不治自愈，或連年月不已，其死生存亡，可切脉而知之耶？

然：可盡知也。診病若閉目不欲見人者，脉當得肝脉強急[2]而長，而反得肺脉浮短而濇者，死也。病若開目而渴，心下牢[3]者，脉當得緊實而數，而反得沈濇而微者，死也。病若吐血，復衄衂血[4]者，脉當沈細，而反浮大而牢者，死也。病若譫言妄語，身當有熱，脉當洪大，而反手足厥逆，脉沈細而微者，死也。病若大腹而泄[5]者，脉當微細而濇，反緊大而滑者，死也。

【注释】

[1] 经：据文义当指《内经》。

[2] 强急：指脉象弦急。《脉经》作"弦急"，可从。

[3] 心下牢：指心下按之坚硬。牢，《释名·释宫室》云："牢，坚也。"《广雅·释诂》云："牢，固也。"

[4] 衄衂（qiúnù 求女）血：衄，鼻塞；衂血，鼻出血。

[5] 大腹而泻：指腹胀大且伴有泄泻。

十八难　论寸口三部与脏腑经络的配属和主病

【原文】

十八難曰：脉有三部，部有四經[1]，手有太陰、陽明，足有太陽、少陰，爲上下部[2]，何謂也？

然：手太陰、陽明金也，足少陰、太陽水也，金生水，水流下行而不能上，故在下部也。

足厥陰、少陽木也，生手太陽、少陰火，火炎上行而不能下，故爲上部。手心主[3]、少陽火，生足太陰、陽明土，土主中宮[4]，故在中部[5]也。此皆五行子母更相生養者也。

　　脈有三部九候，各何主之？

　　然：三部者，寸、關、尺也。九候者，浮、中、沈也。上部法天，主胸以上至頭之有疾也；中部法人，主膈以下至臍之有疾也；下部法地，主臍以下至足之有疾也。審而刺之[6]者也。

　　人病有沈滯久積聚，可切脈而知之耶？

　　然：診在右脅有積氣，得肺脈結，脈結甚則積甚，結微則氣微。

　　診不得肺脈，而右脅有積氣者，何也？

　　然：肺脈雖不見，右手脈當沈伏。

　　其外痼疾[7]同法耶？將異也？

　　然：結者，脈來去時一止，無常數，名曰結也。伏者，脈行筋下也。浮者，脈在肉上行也。左右表裏，法皆如此。假令脈結伏者，內無積聚；脈浮結者，外無痼疾；有積聚脈不結伏，有痼疾脈不浮結，爲脈不應病，病不應脈，是爲死病也。

【注释】

[1] 部有四经：指十二经脉与寸、关、尺三部的配属，每部配属二经，而每一经有左右对称之二脉，每部有四经。部，指寸、关、尺三部。经，经脉。

[2] 上下部：上部，指寸部。下部，指尺部。

[3] 手心主：手厥阴心包经。

[4] 土主中宫：按五行方位，土主中央，故称土主中宫。

[5] 中部：指关部。

[6] 审而刺之：通过诊脉，审察病在何部，然后施以针刺治疗。

[7] 外痼疾：外，相对于属里的脏腑而言，指皮肉筋骨等体表组织。痼疾，指痼结而经久不愈的疾病。

十九难　论男女脉象之别

【原文】

　　十九難曰：經[1]言脈有逆順，男女有恆[2]。而反者[3]，何謂也？

　　然：男子生於寅[4]，寅爲木，陽也。女子生於申[4]，申爲金，陰也。故男脈在關上，女脈在關下。是以男子尺脈恒弱，女子尺脈恒盛[5]，是其常也。反者，男得女脈，女得男脈也。

　　其爲病何如？

　　然：男得女脈爲不足，病在內[6]；左得之病則在左，右得之病則在右，隨脈言之也。女得男脈爲太過，病在四肢[6]；左得之病則在左，右得之病則在右，隨脈言之，此之謂也。

【注释】

[1] 经：上古文献，无所考。《素问·疏五过论》有"切脉问名，当合男女"一语，可参。

［2］脉有逆顺，男女有恒：指男女的正常脉象各有一定规律，即"男子尺脉恒弱，女子尺脉恒盛"。顺逆，正常和反常。恒，原本作"常"，《难经集注·音释》曰："恒，音常，久也。"《难经本义》作"恒"，今据改。

［3］反者：此指男得女性的脉象特点，女见男性的脉象特点。

［4］男子生于寅，女子生于申：寅，属十二地支之一，十二地支是物候符号。古人以地支推衍人的一生，认为人之初生始于子，年岁增长，男子按地支顺序顺数 30 年，女子逆数 20 年，恰好均止于巳。此时男女相合，女子于巳而怀孕，若所怀为男孩，则从巳开始按地支顺序顺数 10 个月，恰为寅时；若为女孩，则逆数 10 个月，恰为申时。所以说男子生于寅，女子生于申。

［5］男子尺脉恒弱，女子尺脉恒盛：男子的常脉为尺脉较弱，寸脉较强；女子的常脉为寸脉较弱，尺脉较强。《八十一难经集解》引袁崇毅注云："男子阳气盛，气盛则上达，且肺为行气之脏，居于高原之上部，所以上部之寸脉恒盛矣。女子阴血盛，血性下注，且肾为行水生水之脏，居于极底之下部，所以下部之尺脉恒盛也。"

［6］男得女脉为不足，病在内；女得男脉为太过，病在四肢：即男子出现寸弱尺盛的女子脉象；女子出现寸盛尺弱的男子脉象。《八十一难经集解》引任锡庚注云："男得女之寸弱脉，明见气之不足，气虚不得外达，病多在内。女得男之寸盛脉，明见气之有余，火气外炽，病多在四肢。"

二十难　论阴阳伏匿之脉及癫狂病的脉象鉴别

【原文】

二十難曰：經[1]言脈有伏匿[2]。伏匿於何藏而言伏匿邪？

然：謂陰陽更相乘[3]，更相伏也。脈居陰部[4]而反陽脈[5]見者，爲陽乘陰也，雖陽脈[6]時沈濇而短，此謂陽中伏陰也；脈居陽部[4]而反陰脈[5]見者，爲陰乘陽也，雖陰脈[6]時浮滑而長，此謂陰中伏陽也。

重陽者狂，重陰者癲。脫陽者見鬼，脫陰者目盲。

【注释】

［1］经：上古文献，无所考。

［2］伏匿：指阳脉中隐藏阴脉，阴脉中隐藏阳脉，即下文所言的"阳中伏阴""阴中伏阳"。伏，隐伏。匿，藏匿。

［3］阴阳更相乘：指脉位和脉象的阴阳互相干乘，如阳脉见于阴位，为阳乘阴；阴脉见于阳位，为阴乘阳。

［4］阴部、阳部：指脉位，尺脉为阴部，寸脉为阳部。

［5］阳脉、阴脉：指脉象，浮、滑、长为阳，沉、涩、短为阴。

［6］虽阳脉、虽阴脉：原作"脉虽"，《千金翼方》作"虽阳脉""虽阴脉"，据改。

二十一难　论脉病与形病的关系

【原文】

二十一難曰：經[1]言人形病脈不病曰生[2]，脈病形不病曰死[3]，何謂也？

然：人形病脈不病，非有不病者也，謂息數不應脈數[4]也，此大法。

【注释】

[1] 经：上古文献，无所考。

[2] 形病脉不病曰生：指形体已经出现症状，但相应的病理脉象还未出现，说明邪气尚浅，尚未扰动气血，这种情况预后较佳。徐大椿注云："形病脉不病，乃邪之受伤犹浅，不能变乱气血，故生。"张寿颐注云："盖谓其人形体虽有病态，而脉来安和，则气血自调，必非沉困之候。"

[3] 脉病形不病曰死：指脉象已显现出病理的形态，而形体症状却未出现或不明显，说明邪气已盛，气血已乱，这种情况预后较差。徐大椿注云："脉病人不病，则邪气已盛，伏而未发，血气先乱，故死。"张寿颐注云："若其脉已不循常度，则其人脏腑阴阳，必有乖牾，纵使其时尚无病态发现，可决其不久必将病不可支，仲景所以谓之行尸者，即与此节互为发明。"

[4] 息数不应脉数：息数，指呼吸次数；脉数，指脉的搏动次数。指病人呼吸与脉搏次数的比例不相符合。徐大椿注云："若其人既病，则呼吸不齐，不能与脉数相应。或脉迟而其人之息适缓，或脉数而其人之息适促。医者不能审之，遂以为无病，而实不然也。"

二十二难　论是动、所生病

【原文】

二十二難曰：經[1]言脈[2]有是動，有所生病。一脈輒變爲二病[3]者，何也？

然：經[4]言是動者，氣也；所生病者，血也。邪在氣，氣爲是動；邪在血，血爲所生病。氣主呴之，血主濡之[5]。氣留而不行者，爲氣先病也；血壅而不濡者，爲血後病也。故先爲是動，後所生病也。

【注释】

[1] 经：据文义当指《灵枢·经脉》篇。

[2] 脉：指手足阴阳十二经脉。

[3] 一脉辄变为二病：指每条经脉的主病分为两类。脉，指经脉。二病，指《灵枢·经脉》篇经脉主病中的"是动则病"和"是主某所生病"句下所举病症。徐大椿注云："一本无'辄'字。"

[4] 经：上古文献，无所考。

[5] 气主呴（xù 煦）之，血主濡之：气在体内具有温煦作用，血在体内具有濡养作用。滑寿
　　　注云："气主呴之，谓气煦嘘然来，熏蒸于皮肤分肉也。血主濡之，谓血濡润筋骨，滑利
　　　关节，荣养脏腑也。"

二十三难　论经脉的长度和流注

【原文】

　　二十三難曰：手足三陰三陽，脈之度數[1]，可曉以不[2]？

　　然：手三陽之脈，從手至頭，長五尺，五六合三丈。手三陰之脈，從手至胸中，長三尺五寸，三六一丈八尺，五六三尺，合二丈一尺。足三陽之脈，從足至頭，長八尺，六八四丈八尺。足三陰之脈，從足至胸，長六尺五寸，六六三丈六尺，五六三尺，合三丈九尺。人兩足蹺脈，從足至目，長七尺五寸，二七一丈四尺，二五一尺，合一丈五尺。督脈、任脈各長四尺五寸，二四八尺，二五一尺，合九尺。凡脈長一十六丈二尺，此所謂經脈長短之數也。

　　經脈十二，絡脈十五[3]，何始何窮也？

　　然：經脈者，行血氣，通陰陽，以榮於身者也。其始從中焦，注手太陰、陽明；陽明注足陽明、太陰；太陰注手少陰、太陽；太陽注足太陽、少陰；少陰注手心主、少陽；少陽注足少陽、厥陰；厥陰復還注手太陰。

　　別絡十五[4]，皆因其原[5]，如環無端，轉相灌溉，朝[6]於寸口、人迎[7]，以處百病，而決死生也。

　　經[8]云：明知始終[9]，陰陽定矣。何謂也？

　　然：終始者，脈之紀也。寸口、人迎，陰陽之氣，通於朝使[10]，如環無端，故曰始也。終者，三陰三陽之脈絕，絕則死。死各有形，故曰終也。

【注释】

[1] 度数：指经脉的长短尺寸，乃同身寸测量之数。

[2] 不：同"否"。

[3] 络脉十五：滑寿注云："直行者谓之经，旁出者谓之络。"《二十六难》言十二经各有一
　　　络，加上阴跷之络、阳跷之络、脾之大络，共十五络。此说与《灵枢·经脉》篇十二经
　　　之络、督脉之络、任脉之络、脾之大络组成的十五络不尽一致。

[4] 别络十五：指十五络脉。《二十六难》云："有阳络，有阴络，有脾之大络。阳络者，阳
　　　跷之络也；阴络者，阴跷之络也。故络有十五焉。"即指十二正经及阳跷脉、阴跷脉和足
　　　太阴脾经之络脉中较大的分支。

[5] 皆因其原：指十五络脉皆由相应经脉别离而出，并随之而行。因者，随也。原者，来源。

[6] 朝：朝会，汇聚。

[7] 寸口、人迎：寸口，指寸口脉的两寸部；人迎，指足阳明胃经经穴，在侠喉两旁动脉处，
　　　也是古代诊脉部位。

[8] 经：据文义当指《灵枢·终始》篇。

[9] 终始：指经脉的起始和衰竭。始，此指脉气的起始；终，指脉气的枯竭、终绝。《八十一难经集解》引任锡庚注云："此节之义，以脉行为始，脉绝为终。其理由《灵枢·终始》篇而衍出。"

[10] 阴阳之气，通于朝使：指阴经、阳经之气皆朝会于寸口、人迎，并发挥功能。朝，朝会。使，使役。

二十四难　论六经气绝的临床表现和预后

【原文】

二十四難曰：手足三陰三陽氣已絕，何以爲候？可知其吉凶不？

然：足少陰氣絕，即骨枯。少陰者，冬脈[1]也，伏行而溫於骨髓。故骨髓不溫，即肉不著骨；骨肉不相親，即肉濡而卻[2]；肉濡而卻，故齒長[3]而枯，發無潤澤；無潤澤者，骨先死。戊日篤[4]，己日死。

足太陰氣絕，則脈不營其口脣。口脣者，肌肉之本也。脈不榮，則肌肉不滑澤；肌肉不滑澤，則肉滿；肉滿則脣反[5]，脣反則肉先死。甲日篤，乙日死。

足厥陰氣絕，即筋縮引卵與舌卷。厥陰者，肝脈也。肝者，筋之合也。筋者，聚於陰器而絡於舌本。故脈不營，則筋縮急；筋縮急即引卵與舌；故舌卷卵縮，此筋先死。庚日篤，辛日死。

手太陰氣絕，即皮毛焦。太陰者，肺也，行氣溫於皮毛者也。氣弗榮，則皮毛焦；皮毛焦，則津液去；津液去，即皮節傷；皮節傷，則皮枯毛折；毛折者，則毛先死。丙日篤，丁日死。

手少陰氣絕，則脈不通；脈不通，則血不流；血不流，則色澤去，故面色黑如黧[6]，此血先死。壬日篤，癸日死。

三陰[7]氣俱絕者，則目眩轉、目瞑；目瞑者，爲失志；失志者，則志先死。死，即目瞑也。

六陽氣俱絕者，則陰與陽相離，陰陽相離，則腠理泄，絕汗[8]乃出，大如貫珠，轉出不流，即氣先死。旦占[9]夕死，夕占旦死。

【注释】

[1] 冬脉：《太平圣惠方·治骨极诸方》作"肾脉"。可参。

[2] 肉濡而却：指肌肉软弱而萎缩。濡，音义同软。却，退化。

[3] 齿长：由于牙龈萎缩，牙齿根部外露，视之若牙齿变长。

[4] 笃：指病情危重。

[5] 反：通"翻"，外翻。

[6] 黧：《难经集注》作"黎"，黄黑色的意思。杨玄操注云："黎，人所食之果，取其黄黑。"

[7] 三阴：指手足三阴经。

[8] 绝汗：因阴阳离决所致的汗出，表现为汗出如珠，着身不流。张寿颐注云："阴阳相离而腠理自泄，绝汗乃出，乃阴气绝于里。而孤阳无根，不能自摄，脱亡于外，洄溪（即徐大椿。徐大椿晚号为洄溪老人）谓阳不附于阴者，其旨如是，即所谓亡阳者是也。"

[9] 占：预测。

二十五难　论十二经脉之数

【原文】

二十五難曰：有十二經，五藏六府十一耳，其一經者，何等經也？

然：一經者，手少陰與心主[1]別脈[2]也。心主與三焦爲表裏，俱有名而無形[3]，故言經有十二也。

【注释】

[1] 心主：指心包络。

[2] 别脉：指手厥阴心包络之脉。徐大椿注云："别脉，谓心主本心之宫城，宜与心为表里，乃反别与三焦为表里，别为一经，故成十二经也。"

[3] 有名无形：指心包和三焦有其名谓，而无特定的形质器官。

二十六难　论十五别络

【原文】

二十六難曰：經有十二，絡有十五，餘三絡者，是何等絡也？

然：有陽絡，有陰絡，有脾之大絡[1]。陽絡者，陽蹻之絡也。陰絡者，陰蹻之絡也。故絡有十五[2]焉。

【注释】

[1] 脾之大络：十五络脉之一。络，从经脉分出的支脉。《灵枢·经脉》云："脾之大络，名曰大包，出渊腋三寸，布胸胁，其动应衣，宗气也。"

[2] 络有十五：十二经脉在四肢部分各出一络，加上阳蹻脉、阴蹻脉和脾之大络。

二十七难　论奇经八脉的名称和功能

【原文】

二十七難曰：脈有奇經八脈[1]者，不拘[2]於十二經，何也？

然：有陽維，有陰維，有陽蹻，有陰蹻，有衝，有督，有任，有帶之脈。凡此八脈者，皆不拘於經，故曰奇經八脈也。

經有十二，絡有十五，凡二十七氣，相隨上下，何獨不拘於經也？

然：聖人圖設溝渠，通利水道，以備不然[3]。天雨降下，溝渠溢滿，當此之時，霶霈[4]妄行，聖人不能復圖也。此絡脈滿溢，諸經不能復拘也。

【注释】

[1] 奇经八脉：奇（qí），异也。指不同于十二正经的另一类经脉。一说奇（jī），数目不成

双，指奇经没有表里配偶的经脉。《难经集注》虞庶注云："此八脉，不系正经阴阳，无
　　表里配合，别道奇行，故曰奇经也。所以经言八脉不拘于经，以此验也。"

[2] 拘：约束，限制。

[3] 然：《脉经》作"虞"，有预料之意，义顺，应据改。

[4] 霶霈（pángpèi 旁配）：雨下得很大的样子。

二十八难　论奇经八脉的循行

【原文】

二十八難曰：其奇經八脈者，既不拘於十二經，皆何起何繼^[1]也？

然：督脈者，起於下極之俞^[2]，並於脊裏，上至風府^[3]，入屬於腦。

任脈者，起於中極^[4]之下，以上毛際，循腹裏，上關元^[5]，至咽喉。

衝脈者，起於氣衝^[6]，並足陽明之經，夾臍上行，至胸中而散也。

帶脈者，起於季脅^[7]，回身一周。

陽蹺脈者，起於跟中，循外踝上行，入風池^[8]。陰蹺脈者，亦起於跟中，循內踝上行，至
咽喉，交貫衝脈。

陽維、陰維者，維絡於身，溢畜不能環流灌溉諸經者也^[9]。故陽維起於諸陽會^[10]也，陰
維起於諸陰交^[11]也。

比於聖人圖設溝渠，溝渠滿溢，流於深湖，故聖人不能拘通也。而人脈隆盛，入於八脈，
而不還周，故十二經亦有不能拘之。其受邪氣，畜則腫熱，砭射^[12]之也。

【注释】

[1] 继：《脉经》作"系"。

[2] 下极之俞：指前后阴之间的会阴穴。

[3] 风府：督脉穴位，在后发际正中上 1 寸，枕骨粗隆直下凹陷处。

[4] 中极：任脉穴位，在脐下 4 寸。

[5] 关元：任脉穴位，在脐下 3 寸。

[6] 气冲：又名气街，足阳明胃经穴位。在腹股沟部，耻骨联合上缘旁 2 寸。

[7] 季胁：人体部位名，相当于侧胸第 11、第 12 肋软骨部位。《灵枢·骨度》云："腋以下至
　　季胁长一尺二寸，季胁以下至髀枢长六寸。"

[8] 风池：足少阳胆经穴位。在项后枕骨下两侧的凹陷处。

[9] 溢畜不能环流灌溉诸经者也：指阳维脉和阴维脉满溢着气血而不随十二经循环周流。滑
　　寿注云："十二字，当在'十二经亦不能拘之'之下。"溢，满。畜，通"蓄"，蓄积。

[10] 诸阳会：指足外踝下方，足太阳膀胱经的金门穴之处。

[11] 诸阴交：指足少阴肾经筑宾穴处，位于足内踝上方。

[12] 砭射：用砭石刺射放血的疗法。徐大椿注云："奇经之脉，不能环周，故邪气无从而出，
　　唯用砭石以射之，则血气因血以泄，病乃已也。"

NOTE

二十九难　论奇经八脉的病候

【原文】

二十九難曰：奇經之爲病，何如？

然：陽維維於陽，陰維維於陰，陰陽不能自相維[1]，則悵然失志[2]，溶溶[3]不能自收持。陽維爲病苦寒熱，陰維爲病苦心痛[4]。

陰蹻爲病，陽緩而陰急[5]；陽蹻爲病，陰緩而陽急。

衝之爲病，逆氣而裏急[6]。

督之爲病，脊強而厥[7]。

任之爲病，其內苦結[8]，男子爲七疝[9]，女子爲瘕聚[10]。

帶之爲病，腹滿，腰溶溶若坐水中[11]。

此奇經八脈之爲病也。

【注释】

[1] 阴阳不能自相维：指阴维脉与阳维脉不能相互维系联络。

[2] 怅然失志：形容失意、郁郁不舒的样子。

[3] 溶溶：本指水缓缓流动的样子，在此形容倦怠无力的样子。张寿颐注云："阳维维阳，阴维维阴，盖以此身之真阳真阴而言。阴阳不能维系，故怅然失志，阳气耗散而索索无生气也。溶溶不能自收持，阴液消亡而痿软无力也。"

[4] 阳维为病苦寒热，阴维为病苦心痛：此句本在"腰溶溶若坐水中"句下，据《难经本义》改。

[5] 阳缓而阴急：指肢体外侧筋肉和缓而内侧拘急之状。徐大椿注："言阳脉弛缓，而阴脉结急也。"

[6] 逆气而里急：指气机上逆、腹部疼痛拘急之状。

[7] 脊强而厥：脊强，指脊背强直、甚则角弓反张。厥，昏厥。

[8] 内苦结：指苦于腹中急结不舒。

[9] 七疝：即冲疝、狐疝、癫疝、厥疝、瘕疝、癃疝、癃疝七种疝病。

[10] 瘕聚：指腹部包块疾病。包块聚散无常，留止不定。

[11] 腰溶溶若坐水中：指腰软弱无力，像坐在水中一样不便利。张寿颐注云："带脉在腰，围身一周，故带病则腰无约束，而阳气不振，乃宽纵而畏寒也。"

三十难　论营卫的生成、运行与会合

【原文】

三十難曰：榮氣之行，常與衛氣相隨不？

然：經[1]言人受氣於穀，穀入於胃，乃傳與五藏六府，五藏六府皆受於氣。其清者爲榮[2]，濁者爲衛[3]，榮行脈中，衛行脈外，營周不息，五十而復大會[4]，陰陽相貫[5]，如環之無端，故知榮衛相隨也。

【注释】

[1] 经：据文义此当指《灵枢·营卫生会》篇。

[2] 清者为荣：指水谷精气中清纯柔和、具有滋养作用者为荣气，即营气。

[3] 浊者为卫：指水谷精气中剽悍滑利、具有卫护作用者为卫气。

[4] 五十而复大会：指营气、卫气各在人身环绕五十周次之后，在夜半子时会合于手太阴肺经。

[5] 阴阳相贯：营气循行主要沿十二经脉之序，阴阳表里迭行相贯。阴阳，此指阴经和阳经。

三十一难　论三焦的部位和功能

【原文】

三十一難曰：三焦者，何稟[1]何生[2]？何始何終？其治常在何許？可曉以不？

然：三焦者，水穀之道路，氣之所終始也。上焦者，在心下，下膈，在胃上口，主內[3]而不出，其治在膻中，玉堂下一寸六分，直兩乳間陷者是[4]。中焦者，在胃中脘，不上不下，主腐熟水穀，其治在臍傍[5]。下焦者，當膀胱上口，主分別清濁，主出而不內，以傳導也，其治在臍下一寸[6]。故名曰三焦，其府在氣街[7]。

【注释】

[1] 稟：接受的意思。徐大椿注云："稟，受也。"

[2] 生：当作"主"。

[3] 内：音义同"纳"。接受容纳之义。徐大椿注云："内，谓纳水谷也。"

[4] 玉堂下一寸六分，直两乳间陷者是：滕万卿认为"疑是古来注语，误入正文中者"。可参。

[5] 脐旁：指天枢穴。位于腹中部，距脐中2寸。徐大椿注云："脐旁，天枢穴也，属胃脉。"

[6] 脐下一寸：指阴交穴。位于下腹部，前正中线上，当脐中下1寸。滑寿注云："下焦其治在脐下一寸阴交穴。"

[7] 气街：指经脉之气汇聚流通的共同通道。徐大椿注云："《素问·骨空论》：'冲脉起于气街'，注云：足阳明经，在毛际两旁是也。"

三十二难　论心肺的部位及与营卫的关系

【原文】

三十二難曰：五藏俱等[1]，而心肺獨在鬲上者，何也？

然：心者血，肺者氣。血爲榮，氣爲衛[2]。相隨上下，謂之榮衛。通行經絡，營周於外，故令心肺在鬲上也。

【注释】

[1] 五脏俱等：指五脏是相等、平等的，地位同样重要。

[2] 血为荣，气为卫：指血的营养作用及气的护卫作用。徐大椿注云："《素问·五脏生成论》
云：诸血者皆属于心，诸气者皆属于肺。盖营行脉中，故血为营；卫行脉外，故气为卫。"

三十三难　论肝肺浮沉

【原文】

三十三難曰：肝青象木，肺白象金。肝得水而沈，木得水而浮；肺得水而浮，金得水而
沈。其意何也？

然：肝者，非爲純木[1]也，乙角也，庚之柔[2]。大言陰與陽，小言夫與婦[3]。釋其微陽，
而吸其微陰之氣，其意樂金，又行陰道多，故令肝得水而沈也。肺者，非爲純金[1]也，辛商
也，丙之柔。大言陰與陽，小言夫與婦。釋其微陰，婚而就火，其意樂火，又行陽道多，故令
肺得水而浮也。

肺熟[4]而復沈，肝熟而復浮者，何也？故知辛當歸庚，乙當歸甲也。

【注释】

[1] 非为纯木、非为纯金：指肝在五行中取类比象于木，肺在五行中比类于金，但并非单纯
属木、金。徐大椿注云："木属阳，乙为阴木，志在从金，故曰非纯……金属阴，辛为阴
金，志在从火，故曰非纯。"

[2] 乙角也，庚之柔：乙木庚金相配，乙阴庚阳，阳刚阴柔，故乙为庚之柔。徐大椿注云：
"庚为阳金，乙与庚合，刚柔相配，则乙之刚为庚，庚之柔为乙也。"

[3] 大言阴与阳，小言夫与妇：乙庚之间、丙辛之间的阴阳刚柔配属关系，从大处言是阴阳
交感、互根互用、对立制约、消长平衡、相互转化的关系，从小处言像夫妇之间的配偶
关系。

[4] 熟：此指加热到可以食用的程度。又《难经经释》作"热"。张寿颐注云："熟字可疑。
古今作注各家，皆从熟字敷衍，无一不牵强难通，不如徐灵胎作热字为长……盖肺有热
则清肃之令不行，故失其轻扬之本性，而为沉重；肝有热则木火之焰上灼，故失其沉潜
之本性，而反升浮。"可参。

三十四难　论五脏所主的声、色、臭、味、液、七神

【原文】

三十四難曰：五藏各有聲、色、臭、味、液[1]，皆可曉知以不？

然：《十變》[2]言：肝色青，其臭臊，其味酸，其聲呼，其液泣[3]；心色赤，其臭焦，其
味苦，其聲言[4]，其液汗；脾色黃，其臭香，其味甘，其聲歌，其液涎；肺色白，其臭腥，

其味辛，其聲哭，其液涕；腎色黑，其臭腐，其味鹹，其聲呻，其液唾。是五藏聲、色、臭、味、液也。

五藏有七神^[5]，各何所藏耶？

然：藏者，人之神氣所舍藏也。故肝藏魂，肺藏魄，心藏神，脾藏意與智，腎藏精與志也。

【注释】

[1] 液：原本无，据下文补。滑寿注云："声色臭味下，欠液字。"

[2] 十变：古医经名，今已亡佚，无考。《六十三难》《六十四难》同此。

[3] 泣：《素问·宣明五气》作"泪"，可参。

[4] 言：《素问·阴阳应象大论》作"笑"，可参。

[5] 七神：指魂、魄、神、意、智、精、志。徐大椿注云："五脏藏七神者，脾与肾兼两神也。"

三十五难　论五腑功能及脏腑相合关系

【原文】

三十五難曰：五藏各有所，府皆相近，而心、肺獨去大腸、小腸遠者，何謂也？

然：經^[1]言心營肺衛，通行陽氣^[2]，故居在上；大腸、小腸，傳陰氣而下，故居在下。所以相去而遠也。

又諸府者，皆陽也，清淨之處。今大腸、小腸、胃與膀胱，皆受不淨，其意何也？

然：諸府者，謂是，非也^[3]。經^[4]言：小腸者，受盛之府也；大腸者，傳瀉行道之府^[5]也；膽者，清淨之府也；胃者，水穀之府也；膀胱者，津液之府也。一府猶無兩名，故知非也。小腸者，心之府；大腸者，肺之府；膽者，肝之府；胃者，脾之府；膀胱者，腎之府。小腸謂赤腸^[6]，大腸謂白腸，膽者謂青腸，胃者謂黃腸，膀胱者謂黑腸，下焦之所治也。

【注释】

[1] 经：上古文献，无所考。

[2] 通行阳气：即心肺通行营卫气血的功能。阳气，此指营卫之气。营卫二气为水谷精气所化生，与下文水谷糟粕之阴气相对而言。

[3] 诸腑者，谓是，非也：指六腑都属阳是对的，但认为都是清净之处是不对的。滑寿注云："谓诸腑为清净之处者，其说非也……盖腑体为阳，而用则阴，《经》所谓浊阴归六腑是也。云诸腑皆阳，清净之处，唯胆足以当之。"

[4] 经：据文义当指《素问·灵兰秘典论》。

[5] 传泻行道之腑：言大肠传输小肠下移的水谷糟粕，并从肛门排泄出体外。道，同"导"。

[6] 肠：《释名》说："畅也，言通畅胃气也。"腑既是泻而不藏，故宜通畅。这里把胃、胆、膀胱都称之为肠，其意可能在此。下同。

三十六难　论肾与命门

【原文】

三十六難曰：藏各有一耳，腎獨有兩者，何也？

然：腎兩者，非皆腎也。其左[1]者爲腎，右[1]者爲命門。命門者，諸神精之所舍[2]，原氣之所繫[3]也；男子以藏精，女子以繫胞[4]。故知腎有一也。

【注释】

[1] 左、右：指阴阳水火之相互关系，并非指形态部位之左右。《素问·阴阳应象大论》曰："左右者，阴阳之道路也。水火者，阴阳之征兆也。"

[2] 神精之所舍：指神气和精气藏舍的处所。

[3] 原气之所系（jì记）：指命门是维系原气生生不息之所在。系，维系。原气，又名元气，即肾间动气。

[4] 胞：指胞宫。又叫女子胞，即子宫。

三十七难　论五脏所通七窍及脉气阴阳

【原文】

三十七難曰：五藏之氣，於何發起，通於何許[1]，可曉以不？

然：五藏者，当上關[2]於九竅[3]也。故肺氣通於鼻，鼻和則知香臭矣；肝氣通於目，目和則知黑白矣；脾氣通於口，口和則知穀味矣；心氣通於舌，舌和則知五味矣；腎氣通於耳，耳和則知五音矣。

五藏不和，則九竅不通；六府不和，則留結爲癰。邪在六府，則陽脈不和；陽脈不和，則氣留之；氣留之，則陽脈[4]盛矣。邪在五藏，則陰脈不和；陰脈不和，則血留之；血留之，則陰脈[4]盛矣。陰氣太盛，則陽氣不得相營也，故曰格。陽氣太盛，則陰氣不得相營也，故曰關。陰陽俱盛，不得相營也，故曰關格[5]。關格者，不得盡其命而死矣。

經[6]言氣獨行於五藏，不營於六府者，何也？

然：夫氣之所行也，如水之流，不得息也。故陰脈營於五藏，陽脈營於六府，如環無端，莫知其紀，終而復始，其不覆溢，人氣內溫於藏府，外濡於腠理。

【注释】

[1] 于何发起，通于何许：从哪里产生，到达什么部位。徐大椿注云："发起，言其本之所出。通，言其气之所注也。"

[2] 关：《灵枢·脉度》作"阅"，义胜。

[3] 九窍：《灵枢·脉度》作"七窍"。

[4] 阳脉、阴脉：《灵枢·脉度》《甲乙·卷一》作"阳气""阴气"。

[5] 关格：指阴阳经脉之气阻隔不通的病症。关，关闭不通之意；格，格拒于外之意。徐大椿
注云："关者，闭绝之义。格者，捍拒之义。"

[6] 经：上古文献，无所考。

三十八难　论脏五腑六

【原文】

三十八難曰：藏唯有五，府獨有六者，何也？

然：所以府有六者，謂三焦也。有原氣之別[1]焉，主持諸氣，有名而無形，其經屬手少
陽。此外府[2]也，故言府有六焉。

【注释】

[1] 原气之别：指原气之别使。徐大椿注云："即《六十六难》所谓'原气之别使也'。"别
使，役使之意。

[2] 外府：三焦有名而无形，不与五脏相配，是五脏相合之外的一腑，故名外腑。又滑寿注
云："外府指其经为手少阳而言，盖三焦外有经而内无形，故云。"可参。

三十九难　论腑五脏六

【原文】

三十九難曰：經[1]言府有五，藏有六[2]者，何也？

然：六府者，正[3]有五府也。五藏亦有六藏者，謂腎有兩藏也。其左爲腎，右爲命門。
命門者，謂精神之所舍也；男子以藏精，女子以繫胞，其氣與腎通，故言藏有六也。

府有五者，何也？

然：五藏各一府，三焦亦是一府，然不屬於五藏[4]，故言府有五焉。

【注释】

[1] 经：据文义指《内经》。

[2] 腑有五，脏有六：腑有五指胃、大肠、小肠、胆、膀胱而言；脏有六指肝、心、脾、肺、
肾、命门。

[3] 正：指与五脏相合的正腑。又，郭霭春注云："按丁锦本'正'作'止'。"止，只、仅
之意。可参。

[4] 三焦亦是一腑，然不属于五脏：指三焦有名而无形，不与五脏相配，是五脏相合之外的
一腑。徐大椿注云："谓三焦不附于脏，故不名为腑。"

NOTE

四十难　论鼻嗅耳闻

【原文】

四十難曰：經[1]言肝主色，心主臭[2]，脾主味，肺主聲，腎主液。鼻者，肺之候，而反知香臭；耳者，腎之候，而反聞聲，其意何也？

然：肺者，西方金也，金生於巳[3]，巳者南方火，火者心，心主臭，故令鼻知香臭；腎者，北方水也，水生於申[3]，申者西方金，金者肺，肺主聲，故令耳聞聲。

【注释】

[1] 经：上古文献，无所考。

[2] 心主臭：黄竹斋注云："心属火，火之化物，五臭出焉，故主臭。"臭，一作嗅闻；一作气味的总称。

[3] 金生于巳，水生于申：巳、申为十二地支的两个支符，其与五行的配属规律为：巳午属火配南方，申酉属金配西方，寅卯属木配东方，亥子属水配北方，丑戌辰未属土配中央。故言金生于巳位，属火的南方，水生于申位，属金的西方。五行之间除常规的木火土金水相生顺序外，还有另外一种特殊的相生规律，称为"五行长生"，即《淮南子·天门训》所言："金生于巳，壮于酉，死于丑，三辰皆金也。水生于申，壮于子，死于辰，三辰皆水也。"滕万卿称此为"五行胎化"。徐大椿注云："此以五行长生之法推之也。木长生于亥，火长生于寅，金长生于巳，水土长生于申，以其相生，故互相为用也。"

四十一难　论肝有两叶

【原文】

四十一難曰：肝獨有兩葉，以何應也？

然：肝者，東方木也，木者，春也。萬物始生，其尚幼小[1]，意無所親，去太陰[2]尚近，離太陽[2]不遠，猶有兩心[3]，故有兩葉，亦應木葉也。

【注释】

[1] 其尚幼小：肝气应于春，春季万物刚刚生长，皆尚幼小。徐大椿注云："言物皆生于春，其体皆幼。肝应乎其时，得万物初生之本，非谓春时肝始生也。"

[2] 太阴、太阳：此指节令。太阴指冬令，太阳指夏令。

[3] 犹有两心：肝应春，春离冬不远，距夏也近，介于冬夏之间，恋于冬，倾于夏，如有两颗心。黄竹斋注云："肝者，东方木也……去隆冬太阴之时尚近，离首夏太阳之时不远，介乎阴阳之间，不专属乎阴阳而不离乎阴阳。"

四十二难　论脏腑解剖

【原文】

四十二難曰：人腸胃長短，受水穀多少，各幾何？

然：胃大一尺五寸，徑五寸[1]，長二尺六寸，橫屈[2]，受水穀三斗五升，其中常留[3]穀二斗，水一斗五升。小腸大二寸半，徑八分分之少半[4]，長三丈二尺，受穀二斗四升，水六升三合[5]合之大半[6]。回腸[7]大四寸，徑一寸半，長二丈一尺，受穀一斗，水七升半。廣腸[8]大八寸，徑二寸半，長二尺八寸，受穀九升三合八分合之一。故腸胃凡長五丈八尺四寸，合受水穀八斗七升六合八分合之一。此腸胃長短，受水穀之數也。

肝重四斤四兩，左三葉，右四葉，凡七葉，主藏魂。心重十二兩，中有七孔三毛[9]，盛精汁三合，主藏神。脾重二斤三兩，扁廣三寸，長五寸，有散膏[10]半斤，主裹血[11]，溫五藏，主藏意。肺重三斤三兩，六葉兩耳[12]，凡八葉，主藏魄。腎有兩枚，重一斤一兩，主藏志。

膽在肝之短葉間，重三兩三銖[13]，盛精汁三合。胃重二斤二兩，紆曲屈伸[14]，長二尺六寸，大一尺五寸，徑五寸，盛穀二斗，水一斗五升。小腸重二斤十四兩，長三丈二尺，廣二寸半，徑八分分之少半，左回疊積十六曲，盛穀二斗四升，水六升三合合之大半。大腸重二斤十二兩，長二丈一尺，廣四寸，徑一寸，當臍右回十六曲，盛穀一斗，水七升半。膀胱重九兩二銖，縱廣九寸，盛溺九升九合。

口廣二寸半，唇至齒長九分，齒以後至會厭，深三寸半，大容五合。舌重十兩，長七寸，廣二寸半。咽門重十兩，廣二寸半，至胃長一尺六寸。喉嚨重十二兩，廣二寸，長一尺二寸，九節[15]。肛門[16]重十二兩，大八寸，徑二寸大半，長二尺八寸，受穀九升三合八分合之一。

【注释】

[1] 胃大一尺五寸，徑五寸：大，指周長；徑，指直徑。下同。

[2] 橫屈：指胃在腹中盤曲的状态。徐大椿注云："胃在腹中，其形盤曲而生，故曰橫屈。"

[3] 留：停留。

[4] 少半：即三分之一。

[5] 合（gě葛）：容量单位，一升的十分之一，为一合，《汉书·律历志》云："十合为升。"

[6] 大半：三分之二。原作"太半"，据《难经本义》改。大，通"太"。

[7] 回肠：即大肠，与现代解剖学所称之回肠不同。

[8] 广肠：指大肠以下至肛门，含现代解剖学之乙状结肠和直肠。

[9] 七孔三毛：七孔，当指上腔静脉口、下腔静脉口、肺动脉口、肺静脉口、左房室口、右房室口等心脏腔室孔窍；三毛，当指乳头肌与瓣膜之间的腱索。孔，窍也。

[10] 散膏：相当于现代解剖学之胰腺。徐大椿注云："散膏，津液之不凝者。"叶霖注云："胰，附脾之物，形长方，重约三四两，横贴胃后，头大向右，尾尖在左，右之大头，与小肠头为界，左之小尾，与脾相接，中有液管一条，由左横右，穿过胰之体，斜入小肠上

口之旁，与胆汁入小肠同路，所生之汁，能消化食物，其质味甜，或名之甜肉云。"

［11］裹血：即裹束血液，不使其无故溢出脉外。徐大椿注云："裹血，谓统之使不散也。"

［12］叶、耳：言肺的形态，垂下为叶，旁出为耳。耳，此似指肺尖。

［13］铢（zhū 朱）：古代重量单位，十黍为一铢，二十四铢为一两。

［14］纡曲屈伸：弯曲盘旋。

［15］九节：徐大椿注云："九节，有薄骨相连络，其节有九也。"

［16］肛门：据上文此处指广肠，即大肠以下至肛门，含现代解剖学之乙状结肠和直肠。

四十三难　论七日不食而死的机理

【原文】

四十三難曰：人不食飲，七日而死者，何也？

然：人胃中當留穀二斗，水一斗五升。故平人日再至圊[1]，一行[2]二升半，日中五升[3]，七日五七三斗五升，而水穀盡矣。故平人不食飲七日而死者，水谷津液俱盡，即死矣。

【注释】

［1］圊（qīng 清）：厕所。

［2］行：去也。

［3］日中五升：前疑脱"一"字。《灵枢·平人绝谷》作"一日中五升"。

四十四难　论七冲门

【原文】

四十四難曰：七衝[1]門何在？

然：唇爲飛門[2]，齒爲戶門[3]，會厭爲吸門[4]，胃爲賁門[5]，太倉[6]下口爲幽門[7]，大腸小腸會爲闌門[8]，下極爲魄門[9]，故曰七衝門也。

【注释】

［1］冲：要冲，关隘。此指消化道的关键部位。叶霖注云："冲者，通要之地。"

［2］飞门：指口唇。飞通"扉"，即门扇，指嘴唇可以像门扇一样自由开合。叶霖注云："飞，古与扉通。扉，户扉也。盖齿为户门，唇为之扇。"

［3］户门：指牙齿。是饮食物进入人体后遇到的第一道关卡。《难经集注》丁德用注云："齿为户门者，为关键开合，五谷由此推废出入也。"

［4］会厌为吸门：会，即汇合，此处为口腔、鼻腔与食管、气管汇合处；厌，掩盖，进食时覆盖气管，防食物误入气管。吸，吸纳处也。此处乃呼吸与消化共同的门户。叶霖注云："会厌为吸门者，会厌为物之所会聚，又能掩闭，勿使误入也。吸者，吸纳处也，言为五脏声音之出入，呼吸之门户也。"

[5] 贲门：指食管与胃衔接之处。"贲"通"奔"，言饮食物由此奔流入胃。叶霖注云："贲，犹奔也，贲门在胃上口，言物入于胃，疾奔而下太仓也。"

[6] 太仓：胃的别称。徐大椿注："《灵（枢）·胀论》云：胃者，太仓也。以其聚物如仓廪，故曰太仓。"

[7] 幽门：指胃的下口，言食物由此进入弯曲而幽深的小肠。《难经集注》杨玄操注云："胃之下口，在脐上三寸，即幽隐之处，故曰幽门"。叶霖注云："胃之下口接小肠处曰幽门，言深隐之地，与上下出入处至远也。"

[8] 大肠小肠会为阑门：言小肠与大肠的接合处为拦清降浊之处，故称为阑门。会，《尔雅·释诂上》云："会，合也。"阑，通"拦"。叶霖注云："大肠小肠会为阑门者，会，合也。小肠之下，大肠之上，相接处分阑精血糟粕，各有所归也。"

[9] 下极为魄门：指胃肠道的最下端，是排泄糟粕的门户。魄门，即肛门。丹波元胤注云："魄，古与粕通，即糟粕之所出也。"徐大椿注云："极，底也。魄门，即肛门也。饮食至此，精华已去，止存形质，故曰魄门。"

四十五难　论八会穴

【原文】

四十五難曰：經[1]言八會[2]者，何也？

然：府會太倉[3]，藏會季脅[4]，筋會陽陵泉[5]，髓會絕骨[6]，血會鬲俞[7]，骨會大杼[8]，脈會太淵[9]，氣會三焦外，一筋直兩乳內[10]也。熱病在內者，取其會之氣穴[11]也。

【注释】

[1] 经：上古文献，无所考。

[2] 八会：指脏、腑、气、血、筋、脉、骨、髓八者的会穴。

[3] 太仓：指中脘穴，位于脐上 4 寸。滑寿注云："太仓，一名中脘，在脐上四寸，六腑取禀于胃，故为腑会。"

[4] 季胁：指肋软骨处的章门穴。滑寿注云："季肋，章门穴也，在大横外，直脐季胁端，为脾之募，五脏取禀于脾，故为脏会。"

[5] 阳陵泉：位于小腿外侧，当腓骨头前下方凹陷中，属足少阳胆经穴位。滑寿注云："足少阳之筋，结于膝外廉，阳陵泉也，在膝下一寸外廉陷中；又胆与肝为配，肝者筋之合，故为筋会。"

[6] 绝骨：即悬钟穴。徐大椿注："绝骨，属足少阳，即悬钟穴，在外踝上四寸。《灵·经脉》篇论足少阳之脉云：是主骨，盖诸髓皆属于骨，故为髓会。"

[7] 鬲俞：即膈腧穴。位于背部，当第 7 胸椎棘突下旁开 1.5 寸。徐大椿注云："膈俞，属足太阳，在项后第七椎下，去脊旁一寸半，在中焦之分，化精微而为血之地也，故为血会。"

[8] 大杼：位于背部，当第 1 胸椎棘突下，旁开 1.5 寸。徐大椿注云："大杼，属足太阳，在

项后第一椎下，去脊旁一寸半。《灵·海论》云：冲脉为十二经之海，其输在于大杼；《动输篇》云，冲脉与肾之大络起于肾下，盖肾主骨，膀胱与肾合，故为骨会。"张世贤注云："诸骨自此擎架，往下支生，故骨会于大杼也。"

[9] 太渊：位于腕横纹桡侧凹陷处，即寸口脉的位置。徐大椿注云："太渊，属手太阴，在掌后陷中，即寸口也。肺朝百脉，故为脉会。义详第一难中。"

[10] 两乳内：指两乳正中的膻中穴。

[11] 气穴：即腧穴。

四十六难　论老少寤寐有别的机理

【原文】

四十六難曰：老人[1]臥而不寐，少壯[2]寐而不寤者，何也？

然：經[3]言少壯者，血氣盛，肌肉滑[4]，氣道通，營衛之行不失於常，故晝日精[5]，夜不寤也。老人血氣衰，肌肉不滑，營衛之道濇[6]，故晝日不能精，夜不得寐也。故知老人不得寐也。

【注释】

[1] 老人：古以五十岁以上为老人。

[2] 少壮：十八岁以下为"少"，三十岁为"壮"。

[3] 经：此指《灵枢·营卫生会》篇。

[4] 滑：徐大椿注云："滑，泽也。"

[5] 精：指精力充沛，精神清爽。《广雅·释诂》云："精，神爽也。"

[6] 涩：不滑利。

四十七难　论面部耐寒的机理

【原文】

四十七難曰：人面獨能耐寒者，何也？

然：人頭者，諸陽[1]之會也。諸陰脈[2]皆至頸、胸中而還，獨諸陽脈[3]皆上至頭耳，故令面耐寒也。

【注释】

[1] 诸阳：谓六阳经之脉。

[2] 诸阴脉：指手、足三阴经。

[3] 诸阳脉：指手、足三阳经。

四十八难　论三虚三实

【原文】

四十八難曰：人有三虛三實，何謂也？

然：有脈之虛實，有病之虛實，有診[1]之虛實也。脈之虛實者，濡者爲虛[2]，緊牢者爲實[3]。病之虛實者，出者爲虛，入者爲實[4]；言者爲虛，不言者爲實[5]；緩者爲虛，急者爲實。診之虛實者，濡者爲虛，牢者爲實，癢者爲虛，痛者爲實[6]；外痛内快[7]，爲外實内虛；内痛外快，爲内實外虛，故曰虛實也。

【注释】

[1] 诊：此指症状。徐大椿注云："诊，候也，证也。"

[2] 濡者为虚：指脉象濡软，为气血两虚之候。徐大椿注云："濡，柔弱软滞也。《伤寒论》云：诸濡亡血。又云：濡则卫气微，可见濡为气血两虚之候。"

[3] 紧牢者为实：指脉象坚紧有力，为邪气实之候。叶霖注云："紧牢者，紧弦劲，牢沉劲，故为实也。"徐大椿注云："弦劲曰紧，坚实曰牢。《素·平人气象论》：脉盛而紧曰胀。《伤寒论》云：趺阳脉紧者，脾气强。又云：寒则坚牢，可见紧牢为邪气实之候。脉不止此二种，举此以类推也。"

[4] 出者为虚，入者为实：其一，言内伤脏腑之病为虚，可由内传外；外感六淫邪气多为实证，自外而传内。滑寿注云："出者为虚，是五脏自病，由内而之外……入者为实，是五邪所伤，由外而之内。"其二，指大汗、呕吐、泻泄、遗精等精气外耗者为内"出"，属"虚"；便秘、少尿、无汗等邪气内结者为外"入"，属实。徐大椿注云："出，谓精气外耗，如汗、吐、泻之类，凡从内出者皆是。入，谓邪气内结，如能食便闭、感受风寒之类，凡从外入者皆是。"

[5] 言者为虚，不言者为实：指慢性病，病情较轻而未影响神志者，语言正常为虚证；邪气郁闭，影响神志而有语言障碍的为实证。徐大椿注云："言，多言也。病气内乏，神气自清，故惺惺能言也。不言，不能言也，邪气外攻，昏乱神智也。言、不言，亦即上出入之义。"

[6] 痒者为虚，痛者为实：因气血亏虚，局部肌肤失养而出现瘙痒为虚证，因气血壅滞不痛而出现疼痛为实证。叶霖注云："以诊候言之，痒者为虚，血气少而肌肉不充则痒。痛者为实，邪气聚而营卫不和则痛。"徐大椿注云："血气少而肌肉不能充，则痒。邪气聚而营卫不得和，则痛。"

[7] 快：此指用手按压患处疼痛缓解，有舒适感。徐大椿注云："凡虚者喜按，实者不可着手，故按之而痛处为实，快处为虚也。"

四十九难　论正经自病和五邪所伤

【原文】

四十九難曰：有正經自病[1]，有五邪所傷[2]，何以別之？

然：經[3]言憂愁思慮則傷心；形寒飲冷則傷肺；恚怒氣逆，上而不下則傷肝；飲食勞倦則傷脾；久坐濕地，強力入水則傷腎。是正經之自病也。

何謂五邪？

然：有中風，有傷暑，有飲食勞倦[4]，有傷寒，有中濕。此之謂五邪。

假令心病，何以知中風得之[5]？

然：其色當赤。何以言之？肝主色，自入爲青，入心爲赤，入脾爲黃，入肺爲白，入腎爲黑。肝爲心邪，故知當赤色也。其病身熱，脅下滿痛，其脈浮大而弦。

何以知傷暑得之？

然：當惡臭[6]。何以言之？心主臭，自入爲焦臭，入脾爲香臭，入肝爲臊臭，入腎爲腐臭，入肺爲腥臭。故知心病傷暑得之也，當惡臭[7]。其病身熱而煩，心痛，其脈浮大而散[8]。

何以知飲食勞倦得之？

然：當喜苦味也。虛爲不欲食，實爲欲食[9]，何以言之？脾主味，入肝爲酸，入心爲苦，入肺爲辛，入腎爲鹹，自入爲甘。故知脾邪入心，爲喜苦味也。其病身熱而體重，嗜臥，四肢不收，其脈浮大而緩。

何以知傷寒得之？

然：當譫言妄語。何以言之？肺主聲，入肝爲呼，入心爲言，入脾爲歌，入腎爲呻，自入爲哭。故知肺邪入心，爲譫言妄語也。其病身熱，洒洒惡寒，甚則喘欬，其脈浮大而濇。

何以知中濕得之？

然：當喜汗出不可止。何以言之？腎主濕[10]，入肝爲泣，入心爲汗，入脾爲涎，入肺爲涕，自入爲唾。故知腎邪入心，爲汗出不可止也。其病身熱而小腹痛，足脛寒而逆，其脈沈濡而大。

此五邪之法[11]也。

【注释】

[1] 正经自病：正经，即本经。正经自病指忧愁思虑、形寒寒饮、恚怒气逆、饮食劳倦、久坐湿地等病因通过经脉影响其相应内脏的功能失常而直接发病，既非真伤本脏，也非由他脏传变而来。强调情志饮食、日常居处、生活习惯等对人体的影响，多属内伤病因，部位多在内在里。吕广注云："此皆从其脏内自发病，不从外来也。"滑寿注云："此本经自病者，病由内作，非外邪之干，所谓内伤者也。或曰坐湿入水，亦从外得之也。何谓正经自病？曰：此非天之六淫也。"

[2] 五邪所伤：五邪谓风、寒、暑、湿，以及饮食劳倦五种致病的邪气。五邪所伤多从六淫而论，强调天时运转、气候异常对人体的影响，多为外感病邪，病位多在外在表。

[3] 经：据文义当指《灵枢·邪气脏腑病形》《灵枢·百病始生》等篇。

[4] 饮食劳倦：《难经集注》虞庶注云："正经自病，亦言饮食劳倦伤脾，今五邪亦言饮食劳倦。正经病，谓正经虚，又伤饮食；五邪病，谓饮食伤于脾而致病也。"又徐大椿注云："此必传写以来，几经讹误，或者妄人又有窜改，决非周秦旧本。"可参。

[5] 假令心病，何以知中风得之：五邪内通五脏，各伤其相应之脏，如风邪伤肝、暑邪伤心等。亦可伤及他脏。无论伤本脏、伤他脏，均有不同见证。此举心为例，论五邪所伤。余脏类推。叶霖注云："假令心病者，举心脏为例也。此言心病，肝邪入而得中风之病，盖风气通于肝也。"

[6] 臭：《八十一难经集解》引孙鼎宜注云："臭，当作焦，字误。"日·腾万卿《难经古义》作"焦臭"，可参。

[7] 当恶臭：据上文，应为"当恶焦臭"，指心脏的原发病，有厌恶焦糊的气味。

[8] 其脉浮大而散：浮大为心的本脉，浮大兼散为心脉空虚之象，为心之病脉的脉象。徐大椿注云："浮大，心之本脉；散则浮大而空虚无神，心之病脉。"

[9] 虚为不欲食，实为欲食：滑寿注云："虚为不欲食，实为欲食二句，于上下文无所发，疑错简衍文。"可从。

[10] 湿：《集览》本作"液"，证之《四十难》也云："肝主色，心主臭，脾主味，肺主声，肾主液。"作"液"为是，可据改。徐大椿注云："《四十难》云：肾主液，液亦湿类也。"滑寿注云："肾主湿，湿化五液。"

[11] 法：指五邪致病的诊察方法。

五十难　论五邪病传

【原文】

五十難曰：病有虛邪，有實邪，有賊邪，有微邪，有正邪，何以別之？

然：從後來者爲虛邪[1]，從前來者爲實邪[2]，從所不勝來者爲賊邪[3]，從所勝來者爲微邪[4]，自病者爲正邪[5]。何以言之？假令心病，中風得之爲虛邪，傷暑得之爲正邪，飲食勞倦得之爲實邪，傷寒得之爲微邪，中濕得之爲賊邪。

【注释】

[1] 从后来者为虚邪：指从母传子的邪气为虚邪。徐大椿注云："后，谓生我者也，邪夹生气而来，则虽进而易退，故为虚邪。"

[2] 从前来者为实邪：指从子传母的邪气为实邪。徐大椿注云："前，我生者也，受我之气者，其力方旺，还而相克，其势必甚，故为实邪。"

[3] 从所不胜来者为贼邪：指从克我之脏传来的邪气为贼邪。徐大椿注云："所不胜，克我者也。脏气本已相制，而邪气夹其力而来，残削必甚，故为贼邪。"

[4] 从所胜来者为微邪：指从我所克之脏传来的邪气为微邪。徐大椿注云："所胜，我所克也。脏气既受制于我，则邪气亦不能深入，故为微邪。"

［5］自病者为正邪：非由他脏传来，而为本脏自病的邪气为正邪。滑寿注云："正邪，则本经
　　自病者也。"

五十一难　论患者喜恶与脏腑病位

【原文】

五十一難曰：病有欲得溫者，有欲得寒者，有欲得見人者，有不欲得見人者，而各不同，病在何藏府也？

然：病欲得寒，而欲見人者，病在府也；病欲得溫，而不欲見人者，病在藏也。何以言之？府者，陽也，陽病欲得寒，又欲見人[1]；藏者，陰也，陰病欲得溫，又欲閉戶獨處[2]，惡聞人聲。故以別知藏府之病也。

【注释】

［1］阳病欲得寒，又欲见人：阳热偏盛之证喜寒而恶热，同时因阳主动、主外，故表现为欲见
　　人。徐大椿注云："阳病热胜，故喜寒而恶热。阳主动而散，故欲见人。"

［2］阴病欲得温，又欲闭户独处：阴寒偏盛证喜温而恶寒，又因阴主静、主内，故表现为喜闭
　　门独居。徐大椿注云："阴病寒胜，故喜温而恶寒。阴主静而藏，故欲闭户恶人也。"

五十二难　论脏腑发病根本不同

【原文】

五十二難曰：府藏發病，根本[1]等不？

然：不等也。

其不等奈何？

然：藏病者，止而不移[2]，其病不離其處；府病者，仿佛賁響[3]，上下行流，居處無常[4]。故以此知藏府根本不同也。

【注释】

［1］根本：诸注不一。一指有形质的疾病，如徐大椿注云："此指有形质之病，如癥瘕之类，
　　故曰根本。"一指疾病的缘由，亦有指脏腑的性质。

［2］止而不移：固定不移。叶霖注云："脏为阴，阴主静，故止而不移也。"

［3］仿佛贲响：指似有若无之气的游走而产生声响。叶霖注云："仿佛，无形质也。贲响，动
　　而有声也。"

［4］上下行流，居处无常：指上下游走无定处。徐大椿注云："忽上忽下，而无定位，盖六腑
　　泻而不藏，气无常定，故其病体亦如此。"

五十三难　论疾病传变和预后

【原文】

五十三難曰：經[1]言七傳[2]者死，間藏[3]者生，何謂也？

然：七傳者，傳其所勝也。間藏者，傳其子也。何以言之？假令心病傳肺，肺傳肝，肝傳脾，脾傳腎，腎傳心，一藏不再傷，故言七傳者死也。間藏者，傳其所生也。假令心病傳脾，脾傳肺，肺傳腎，腎傳肝，肝傳心，是母子[4]相傳，竟而復始，如環無端，故曰生也。

【注释】

[1] 经：上古文献，无所考。

[2] 七传：一说认为"七"字当为"次"字，如吕广曰："'七'当为'次'字之误。此下有'间'字，即知上当为'次'。"又一说，滑寿引纪氏云："自心而始，以次相传，至肺之再，是七传也。"另一说认为共传七次，如徐大椿注云："七传，谓心病复传至心，已历六脏，至肺共七脏也。"次传，是以次传其所胜，而七传、传七次义不可解。

[3] 间脏：指疾病按五脏相克的顺序，不传其所克，而传间隔之所生之脏。叶霖注云："间脏者，间一脏传其所生也。如心欲传肺，而脾者肺之母，心之子，中间间此一脏，不传所克也。"滑寿注云："吕氏曰：间脏者，间其所胜之脏而相传也。心胜肺，脾间之；脾胜肾，肺间之；肺胜肝，肾间之；肾胜心，肝间之；肝胜脾，心间之，此谓传其所生也。"

[4] 母子：《难经本义》作"子母"。

五十四难　论脏腑病治难易

【原文】

五十四難曰：藏病難治，府病易治[1]，何謂也？

然：藏病所以難治者，傳其所勝也；府病易治者，傳其子也。與七傳、間藏同法[2]也。

【注释】

[1] 脏病难治，腑病易治：脏病是以五脏相克规律而传的，故难治；腑病以五脏相生规律而传，故易治。叶霖注云："脏病所以难治者，传其所胜也，若传其所生，亦易治也。腑病所以易治者，传其所生也，若传其所胜，亦难治也。盖其义以脏病深，腑病浅，分其难易耳。然亦不可拘，故曰与七传间脏同法也。"

[2] 法：规律，道理。

NOTE

五十五难　论积聚之别

【原文】

五十五難曰：病有積[1]、有聚[2]，何以别之？

然：積者，陰氣也；聚者，陽氣也。故陰沈而伏，陽浮而動。氣之所積，名曰積；氣之所聚，名曰聚。故積者，五藏所生；聚者，六府所成也。積者，陰氣也，其始發有常處，其痛不離其部[3]，上下有所終始，左右有所窮處[4]；聚者，陽氣也，其始發無根本[5]，上下無所留止[6]，其痛無常處，謂之聚。故以是别知積聚也。

【注释】

[1] 积：病名。指血气积蓄，日积月累，积久渐成的内脏疾患。《金匮要略·五脏风寒积聚病脉证并治》曰："积者，脏病也，终不移。"

[2] 聚：病名。指气机阻滞，暂时聚合而成的病。《金匮要略·五脏风寒积聚病脉证并治》云："聚者，腑病也。发作有时，展转痛移，为可治。"

[3] 其痛不离其部：指积病的疼痛症状位当积病所在的部位。

[4] 上下有所终始，左右有所穷处：指积块边缘清晰，界限清楚。

[5] 根本：指形质。

[6] 上下无所留止：指聚病呈游走不定、无固定部位的特点。

五十六难　论五脏之积

【原文】

五十六難曰：五藏之積，各有名乎？以何月何日得之？

然：肝之積，名曰肥氣[1]，在左脅下，如覆杯[2]，有頭足[3]。久不愈，令人發欬逆，痎瘧[4]，連歲不已。以季夏戊己日得之。何以言之？肺病傳於肝，肝當傳脾，脾季夏適王[5]，王者不受邪，肝復欲還[6]肺，肺不肯受，故留結爲積。故知肥氣以季夏戊己日得之。

心之積，名曰伏梁[7]，起臍上，大如臂，上至心下[8]。久不愈，令人病煩心。以秋庚辛日得之。何以言之？腎病傳心，心當傳肺，肺以秋適王，王者不受邪，心復欲還腎，腎不肯受，故留結爲積。故知伏梁以秋庚辛日得之。

脾之積，名曰痞氣[9]，在胃脘，覆大如盤。久不愈，令人四肢不收，發黃疸，飲食不爲肌膚[10]。以冬壬癸日得之。何以言之？肝病傳脾，脾當傳腎，腎以冬適王，王者不受邪，脾復欲還肝，肝不肯受，故留結爲積。故知痞氣以冬壬癸日得之。

肺之積，名曰息賁[11]，在右脅下，覆大如杯。久不已，令人洒淅[12]寒熱，喘欬，發肺壅[13]。以春甲乙日得之。何以言之？心病傳肺，肺當傳肝，肝以春適王，王者不受邪，肺復欲還心，心不肯受，故留結爲積。故知息賁以春甲乙日得之。

腎之積，名曰賁豚[14]，發於少腹，上至心下，若豚狀，或上或下無時。久不已，令人喘逆，骨痿少氣[15]。以夏丙丁日得之。何以言之？脾病傳腎，腎當傳心，心以夏適王，王者不受邪，腎復欲還脾，脾不肯受，故留結爲積。故知賁豚以夏丙丁日得之。

此五積之要法也。

【注释】

[1] 肥气：病名。五积之一，指因肝气郁结，气滞血瘀所致的左胁下有包块的病。黄竹斋注云："肥气者，如肉肥盛之状也。"

[2] 覆杯：如倒过来的杯子，下大上小。又，《医心方·治积聚方》引《医门方》，"杯"作"坯"，"坯"指未烧的瓦。可参。

[3] 有头足：指积块的上下界限明显。

[4] 痎疟：病名。一指疟疾的一种。滑寿注云："二日一发为痎疟，《内经》五脏皆有疟，此在肝，为风疟也。抑以疟为寒热病，多属少阳，肝与之为表里，故云左胁肝之部也。"徐大椿注云："痎疟，间日而发为痎，连日发为疟，肝之病状也。"一指疟疾的总称。马莳注云："痎疟者，疟之总称也。"

[5] 适王：恰好旺盛。适，副词，恰好。王，音义同"旺"，旺盛。

[6] 还：返回、归还。

[7] 伏梁：病名。五积之一，因其积块伏于脐上心下，大如臂，好像房梁之状，故名。

[8] 心下：胃脘部。

[9] 痞气：病名。五积之一，因其积块在胃脘部，中焦痞满不舒，故名。

[10] 四肢不收，发黄疸，饮食不为肌肤：指因脾主四肢，脾气不运则导致四肢屈伸不利，发生黄疸，饮食物中的精微物质因化生不足不能润泽肌肤。徐大椿注云："脾主四肢。不收，邪气聚而正气不运也。黄疸，皮肤、爪、目皆黄色，湿热病也。脾有积滞，则色征于外也。脾主肌肉，不能布其津液，则不为肌肤也。"

[11] 息贲：病名。五积之一，指因肺气失宣，气急上奔，结于右胁下，症见呼吸气促、胸闷喘息，右胁有块如杯，故名。

[12] 洒淅：怕冷的样子。

[13] 肺壅：即肺痈。

[14] 贲豚：病名。五积之一，指患者自觉有气从少腹上冲胸膈，如同小猪奔突一样，症见咳逆、骨瘦、少气等症状的疾病。是脏阴寒之气上逆所致。豚，小猪。

[15] 少气：指倦怠乏力。徐大椿注云："下焦不能纳气，故少气。"

五十七难　论五泄

【原文】

五十七難曰：泄凡有幾？皆有名不？

然：泄凡有五，其名不同。有胃泄，有脾泄，有大腸泄，有小腸泄，有大瘕泄[1]，名曰後重[2]。胃泄者，飲食不化，色黃[3]。脾泄者，腹脹滿，泄注[4]，食即嘔吐逆。大腸泄者，食已窘迫[5]，大便色白，腸鳴切痛[6]。小腸泄者，溲[7]而便膿血，少腹痛。大瘕泄者，裏急後重，數至圊[8]而不能便，莖中痛[9]。此五泄之要法也。

【注释】

[1] 大瘕泄：病名。此指便下脓血，里急后重的疾病。清代莫枚士《研经言》云："今之痢，即《难经》五泄中之大瘕泄。"

[2] 后重：症状名，即里急后重。指腹痛窘迫、时时欲泻、肛门重坠、便出不爽的临床表现。多因大肠为湿热阻滞，气机不利所致。是痢疾病的主要症状之一。

[3] 色黄：指泄下物呈黄色。

[4] 泄注：指大便泄下如水，呈喷射状。

[5] 食已窘迫：症状名。指腹痛欲泻之急迫状。《难经集注》杨玄操注云："窘迫，急也。食讫即欲利，迫急不可止也。"

[6] 切痛：症状名。指腹痛剧烈，如刀割一般。《难经集注》杨玄操注云："切者，言痛如刀切其肠状也。"

[7] 溲：小便。

[8] 圊：厕所。

[9] 茎中痛：症状名。阴茎中的尿道痛。徐大椿注云："大便气不能达，则邪气移于小便，故茎中痛。"黄竹斋《难经会通》作"腹中痛"。"茎"当作"腹"，似是。

五十八难　论伤寒病分类及其脉象

【原文】

五十八難曰：傷寒有幾？其脈有變不？

然：傷寒有五，有中風[1]，有傷寒，有濕溫，有熱病，有溫病，其所苦[2]各不同。中風之脈，陽[3]浮而滑，陰[3]濡而弱；濕溫之脈，陽濡而弱，陰小而急；傷寒之脈，陰陽俱盛而緊濇；熱病之脈，陰陽俱浮，浮之[4]而滑，沈之[5]散濇；溫病之脈，行在諸經，不知何經之動也，各隨其經所在而取之。

傷寒有汗出而愈，下之[6]而死者；有汗出而死，下之而愈者，何也？

然：陽虛陰盛，汗出而愈，下之即死；陽盛陰虛，汗出而死，下之而愈。

寒熱之病[7]，候[8]之如何也？

然：皮寒熱者，皮不可近席，毛髮焦，鼻槁[9]，不得汗；肌寒熱者，皮膚痛[10]，唇舌槁，無汗；骨寒熱者，病無所安，汗注不休，齒本槁痛。

【注释】

[1] 中风：病名。指外感风邪而患的病。

[2] 苦：痛苦。被病所苦。此指临床症状。

[3] 阳、阴：分别指寸脉和尺脉。《二难》曰："从关至尺是尺内，阴之所治也；从关至鱼际

是寸口内，阳之所治也。"

[4] 浮之：指诊脉手法中的浮取，即轻指力切按。

[5] 沉之：指诊脉手法中的沉取，即重指力切按。

[6] 下之：治法之一，即下法。通里攻下，又称通便法、泻下法。

[7] 寒热之病：外感病。由于外感病初期，患者症见恶寒发热，故谓外感病为"寒热病"。

[8] 候：动词，诊察。

[9] 槁：干枯、枯槁。下同。

[10] 皮肤痛：按上下文义疑为"肌痛"之误。《灵枢·寒热病》作"肌痛"。

五十九难　论癫狂之别

【原文】

五十九難曰：狂癲之病，何以別之？

然：狂疾之始發，少臥而不饑，自高賢[1]也，自辨智[2]也，自倨貴[3]也，妄笑，好歌樂，妄行不休是也。癲疾始發，意不樂，僵僕[4]直視[5]。其脈三部陰陽俱盛是也。

【注释】

[1] 自高贤：自以为高贵和贤达。

[2] 自辨智：自以为善辩和聪明。辨，通"辩"。

[3] 自倨（jù 句）贵：自以为高贵，因而显得傲慢。倨，傲慢。

[4] 僵仆：突然昏倒，身体僵硬不动。

[5] 直视：双目圆睁，眼球不能转动。

六十难　论厥痛、真痛

【原文】

六十難曰：頭心之病，有厥痛[1]，有真痛[2]，何謂也？

然：手三陽之脈，受風寒，伏留而不去者，則名厥頭痛；入連在腦者，名真頭痛。其[3]五藏氣相干[4]，名厥心痛；其痛甚，但在心，手足青[5]者，即名真心痛。其真[6]心痛者，旦發夕死，夕發旦死。

【注释】

[1] 厥痛：因气机逆乱而引起的疼痛。厥，气机逆乱。

[2] 真痛：此指脏器的器质性病变而引起的疼痛。因与气机逆乱所致的功能性疼痛相区别，故曰真痛。

[3] 其：指代心痛病。

[4] 干：触犯。

［5］青：青紫。《灵枢·厥病》篇作"清"。清，通"清"，冷也。

［6］真：滑寿注："真字下当欠一头字，盖阙文也。"可参。

六十一难　论四诊

【原文】

六十一難曰：經[1]言望而知之謂之神[2]，聞而知之謂之聖[2]，問而知之謂之工[2]，切脈而知之謂之巧[2]。何謂也？

然：望而知之者，望見其五色，以知其病。聞而知之者，聞其五音，以別其病[3]。問而知之者，問其所欲五味，以知其病所起所在[4]也。切脈而知之者，診其寸口，視其虛實，以知其病，病在何藏府也。

經言以外知之曰聖，以內知之曰神[5]，此之謂也。

【注释】

［1］经：上古文献，无所考。

［2］神、圣、工、巧：分别指医生对望诊、闻诊、问诊、切诊技能、技术的不同掌握程度。神，精湛微妙。圣，通达事理。工，技术熟练。巧，技术精巧。

［3］闻其五音，以别其病：通过病人所发出的呼、笑、歌、哭、呻五种声音来辨别疾病。

［4］问其所欲五味，以知其病所起所在：通过询问对病人酸、苦、甘、辛、咸的嗜好或口中的感觉而判断疾病发生的原因和部位。

［5］以外知之曰圣，以内知之曰神：外，指表现于外的症状、体征。内，指内部疾病而没有表现于外。观察外表的症状来诊查疾病的，称之为圣。症状没有表现于外，也能诊出疾病的，称之为神。

六十二难　论五输穴腑独有六

【原文】

六十二難曰：藏井滎有五[1]，府獨有六[2]者，何謂也？

然：府者，陽也。三焦行於諸陽[3]，故置一俞，名曰原[4]。府有六者，亦與三焦共一氣[5]也。

【注释】

［1］脏井荥有五：指五脏有井、荥、俞、经、合五输穴。滑寿注云："脏之井荥有五，谓井荥俞经合也。"

［2］腑独有六：指六腑除五输穴之外还有一原穴。徐大椿注云："六，谓井、荥、俞、原、经、合也。"

［3］三焦行于诸阳：指三焦之气行于诸阳经。张寿颐注云："三焦行于诸阳者，乃指人身上中

下三部之阳气而言，非手少阳之三焦一经，故曰行于诸阳。否则，三焦经亦诸阳之一，何可浑漠言之，竟谓三焦能行于诸阳。六十六难又谓三焦之所行，气之所留止。又谓三焦为原气之别使，主通行三气，则且明示以上中下三部之气，其非手少阳之三焦，尤为不言可喻。"

[4] 故置一俞，名曰原：俞，指穴位。原，指原穴。是脏腑元气经过和停留的部位。《难经集注》杨玄操注云："原者，元也。元气者，三焦之气也。其气尊大，故不应五行，所以六腑有六俞，亦以应六合于乾道也。"

[5] 亦与三焦共一气：指六阳经之井、荥、俞、原、经、合，也与三焦元气相通。叶霖注云："三焦为阳气之根，六腑属阳，其气皆三焦所出，故曰共一气也。"

六十三难 论井穴为始的道理

【原文】

六十三難曰：《十變》言，五藏六府滎合[1]，皆以井爲始者，何也？

然：井者，東方春也，萬物之始生。諸蚑行喘息[2]，蜎飛蠕動[3]，當生之物，莫不以春生。故歲數始於春，日數始於甲[4]，故以井爲始[5]也。

【注释】

[1] 荥合：泛指井、荥、俞、经、合五输穴。

[2] 蚑（qí 齐）行喘息：指生物逢春，开始活动。蚑，可泛指一切生物的活动。《说文·虫部》云："蚑，徐行也，凡生之类，行皆曰蚑。"行，举首行也。喘息，呼吸也。徐大椿注云："喘息，言有气以息。"即呼吸气息，非指喘息之病。

[3] 蜎（yuān 冤）飞蠕动：指虫类缓慢飞舞活动。蜎，本为蚊子幼虫，此作飞翔貌。蠕，虫爬行貌。叶霖注云："蚑虫行喘息，蜎虫飞蠕动，皆春气发生之义耳。"

[4] 日数始于甲：古人以天干纪日，十日为一旬，每旬的第一天为甲日。叶霖注云："谓东方属甲乙，为干之首也。"

[5] 以井为始：指十二经之循行，井穴为起点，如万物生发始于春。滑寿注云："十二经所出之穴，皆谓之井，而以为荥俞之始者，以井主东方木，木者，春也，万物发生之始也。"

六十四难 论五输穴的阴阳五行属性

【原文】

六十四難曰：《十變》又言，陰井木，陽井金；陰滎[1]火，陽滎水；陰俞[2]土，陽俞木；陰經[3]金，陽經火；陰合[4]水，陽合土。陰陽皆不同，其意何也？

然：是剛柔之事[5]也。陰井乙木，陽井庚金。陽井庚，庚者，乙之剛[6]也；陰井乙，乙者，庚之柔[7]也。乙爲木，故言陰井木也；庚爲金，故言陽井金也。餘皆仿此。

【注释】

[1] 荥:《灵枢·九针十二原》云:"所溜为荥。"溜,即流动之意,如细水缓缓流动。《说文解字》云:"绝小水也。"《难经集注》杨玄操注云:"泉水既生,留停于近,荥迂未成大流,故名之曰荥。荥者,小水之状也。"

[2] 俞:与输同。《灵枢·九针十二原》云:"所注为俞。"即如水之汇集流注之意。《说文解字》云:"输,委输也,从车俞声。"即输注之谓。叶霖注云:"水虽绝小,停留则深,便更抱注之处,潴则外泻,故谓之俞。俞与输通。《说文》曰:'输,委输也。'即输泻之谓。"

[3] 经:与"径"同。《灵枢·九针十二原》云:"所行为经。"即水流经过之意。《尔雅·释水》云:"直波为径。"滑寿注云:"由俞而经过于此,乃谓之径。"

[4] 合:如百川汇合。《难经集注》杨玄操注云:"经行既达,合会于海,故名之曰合。合者,会也。此是水行流转之意,人之经脉亦法于此,故取名焉。"

[5] 刚柔之事:即阴阳相配、刚柔相济之意。丁锦注云:"言阳与阴配合,取刚柔之义耳。如阴井木,阳井金。是乙与庚合也。乙为阴木,合庚之阳金,故曰庚乃乙之刚,乙乃庚之柔也。"

[6] 庚者,乙之刚:庚金属阳,为乙木属阴之刚。刚柔相济之意。以十二天干,配属阴经、阳经。庚属阳干,乙属阴干。阳性刚,阴性柔,故庚为乙之刚。庚乙所以相配,又按五行相克之理金克木之意。

[7] 乙者,庚之柔:即乙木属阴,庚金属阳,乙木为庚金之柔。叶霖注云:"如此配合,则刚柔相济,然后气血流行而不息,仍见人身经穴脏腑,俱有五行配合,无时不交也。"

六十五难　论井穴合穴的出入

【原文】

六十五難曰:經[1]言所出爲井,所入爲合[2],其法奈何?

然:所出爲井,井者,東方春也,萬物之始生,故言所出爲井也。所入爲合,合者,北方冬也,陽氣入藏,故言所入爲合也。

【注释】

[1] 经:据文义此处当指《灵枢·九针十二原》篇。

[2] 所出为井,所入为合:井穴是经脉之气在体表开始发生的起点,井穴与东方、春季相应,日出于东方,春季阳气升发,万物始生,所以称所出为井。合穴是经脉之气由表入里的所入之处,与北方、冬季相应,北方与冬季皆气候寒冷,阳气入里潜藏,所以称所入为合。

六十六难　论原穴与三焦

【原文】

六十六難曰：經[1]言肺之原，出於太淵；心之原，出於太陵[2]；肝之原，出於太衝；脾之原，出於太白；腎之原，出於太溪；少陰之原，出於兌骨[3]；膽之原，出於丘墟；胃之原，出於衝陽；三焦之原，出於陽池；膀胱之原，出於京骨；大腸之原，出於合谷；小腸之原，出於腕骨。十二經皆以俞爲原[4]者，何也？

然：五藏俞者，三焦之所行[5]，氣之所留止也。

三焦所行之俞爲原者，何也？

然：臍下腎間動氣[6]者，人之生命也，十二經之根本也，故名曰原。三焦者，原氣之別使[7]也，主通行三氣[8]，經歷於五藏六府。原者，三焦之尊號也，故所止輒爲原[9]。五藏六府之有病者，皆取其原也。

【注释】

[1] 经：据文义似指《灵枢·九针十二原》篇。但该篇未及六腑的原穴。

[2] 大陵：大陵为手厥阴心包经之原穴，以包络代心行令之故。

[3] 兑骨：即掌后锐骨，指神门穴。黄元御注云："少阴之原，出于兑骨，谓神门也。"

[4] 十二经皆以俞为原：泛指十二经之俞穴，实际是五脏以俞穴为原穴，而六腑则俞和原分别为两穴，故概括而言，十二经穴皆以俞穴作为原穴。张寿颐注云："盖五脏阴经，止以俞为原，六腑阳经，即有俞，仍别有原。"

[5] 三焦之所行：指三焦之气运行出入而言。

[6] 肾间动气：指命门之真阳之气，为人身真气之根本。《难经集注》杨玄操注云："脐下肾间动气者，丹田也。丹田者，人之根本也，精神之所藏，五气之根元。"

[7] 原气之别使：指三焦是将原气运行于诸经的别府。别使，张寿颐注云："分别致使"。徐大椿注云："言根本原气，分行诸经，故曰别使。"

[8] 三气：指上、中、下三焦之气，包括宗气、营气、卫气，以及真气。滑寿注云："通行三气，即纪氏所谓下焦，禀真元之气，即原气也。上达至中焦，中焦受水谷精悍之气，化为荣卫，荣卫之气与真元之气，通行达于上焦也。"

[9] 所止辄为原：指三焦之气留止之处为原穴。原，原穴。

六十七难　论五脏俞募穴

【原文】

六十七難曰：五藏募皆在陰[1]，而俞皆在陽[2]者，何謂也？

然：陰病行陽，陽病行陰[3]。故令募在陰，俞在陽。

NOTE

【注释】

[1] 五脏募皆在阴：五脏之募穴均在胸腹部，以腹为阴，故五脏之募皆在阴。滑寿注云："募，犹募结之募，言经气之聚于此也。"

[2] 俞皆在阳："皆"原无，据《难经句解》补。滑寿注云："俞，《史记·扁鹊传》作输，犹委输之输，言经气由此而输于彼也。五脏募在腹……五脏俞在背，行足太阳之经。"俞，有转输之意，即经气由此转输于彼处。五脏之俞穴均在背，背为阳，故称为阳俞。

[3] 阴病行阳，阳病行阴：阴阳之气交相通应，可由阴行阳，由阳行阴。内脏或阴经的病邪，可由阴而行于阳分的背俞穴；体表或阳经的病邪，可由阳而行于阴分的募穴。滑寿注云："阴阳经络，气相交贯，脏腑腹背，气相通应，所以阴病有时而行阳，阳病有时而行阴也。"

六十八难　论五输穴的命名和主治病症

【原文】

六十八難曰：五藏六府，皆有井、滎、俞、經、合，皆何所主？

然：經[1]言所出爲井，所流爲滎，所注爲俞，所行爲經，所入爲合。井主心下滿[2]，滎主身熱[3]，俞主體重節痛[4]，經主喘欬寒熱[5]，合主逆氣而泄[6]。此五藏六府井、滎、俞、經、合所主病[7]也。

【注释】

[1] 经：据文义此处当指《灵枢·九针十二原》篇。

[2] 井主心下满：指井穴主治心下满。《难经集注》虞庶注云："井法木以应肝，脾位在心下，今邪在肝，肝乘脾，故心下满，今治之于井，不令木乘土也。"

[3] 滎主身热：滎穴主治各种热证。《难经集注》虞庶注云："滎为火以法心，肺属金，外主皮毛，今心火灼于肺金，故身热，谓邪在金也。故治之于滎，不令火乘金，则身热必愈也。"

[4] 俞主体重节痛：俞穴主治身体困重，关节疼痛。《难经集注》虞庶注云："俞者法土应脾，今邪在土，土必刑水，水者肾，肾主骨，故病则节痛，邪在土，土自病则体重，宜治于俞穴。"

[5] 经主喘咳寒热：经穴属金应肺，肺病则喘咳寒热，以经穴主治。滑寿注云："经主喘咳寒热，肺金病也。"

[6] 合主逆气而泄：合穴属水应肾，肾病则气逆而泄泻，以合穴主治。滑寿注云："合主逆气而泄，肾水病也。"

[7] 此五脏六腑井、滎、俞、经、合所主病：这里只言五输穴所治疗的五脏病症，因其具有代表性，六腑病症忽略不提，但可推导而得出。叶霖注："此论五脏为病之一端耳。不言六腑者，举脏足以该腑也。"

六十九难　论补母泻子法

【原文】

六十九難曰：經[1]言，虛者補之，實者瀉之，不實不虛，以經取之，何謂也？

然：虛者補其母，實者瀉其子[2]。當先補之，然後瀉之。不實不虛，以經取之者，是正經自生病[3]，不中他邪也，當自取其經，故言以經取之[4]。

【注释】

[1] 经：据文义此处似指《灵枢·经脉》篇。

[2] 虚者补其母，实者泻其子：徐大椿注云："母，生我之经，如肝虚则补肾经，母气实则生之益力；子，我生之经，如肝实则泻心经也，子气衰则食其母益甚。"其一，虚证取本经母穴，如肝虚取其合穴曲泉；实证取本经子穴，如肝实取其荥穴行间。其二，虚证可以取其母经的母穴，如肝虚取肾经合穴。实证可取其子经的子穴，如肝实取心经荥穴。

[3] 正经自生病：指本经原发病，并非由于受他经虚实病变影响而致疾患。叶霖注云："正经自病，非五邪所伤者，即于本经取当刺之穴以刺之，不必补母泻子也。"

[4] 以经取之：指取本经腧穴治疗。《难经集注》杨玄操注云："不实不虚，是谓脏不相乘也，故云自取其经。"

七十难　论因时刺法

【原文】

七十難曰：春夏刺淺，秋冬刺深者，何謂也？

然：春夏者，陽氣在上，人氣亦在上，故當淺取之；秋冬者，陽氣在下，人氣亦在下，故當深取之。

春夏各致一陰，秋冬各致一陽[1]者，何謂也？

然：春夏溫，必致一陰者，初下鍼，沈之至腎肝之部[2]，得氣，引持之陰[3]也。秋冬寒，必致一陽者，初內鍼，淺而浮之至心肺之部[2]，得氣，推內之陽[4]也。是謂春夏必致一陰，秋冬必致一陽。

【注释】

[1] 春夏各致一阴，秋冬各致一阳：指春夏针刺时要将深层的阴气向表浅层引导，秋冬针刺时先浅刺，得气后再将针深刺，将阳分之气引导至阴分。《难经集注》虞庶注云："经言春夏养阳，言取一阴之气以养于阳，虑成孤阳……秋冬养阴，言至阴用事，无阳气以养其阴，故取一阳之气以养于阴，免成孤阴也。"滑寿注云："致，取也。春夏气温，必致一阴者，春夏养阳之义也。初下针，即沉之至肾肝之部，俟其得气，乃引针而提之，以至于心肺之分，所谓致一阴也。秋冬气寒，必致一阳者，秋冬养阴之义也。初内针，浅而浮之

当心肺之部，俟其得气，推针而内之，以达于肾肝之分，所谓致一阳也。"

[2] 肾肝之部，心肺之部：指肢体的深浅部位。肾肝之部，指筋骨的深层；心肺之部，指肌肤的表浅层。人体皮毛至筋骨的层次中，与皮毛相当的为肺部，与血脉相当的为心部，与筋相当的是肝部，与骨相当的是肾部。丁锦注云："肌肉之下，为肾肝之部，阴气所行……但皮肤之上，为心肺之部，阳气所行。"

[3] 引持之阴：指得气后，将针从深部提引至浅部而保持不动，亦不出针，以引肝肾的阴气浅达阳分。引，提引，引出。持，执持，保持不动。徐大椿注云："引，谓引其气而出之至于阳之分也。"

[4] 推内之阳：指得气后，将针从浅部向深部推入，以推送心肺的阳气深达阴分。推，送也。内，纳入。徐大椿注云："推，谓推其气而入之，至于阴之分也。此即经文所谓'从阴引阳，从阳引阴'之义。"

七十一难　论针刺营卫深浅

【原文】

七十一難曰：經[1]言刺榮無傷衛，刺衛無傷榮，何謂也？

然：鍼陽者，臥鍼而刺[2]之；刺陰者，先以左手攝按[3]所鍼榮俞[4]之處，氣散乃內鍼。是謂刺榮無傷衛，刺衛無傷榮[5]也。

【注释】

[1] 经：上古文献，无所考。

[2] 卧针而刺：即横刺。

[3] 摄按：指用手引持按摩，使腧穴浅表部分的卫气散去。荣气深而卫气浅，故刺荣时必须摄按穴位，卫气散离时，再行刺法，则针至荣勿伤卫。摄，牵曳引持；按，按摩。

[4] 荣俞：此处泛指腧穴。

[5] 刺荣无伤卫，刺卫无伤荣：在针刺营分时注意不要伤及卫分，在针刺卫分时不要伤及营分。即通过特定的手法避免伤及针刺以外的部位。滑寿注云："荣为阴，卫为阳，荣行脉中，卫行脉外，各有深浅也。用针之道亦然。针阳必卧针而刺之者，以阳气轻浮，过之恐伤于荣也。刺阴者先以左手按所刺之穴，良久，令气散乃内针，不然，则伤卫气也。"无，毋通，禁止辞。

七十二难　论迎随补泻针法

【原文】

七十二難曰：經[1]言能知迎隨[2]之氣，可令調之；調氣之方，必在陰陽[3]。何謂也？

然：所謂迎隨者，知榮衛之流行，經脈之往來也。隨其逆順[4]而取之，故曰迎隨。調氣之方，必在陰陽者，知其內外表裏，隨其陰陽而調之，故曰調氣之方，必在陰陽。

【注释】

[1] 经：上古文献，无所考。

[2] 迎随：针刺方法之一。针刺进针时针锋迎着经脉之气运行方向，称为迎，逆针以夺其气，是为泻法；进针时针锋随着经脉之气运行的方向，称为随，顺针以济其气，是为补法。徐大椿注云："迎者，针锋迎其来处而夺之，故曰泻。随者，针锋随其去处而济之，故曰补。"滑寿注云："迎随之法，补泻之道也。迎者，迎而夺之。随者，随而济之。"

[3] 调气之方，必在阴阳：运用调和经脉之气的方法，必须首先辨别阴阳。《难经集注》杨玄操注云："调气之方，必在阴阳者，阴虚阳实，则补阴泻阳；阳虚阴实，则补阳泻阴。或阳并于阴，阴并于阳，或阴阳俱虚，或阴阳俱实，皆随病所在而调其阴阳，则病无不已。"滑寿注云："内为阴，外为阳，表为阳，里为阴，察其病之在阴在阳而调之也。"方，即方法。

[4] 逆顺：逆从的意思。《难经集注》杨玄操注云："迎者，逆也；随者，顺也。"

七十三难　论刺井泻荥法

【原文】

七十三難曰：諸井者，肌肉淺薄，氣少[1]不足使[2]也，刺之奈何？

然：諸井者，木也；滎者，火也。火者，木之子，當刺井者，以滎瀉之[3]。故經[4]言補者不可以爲瀉，瀉者不可以爲補，此之謂也。

【注释】

[1] 气少：指经气微少。

[2] 不足使：指不宜使用补泻法。徐大椿注云："诸井皆在手足指末上，故云肌肉浅薄。气藏于肌肉之内，肌肉少，则气亦微。不足使，谓补泻不能相应也。"使，"用"的意思。

[3] 刺井者，以荥泻之：应该针刺井穴的，可以改用泻荥穴的方法。通过实则泻其子的原则来实现泻井穴的目的。《难经集注》丁德用注云："井为木，是火之母，荥为火，是木之子，故肝木实，泻其荥。"徐大椿注云："此泻子之法也。如用补，则当补其合，可类推。然唯井穴为然，盖以其气少不足为补泻，泻子补母，则气自应也。按：《六十九难》则以别经为子母，此则即以一经为子母，义各殊而理极精也。"

[4] 经：据文义当指《灵枢·终始》篇。

七十四难　论四时五脏的针刺方法

【原文】

七十四難曰：經[1]言春刺井，夏刺滎，季夏刺俞，秋刺經，冬刺合者，何謂也？

然：春刺井者，邪在肝[2]；夏刺滎者，邪在心；季夏刺俞者，邪在脾；秋刺經者，邪在肺；冬刺合者，邪在肾。

　　其肝、心、脾、肺、肾，而繫於春、夏、秋、冬者，何也？

　　然：五藏一病，輒有五也^[3]。假令肝病，色青者肝也，臊臭者肝也，喜酸者肝也，喜呼者肝也，喜泣者肝也。其病眾多，不可盡言也。四時有數^[4]，而並繫於春、夏、秋、冬者也。鍼之要妙，在於秋毫^[5]者也。

【注释】

[1] 经：上古文献，无所考。

[2] 春刺井者，邪在肝：春刺井穴是由于邪在肝，阴井属木主肝，故刺井穴，以泻肝经之邪。并非所有的疾病都要春刺井穴。丁锦注云："此章言春夏秋冬之刺井荥腧经合，非必春刺井。其邪在肝者，刺井也，井属木，春也，故云春刺井也，余脏皆然。"

[3] 辄有五也：也，《难经本义》作"色"。五，指色、臭、味、声、液五者。《难经集注》丁德用注云："五脏一病辄有五者，谓五声、五色、五味、五液、五臭。"

[4] 四时有数：即四时变化有一定的规律。徐大椿注云："言病虽万变而四时实有定数，治之之法，总不出此，其道简约易行也。"

[5] 秋毫：指秋季鸟兽长出极为纤细的绒毛，用于比喻针法精深微妙，不得有半点马虎。

七十五难　论泻南补北法

【原文】

　　七十五難曰：經^[1]言東方實，西方虛；瀉南方，補北方，何謂也？

　　然：金、木、水、火、土，當更相平^[2]。東方木也，西方金也。木欲實，金當平之^[3]；火欲實，水當平之；土欲實，木當平之；金欲實，火當平之；水欲實，土當平之。東方肝也，則知肝實；西方肺也，則知肺虛。瀉南方火，補北方水^[4]。南方火，火者，木之子也；北方水，水者，木之母也。水勝火。子能令母實，母能令子虛，故瀉火補水，欲令金不得平木^[5]也。經^[6]曰：不能治其虛，何問其餘^[7]，此之謂也。

【注释】

[1] 经：上古文献，无所考。

[2] 当更相平：即金木水火土应当相互制约，保持相对平衡状态。徐大椿注："更相平，言金克木，木克土，循环相制，不令一脏独盛而生病也。"更，更递。平，去其有余而使之平衡。

[3] 木欲实，金当平之：即以五行相胜的规律，制约其有余之气。滑寿注："金木水火土之相平，以五行所胜而制其贪也。"余仿此。

[4] 泻南方火，补北方水：即泻心经，补肾经以治肝实肺虚的方法。火为木之子，泻火可令母虚，而达到泻肝木的目的；金为水之母，补水可令母实，而达到补肺金的目的。滑寿注云："泻南方火者，夺子之气，使食母之有余；补北方水者，益子之气，使不食母也。如此则过者退，而抑者进，金得平其木，而东西二方无复偏胜偏亏之患矣。"

[5] 欲令金不得平木：滑寿注云："'不'字疑衍……泻南方火者，夺子之气，使食母之有余；补北方水者，益子之气，使不食于母也。如此则过者退，而抑者进，金得平其木，而东西二方，无复偏胜偏亏之患矣。越人之意，大抵谓东方过于实，而西方之气不足，故泻火以抑其木，补水以济其金，是乃使金得与水相停，故曰欲令金得平木也。"

[6] 经：上古文献，无所考。

[7] 不能治其虚，何问其余：指不能掌握补虚泻实的治疗法则，何以能解决其他问题。

七十六难　论针刺补泻的方法步骤

【原文】

七十六難曰：何謂補瀉？當補之時，何所取氣[1]？當瀉之時，何所置氣[1]？

然：當補之時，從衛取氣[2]；當瀉之時，從榮置氣[3]。其陽氣不足，陰氣有餘，當先補其陽，而後瀉其陰；陰氣不足，陽氣有餘，當先補其陰，而後瀉其陽。營衛通行，此其要也。

【注释】

[1] 何所取气，何所置气：取气，即纳取经气以补虚。置气，即疏散精气以泻实。徐大椿注云："言取何气以为补，而其所泻之气则置之何地也。"气，指经气。取，捕取也。有致气而捕之义。置，弃置。此有放散而泻之义。

[2] 当补之时，从卫取气：即当补时，卧针浅取其卫气而致气于虚处。《难经集注》虞庶注云："肺行五气，溉灌五脏，通注六经，归于百脉，凡取气须自卫取气，得气乃推内针于所虚之经脉，浅深分部之所以补之。故曰当补之时，从卫取气，此之谓也。"丁锦注云："欲补，从卫取气，浅针之，俟得气，乃推内针于所虚之处。"

[3] 当泻之时，从荣置气：当用泻法时，直针深刺至营，得气后引向浅处，而泻其邪气。《难经集注》虞庶注云："邪在荣分，故内针于所实之经，待气引针而泻之。故曰当泻之时，从荣置气。"丁锦注云："欲泻，从荣置气，深针之于所实之处，俟得气引针泄之。"

七十七难　论治未病与治已病

【原文】

七十七難曰：經[1]言上工治未病[2]，中工治已病，何謂也？

然：所謂治未病者，見肝之病，則知肝當傳之與脾，故先實其脾氣，無令[3]得受肝之邪，故曰治未病焉。中工者，見肝之病，不曉相傳，但一心治肝，故曰治已病也。

【注释】

[1] 经：据文义似指《灵枢·逆顺》篇。

[2] 治未病：指在尚未发病或虽病但尚未传变之时，预先采取措施防止疾病的发生或传变。

[3] 无令：无，通"毋"，不要。令，使。

七十八难　论针刺补泻手法

【原文】

七十八難曰：鍼有補瀉，何謂也？

然：補瀉之法，非必呼吸出內鍼[1]也。知爲鍼者，信其左[2]；不知爲鍼者，信其右[2]。當刺之時，必先以左手厭[3]按所鍼榮俞之處[4]，彈而努之[5]，爪而下之，其氣之來，如動脈之狀，順鍼而刺之。得氣，因推而內之，是謂補，動而伸之，是謂瀉。不得氣，乃與男外女內[6]；不得氣，是爲十死[7]，不治也。

【注释】

[1] 呼吸出内针：即指呼吸补泻手法。《难经集注》杨玄操注云："补者呼则出针，泻者吸则内针，故曰呼吸出内针也。"叶霖注："针法之补泻，候呼内针，候吸出针者，补也；候吸内针，候呼出针者，泻也。"

[2] 信其左，信其右：信，依靠，使用。左右，指医生的左右手。徐大椿注云："信其左，谓其法全在善用其左手，如下文所云是也。信其右，即上呼吸出内针也，持针以右手，故曰信其右。"

[3] 厌：与"压"通。

[4] 荣俞之处：泛指全身腧穴。

[5] 弹而努之：指在进针穴位上，轻弹皮肤，使腧穴部脉络怒张，气血贯注，经气充盈。努，通怒。滑寿注云："弹而努之，鼓勇之也。努，读若'怒'。"

[6] 男外女内：指浅刺、深刺的提插法。《难经集注》杨玄操注云："卫为阳，阳为外，故云男外；荣为阴，阴为内，故云女内也。"

[7] 十死：指病人膏肓，不可复生。徐大椿注云："十死，言无一生也。"黄竹斋注云："十人十死，不可复生也。"

七十九难　论子母迎随补泻法

【原文】

七十九難曰：經[1]言迎而奪之，安得無虛？隨而濟之，安得無實？虛之與實，若得若失[2]；實之與虛，若有若無[3]，何謂也？

然：迎而奪之者，瀉其子也；隨而濟之者，補其母也。假令心病，瀉手心主俞[4]，是謂迎而奪之者也；補手心主井[5]，是謂隨而濟之者也。所謂實之與虛者，牢濡[6]之意也。氣來實牢者爲得，濡虛者爲失，故曰若得若失也。

【注释】

[1] 经：据文义似指《灵枢·小针解》篇。

[2] 虚之与实，若得若失：即虚证用补法，使病人感觉若有所得，正气充实，症状好转；实证用泻法，则使病人感觉若有所失，邪气衰减，症状减轻。《灵枢·小针解》曰："为虚为实，若得若失者，言补者必然若有得也，泻则怳然若有失也。"

[3] 实之与虚，若有若无：即实证针刺时，有脉气充盛的感觉；虚证针刺时，有脉气虚弱的感觉。《灵枢·小针解》曰："言实与虚若有若无者，言实者有气，虚者无气也。"

[4] 泻手心主俞：心属火，手心主之俞穴属土，土为火之子，即实则泻其子。滑寿注云："心火也，土为火之子，手心主之俞大陵也，实则泻之，是迎而夺之也。"

[5] 补手心主井：井属木，为火之母，即虚则补其母。滑寿注云："木者火之母，手心主之井，中冲也，虚则补之，是随而济之也。"

[6] 牢濡：指针刺时针下坚紧牢实或松软空虚的感觉。牢，坚实；濡，虚软。

八十难　论进针与出针

【原文】

八十難曰：經[1]言有見如入，有見如出[2]者，何謂也？

然：所謂有見如入[3]者，謂左手見氣來至，乃內鍼，鍼入見氣盡，乃出鍼。是謂有見如入，有見如出也。

【注释】

[1] 经：上古文献，无所考。

[2] 有见如入，有见如出：见，同"现"。如，古通"而"。指针刺时，须在指下感觉到经气到来方才进针或出针。滑寿注云："如，读若'而'。《孟子》书：'望道而未之见'，而，读若'如'，盖通用也。有见而入出者，谓左手按穴，待气来至乃下针。针入候其气应尽而出针也。"丁锦注云："此言候气到而内针，候气尽而出针之义。"

[3] 有见如入：滑寿注云："所谓'有见如入'下，当欠'有见如出'四字。"当补。

八十一难　论补泻失误

【原文】

八十一難曰：經[1]言無實實虛虛[2]，損不足而益有餘，是寸口脈耶？將病自有虛實耶？其損益奈何？

然：是病[3]非謂寸口脈也，謂病自有虛實也。假令肝實而肺虛，肝者木也，肺者金也，金木當更相平，當知金平木。假令肺實而肝虛，微少氣，用鍼不補其肝，而反重實其肺，故曰實實虛虛[4]，損不足而益有餘。此者中工之所害也。

【注释】

[1] 经：文义与《灵枢·终始》篇同。

［2］无实实虚虚：前一个"实"和"虚"作动词，即"实"为补法，"虚"为泻法。后一个
"实"和"虚"作名词，即"实"为实证，"虚"为虚证。徐大椿认为当为"无实实无虚
虚"。文义较顺，可参。

［3］是病：滑寿注云："'是病'二字，非误即衍。"可参。

［4］实实虚虚：指实证用补法，虚证用泻法。滑寿注云："若肺实肝虚，则当抑金而扶木也。
用针者，乃不补其肝，而反重实其肺，此所谓实其实而虚其虚，损不足而益有余。"

主要参考书目

[1] 李今庸. 读古医书随笔 [M]. 北京：人民卫生出版社，1984.

[2] 贾得道. 中国医学史略 [M]. 太原：山西科学技术出版社，1999.

[3] 烟建华. 难经理论与实践 [M]. 北京：人民卫生出版社，2009.

[4] 烟建华. 难经讲义 [M]. 北京：中国科学文化出版社，2002.

[5] 孙理军. 全注全译黄帝八十一难经 [M]. 贵阳：贵州教育出版社，2010.

[6] 清·徐大椿. 医学源流论 [M]. 北京：人民卫生出版社，2007.

[7] 凌耀星. 难经校注 [M]. 北京：人民卫生出版社，2013.

[8] 孙理军. 难经发挥 [M]. 北京：人民卫生出版社，2007.

[9] 明·王九思. 难经集注 [M]. 北京：中国中医药出版社，2011.

[10] 明·李时珍. 濒湖脉学奇经八脉考 [M]. 北京：中国中医药出版社，2007.

[11] 张登本. 难经通解 [M]. 西安：三秦出版社，2001.

[12] 苏颖. 难经讲义 [M]. 长春：吉林人民出版社，2009.

[13] 印会河. 中医基础理论 [M]. 上海：上海科技出版社，1984.

[14] 郭霭春. 八十一难经集解 [M]. 天津：天津科学技术出版社，1984.

[15] 裘沛然. 壶天散墨 [M]. 上海：上海科学技术出版社，1985.

[16] 刘明武. 换个方法学内经——灵枢导读 [M]. 广州：中南大学出版社，2012.

[17] 陈九金，卢央，刘尧汉. 彝族天文学史 [M]. 昆明：云南人民出版社，1984.

[18] 迟华基，刘昭纯，孟令军，等. 难经临床学习参考 [M]. 北京：人民卫生出版社，2002.

[19] 清·魏之琇. 续名医类案 [M]. 北京：中国中医药出版社，1997.

[20] 赵恩俭. 中医脉诊学 [M]. 第二版. 天津：天津科学技术出版社，2001.

[21] 费兆馥. 中国脉诊研究 [M]. 上海：上海中医学院出版社，1991.

[22] 清·俞震. 古今医案按 [M]. 北京：中国中医药出版社，1998.

[23] 赵绍琴. 文魁脉学 [M]. 北京：北京出版社，1988.

[24] 刘伯祥. 脉法求真 [M]. 西安：陕西科学技术出版社，1998.

[25] 张年顺，宋乃光. 实用中医时间医学 [M]. 上海：上海中医学院出版社，1991.

[26] 苏颖，李霞. 难经讲义 [M]. 长春：吉林人民出版社，2009.

[27] 刘景超，李具双. 许叔微医学全书 [M]. 北京：中国中医药出版社，2006.

[28] 邢玉瑞. 内经选读 [M]. 北京：人民卫生出版社，2012.

[29] 清·齐秉慧. 齐氏医案 [M]. 北京：中国中医药出版社，1997.

[30] 清·林佩琴. 类证治裁 [M]. 北京：中国中医药出版社，1997.

[31] 清·李延昰. 脉诀汇辨 [M]. 上海：上海科学技术出版社，1963.

[32] 洛树东，高振平. 医用局部解剖学 [M]. 北京：人民卫生出版社，2008.

[33] 张锡纯. 医学衷中参西录 [M]. 北京：人民卫生出版社，2007.

[34] 明·张世贤. 图注八十一难经辨真 [M]. 北京：中医古籍出版社，2010.

[35] 河南省计量局. 中国古代度量衡论文集 [M]. 郑州：中州古籍出版社. 1990.

[36] 清·丁锦. 难经古本阐注 [M]. 北京：科学技术出版社，1959.

NOTE

［37］明·江瓘. 名医类案［M］. 北京：人民卫生出版社，2005.

［38］章太炎. 章太炎医论［M］. 北京：人民卫生出版社，2006.

［39］金·刘守真. 河间医集［M］. 北京：人民卫生出版社，1995.

［40］李少波. 真气运行法［M］. 兰州：甘肃人民出版社，1979.

［41］清·叶天士. 临证指南医案［M］. 孙玉信，赵国强点校. 上海：第二军医大学出版社，2006.

［42］丁甘仁. 丁甘仁医案［M］. 上海：上海科学技术出版社，2001.

［43］清·叶天士. 临证指南医案［M］. 北京：华夏出版社，1995.

［44］清·沈菊人. 沈菊人医案［M］. 上海：上海科学技术出版社，2004.

［45］清·王旭高. 王旭高临证医案［M］. 太原：山西科学技术出版社，2009.

［46］段延萍. 析经解案《难经》《内经》理论与临床［M］. 北京：人民军医出版社，2009.

［47］南京中医学院. 难经校译［M］. 北京：人民卫生出版社，1979.

［48］周发祥. 难经答问［M］. 北京：人民卫生出版社，2012.

［49］李可. 李可老中医急危重症疑难病经验专辑［M］. 太原：山西科学技术出版社，2002.

［50］翟双庆. 王洪图内经临证发挥［M］. 北京：人民卫生出版社，2006.

［51］董建华. 中国现代名中医医案精华（二）［M］. 北京：北京出版社，1990.

［52］陈明. 黄帝内经临证指要［M］. 北京：学苑出版社，2006.

［53］王洪图. 黄帝医术临证切要［M］. 北京：华夏出版社，1993.

［54］高忻洙，张载义. 古今针灸医案医话荟萃［M］. 合肥：安徽科学技术出版社，1990.

［55］丹波元胤. 中国医籍考［M］. 北京：人民卫生出版社，1956.

［56］高忻洙，张载义. 古今针灸医案医话荟萃［M］. 合肥：安徽科学技术出版社，1990.

［57］陈以国，王志义，王颖，等. 临证选穴施针指南［M］. 沈阳：辽宁科学技术出版社，1999.

［58］杨永璇. 杨永璇中医针灸经验选［M］. 上海：上海科学技术出版社，1984.

［59］明·杨继洲. 针灸大成［M］. 北京：人民卫生出版社，2006.

［60］王宏才，刘朝晖，郑真真，等. 针灸名家医案解读［M］. 北京：人民军医出版社，2011.

［61］宋·窦材. 扁鹊心书［M］. 北京：中国医药科技出版社，2011.